整形靴と足部疾患

オーソペディ・シューテクニック

監訳◉日本整形靴技術協会 IVO Japan

訳◉島村 雅徳　株式会社シンビオシス代表取締役／義肢装具士

ORTHOPÄDIE SCHUHTECHNIK

2. überarbeitete und erweiterte Auflage

René Baumgartner
Michael Möller
Hartmut Stinus

医学書院

Authorized translation of the English language edition,
"Pedorthics: Foot Disorders-Foot Orthoses-Footwear"
published by C. Maurer Fachmedien, Geislingen, Germany.
Copyright © 2016 C. Maurer Fachmedien, Geislingen, Germany

© First Japanese edition 2017 by Igaku-Shoin Ltd., Tokyo

Printed and bound in Japan

整形靴と足部疾患
―オーソペディ・シューテクニック

発　行　2017 年 5 月 1 日　第 1 版第 1 刷

監　訳　日本整形靴技術協会 IVO Japan

訳　者　島村雅徳

発行者　株式会社　医学書院
　　　　代表取締役　金原　優
　　　　〒113-8719　東京都文京区本郷 1-28-23
　　　　電話　03-3817-5600(社内案内)

印刷・製本　リーブルテック

本書の複製権・翻訳権・上映権・譲渡権・貸与権・公衆送信権(送信可能化権を含む)は株式会社医学書院が保有します.

ISBN978-4-260-03010-6

本書を無断で複製する行為(複写, スキャン, デジタルデータ化など)は,「私的使用のための複製」など著作権法上の限られた例外を除き禁じられています. 大学, 病院, 診療所, 企業などにおいて, 業務上使用する目的(診療, 研究活動を含む)で上記の行為を行うことは, その使用範囲が内部的であっても, 私的使用には該当せず, 違法です. また私的使用に該当する場合であっても, 代行業者等の第三者に依頼して上記の行為を行うことは違法となります.

JCOPY 〈出版者著作権管理機構 委託出版物〉
本書の無断複製は著作権法上での例外を除き禁じられています. 複製される場合は, そのつど事前に, 出版者著作権管理機構(電話 03-3513-6969, FAX 03-3513-6979, info@jcopy.or.jp)の許諾を得てください.

推薦のことば

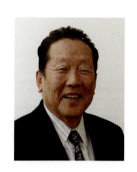

　足部の整形外科技術と整形靴製作技術は，ドイツを中心とする専門職養成マイスター教育制度の発展とともに，両技術間の連携協働による教育講演コースが連続して行われる中で，著しい進歩を遂げてきた．この講演内容を René Baumgartner と Hartmut Stinus が中心となって，1972年に Thieme 社より『Die orthopädietechnische Versorgung des Fußes』として出版した．その後1995年に改訂がなされ，2002年に日本語版『足と靴―その整形外科的技術処置法』（フスウントシューインスティテュート）として出版され，整形靴に関する多くの情報を得る一歩となった．

　当時，わが国の整形靴製作技術者の教育制度は皆無に近かった．そこで日本義肢装具学会に整形外科靴委員会（東京大学・加倉井周一委員長，1991〜1992年）を設置し，整形靴（靴型装具）のあり方，靴型装具製作技術者の教育制度について検討を重ねた．そして，医師，義肢装具士に対する整形靴の短期講習とともに，整形靴の製作技術を持つ整形靴技術者に対しては長期コース2年，さらに技能検定の必要性が示された．この委員会からの厚生省（当時）への要請を受けて，1994年に国立身体障害者リハビリテーションセンター（当時）で整形靴マイスターの Eduard Herbst を講師として靴型装具講習会が開かれた．しかし，わが国に整形靴製作に関わる教科書がなかったこともあり，整形靴製作技術者に対する専門教育は進まず，神戸医療福祉専門学校三田校に1999年整形靴科が設置されるまでは皆無に等しかったといえる．

　一方，国際的な動向として，国際義肢装具協会（ISPO）が1970年に発足し，WHO と国際整形靴技術協会（IVO）との協力のなかで，義肢装具士の国際的な教育レベルのカテゴリーについての検討がなされ，各国で義肢装具教育機関のカテゴリー認証が進んでいる．3年ごとに開催される ISPO 世界会議の中で，1983年 ISPO ロンドン世界会議にて本書の編集者である Baumgartner と私が新理事として選出された．Baumgartner が当時勤務していたドイツ・ミュンスター大学は，Hepp, Kuhn など歴代の教授により，KBM（Kondylen Bettung Münster）下腿義足やミュンスター前腕義手ソケットなど，多くの義肢装具の研究開発が行われていた名門大学である．当時既に欧州で足部の疾患・障害に対する包括ケアのリーダーであった Baumgartner はそこで素晴らしい活動をしており，スイス義肢装具作業部会（APO），そしてドイツ整形外科協会の専門委員として，足部整形外科と整形外科靴製作技術の連携功績から最高の名誉整形靴マイスターの称号を受けている．また，大の日本の温泉好きであり，交流を重ねているうちに，義肢装具サービスの多職種協働のチームアプローチの重要性について意気投合し，公私ともに長年にわたる心の友として，1989年の ISPO 世界会議神戸でも大役を担っていただいた．また，私が ISPO の会長を務めていたころには本書編集者の Stinus の父上が IVO の会長を務めており，理事会で何度かお会いしている旧知の仲である．

　本書は，このミュンスター大学医療センターを主舞台として，足部障害に対する整形外科，整形靴の連携など総合的なアプローチの実践を通して生まれたものである．足部の整形外科と整形靴技術を担当された Baumgartner と，Welsch 社で整形靴技術者として訓練を受けた後に整形外科医となり，ミュンスター大学リハビリテーション科で Baumgartner から学んだ Stinus が中心となったことは上述した『足と靴』と同様であるが，この両氏に加えて新しく整形靴マイスターの Michael Möller が参加したことにより，整形外科技術と整形靴製作技術間の連携の重要性が改めて認識される結果となった．Möller はミュンスター工業団地に整形靴製作会社を設立し，ミュンスター技術専門学校の整形靴科で学生の整形靴技術の実習訓練を担当しており，Leonardo 賞を受賞している．この Möller の参加によって本書のはじめの章に靴機能，工具と材料，記録，製作技術，採寸，靴の補正，足底装具，カスタムメイド整形靴，小

児靴，フットケアなど広い範囲で整形靴製作技術に関する情報が広く詳しく紹介されている．

　本書は，上記3氏により『Orthopädie-Schuhtecknik』として出版され，英訳された『Pedorthics：Foot Disorder-Foot Orthoses-Footwear』を日本語に翻訳したものである．従来の本は，足部疾患・障害に対する医学的な面を重視したものであった．本書はこれに加えて，整形靴技術の全体像について総合的に取り上げ，靴製作技術を詳しく紹介した他に類を見ない優れた書となっている．足部疾患・障害に対して，バイオメカニクス，姿勢，歩行分析，機能解剖から，整形外科診断，評価，手術，切断，理学療法，フットケア，そして整形靴，短下肢装具，膝装具など，従来の書籍に比較して，極めて包括的に述べられているのが特徴である．さらに，足部の外傷・先天的欠損や外反・内反・扁平などの変形，糖尿病足症候群，関節リウマチ，小児脳性麻痺などあらゆる足部の障害に対する最新の足装具療法を紹介するために，上記の3氏以外にも多くの各専門職種の方々が参加されたために，より内容が深まった書となっている．

　本書は，義肢装具士，整形靴技術者の教育はもとより，足部障害者のケアにチームアプローチの中で診療に従事されている靴医学会やフットケア学会の会員，整形外科医，リハビリテーション専門医，義肢装具士，整形靴技術者，理学療法士，看護師，リハビリテーションエンジニアなど関係専門職の方々の役に立てる情報があふれていると信じている．ぜひとも手元に置いていただき，少しでも多くの障害のある人々の笑顔を作っていただきたい．

　最後に，本書出版の企画をされた日本整形靴技術協会関係者（寺本雅映元会長）をはじめ，医学学術関連部会，整形靴関連部会，義肢装具関連部会の皆様に敬意を表したい．特に，翻訳を担当された島村雅徳氏のご苦労は，私の想像を絶するものであり，心から謝意を表したい．彼が神戸医療福祉専門学校三田校時代に整形靴マイスター Eduard Herbst との協働によって得られた整形靴技術者の教育経験が，この大きな果実を生む結果となったとすれば嬉しい限りである．

2017年2月

澤村　誠志
元 ISPO（国際義肢装具協会）会長
兵庫県立リハビリテーション中央病院名誉院長
神戸医療福祉専門学校三田校校長

著者一覧

編集

Prof. René Baumgartner, M. D.
FMH Chirurgie und Orthopädie
Langwisstrasse 14
8126 Zumikon, Switzerland
rabaumgart@bluewin.ch

OSM Michael Möller
Johann Krane-Weg 40
48149 Münster, Germany
info@orthomoeller.de

Dr. Hartmut Stinus, M. D.
FA Orthopädie und Unfallchirurgie
Sturmbäume 3
37154 Northeim, Germany
info@orthopaedie-northcim.de

共同執筆者

Prof. Bernhard Greitemann, M. D.
FA Orthopädie
Ärztlicher Direktor
Klinik Münsterland
Auf der Stöwwe 11
49214 Bad Rothenfelde
greitemann@klinik-muensterland.de

Dr. Ulrich Hafkemeyer, M. D.
FA Orthopädie
Physio- u. Bobath-Therapeut
Chefarzt der Abt. für Technische
Orthopädie und pädiatrische
Neuroorthopädie
SPZ –Westmünsterland
Christophorus-Kliniken
Münsterstraße 40
48653 Coesfeld
drulihafkemeyer@aol.com

Birgit Karst
Ulrichstraße 14
48147 Münster, Germany
Birgit.karst@muenster.de

Claudia Koch-Günnewig
Physiotherapeutin
Niels-Stensen Straße 24
48149 Münster
fam.guennewig@t-online.de

Dr. Oliver Ludwig
Niederbexbacherstr. 36
66539 Neunkirchen/Saar
Oliver_ludwig@t-online.de
OTM Reinhold Müller
SanAktiv Hempel + Müller GmbH
Prinzenallee 84
13357 Berlin
reinholdmueller@sanaktiv.de

Dr. rer. medic. Arne Nagel
Möller Orthopädieschuhtechnik
Johann-Krane Weg 40
48149 Münster
bewegungsanalyse@moeller-ost.de

Prof. Klaus Peikenkamp
Fachhochschule Münster
Fachbereich Physikalische Technik
Bürgerkamp 3
48565 Steinfurt
peikenkamp@fh-muenster.de

Dr. Thorsten Randt, M. D.
Am Kurpark 1
23611 Bad Schwartau
info@chirurgie-bad-schwartau.de

OTM Michael Schäfer
Pohlig GmbH
Orthopädie-Technik
Grabenstätter Str. 1
83278 Traunstein
m.schaefer@pohlig.net

Thomas Stief
Forschungs- und Bildungsmanagement
für die Orthopädieschuhtechnik e.V.
Ricklinger Stadtweg 92
30459 Hannover
info@bifo-ost.de

Marc-André Villiger
Mühlestraße 6
CH-5702 Niederlenz
m.villinger@propede.ch

Anja Vogelbusch
Fachhochschule Münster
Bürgerkamp 3
48565 Steinfurt

Patrick Winkler. eidg. dipl. OSM
Hammerstraße 14
CH-4058 Basel
info@winkler-osm.ch

序

　ドイツ語圏において足の整形外科と装具に関する書籍の歴史は長い．医師の Wilhelm Thomsen，Carl H.R.Rabl，G.Regenspurger の各氏によるそれぞれの著作のほか，Wolfgang Marquardt による『The Theoretical Foundations of Pedorthics（足装具の理論的基礎）』，整形靴マイスターの Emil Kraus による靴製作の参考書などは，第二次世界大戦での経験をもとに作成され，確実に技術進歩が整形外科と足装具学にもたらされた．

　Marquardt と Kraus によって書かれた足装具分野における 2 冊の基礎書籍は，雑誌「オーソペディ・シューテクニック（整形靴技術）」を発行している C.Maurer 社から出版された．かつてこの雑誌は小さい判型で茶色の封筒に入って配達されていた．それが今日では誌面は大きく，現代的で，カラーになり，人気も高く，専門領域以外でもよく知られた雑誌となっている．数年前には英語圏の読者向けに「foot & shoe」という姉妹誌も創刊された．

　新しい参考図書から得られる知識が少ないせいか，1965 年に出版された Marquardt の著作，1989 年に出版された Kraus の著作にもいまだに需要がある．足装具学（pedorthics）の基本的な技術は，結局のところそれほど変化してはいない．つまり，これまでの書籍は古典に現代的な装いを施し一冊の本に統合することを目指すしかなかった．われわれはそのような編集方針で本書の執筆を始めたが，すぐにそのアプローチは時代遅れであると悟った．実は整形外科はこの間に大きく変化し，足装具学もそれに従って変化していたのである．

　整形外科的な手技は整形外科学の一分野であり，外傷外科とともに，まさに骨格筋系外科となったといってよい．古典的な整形外科学はこのような統合には不向きであったが，それでも発展する可能性はある．特殊化したそれぞれの整形外科学分野は歩み寄り，集結できる組織を設立する必要があった．国際義肢装具協会（ISPO）やスイス義肢装具協会（APO）のような団体は，まさにこの目的のために作られたといえ，義肢装具という分野が確立するきっかけとなったのだ．

　この書籍は，今日ある足装具学について包括的に紹介することに目的があり，そのために 3 人の専門家が集まった．ミュンスター出身の整形靴マイスター Michael Möller と，この分野に単に学術的以上の興味を抱いている 2 人の整形外科医 René Baumgartner，Hartmut Stinus である．そのうち 1 人は整形外科医となる前に整形靴について学び，もう 1 人は名誉整形靴マイスターである．両者は古典的な整形外科と整形外科的手技を統合するという意欲を抱いている．初版・1995 年と第 2 版・2001 年に Thieme 社から出版された『足と靴—その整形外科的技術処置法』で，彼らはまさにその統合を目指していた．

　本書は「理論的な基礎」の教科書となるのではなく，ふんだんにカラー写真を使用して実践的な製作法を描写し，足装具学の現場からのニーズにマッチさせた．

　本書では各領域の専門家の共同執筆により，各章を構成した．単に足装具に関わる義肢装具士だけでなく，整形外科の専門医にも強く関心を持ってもらうことに力を注いでいる．本書は大きくは 3 つのコンセプトでまとめている．最初のコンセプトは足装具学を中心に，加圧療法と足病学にも触れている．古典的な方法よりも現代的な方法を優先し，「第 32 章　切断と義肢」からは整形外科疾患への対応を解説している．

　2 つ目のコンセプトは「基礎」に注目したが，常に足装具の視点に配慮している．「第 17 章　機能解剖」では足部から下肢，脊柱を概観している．「成長」に関する章（第 18 章など）の視点も同様である．「第 19 章　バイオメカニクス」では，足部と下肢に重点を置いている．Möller と写真家の Anne Steioff-Dold の協力により，線画を用いる代わりに実在する患者の検査写真や治療法を示すことができた．「第 26 章　足の

運動」「第27章 足部の理学療法」「第28章 キネシオテープ」の各章でも同様に写真を豊富に添付してある.

　3つ目のコンセプトは整形外科学と外傷学についてもきちんと取り上げたことである. この部分は整形外科手術の概説に始まり, 義肢装具士が整形外科医や外傷外科医の関心事をよりよく理解できるよう配慮した. 義肢装具士向けの技術的な書籍にどの程度医学的な内容を盛り込むべきかの判断は難しかったが, 糖尿病足症候群のような疾患には重点を置き, 稀な疾患は最小限とする方針をとった.

　本書の初版は大変に好評を博したため, 出版からわずか2年で改訂第2版が刊行された. 改訂にあたって, われわれは自身の知識に照らして詳細に内容を再検討し, 包括的な改訂を行った. この日本語版は改訂第2版から翻訳されている.

　自身の専門領域の経験を惜しみなく捧げ, 余暇の時間を割いて原稿をまとめてくれたすべての共著者にわれわれ編集者から感謝を申し上げたい. また, C.Maurer社とそのスタッフにも, 素晴らしい支援とこの本を英語・日本語でも出版するという英断を下してくれたことに大きな感謝を捧げる. Gerda Raichle と Beate Schmidt の両氏には, 正確なイラストを描いてくれたことに感謝する.

　最大の感謝は「foot & shoe」誌の編集長である Wolfgang Best と, 2人の英語版への翻訳者, Deborah A. Landry と Jennifer Kalscheuer の各氏に捧げるべきあろう. 彼らのおかげでこの本は単なる単語から単語への翻訳ではなく, この専門分野で働くすべての人にわかりやすいものとなった. 彼らはできる限り, 現場の医師や製作技術者が日々の臨床で使用し, 理解している用語を見つけ出してくれた. 巻末付録の専門用語についての用語集は, 読者らの大きな助けとなるであろう.

　われわれの切なる願いは, 足部疾患と足装具を用いた解決策について解説した本書の英語・日本語版が, ドイツ語版と同様に読者からの素晴らしい評価を得ることにある.

René Baumgartner

Michael Möller

Hartmut Stinus

編集者略歴

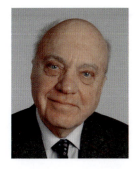

René Baumgartner

1930年,スイスの時計製造で有名な街グレンチェン生まれ.ローザンヌ,ベルン,ウィーン,バーゼルで医学を修め,以降,整形外科領域に40年以上携わる.

医師免許取得後は,米国の病院を含む複数の病院で臨床経験を積む.バーゼル,チューリッヒ,ジェネーブの大学病院で外科と整形外科の専門医研修後,1970年にチューリッヒにあるBalgrist大学病院でスタッフドクターとして働き始める.同年10月にスイス義肢装具作業部会(APO)による「足部の整形外科的治療」に関する学術集会が開催された.2年後,この学術集会から同タイトルの書籍が発行され,3冊の改訂版も出版された.この書籍は南ドイツ整形外科協会によるCarl Rabl賞を受賞した.同年,博士号取得後の血行障害患者に対する下肢切断と義足の適合に関する学術論文は,ドイツ整形外科協会によるKonrad Biesalski賞を受賞した.

APOと彼の下肢切断と義肢に関する論文は,ドイツ語圏の整形外科技術のパイオニアとして医学とテクノロジーの実りあるコラボレーションの始まりを記した.今日において,整形外科医と外科医が手技的側面で治療の選択肢を広げ自身の仕事に役立てようと考えるのは言うまでもない.彼は,このような考えが専門医の間で認知され,記録に残るよう,努力を惜しまなかった.300以上もの論文と数多くの書籍を出版することで,義肢装具士,外科医,整形外科医,理学療法士が互いに信頼し合い,お互いをパートナーと見なして患者に高品質の治療を提供することの利点を強調し続けている.彼は日常の臨床においても義肢装具士と連携し,このアプローチを同僚に伝えている.今日,彼のもとでトレーニングを受けた多くの医師が整形外科の技術者を率いている.彼らのような医師にとって義肢装具士と緊密な連携をとることは当然となっている.

1975年,Baumgartnerは整形靴製作における多職種連携への貢献により,25年以上にわたり会員となっているドイツ整形外科協会(DGOOC)の専門委員として任命された.

また突出した業績により,数々の賞を受賞している.2007年,ドイツ外科協会の名誉会員となった.彼は糖尿病足の治療において,単に適切な切断術を開発したのみでなく,早期の手術介入により切断を避ける方法を見いだしたことでも受賞している.1997年には,整形外科靴製作において最高の賞を授与されている.ドイツ連邦整形靴製作組合長であるAlbrecht Braymannは,彼の整形外科と靴製作技術の間の連携への寄与に対し,名誉整形靴マイスターの称号を授けた.

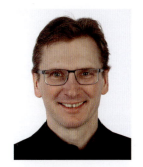

Michael Möller

1966年生まれ.整形靴マイスターであり,州認定を受けた義肢装具士である.

彼は整形靴技術をゼンデンホルストにあるOtto Bresch社で学ぶ.その後,20か月ほどミュンヘンのLachner病院小児外科病棟に勤務した.

その後,3年の研修期間を過ごすと同時に夜間学校に通い,上級レベルの学位を取得した.

フランクフルトのマイスター学校を卒業し,フランクフ

ルト商工会議所でマイスター試験に合格した後，スイス・クールに移り住み，1993〜1995年まで製作所長を務めた．

1995年1月1日から（1899年創業の）家業を継ぎ，ミュンスターとオットマールスボホルトにある2つの支店を経営している．この時期に，ミュンスター大学医療センターの整形外科技術・リハビリテーション科の前管理者であり，整形靴を提供し始めたRené Baumgartnerと，最初の交流を持った．Baumgartnerの後任にあたるHans-Henning Weltzとともに，彼は病院の患者の整形靴を提供する継続的な協力関係を構築した．このころから，彼の仕事は最も重篤な症例に特化することとなった．

2005年，彼はミュンスター工業団地内に新しい社屋を建設し，自身の製作所を拡大．そこで動作分析を利用して伝統的な足装具製品や靴型装具，カスタムメイドの靴，靴の補正，足部装具，静脈ケア，硬性装具，軟性装具，神経学的な治療を目的とした足底装具などを製作している．

彼はミュンスター技術専門学校の整形靴科技術コースの教員でもあり，整形靴技術の実習訓練の責任者である．さらに彼はLDT Nagold（靴と織物の専門家向けの学校）の教員でもある．

2006年に彼は世界保健機関（WHO）と国際義肢装具協会（ISPO）によって組織され，ベトナム・ハノイで開催された「発展途上国における適切な下肢装具に関するコンセンサス会議」に携わった．糖尿病足への靴によるケアに関する多職種作業部会においては，適切な靴によるケアの促進を目的とした疾患ステージとリスク分類の関係について取り組んだ．

近年，彼の整形靴製作会社は6回，中小企業トップ100にランクインした．2010年には，ドイツ医療，リハビリテーション，整形外科技術と整形靴技術におけるマーケティングの賞であるLeonardo賞を受賞した．加えて2008年には「技術と科学の融合」革新パートナシップ賞を，またドイツ連邦経済技術省のコンテストで「優秀知能組織賞」も受賞している．

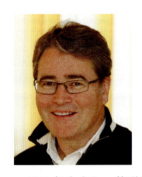

Hartmut Stinus

1959年生まれ．整形外科学と外科学の専門医であり，整形靴技術者としても認定されている．大学に相当する高等学校を卒業後，ザールルイにあるWelsch社で整形靴技術者としての訓練を修了．その後，ゲッティンゲンにあるGeorg Augsut大学で1980〜1987年にかけて医学を学ぶ．

彼は1987〜1988年にかけてアーハーン地域総合病院でW.Zimmermannのもとで外科と外傷外科の専門医研修を受けた．整形外科医としての訓練はゲッティンゲンの大学病院でH.G.Willert，またミュンスター大学医療センター整形外科技術・リハビリテーション科でBaumgartnerのもとでもトレーニングを受けている．

1994年より，彼はノルトハイムの整形外科グループのパートナーであり，リッポルツベルクにある整形外科病院，リハビリテーションセンターとノルトハイムにあるAlbert Schweitzer総合病院のコンサルタントを務めている．

保存的治療では，彼は主にスポーツ整形外科，整形外科技術，足部保存整形外科，糖尿病足症候群・関節症・骨粗鬆症の治療，徒手療法に注力している．

彼の外科手術の専門領域は足部と足関節，関節鏡，膝・肩関節の再建術，膝関節全置換術や靱帯再建術である．

1988年に，彼はGeorg Augsut大学から「第2優等」で博士号を得た．博士論文のテーマは「整形靴技術による脚長差の治療」．彼はドイツ整形外科協会（DGOOC）の協賛による「イニシアチブ'93整形外科技術」の巡回評議員を務め，足装具の教科書である『足部の整形外科技術』の共同出版によりCarl Rabl賞を受賞した．

彼はスポーツ医でもあり，ドイツ障害者スキー代表チームのチームドクターとしてリレハンメル，長野，ソルトレークシティー，トリノ，バンクーバーのパラリンピックをはじめ，多くの国際競技大会に参加した．

彼はドイツ整形外科協会の「イニシアチブ'93整形外科技術」の指導者であり，足部外科協会（GFFC）の足部外科の指導者でもある．

彼は多数の著書を出版するとともに講演も行い，足装具の専門誌「整形靴技術」の編集顧問の一員でもある．また，数多くのシンポジウムで進行を務め，DGOOCの整形靴技術顧問も務めている．

本書で使用する用語について

専門的な領域で使用される用語であっても，完全に標準化されていることは稀である．同じ物を指していても国ごと，あるいは職業的な背景ごとに，異なる用語が作られがちである．また，法律に定められた健康保険で用いられる用語に厳密な定義が定められている場合であっても，製品の機能や適応の概念を表す一般的な職業用語（"通称"など）が使われることは稀ではない．その職業に携わる人々の多くはその用語の意味を理解していたとしても，特定の領域に関する教科書の執筆になると，標準化された用語を用いて，適切な定義を明らかにすることが重要である．

特に教科書が翻訳される場合には注意が必要で，翻訳は単に辞書に照らし合わせて正しいだけでなく，読者層が使う専門用語で一般的な言い回しや説明を行うべきである．

本書のようなケースでは，それはとりわけ難しい試みであった．英文タイトルで「pedorthics（足装具学）」とした本書は，中欧で「orthopedic shoe technique（整形靴技術）」と呼ばれる古くからある伝統工芸を背景に持っている．整形靴技術は，長い年月を経てその製作技術や治療概念が芸術の域にまで磨き上げられている．今日，足部のカスタムメイド整形靴（靴型装具），足底装具，加圧ストッキング，特殊既製靴，スポーツ用足底装具などが整形靴マイスター（master pedorthists）によって製作され，提供されるサービスとなっている．その技能と知識を身につけるためには，3年間にわたり製作所と学校で二元的な教育を受け，さらに整形靴マイスターになるための追加教育が必要とされる．整形靴マイスターは足部の疼痛除去や足部障害に対して処方される足装具のデザイン，製作，適合，補正に責任を持つ専門職である．

本書は英語・日本語に翻訳され，その読者層は異なる伝統を背景に持つ様々な国に影響を与えることとなる．国によっては政府より定められた教育プログラムがすでに存在しているかもしれないが，多くの国では足部障害への装具治療はまだまだ発展途上の段階にあるだろう．また，資格や適用の範囲も国により様々な特徴があるに違いない．実際，すべての国に適用できるような標準的用語など存在しないだろう．

本書の英語への翻訳を引き受ける際に，われわれは様々な専門家からのアドバイスを受けた．また，用語に適切な訳語を当てはめるため，製品や工具，製作方法に関する記述に様々な国で使用される一般的な言い回しを見つけるため広範なリサーチを行った，また，特定の整形外科用具や足装具についての用語は国際標準を採用することにした．それにも関わらず，基本用語とその同意語，国際的な標準訳語について説明する章を加えざるを得なかった（巻末付録「用語集」）．1つの用語に他の言語で同じ意味を持つ用語があるとしても，それぞれの国内のみで適用される法令や教育プログラムがあることが多い．

そのため，用語とその意味はそれぞれの国で異なった意味を持つ．その代表的な例は「足学（podology）」という用語で，多くの英語圏の国々ではこの用語は「足病学（podiatry，chiropody）」と同等の用語であり，足部の研究や治療に携わる特定の医療領域を指す．しかしながら，ドイツ語の"Podologie"という用語は"文字どおりに"翻訳することはできない．

この用語は「足病学（podiatry，chiropody）」の実践と混同してはならない．ドイツでは「足病医（podologist）」という職業が法律で保護されている．法令では，資格を持ったフットケア領域の専門家と，最低限の職業訓練を受けただけの者やペディキュアを塗るだけで職業訓練を受けていない者とを区別している．

足底装具（foot orthoses）

足部を支持し，調整し，変形を予防・矯正し，機能を向上させるために設計された装具は以下のとおり様々な用語が使用されている：足底装具（orthotic insoles），フットベッド（footbed），インサート（inlays），インソール（insoles），カスタムメイド・インソール（custom-made insoles），装具（orthoses）などと呼ばれる．

本書では，「足底装具」という用語を用いることとした．その理由はこの用語が最も用具の機能を反映していると考えたからである．足底装具は足部を矯正し，特にその機能に基づいて神経運動学的に足部を支持することを目的として処方されるものである．その定義は ISO 13404：2007（E）に定められている．

足底装具については，カスタムメイドの足底装具と既製の足底装具を区別することが重要である．

個々の足底装具は患者の足部に合わせて製作されるのは
もちろん，医師が処方した機能を盛り込んで製作される．
足部の採寸はメジャーを用いて行うか，スキャナーを用い
て電気的に計測され，石膏を用いて足部の陰性モデルが製
作される．

既製品の足底装具は様々なデザインのものが供給されて
いるが，それぞれに特定の機能を果たすように設計されて
いる．足底装具は靴の中に挿入するか，特定の患者に適合
させるために補正を施すことができる．

足底装具という用語は足部の機能を支持するよう設計さ
れていないものでも，靴に挿入する用具(インソール，イ
ンサート，ソケット・ライナーなど)のすべてを指す場合
にも使用できる．

「足装具(foot orthotic)」という用語も使用される．現在,
糖尿病の領域ではこの2つの用語をうまく区別できるかが
議論されている．1つの提案として，「足部装具(foot or-
thotics)」という用語を作ることが考えられる．この用語は
下肢に身につける単一の靴製品を指すのではなく，例えば
その分類や機能，製作，使用目的など足部の装具を用いて
足部障害を治療する全体を包含することのできる用語であ
る．

靴型装具(orthotic footwear)

靴はわれわれの生活の中で切っても切れない関係である
が，ほとんどの靴は工業的に大量生産されたものである．
大量生産される靴の目的は可能な限り多くの健常な人々に
適合することにあるため，足部障害を抱える人には解決策
とはならない．

つまり，幅広い選択肢を持つ既製靴(prefubricated
shoes)があることで，何らかの病的な背景のある患者に対
するあつらえや，患者の要求に合わせた機能を持つ靴など
の需要を取りこぼしているといえる．既製靴に対する補正
では十分でない場合，患者の機能的要求を満たすためにカ
スタムメイドで靴を製作することもできる．

英語では特に整形外科的機能を持たない工業的に大量生
産された靴を指す，以下のような用語が多数ある．在来型
靴(conventional shoe)，既製靴(ready-made shoe/ready-to-
wear shoe)，一般靴(normal shoe)，普通靴(ordinary
shoe)などである．本書では，この種の靴を「標準靴(regu-
lar-shoes)」と呼ぶことにする．

また，既製靴であっても整形外科的機能を付加されたも
の，靴の補正を施せるように作られたもの，カスタムメイ
ドの足底装具を挿入しやすいものなどを指す様々な用語が

数多くある．超深靴(extra-depth-shoes)，半整形靴
(semi-orthopedic-shoe)，糖尿病対応靴(diabetic foot-
wear)，医療靴(medical footwear)，治療靴(therapeutic
shoes)などがそれにあたる．健康靴(comfort shoes)は足部
に十分な空間があることで，自然で生理学的な機能を発揮
できるよう設計された靴型を基に作られた靴として定義さ
れる．それらの靴は通常，靴底に補正を施せるよう作られ
ており，カスタマイズした足底装具を挿入できる十分な空
間がある．

本書では「既製整形靴(prefabricated orthotic footwear)」
という用語は，補正を施すことができ，カスタムメイドの
足底装具を挿入することで特定の対象群のニーズに合うよ
うに変更を施すことができるよう開発された靴を指す．こ
の用語は，足底装具を挿入して機能を付与できるような構
造的な長所があり，補正を施せるなどといった，靴の機能
に対する概念も含まれる．

逆に，カスタムメイドの靴は，足部が重篤に変形し標準
的な既製靴に適合しない場合，足部の機能が重篤に損なわ
れ標準靴では医師によって設定された治療目標を達成でき
ない場合にのみ処方されることとなる．

1つのルールとして，カスタムメイドの靴は整形外科の
専門医によって処方されなければならない．カスタムメイ
ド用の靴型は患者の足部形態にそって製作され，靴もその
靴型を用いて製作される．通常のカスタムメイドの靴は医
師により処方され，個々の必要性に合わせて設計された補
強，固定，支持，緩衝，足底装具などの機能補助部品を組
み込むことにより，カスタムメイドの整形靴になるといえ
る．

この靴を指す用語も様々なものがある．カスタムメイド
の整形靴(custom-made orthopedic shoe)，整形外科的オー
ダーメイド靴(orthopedic made-to-measure-shoes)，採寸
靴(measurement-shoes)，カスタム整形靴(custom orthotic
footwewar)，ビスポーク靴(bespoke shoes)などである．

本書では，この種の靴を指すのに「靴型装具」という用語
を用いる．しかし，この用語がまた一般的な用語として定
着していないのではないかとは危惧もしている．それでも
この「靴型装具」という用語が，この足部に装着する装具の
機能を最もよく表しているのではないかと思っている．そ
の理由は，靴を単に患者の足部形態に合わせた靴ではな
く，機能的装具として足部に安定性を与え，歩行と足部の
荷重によい影響があり，靴に挿入できる装具として扱って
いるという事実を表しているためである．

目次

第 1 章	靴：機能と構造原理 Footwear, Function and Construction Principles	1
第 2 章	小児靴 Children's Footwear	9
第 3 章	工具と材料 Tools and Materials	12
第 4 章	製作技術 Processing Techniques	18
第 5 章	衛生 Hygiene	26
第 6 章	採寸とサイズ Measuring and Sizing	30
第 7 章	靴の補正 Shoe Modifications	34
第 8 章	足底装具 Foot Orthoses	44
第 9 章	カスタムメイド整形靴（靴型装具） Custom Orthotic Footwear	56
第 10 章	靴内装具 In-shoe Orthoses	70
第 11 章	特殊既製靴 Specialized Footwear	75
第 12 章	スポーツと足底装具 Sports Treatments	83
第 13 章	短下肢装具 Ankle Foot Orthosis（AFO）	88
第 14 章	膝装具 Knee Orthotics	96
第 15 章	フットケア Professional Foot Care	101
第 16 章	医療用加圧ストッキングによる加圧治療 Compression Therapy with Medical Compression Stockings	105
第 17 章	機能解剖 Functional Anatomy	112
第 18 章	小児の足の発達と成長 Development and Growth of Children's Feet	130
第 19 章	バイオメカニクス Biomechanics	134
第 20 章	姿勢と姿勢制御 Posture and Posture Control	139
第 21 章	歩行分析 Gait Analysis	146
第 22 章	トレッドミル分析と足底圧計測 Treadmill Analysis and Foot Pressure Measurement	148
第 23 章	検査法 Examination Techniques	158
第 24 章	画像診断 Imaging Methods	171
第 25 章	所見の記録方法 Documentation of Findings	175
第 26 章	足の運動 Foot Exercises	179
第 27 章	足部の理学療法 Physiotherapy of the Foot	183

第 28 章	キネシオテープ	Kinesio Tape	188
第 29 章	整形外科疾患	Orthopedic Conditions and Disorders	190
第 30 章	整形外科手術	Orthopedic Operations	200
第 31 章	足部の外傷	Traumatology of the Foot	208
第 32 章	切断と義肢	Amputation and Prosthetics	213
第 33 章	脳性麻痺	Cerebral Palsy	232
第 34 章	対麻痺	Paraplegia	242
第 35 章	踵骨外反扁平足，外反扁平足	Pes Planovalgus Calcaneus, Pes Planovalgus	244
第 36 章	尖足	Pes Equinus	249
第 37 章	凹足，鉤足（歪曲足）	Pes Cavus, Claw Foot	253
第 38 章	開張足	Pes Transversoplanus, Splay Foot	257
第 39 章	内反尖足，（先天性）内反足	Pes Equinovarus, Clubfoot	261
第 40 章	中足骨内反（内転中足症）	Pes Metatarsus Varus（Metatarsus Adductus）	265
第 41 章	踵足	Pes Calcaneus	267
第 42 章	踵骨棘，足底腱膜炎	Heel Spur, Plantar Fasciitis	269
第 43 章	中足痛症	Metatarsalgia	272
第 44 章	外反母趾，強剛母趾，小趾変形	Hallux Valgus and Rigidus, Little Toe Deformities	274
第 45 章	シリコン製足趾装具（オーテーゼ）	Silicone Toe Orthoses	280
第 46 章	糖尿病足症候群	Diabetic Foot Syndrome（DFS）	282
第 47 章	足部の関節リウマチと装具	Rheumatoid Arthritis of the Foot Orthotic Principles	294
第 48 章	脚長差	Leg Length Discrepancies	298
第 49 章	変形性足関節症	Ankle Joint Osteoarthritis	303
第 50 章	スポーツとストレス外傷—スポーツ用足底装具による原因治療	Sports and Stress Injuries-Causal Therapy with Sports Foot Orthoses	306
第 51 章	先天性肢欠損	Congenital Limb Deficiencies	309
第 52 章	医療器具リストとサイズシステム	Tables and Indexes	320

参考文献 —— 323

用語集 —— 327

第1章　靴：機能と構造原理
Footwear, Function and Construction Principles

M. Möller, R. Baumgartner

1.1　機能

　靴は様々な機能を満たさなければならない．しかしながら，それら機能の優先順位は常に同じであるとは限らない．整形靴技術者はこの概念を考慮しておく必要がある．

寒さや熱，外傷からの保護

　世界的にみると，裸足のまま走る人の割合は多い．裸足でいることは健康を促進するように思えるかもしれないが，われわれが暮らすような寒い地域（ドイツ）に住んでいた石器時代の人々が足部に毛皮を巻いたほうが暮らしやすいと考えたことは大変興味深い．寒さや熱，外傷から守るために足部を覆うという考えは最も古く，かつ最も重要な靴の機能である．

■寒さ

　ドイツ軍の歩兵は 1941 年のソビエト連邦を侵略するための進軍の際，足部の凍傷に悩まされた．彼らの衣類やブーツは寒く，湿った冬の季候に耐えられるように作られてはいなかった．“必要は発明の母”というわけで，いわゆる「モビライザー」（工業的に大量生産された前足部義足）が発明された．

■熱

　靴は足部を熱傷からも保護する．発展途上国においては依然として，誤って燃えさかる石炭の上を歩いてしまうのは日常的に起こる悲劇である．それだけでなく，熱帯地域で焼けた砂浜の上を歩くと，神経障害を起こしている患者の足は深刻な熱傷を負うこともある．

■外傷

　下肢の外傷は足部に起こることが多く，特定の職業やスポーツ用の靴は外傷リスクを最小限にとどめるのに役立つ．しかし，そのリスクを完全に排除することはできない．ISO/DIN の基準に則った安全靴は足部を外傷から効率的に保護するよう設計されている（⇨第 9 章参照）．

有害な影響を避ける

　足に合っていない靴は逆効果をもたらすこともあり，短時間履いただけでも水疱や圧痕，擦過痕を残すことがある．神経障害を起こしている場合には痛みを感じないので，さらに注意が必要である．

立つ，歩く機能を促進する

　次なる靴の役割は，われわれが立ち，歩くことを助けることによって運動能力を向上させることにある．

　2,000 年以上前，ローマの皇帝カリギュラはすでに行軍時に靴を履かせる意義に気づいていた．彼はローマ期の軍用サンダルであるカリガを好んで履いていたので，“カリガ”というあだ名で呼ばれた．

　1791 年，オランダ人の Petrus Camper は論文「最良の靴の形態について」を執筆している．彼の洞察力が道標となり，19 世紀の解剖学者 Hermann von Meyer に道をひらいた．Fischer と Braune による 1889 年の最初の歩行分析は，カリギュラの時代と同様，行軍に対する靴の重要性を分析することを発端としていた．

　今日，軍用ブーツは兵器部門により異なる必要性に適合しており，機能的な設計のよい例とみなされている．われわれにとってより馴染み深いのは，様々なスポーツに適合するよう開発された多種のスポーツ靴であろう．

地位の象徴（ステータスシンボル）

　中東では，靴はその初期に，地位の象徴とみられていた．エジプトの埋葬場所から発見された 3,000 年前のサンダルは輝きを放っている一方で当時，労働者階級は裸足でいなければならなかった．

　現在，工業化のおかげで市場には気軽に購入できる価格で莫大な種類の靴が供給されているため，オーダーメイドの靴は裕福な者が好む地位の象徴としてもみられている．

　また，靴は地位の象徴という面のほかにも装飾品としての一面があるともいえる．

　かつて整形靴技術者（以降は義肢装具士として言及する）は裕福な人々にエレガントなオーダーメイド靴を製作していた．しかし今日では，彼らの技術と専門性は足部に変形や疾患のある方のための靴を作ることに生かされている．

地域による違い

　工業製品としての靴は，幅や長さがどの地域でも適合するとはいえない．ドイツ人の足はイタリア人やスペイン人

の足とは異なるため，たとえ同じサイズであってもドイツで作られた靴がそのまま適合するわけではない．

さらに，一国の中でさえも違いはある．例えばフランスのリモージュ地方にある靴工場で新しい靴型を製作する際，自社の女性労働者の足を計測して作製したところ前足部と踵部が華奢なパリの女性には合わなかった．

1.2 デザインと構造

靴のデザインと構造は，日々の生活の必要性に適合しなければならない．以下に靴のデザインや構造の主要な機能について説明する（図1）．

中底は靴の中心をなす部品であり，靴はこの中底の周囲に形成される．中底により靴の適合，機能と外観が規定される（図2，⇨ 63頁参照）．

甲革（アッパー）は，甲革（狭義）と裏革（ライニング）を縫い合わせたものである．先端の部分は先革（ヴァンプ）と呼ばれ，後部は腰革（クォーター）と呼ばれる．靴の製作では型紙が作られ，それが甲革の材料を切り出す際の型となる．作業はCAD/CAMシステムを使用して行うこともできる（⇨ 65頁参照）．

裏革（ライニング）は通常，皮革から作られ，靴の内側に装着されている．短靴には粗い肉面を内側に向けた滑り革（スリップレザー）が踵部に縫い付けられ，踵がしっかりと適合するようになっている．

舌革（タン）は，靴紐の真下に位置し足背を靴紐による絞扼から保護している．舌革にクッションを施した場合，舌革は単に足背を保護するだけではなく，その下の血管，神経や靱帯も保護する．

月型芯（カウンター）は甲革の裏革の間にあり，靴を補強する．月型芯は踵骨を保持，支持する（⇨ 64頁参照）．

先芯（トゥボックス）は同様に甲革と裏革の間にあり，靴の前足部を補強する．

腰裏革（クォーターライニング）は皮革または合成樹脂素材で作られて，月型芯と先芯の間をつないでいる．

踏まず芯（シャンク）は金属または硬い合成樹脂から作られている板状の部品であり，踵部に始まって，中足骨頭近位で終わる．これにより靴の中で足部がねじれることを防ぐ．

ウェルト製法の靴では，細革（ウェルト）は甲革，裏革と縫い付けられている．今日のほとんどの靴は装飾的に細革が付けられており，細革は接着されているだけである．

靴のヒールは，積み上げ（ヒールビルドアップ）と化粧革（トップリフト）からなる．ヒールの形，高さや素材はすべての靴にとって機能的に重要なものであり，装飾的な意味も持つ．

ミッドソールは，細革に直接接着され，細革と本底（ア

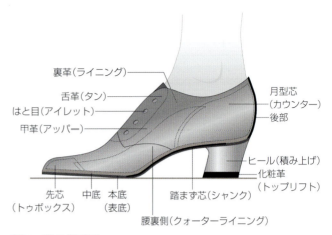

図1　靴の側面図

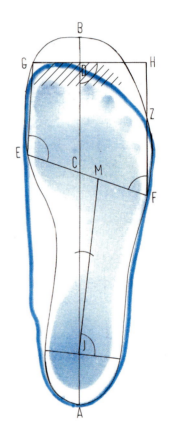

図2　インソールパターン

AB間　：中心線であり，足長＋捨て寸に等しい．
AD間　：足長に等しく，踵後端から最も長い足趾まで．立位で荷重がかかった状態で計測する．
DB間　：捨て寸に等しい．小児の場合，成長しろを加える．
EF間　：ボールラインであり，C点でABと交わる．WMS（Wide, Medium, Slim）システムによれば，ACはABの63%にあたり，CBはABの37%にあたる．BCEの角度は74°である．
母趾角CEG：CEとEGのなす角度のこと．この角度はサイズ18〜26では97°，27〜35では96°，36以上では94°となる．この形態を厳密に守ることが重要である．
角CFH　：小趾角であり，サイズ18〜26では75°，27以上は71°である．

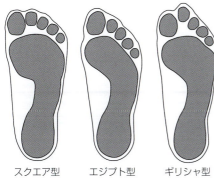

図3 足型
スクエア型　エジプト型　ギリシャ型

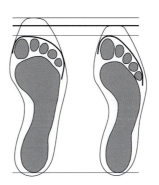

図5 つま先の型
前足部：幅が広い(左)
前足部：幅が狭い(右)

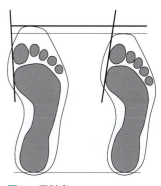

図6 母趾角
母趾内反(左)
母趾外反(右)

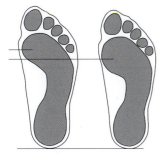

図4 短い前足部(左)
長い前足部(右)

ウトソール)の間に位置する．ミッドソールは靴の本底面を補強する．その例は職業靴やハイキングブーツにみられる．

本底(アウトソール)または表底は，細革の下，またはミッドソールの下に接着されている．本底は接地することにより，地面との摩擦力を規定する．本底には滑らかなものも，ゴツゴツとした凹凸のついたものも，軟らかいものも硬いものもある．

構造原理

靴をデザインする際，婦人用のファッションシューズのデザイナーと小児向けの靴の中底を計測するエンジニアでは，優先順位は異なる．それはもちろん，整形外科の専門医の優先順位とも異なる．かつて中底のパターンは，明確に限定された仕様に基づいて作製されていたが，今日ではこの設計はモジュラー型の構造とテンプレートを用いて行われる．以下にこの中底型作製の基本的なパラメータについて説明する．

1) 足型：スクエア型，エジプト型とギリシャ型(図3)．
2) 短い前足部，長い前足部(図4)．
3) つま先の型：前足部が幅広のもの(左)，前足部が狭いもの(右)(図5)．
4) 母趾角：母趾内反(左)，母趾外反(右)(図6)．
5) 足部変形：扁平足，凹足または外反母趾変形．
6) 足囲寸法：スモールトゥガース，ボールガース，ロー

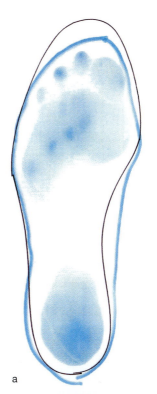
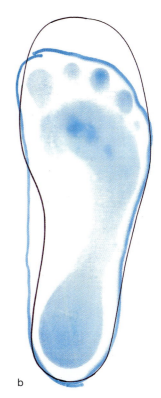

図7 靴型のつま先の形
ポインテッドトゥ(a)，ラウンドトゥ(b)．

ワーインステップ(ウェスト)ガース，インステップガース，ヒールガース，アンクルガース，トップガースの計測(⇨30頁参照)．

つま先がポインテッドトゥの中底型は，以下のように分かれる．

1) ポインテッドトゥ：パンプスのようなフォーマルな靴，パンプス，ウェスタンブーツなど(図7a)．
2) ラウンドトゥ：紳士靴，スポーツ靴など(図7b)．
3) スクエアトゥ：ファッション的な婦人，紳士靴など．
4) ラウンド型トゥ：ファッション的，機能的な婦人，紳士靴など．

5) フルトゥ：紳士靴，職業靴．
6) ナチュラルトゥ：履き心地のよいファッションシューズ．

1.3 寸法

既製靴と同様に，足装具学においても単一の採寸方法が適用される．二次元的な寸法は中底で規定され，三次元的な寸法は靴型または靴型の構造図で規定される（図8）．

1) 中底長：中底の靴型底面全長．
2) 靴型長：細革の寸法に沿い，ヒールピッチを考慮に入れる．双方が靴を設計するのに必要である．
3) ヒール高：踵部の中心から，靴底の底面までの高さ．常に靴の中から計測する．靴の後部から計測した場合は，設計的高さという（図9）．
4) 捨て寸：中底長と足長の差（⇨第6章参照）．つま先余裕寸法とも呼ばれる．
5) 伸びしろ：5～15 mm の間で，小児靴の捨て寸に加えられる（⇨第2章参照）．
6) 足囲寸法：スモールトゥガース，ボールガース，ローワーインステップ（ウェスト）ガース，インステップガース，ヒールガース，アンクルガース，トップガースの計測（⇨第6章参照）．
7) つま先高：母趾から外側の小趾にかけての最も高い部分の計測値．
8) トゥピッチ：靴型の床面から靴のつま先の底面までの高さ．トゥスプリングとも呼ばれる．
9) ヒールピッチ：足球部の接地面（踏みつけまたは接地点）からヒールまでの高さ．
10) 踵幅：踵後部の最も幅広い部分の計測値．患者を着座させ，軽く足部に荷重をかけた状態で計測する．
11) 踏みつけまたは接地点：第1～5中足骨頭の中心線．

足幅寸法表（表1）

英国式（UK）と米国式（US）のサイズシステムでは，婦人靴と紳士靴の足幅間隔は 6.35 mm きざみ，フランス式（EU）では 5 mm きざみである．

足長サイズ

足長サイズは中底長（足長＋捨て寸）に従う．以下を区別する．

1) 英国式（UK）：サイズ 0 が 4 インチ（10.16 cm）にあたる．小児用サイズは 0～13．成人用サイズは 1 から始まり 14 で終わる．ハーフサイズありが一般的．
2) フランス式（EU）：フランス式のサイズ表は 15 ポイント（10 cm，1 ポイントは 2/3 cm にあたる）から始まる．このサイズ表は最もよく使用されており，欧州では一般的である．

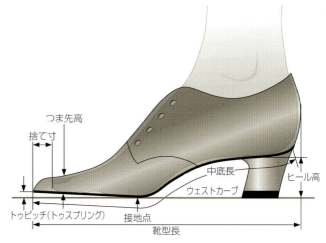

図8　最も重要な靴型設計寸法

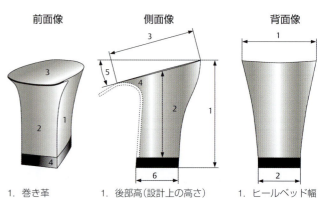

1. 巻き革
2. ヒールブレスト
3. ヒールベッド
4. 化粧革（トップリフト）

1. 後部高（設計上の高さ）
2. 中心高
3. ヒールベッド長
4. ルイ15ヒール型
5. ウェッジ角
6. 化粧革（トップリフト）長

1. ヒールベッド幅
2. 化粧革（トップリフト）幅

図9　ヒールの設計

表1　足幅寸法表

EU	1	2	3	4	5	6	7	8	9	10
UK	A	B	C	D	E	F	G	H	J	K
US	AAA	AA	A	B	C	D	E	F	H	H
小児	S	S	S	S	M	M	M	W	W	W
スポーツ	S	S	N	N	N	M	M	L	L	L

3) 米国式（US）：UK 式を基本としている．US 式の始まりは 99.48 mm（3.916 インチ）であり，UK 式の 101.6 mm（4 インチ）とは異なる．

1.4 靴型

整形靴技術においては，基本的に陰性モデルから製作された発泡樹脂製の靴型を用いる．木製の靴型も使用される（⇨第9章参照）．

工業的に大量生産される靴では，製造には専ら合成樹脂製の靴型が用いられ，靴型の構造と名称は個々に異なる．靴型の主なカテゴリーを以下に示す(図10)．
1) 特殊靴型：最初の靴型は通常木材で作られたものであり，モジュールからなり，手で再加工された．
2) 一体型靴型：1つのブロックから作られ，多くはサンダルの製作に使用される．
3) 伸縮型靴型：靴型の後部が前方，上方にスライドする．これにより靴型長が短縮し，靴型を抜き出しやすくする(図10a, b)．
4) 中折れ型靴型：継手の部分で中折れすることで靴型が短縮する．これにより靴をつり込んだ後でも簡単に靴型を抜き取ることができる(図10c)．
5) 二分割型靴型：この靴型はスライディングカバーとも呼ばれる．ウェッジ型にインステップ部が取り外せるようになっている(図10d)．
6) 再成型用靴型：靴を製作した後にこの再成型用靴型を挿入し，靴を伸ばして必要な形に成型する．

■ 靴型の形

中底の形を除けば，トゥキャップと靴型の形が主に靴の外観と機能を決める．

靴型の形には以下のようなものがある．
1) フラット型：この形はエレガントではあるが，母趾の爪がトゥボックスにあたらないよう十分な高さを必要とする．
2) プラトー型：この流線形の形はフォーマル，エレガントな靴に適している．
3) フル型：この形は特にスポーツシューズに適している．
4) ブルドッグ型：足趾部に余裕があるため，この形は職業靴やハイキングブーツに適している．
5) アンダーセット型：ボート靴で有名になった形．この形はファッションシューズにも使用される．

最終的にはつま先の底面の形と靴型の形を組み合わせることにより，それぞれの靴に独特な外観が加わる．古典的な組み合わせの例を以下に示す．
1) ポインテッドトゥとフラット型．
2) ポインテッドトゥとフル型．
3) ラウンドトゥとフラット型．
4) ラウンドトゥとフル型．

1.5 靴の製法(図11)

機能と外観により，使用する靴の製法を決める．現在では高品質の接着法が開発され，50年前では実現できなかった製法を取ることもできる．その結果，靴は非常に安価になり，逆に修理の利用率は低下した．

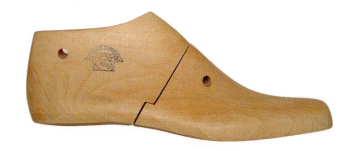

a

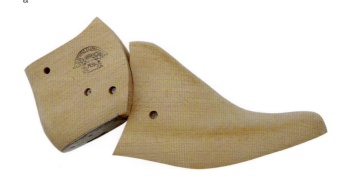

b

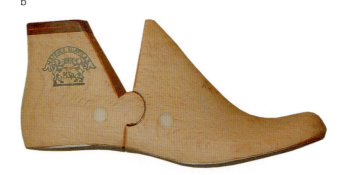

c

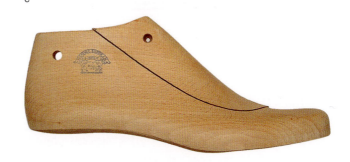

d

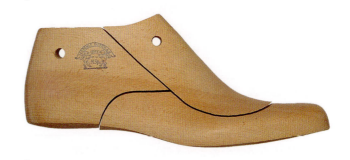

e

図10 靴型の分類(ドイツ・エルリッヒ，M.Spenlé社による)
a. フォールドカット．
b. スライドカット(スライド継手付靴型)．
c. ステップカット(中折れ継手付靴型)．
d. ウェッジカット(二分割型靴型)．
e. 三分割型靴型．

最も重要な靴の製法とその特徴

■ モカシン（図11b）

モカシンは北米先住民の伝統的な靴として知られている．実際，その製法は世界で最も古い靴の製法の1つである．モカシンは1枚の原皮から始まった．この製法の靴の構造は手袋に似た，軟らかく，しなやかな1枚革を用いることによって特徴付けられる．欠点は足部の安定性が低いということである．先革と腰革は靴型に入れる前に縫い合わせても，後で縫い合わせてもよい．

1) アッパーを半張りに縫い付ける．
2) 靴型を挿入する．
3) 表底とヒールを接着する．

■ ウェルト製法と2か所の縫い合わせ（図11c）

今日においてもなお，ウェルト製法は量産靴において最高の製靴法である．その熟練の技は労働集約的であり，洗練された技能を示している．この製法の靴は革製の中底があるが，内部の縫い目は隠れている．

1) 伝統的な製法では，中底に垂直に立つリブを作る．リブは中底を切り取ることにより作られる．つり込みの後，甲革と細革をリブで中底に縫い付ける．細革と表底（またはミッドソール）はそれとは別に縫い合わせる．最近の製法では，リブは中底に布または合成樹脂素材の帯を接着して作る．
2) 甲革をタックスで靴型に留める．
3) 細革，甲革，裏革と中底を一緒に縫い付ける．
4) 中もの，踏まず芯，表底を接着する．
5) 表底と細革の外に出ている部分での2番目の縫い（出し縫い）をする．表底に対して二度縫いすることも可能である．

■ ダブルソーイング（図11d）

最も耐久性の高い製法で，もともとは登山靴に用いられていた．細革を見なければウェルト製法とほとんど見分けはつかない．この製法では，（細革の）内部に向かう縫い目は水平に縫い，表底に向かう縫い目は垂直に縫っている．トリプルソーイングでは，3番目の縫い目がある．

以前は縫い目に防水性を持たせるためワックスを塗っていたが，現在はアクリル樹脂が用いられている．この製法は現在でも伝統的な衣装や登山靴で採用されている．

1) つり込み後，甲革を外に折り曲げる（フランジ）．
2) 細革の最初の縫いで中底，甲革，裏革と細革を縫い合わせる．
3) 2番目のダブルステッチ縫いで細革，甲革，ミッドソールと表底を縫い合わせる．

■ セメント式（図11e）

高品質で柔軟な接着剤の出現以降，他の靴の製法は減少してきている．一方，この製法は，靴を製造するにあたり数多くのバリエーションが用いられるようになっている．

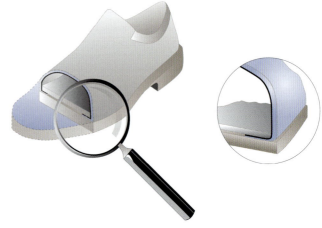

a. 概要

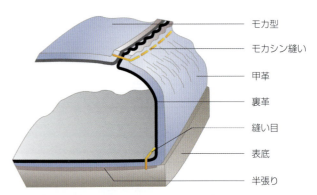

b. モカシン

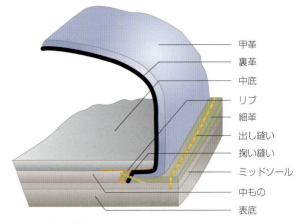

c. ウェルト製法

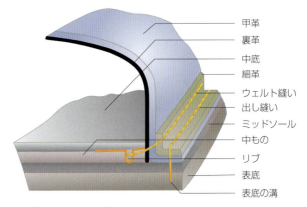

d. ダブルソーイング

図11 靴の製法 （次頁につづく）

1) 中底をクッションまたは靴型の上に接着する．
2) 甲革を靴型につり込む．
3) つり込みしろを中底に接着する．
4) 細革を接着し，中もの，踏まず芯を取り付ける．
5) 表底を接着する（第10章参照）．

工業的な大量生産では，多くのパーツが事前に組み立ててある．例えば，中底と踏まず芯があらかじめ組み立ててある，表底と細革がすでに接着されている，などである．

■ マッケイ式（図11f）

靴内部のマッケイ縫いで，甲革とその他のパーツを直接シングルチェーンで縫い付ける．
1) 中底を靴型に直接取り付ける．
2) 甲革をつり込み，中ものを取り付ける．
3) ミッドソールを接着する．
4) 靴型をいったん抜き，マッケイミシンで中底などを表底と縫い付ける．
5) 靴型を戻し，表底を接着する．縫い目は靴内部から見える．

■ カリフォルニア式（図11g）

この靴の製法は中国に始まり，第二次大戦期に米国カリフォルニア州に持ち込まれた．つり込みを省略することができ，その場合，先に甲革を中底に縫い付ける．
1) 中底と甲革を縫い付ける．
2) 巻き革を中底に取り付ける．
3) 靴型を挿入し，中ものを取り付ける．
4) 巻き革をつり込み，接着する．
5) 表底とヒールを接着する．

■ インジェクション式（図11g）

この製法では，カリフォルニア式のために準備された靴に対し靴底を接着するのではなく，射出成型で靴底を取り付ける．本法は，大量生産のためのみに用いられる．
1) 甲革をつり込む．
2) モールド型に取り付ける．
3) ポリウレタン（PU）またはポリ塩化ビニルを射出成型する．これにより靴底の溝やヒールも同時に接着する．

■ フレキシブル（ステッチダウン）式

出し縫いにより，高い柔軟性が保証される．この製法には様々な変種がある．
1) 靴型より大きな中底を靴型にしっかり取り付ける．
2) つり込みでは，つり込みしろを外に開き，タッキングする．
3) 甲革と中底を出し縫いする．

1.6 靴の着用法（図12, 13）

足と靴が正しく適合するためには，靴の着用法を正しく選択することが大切である．機能と外観により，靴の着用法を選択する．

靴の着用法の中で紐結びは最も一般的である．靴紐をはと目またはフックに通し結ぶ．紐結びの利点はリンパ液を遠位から近位に押し出すことができることであり，クッションを施され，補強された舌革により，足背の血管や腱は絞扼から保護されている．浮腫のある足部に対し靴を製作する場合，紐結びを用いて調節できる余地を残しておく

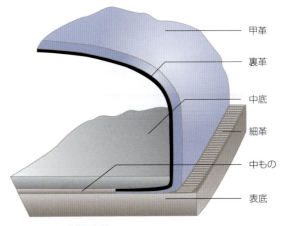

c. セメント式（接着式）

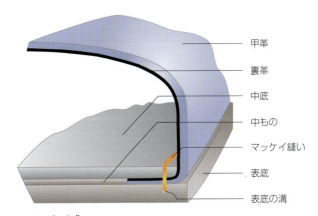

f. マッケイ式

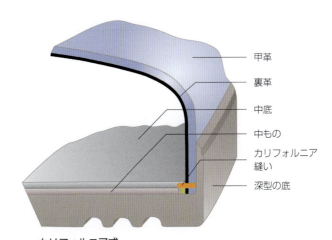

g. カリフォルニア式

図11（つづき） 靴の製法

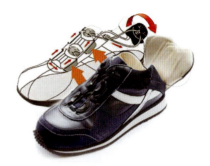

図12 ドローストリングの例
(Nowecor社)

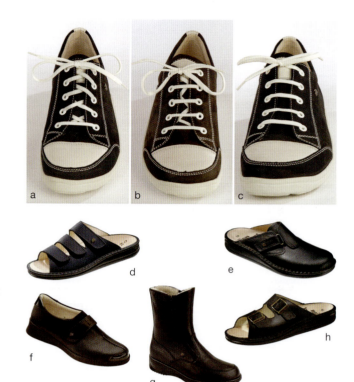

図13 靴の着用法
a. 交差結び．
b. ストレートヨーロッパ結び．
c. ストレートバー結び．
d. ベルクロ留め．（Waldi社）
e. 折り返しベルクロ．（Waldi社）
f. ゴア．（Waldi社）
g. ジッパー．（Waldi社）
h. バックル留め．（Waldi社）

ことが重要である．紐結びの煩わしさを改善する方法としては，片麻痺の患者などの場合に片手で紐を締められるよう，伸縮性のある靴紐を使用することもある．靴紐は交差結び，ストレートヨーロッパ結び，ストレートバー結びなどに分かれる．

ギリー型では，伸縮性のある紐をはと目（ループ）に通す．この通し方だと，簡単に紐を引いて締めることができる（図13a〜c）．

ベルクロはベルトについているフック締とループ締を使い，押し付けることで簡単に留めることができる．パッドや補強した舌革を使用しない場合，ベルトの間に空間ができ，その部分の浮腫を促進してしまうことがあるため，リンパ体質を考慮に入れなければならない（図13d, e）．

靴紐を使わずに短靴の腰革の側面に伸縮性のあるゴアを入れ，靴紐を使わずに靴を脱ぎ履きすることができるようにすることもできる．

ドローストリング：紐をドローストリングの穴に通し末端で締める（図12）．

ジッパー：2列の金属またはプラスチックでできた刃がスライダーを引き上げることでかみ合い，靴が締まる．この締め方では足部の容量変化に対応することはできない（図13g）．

スナップボタン：2つのプラスチックまたは金属製のボタンを押し付けると締めることができ，引き離すと外れる．

バックル：プラスチックまたは金属の尾錠を用い，ストラップに付いた穴を尾錠のピンに入れることで締める．尾錠でしっかりと靴を締めることもでき，伸縮性のあるベルトに取り付けることもできる（図13h）．

ピクトグラム（図14）

靴の主要なパーツに使用されている材料は，顧客にわかりやすいようシンボル化されて記されている．シンボルはEUの規定により定義されている．ピクトグラム（絵表示）を使用したラベルでは靴の主要パーツと材料が示され，両者の組み合わせで何が使用されているかがわかる．

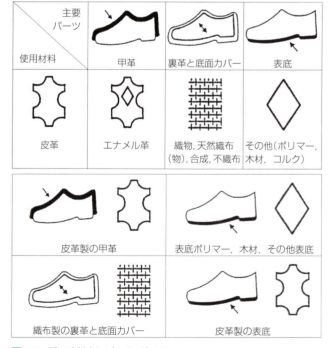

図14 靴の材料とピクトグラム

第2章　小児靴
Children's Footwear

M. Möller

多くの小児は健康な足をもって生まれてくる．靴下や靴を必要とせず，トレーニング靴だけで歩行を学ぶことができる．歩き始めの小児が外で遊ぶときには，適合した靴を必要とするが，20世紀の初頭には小児の靴はまだ単に成人の靴のミニチュア版として製造されていた．解剖学的に適合した小児靴は，1918年に初めて製造が開始された．第二次世界大戦後になって初めて，小児の適切な靴の適合に関する問題意識も高まり，予算的な問題もなくなった．1950年代半ばには，Elefanten社が小児の足の計測を本格的に開始し，1954年，ドイツ整形外科協会・靴研究センターの医師，Erne Maierが研究契約を交わしている．1956年，Maireは26,000人以上の青少年の足部の計測を開始した．

初期の研究結果によると，「靴を適合する際に必要な採寸は足幅であり，ボールガースは足部がどのように靴に収まるかを規定する」としている．靴の幅が広すぎる場合，足部が靴の先端に滑り込んでしまい足趾に高圧点を生じる．さらに踵の後ろに隙間ができてしまい，足部は靴とは一体とならずに前後に動いてしまう．研究者たちは成長曲線を作成し，小児の足が成長に従ってどのような形態変化を起こすかを明確にした．興味深いことに，足長と足幅は均等に変化するわけではない．

研究の結果，85％の小児は小さすぎる靴を履いていることがわかった．スイスの靴メーカー，Bally社の依頼のもとで小児の足を計測した整形外科医H.U.Debrunnerによる研究もこの結果を裏付けている．ドイツ小児靴研究グループ（Arbeitskreis Kinderschuh：AK）もこの結論を支持している．そうしてできたガイドラインは今日でも有効であり，足長と足幅の表，中底の定式が含まれている．

2.1　幅広(Wide)-中間(Medium)-幅狭(Slim) (WMS)システム

1965年に適用された「足幅追加措置」は，1974年に新たに，幅広(Wide)-中間(Medium)-幅狭(Slim)システム，略してWMSシステムと呼ばれるようになり，現在も用いられている（図1～3）．

現在，WMSシステムを採用する靴の品質管理は不十分であるが，かつてドイツ民主共和国(DDR，旧東ドイツ)は洗練された採寸方法が用いられ，きちんと証明された同様の

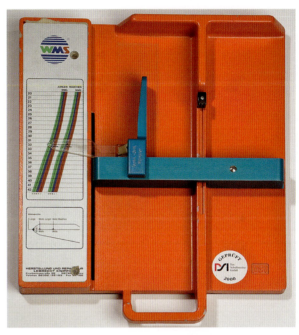

図1　スライドゲージのついたWMS足部計測器具
（ドイツ靴研究所，DSI）

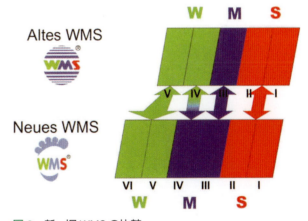

図2　新・旧WMSの比較
足幅サイズが1つ追加された．

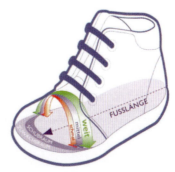

図3　WMS幅の図
（Elefanten社）

システムを採用していた．しかしながら，靴メーカーはその結果に基づいて様々な幅の靴を十分に製造していなかった．

最近になって実施された小児の足の計測から，小児の足の形は近年になって以前とは変化していることがわかった．小児の身体は以前に比較して大きく，重くなっており，それに従って足も幅が広く，長くなっている．

2.2 小児の足の計測

1966年，ドイツ・ミュンスターにある整形靴技術クリニックの医師H.H.Wetzは，整形靴技術組合の協力のもと，小児の靴の適合に対する誤解を払拭するためミュンスターで最初の「小児の足の日」を立ち上げた．目的は包括的に両親を教育し，WMSシステムの実行を広めることであった．Maierの研究実績に基づき，中底の足長と足幅を明確に規定した．足部の計測にはあらかじめ目盛りを決めておいた計測器具を使用し，市販されている7つの計測器具で検査を行った．Maierは小さな靴サイズに対しては，短い「捨て寸＋伸びしろ」(B-D)を割り当てている〔図4，例：靴サイズ18の「捨て寸＋伸びしろ」(B-D)は9mm，靴サイズ30の「捨て寸＋伸びしろ」(B-D)は15mm〕．グラフに示されているカーブはそれぞれの計測器具に同じ数値を入力して描かれたものであるが，異なるカーブとなっている(図5)．つまり，多くの計測器具はWMSシステムに照らし合わせると，間違った計測結果を出すことになっていた．唯一ドイツ靴研究所(GSI)による計測器(the device from the German Shoe Institute：DSI)が正しいサイズを測れる器具であったが，2〜5mmの偏差が生じる傾向にあることが

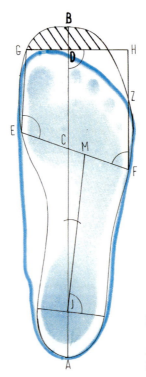

図4 小児の足のフットプリントとそこに描きこまれたインソールパターン
捨て寸＋成長しろ＝B-D

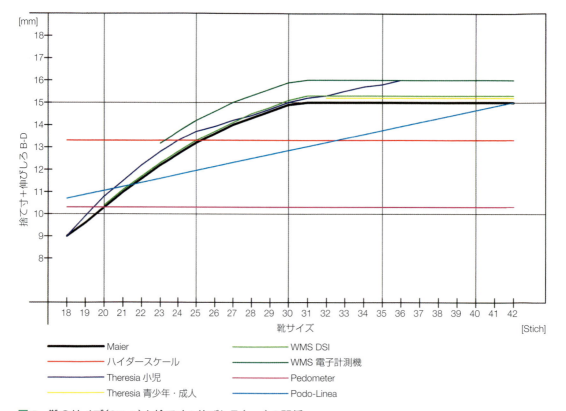

図5 靴のサイズ(Stitch)と捨て寸＋伸びしろ(mm)の関係
それぞれの計測器具で異なった靴のサイズを勧める．(グラフはFiedler, Möllerより)

欠点であった．現在は改善された WMS，DSI 計測器具を用いて，安定したデータを得ている．

靴のサイズは，常に靴内部の長さに依存し，例えばサイズ 26(フランスサイズ)と表示されている靴の実際の内部の長さは実際にはサイズ 24 である．この違いは量産靴の場合，きちんと決められたものではない．実のところ両親は子に小さめの靴を買う傾向にあり，短期間で靴を買いかえる必要が生じる．つまり前もって靴自体の内部の足長，足幅サイズを確認しておくことが重要なのである．そのため，われわれは様々な大きさの靴に挿入できる中底のテンプレートを用いる．テンプレートが突き出た場合，その靴は「高パンチ(high-punched)」と呼ばれる．それらの誤解を両親に伝えた後，われわれは両親が自身で靴内部の長さを計測できるよう，巻き尺を渡す．小児の足は成人の足よりより軟らかく順応性に富むため，小児の足はいかなるときも小さすぎる靴に押し込むべきではない．

■ 小児の靴を購入する際のヒント
1) 立位で，よく適合した靴下を履いた状態で，正確に小児の足を計測する．
2) 足長と足幅を正しく読みとる．計測器具により，すでに捨て寸と伸びしろを含んだ推奨サイズが表示されている．靴のサイズは足長により異なる．
3) 靴は午後に購入することが望ましい．1 日の中で時間が経つに従い，足はより長く，幅広になるからである．
4) 甲革と靴底には柔軟性がなければならない．
5) 靴は通気性のある，天然素材で製作されるべきである．
6) 踵はしっかりと適合していなければならず，滑ってはいけない．
7) 踵の外反傾向がある小児の靴では，月型芯はしっかりとした素材を使用しなければならない．
8) 小児の靴は大きい接地面を持たなければならない(図 6，7)．
9) 中敷きは外れるほうが好ましい．そのほうが乾きやすく，足の跡が見やすい．さらに，必要なら中敷きを足底装具に交換することもできる．
10) よく手入れされ，履かれた靴は兄弟へのお下がりに回すことができる．そのほうが経済的であり，環境にも優しい．

母趾によるテストはすべきではない．靴の長さが適切かを確かめるために，靴の母趾の上を押すと小児は反射的に足趾を屈曲してしまい，捨て寸が長いと誤解しやすい．

2.3 Maier による小児の運動機能発達

9 か月以降　：背筋を伸ばして安定して坐位をとることができる．時間の制限なく首を据えていられる．

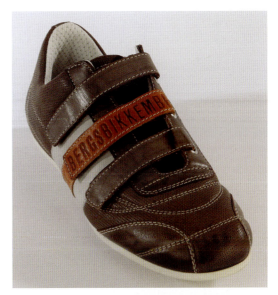

図 6　ベルクロとループによる折り返しの付いた小児靴
接地面は小さい．

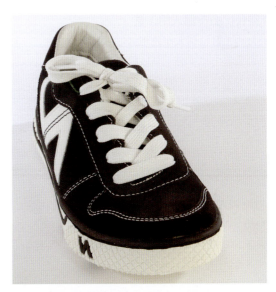

図 7　靴紐のある接地面が大きい小児靴
靴の結びは紐でしっかりと締めるか，均一に締めなければならない．

12 か月以降：家具や壁に手をつき，安定して短時間だが立位をとれる．
18 か月以降：バランスをとり自由に歩行できる．
2 年以降　　：安定した走行，障害物を避けることができる．
3 年以降　　：低い段差なら両足ジャンプで上り下りできる．
4 年以降　　：協調してキックすることができ，三輪車や同様の車両に乗れる．
5 年以降　　：問題なく階段を交互に，手すりにつかまらずに上り下りできる．

小児の足については⇨第 18 章も参照のこと．

第3章　工具と材料
Tools and Materials

M. Möller

3.1　工具

職人や芸術家はどのように自分の工具を管理し，手入れしているかによってそのよし悪しを判断される．整形靴技術者も同様である．

ここでは工具を以下の2つに分ける．
1) 作業台にある個人用工具．
2) 作業所にある一般的な工具．

1　作業台にある個人用工具

これらの工具は個人が使用するものである．

日々の業務で以下の工具は靴の補正，足底装具の製作，靴の製作などに用いられる(図1)．
① タックス抜き(鋲抜き，留め金抜き)
② 目打ち(ピンオール)
③ ステープル抜き
④ 粗くするためのブラシ
⑤ ワニ
⑥ 靴用ハンマー
⑦ しわ用ワニ
⑧ ペンチ(喰い切り，釘抜き)
⑨ 革すきナイフ
⑩ 底革切りハサミ
⑪ 布用ハサミ
⑫ 甲革切りハサミ

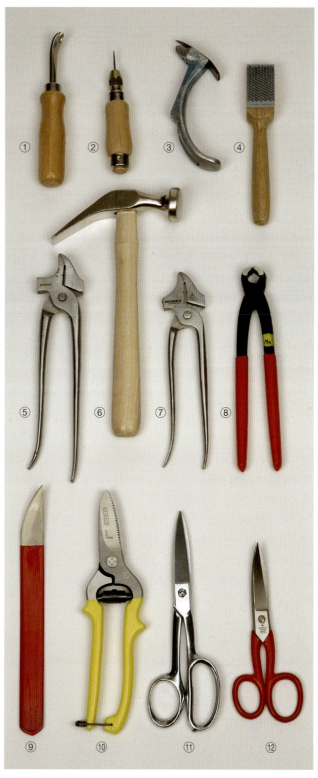

図1　個人用工具

2 作業所にある一般的な工具

これらの工具は特定の作業をするのに使用される．

■採寸・採型室

必要性にもよるが，採寸・採型室には以下のような工具を備えておく必要がある．

① 筆記用具：ボールペン，鉛筆，耐水性マーカーペン，コピーペン，口紅
② フットスキャナー(印象材)
③ 足長計，キャリパー，スライド式キャリパー(図2)，巻き尺，角度計
④ 石膏キャスト，ラップ，ゴムバケツ，支持帯，メスまたはカッターナイフ
⑤ 粘着テープ
⑥ 皮革の見本
⑦ 靴のモデル
⑧ 環球レンチ(図3)

■靴型の製作

① パテ，パテ板
② 差高板
③ 型紙
④ 靴型のつま先の型

■製甲の工具

① 革裁断用ナイフ
② パターン定規
③ コンパス
④ おもり
⑤ 転写ホイール
⑥ ゴム糊
⑦ 丸抜き
⑧ ロータリーパンチ(図4)
⑨ 飾りホイール

■靴底の製作用工具

① タッカー
② ヒートガン
③ 革柔軟剤
④ 内側用接着剤
⑤ ネオプレン接着剤

■仕上げ用具

① 靴墨
② 仕上げ用ワックス
③ コテ

■その他

① ラストフック
② フック用ベルト
③ ピン(鋲，釘)用長ヤスリ
④ 革柔軟剤
⑤ ドライバー

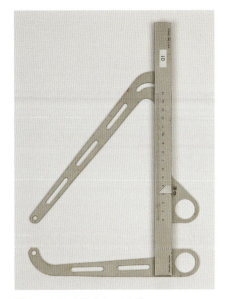

図2 スライド式キャリパー
(Schein 社製)

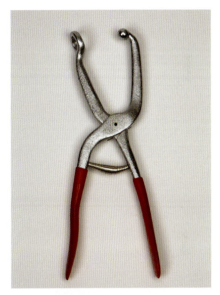

図3 環球レンチ

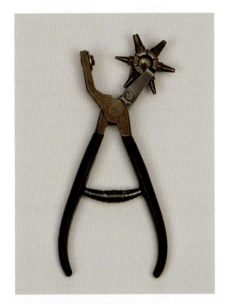

図4 ロータリーパンチ

⑥ 靴磨き用具

3.2 材料

機能的で魅力的な製品を生み出すには，高品質な材料が必要である．今日，皮の鞣し（なめ）に対する細かい知識はそれほど重要ではない．以下はわれわれが現在一般的に使用している材料のリストである．なお，より優れた機能を持つ他材料ももちろん存在する．

皮革

動物の原皮を鞣して製造される精錬された天然製品で，靴の製造にとって最も重要な材料である．皮革は自然な柔軟性を持ち，身体の動きと形に追随する．その多様性と機能により，皮革はすべての面で合成素材に勝っている．

皮革片は，動物の種類や生息地に関連して以下のような特性を有している．

1) 気候的特性：通気性があり，風に耐性がある．皮革には温度と湿度を調整する機能もある．
2) 強度：使用する動物や鞣し方法にもよるが，柔軟にも堅固にもなり，足にぴったりと沿い，靴に安定性を与える．
3) アレルギー反応：アレルギーを起こすことは稀であり，皮膚にやさしい素材である．ただし鞣し剤（クロム）に対するアレルギーはある．
4) 審美性：ユニークな外観，構造やにおいはわれわれの多くの感覚を魅了する．
5) 寿命：皮革は一生使用できる．耐久性が高く，引き裂き耐性があり，環境にもやさしい．

■ 皮革の製造

多くの動物は食肉のために屠殺される．よって，原皮はその過程の副産物である．生の皮膚である原皮は細菌や湿気の働きにより腐るか，または乾燥により硬く，もろくなる．それらを防止するため原皮は塩漬けにされ，6℃まで冷やされてから乾燥される．その後，鞣し工程を開始する．原皮は鞣し準備室で水分と毛，表皮の除去を促進する化学物質が用いられ，皮革用原皮は裏打ちと分割を経て製造される．家畜の例で説明すると，なるべく大きな面積を得るために分厚い原皮は「銀面」と「肉面」に分割される．水漬けと脱毛の後，原皮に残った化学物質は脱灰と酵解の工程で取り除かれる．原皮に施されるこのような工程を経て，原皮の中心部分はより緻密になり，構造がしっかりとするのに対し，腹部や前後肢部は薄く，ゆるくなっていく（図5）．

原皮の伸縮性には方向がある．切り出す際にはこのことを考慮する必要がある（図6）．

■ 鞣し工程の概要（表1）

原皮の鞣しは鞣し室で行われる〔現在，原皮は生皮（ペル

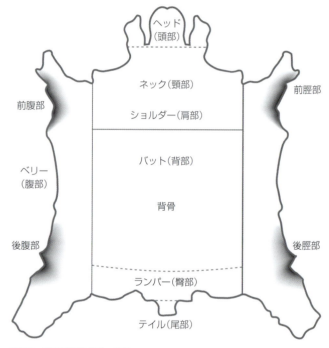

図5 皮の部位（パーツ）

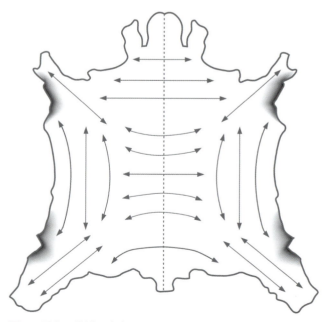

図6 原皮の繊維の方向

表1 鞣しの工程

1.	動物(生きた状態)		
2.	原皮, 生皮		
3.	保存	塩漬け, 乾燥, 冷却	
4.	準備	水漬け, 石灰漬け, 脱毛, 裏打ち, 分割, 脱灰, 酵解	生皮＝鞣し準備ができた原皮
5.	鞣し	金属鞣し：クロム鞣し, 植物鞣し, 合成鞣し, コンビネーション鞣し, 医療用：アルデヒド鞣し, 脂鞣し	クロム鞣し：ウェットブルー, 合成鞣し：ウェットホワイト, 植物鞣し：ウェットブラウン,
6.	甲革の仕上げ	機械的：乾燥, 槌打, 巻き取り, 銀むき, アイロン, 型押し 化学的：再鞣し, 染色, 伸縮, 脂鞣し, 加脂, 塗装, 樹脂含浸	ベロア, ヌバック・スエード, スムースレザー, エナメル革, 型押し革など
7.	底革の仕上げ	洗浄と排水, 槌打または切り取り, 加脂, 乾燥, 巻き取り, 分類	スムースレザー

クラスト＝鞣し, 乾燥した仕上げ前の原皮. 皮革＝鞣し, 仕上げの終了した原皮.

表2 使用頻度の高い皮革の概要

皮革	特徴	使用例
ネック	牛の頸部から取った底革	月型芯
スプリット革	牛の原皮から取った分割された底革	中底
バット	硬い底革	表底
ボックスカーフ	滑らかで皮しぼがある	エレガントまたは耐久性のある婦人・紳士靴
ブラッシュオフ	滑らかで光沢のある革	エレガントな婦人・紳士靴
光沢のあるキッド革	ガラス様の光沢のあるヤギ革	エレガントな婦人の手袋
コードバン	馬の臀部からとった革, ピットで鞣す	エレガントな手作りの紳士靴
裏革	デザインと厚みは均一	靴の内装に使用
型押し革	爬虫類などの革のイミテーション(カーフまたはカウ)	豪華, 現代的な靴
赤シカ	軟らかい滑らかな革またはスエード	軟らかい婦人・紳士靴
ユフテ, ロシア革	厚い, 油浸した耐水性のしなやかな革	ハイキングシューズ, ウォーキングシューズ 職業靴, 軍靴, 一般靴
エナメル革	強い光沢のある甲革	エレガントな婦人・紳士靴
ラムスキン	子羊または羊の毛革	靴の裏革
離乳した子牛の革	強靭で光沢のある甲革	頑丈な紳士靴
ナッパ革	軟らかい伸縮性のある革	エレガントで快適な婦人・紳士靴
カウハイド	硬い光沢のある革	堅固な少し光沢のある革
ピッグスキン	光沢のある薄い革	裏革, 足底装具のカバー
ウォータープルーフ	耐水性のあるしっかりとした革	ハイキングシューズ, ウォーキングシューズ, 職業靴
ヌバック	ベルベット状の毛羽を立てるため, 表面を荒らしたカーフ, カウまたはピッグスキン	小児・婦人・紳士用のスポーツシューズ
スエード, ベロア革	肉面を荒らし毛羽立てた革. 軟らかくそれほど耐久性のない甲革	軟らかい婦人・紳士靴. 屋内用スリッパ
カンガルー革	とても強靭で, 光沢のある革	エレガントで耐久性の高い婦人・紳士靴

ト)と呼ばれる〕. 鞣しの目的は腐敗しやすい生皮を柔軟で通気性のある皮革にすることである. 主要な鞣し方法は, 植物鞣し, クロム鞣し, 合成鞣しの3つに区別される.

植物鞣しの工程では, 植物と水溶性のタンニンが生皮のタンパク質鎖と結合する. この鞣し方法では, 硬い茶色の(ウェットブラウン)皮革が製造され, 特に底革(靴底, 中底やミッドソール)として使用される. クロム鞣しの工程ではクロム塩が生皮のタンパク質鎖と結合し, 青みがかった灰色に変わる. これを「ウェットブルー」と呼ぶ. この鞣しによって, しなやかで柔軟, 引き裂き耐性のある甲革, 底革が製造できる. 合成鞣し剤は原油をもとに製造され, 生皮のタンパク質鎖と結合し, 生皮を鞣す(ウェットホワ

表3 ドイツ・ミュンスター，Möller 整形靴技術社で使用頻度の高い材料

用途の分類	材料名	特徴	mm	使用例	ショア硬度
補強材(芯材)	コリート(Minke)	防水性	2〜4	月型芯，浴用靴の補強	
	エルコフレックス(Erkodent)	透明，加熱成型しやすい	1.5〜12	足底装具，Bellmann 義足，月型芯などの補強	
	マックス(Minke)	成型しやすい，形状を保つ	1.1〜1.5	月型芯，足底装具，靴内靴などの補強	
	PVC	加熱成型可能，透明	0.4〜1.2	チェックシュー	
	PE ポリエチレン	加熱成型可能	1〜10	足底装具，靴内靴	63°D
	PP ポリプロピレン	透明，加熱成型可能，固い	6	靴内靴	72°D
	テップ2(Minke)	加熱成型可能，柔軟	1〜1.7	先芯，足底装具	
	クロキット(Minke)	成型しやすい，形を保持，耐久性が高く，手で成型できる	1.7	足底装具，月型芯	
クッション	マルチフォーム(Schein)	加熱成型可能，皮膚にやさしい	1.8〜12	足底装具，靴内靴	
	ルナメッド(Nora)	クッション	3〜8	足底装具	18°A
	ルナソフト SLW(Nora)	恒久的な弾性復元力	20	クッションヒール	30°A
	ルナテックコンビ1(Nora)	軟らかく，皮膚にやさしい，抗菌性	14	糖尿病，リウマチ対応足底装具	25°A
	ルナテックコンビ2(Nora)	軟らかく，皮膚にやさしい，抗菌性	16	糖尿病，リウマチ対応足底装具	22°A
	ルナテックコンビ3(Nora)	軟らかく，皮膚にやさしい，抗菌性	16	糖尿病，リウマチ対応足底装具	25°A
	プラスタゾート，白	クッション，復元力	2〜20	足底装具のカバー，ソケットのインナー	
	PPT(Minke)	柔軟，復元力	1.5〜8	前足部クッション，足底装具	
	X2(Schein)	柔軟，順応性	4〜8	足底装具，潰瘍へのクッション	
構造材	PVC 発泡材	硬く，軽い	10〜50	足底装具，脚長差調整	
コルク	ラバーコルク(Nora)	硬く，重い	2〜6	靴型の補正	
	ライトコルク	軽い	2〜12	足底装具の製作用	
	ポロコルク(Schein)	軽い	2〜8	足底装具の製作用	
底材	アストラル(Nora)	硬く，耐摩耗性	1.8〜8	表底，ヒール	
	アストロスター(Nora)	軽い	4〜8	表底，ヒールの標準的な材料	
靴型材	ヘカピュール H400 (Exact Plastics)	安定性があり，釘を打てる，製作，削りが容易		硬いものは靴型用	
軽量発泡材	ヘカピュール H200SZ (Exact Plastics)	非常に軽く，製作，削りが容易		足底装具の製作用，脚長差調整	
軟性発泡材	ヘカピュール W200-500 (Exact Plastics)	様々なショア硬度で提供されている		補てつ，足底装具の製作用	

( )内はメーカー名.

イトと呼ばれる).

今日，多くの甲革はクロムと植物鞣しまたは合成鞣しというように，複数の鞣し工程を組み合わせて鞣される．さらに，医療製品や子羊の革にはアルデヒド鞣しが採用される．脂鞣しはセーム革や伝統的衣装を製作するために使用される．鞣し工程により最終的には，染色され，加脂され，乾燥された甲革もしくは底革が製造される．それらは様々にカットされ，仕上げを経てすぐに使用できる皮革となる.

■甲革の仕上げ

仕上げの目的は，滑らかな浮き出し模様を施した，スエード，ヌバック，ベロアまたはエナメル革を生み出すことである．これらは，機械的または化学的な工程を経て完成される．機械的な工程には乾燥，槌打，巻き取り，銀むき，アイロン，型押しなど．乾燥の後，皮革をしなやかにするために槌打，ステーキングを行う．巻き取りは2枚の革の銀面同士を合わせて加圧し，より滑らかな銀面を作る鞣し工場での仕上げ方法である．スエードは銀面を削って作られる．ベロアおよびベルベットカーフは肉面を削って作られるため，よりきめが粗い．アイロンがけにより，皮革はより滑らかになる．均一な表面を得るため，皮革は熱と圧をかけて型押しされる.

化学的な工程には，再鞣し，染色，収縮，加脂，塗装と含浸が含まれる．皮革のタイプにより，必要なしなやかさを得るために再鞣し，加脂が行われる．収縮剤を加える

と，毛穴は締まりシュリンクレザーができる．ポリウレタンのような化学物質でコーティングを施すと皮革は撥水性となる．エナメル革を作るにはコーティングを複数回施す．こうすることで光沢を生じ，撥水性は高くなるが，通気性は損なわれる．

樹脂含浸は湿気や汚れから皮革を保護するためのコーティングとして施される．

■ 底革の仕上げ

底革は家畜の原皮から製造するのがよい．鞣し加工の後，以下の仕上げが施される．固定していないタンニンは洗い流され，水分が押し出される．底革は肉面から製造されるので，こぶや隆起はつぶされるか切り取られる．次に皮革は加脂され，乾燥され，巻き取られる．底革は重量で取り引きされるので，厚みにより分類される．

3.3 材料(表2, 3)

■ クッション材

クッション材を選択する場合，材料の特徴を考慮に入れる必要がある．最終製品を使用する際に重要な気泡構造のようなものだけでなく，製作工程で決定的な役割を果たす特徴なども考慮しなければならない．

独立気泡構造のフォーム材は数百万もの小泡が結び付いて材料を構成している．この構造は湿気が浸透するのを防ぎ，衛生状態を保ちやすい．しかし，高い圧や温度にさらされると個々の細胞(気泡)が破裂して硬くなり，厚みが減少してしまう．これらの材料には熱可塑性(繰り返し加熱成型ができる)のもの〔エチレンビニル(EVA)，プラスタゾート〕と熱硬化性(成型は一度だけ)のもの(発泡ゴム)がある．

独立気泡ではなく，通気性のある連続気泡構造の材料もある．その構造により，素材の持つ非常に強い復元力や形状の安定性が期待できる．一方で連続気泡素材は湿気を透過させるため，衛生状態を保つ必要がある場合には考慮しなくてはならない．連続気泡素材は通常熱可塑性ではない(PPT，発泡ポリウレタンなど)．

■ ショア硬度

ショア硬度とは，ゴム状物質や軟らかい合成樹脂素材の圧痕耐性を表す単位である．円錐型の侵入物が材料に食い込んだ深さを計測する．硬さの数値の範囲は0(完全貫通)から100(食い込みなし)までである．値が大きいほどより硬いことを表す．様々な材料のグループに合わせたバネの力や侵入物の形を持った計測器が用意されている．従来型の計測方法はしっかりとした硬いプラスチック「°D(ショアD)」を基準とした値を用いる(例：ポリウレタン 63°D，ポリプロピレン 72°D)．

第4章 製作技術
Processing Techniques

M. Möller, Th. Ranft

4.1 真空成型によるラミネーション

ラミネーションは近年になって用いられるようになった手法であり，以下のものを製作するのに使用される．
1) とても薄い製作物．
2) とても軽い製作物．
3) 軟らかい部分と硬い部分とを組み合わせる場合．

今日，この技術は義肢装具の製作に欠かすことができないものである．義肢装具士は医師の処方のもとで製作にあたる．

関節固定用靴内靴の製作例

本章では，硬い素材と柔軟な素材を組み合わせた関節固定用靴内靴の製作概要を示す．

ラミネーションは密閉された空間内で行われる．ラミネーションをする際には，まず2枚の吸引用フィルムの間に反応性のある樹脂を注入する．硬い構造と柔軟な構造の移行部には2種類の樹脂を混合し，段階的で滑らかな移行部を作る．大きく負荷がかかる部分には追加の補強を行う．通常，ペルロン，ナイロン，ケブラー®，ガラス繊維，カーボン繊維などの繊維性の材料を用いる．これらの材料はそれぞれ特徴ある機能を備えているので，目的に応じて使い分け，組み合わせて用いられることも多い．

使用する樹脂は，必要に応じてアクリル樹脂とエポキシ樹脂を使い分ける．

材料によってはコストもかかるが，ラミネーション法により洗練された装具が製作できる．

材料（図1）
- 適切な大きさのPVAバッグ
- 適切な大きさのナイロンまたはストッキネット

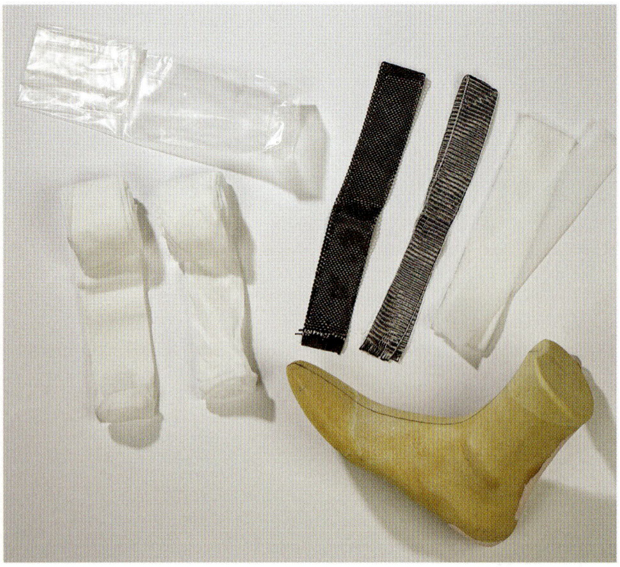

図1 靴型と繊維材とPVAバッグ

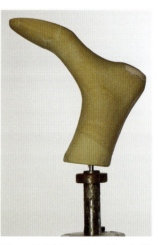

図2 注型台に取り付けた靴型

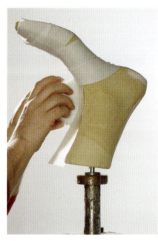

図3 PEシートから取り付ける

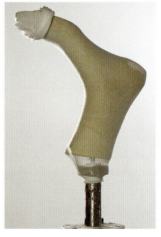

図4 靴型にストッキネットをかぶせる

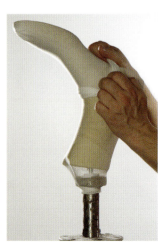

図5 ストッキネットを二重にかぶせる

- カーボン繊維：一方向，双方向のもの
- 1 mm 厚の PE シート
- 2 種類の樹脂注入用チューブ
- 硬性，軟性のアクリル樹脂
- 染色用カラー
- 硬化剤
- 様々な付属品

■ 準備

1) 足首の内装，ストラップのクッション，足底装具を組み込む必要がある場合には，最初に裏革を靴型に取り付け，次に足首のクッションを接着して整えておく．
2) 腹側の支持ストラップが必要な場合には，紐かベルクロ留めを使う．それらは後ほど裏革・クッションに接着する．

■ 製作工程

1) 靴型は安定したネジを用いて注型台に固定する（図2）．
2) 支持ストラップを作るため，厚さ 1 mm の PE シートを 50 mm 幅の帯状に切り出す．2 本のタッカーで帯を靴型に固定する．靴型に沿うよう帯をヒートガンで温めて靴型に巻き付け，弾性包帯を巻いて形を出す（図3）．
3) 製作を容易にするため，1〜2 層のストッキネットを靴型にかぶせる．この層は最初の吸引フィルムをかぶせる際にそれを保護するためのものであり，ラミネーションの構造物とはならない（図4〜6）．
4) 次に最初の吸引フィルム（PVA バッグ）をその上にかぶせる．この素材の大きな特徴は水に濡れると非常に伸びやすくなることにある．よって，使用者による取り扱いではバッグを濡れタオルにくるむ．次の工程に移る前に，両面を紙タオルで乾かす（図7, 8）．
5) バッグに張力をかけ，両端をしっかりと気密する．こうすることで吸引がしっかりとかかり，表面が滑らかになりしわが寄らない（図9）．
6) ここから層に分かれたラミネーションの構造を作っていく．ここではペルロンとナイロンのストッキネットを使用した．層の数は必要な壁の厚みに合わせて調整する．参考値として，4 層のストッキネットを使用すると厚みは 1 mm になる（図10, 11）．
7) 補強を入れたい場合，荷重がかかる部分にカーボン繊維の帯を入れることで部分的な補強ができる（図12）．
8) ここで事前に成型しておいたプラスチックのストラップを 2 層の補強用ストッキネットに挟んで適切な位置に入れる．これにより，これらの層がラミネーション時に熱硬化性樹脂と接着するのを防ぐ（図13）．
9) ダクロンフェルトの帯を入れることで，装具を留めるためのベルトを入れる位置を補強することができる．これにより装具の壁は厚くなるが，柔軟性は保つこと

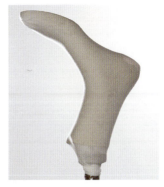
図6 ストッキネットを近位で縛る

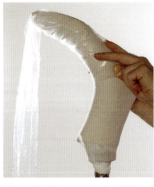
図7 靴型に PVA バッグをかぶせる

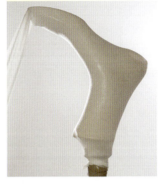
図8 PVA バッグを近位部で縛る

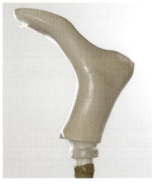
図9 上部をしばり，吸引をかける

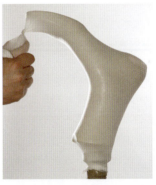
図10 追加ストッキネットをかぶせる

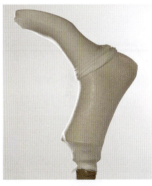
図11 ストッキネットを 2 層にする

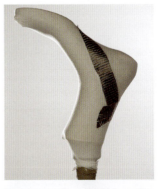
図12 スプレー糊でカーボン繊維をストッキネットに取り付ける

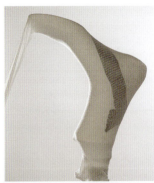
図13 カーボン繊維の上にストッキネットをかぶせる

ができる．
10) 装具の壁をさらに厚くする場合には，さらに数層のストッキネットをかぶせる．前述のように，追加の補強が必要ならさらにカーボン繊維の帯を追加することもできる（図14）．
11) 最後に2層のナイロンストッキネットをかぶせる．そしてその上に2回目の吸引フィルムをかぶせる．2種類の熱硬化性樹脂を個別に注入するため，2回目のPVAバッグをかぶせる前にPVAバッグの中にPEストッキネットを追加して入れる（図15）．
12) PVAバッグは既存の方法でかぶせ，靴型の近位部の末端を吸引台の吸引口の方向に張力をかけて引っ張り，留める．今回の場合，PEストッキネットは足底に沿って入れ，踵の手前で終わっている（図16）．
13) 吸引フィルムの上に，フェルトペンを使って硬い樹脂と柔軟性のある樹脂の移行部をマーキングしておくことができる（図17）．
14) 最初に（赤色で示した）硬い樹脂を追加したPEストッキネットに注入し，分散させる．分散させる際にはマーキングを超えて樹脂が流れないように注意する．後にこの部分で柔軟な樹脂との移行部を作るので，マーキングの部分で硬い樹脂と柔軟な樹脂を混合する（図18〜20）．
15) 硬い樹脂を注入するのに使用したPEストッキネットは必要がなくなったので，ここで取り除く．
16) 次に柔軟な樹脂（黄色で示した）をPVAバッグに注入する（図22）．
17) 遠位部のストッキネットの末端をしっかりと糸で結ぶ．ここで数秒だけPVAバッグを吸引するとよい．ただし，すぐに吸引を切ること．こうすることで吸引フィルムを靴型にしっかりと沿わせることができる．
18) この図では硬い樹脂がどこまで流れているかがしっかりとわかる．ここでほぼ境界線付近まで樹脂を流す（図21）．

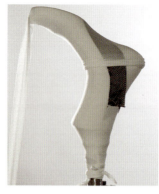
図14 カーボン繊維の上にナイロンストッキネットをかぶせる

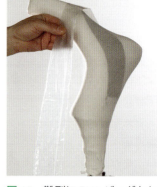
図15 靴型にPVAバッグをかぶせる

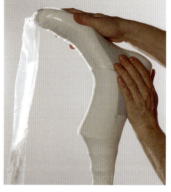
図16 PVAバッグをしわなくかぶせる

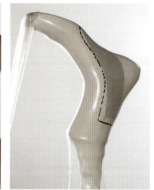
図17 マーカーで境界線を描く

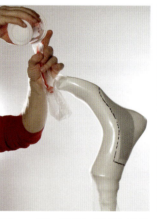
図18 硬い部分に樹脂を注入する

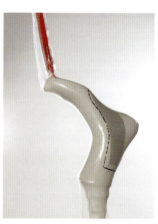
図19 注入チューブ内にたまった樹脂

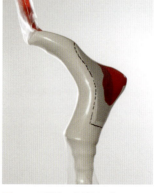
図20 踵部に樹脂を流す

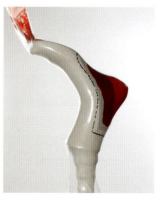
図21 樹脂はまだ境界線まで流さない

19) 柔軟な樹脂を足背部に沿って流し，外側から硬い樹脂の位置まで上げる．下腿部はまだ流さないままにしておく．ここでもう一度吸引をかける．その後，硬い樹脂を繊維の中に浸透させる．繊維内に残っている空気は吸引され，流し終わっていない下腿部を通じで抜ける．このようにすることで硬い樹脂は下に下がり，境界線付近まで流れる（図22, 23）．
20) 最後にまだ樹脂が流れていない下腿部に柔軟な樹脂を流す．
21) その後，樹脂を繊維内によく浸透させ，繊維内に残った空気を抜く．特にプラスチックのストラップを入れた部分に注意する．PVA バッグの上部の端を引っ張り上げながら，靴型のつま先の先端部でしばって留める．
22) こうして移行部で2種類の樹脂が混合される．移行部が2色の混合でオレンジ色になっていることからそれがわかる（図24）．
23) 靴型から靴内靴を取り外すには，柔軟な樹脂の部分でナイフを使って切る（図25）．
24) ラミネーションの安定と荷重時に裂けるのを防ぐためには，最後の仕上げが特に重要である．トリミングラインはきれいに丸く整える．このとき角をとがらせてはいけない（図26〜29）．

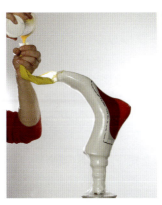 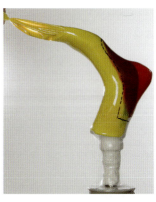

図22　柔軟な樹脂を注入する　図23　過不足なく全体に樹脂を流す

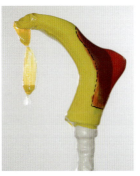 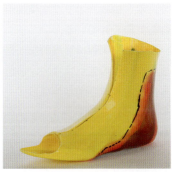

図24　PVA バッグを結び，硬化させる　図25　吸引台から外した靴内靴

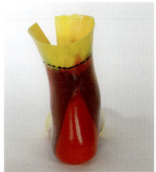 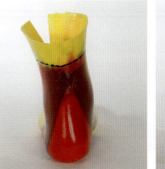

図26　均一に切り取られた靴内靴　図27　中底の形に仕上げる

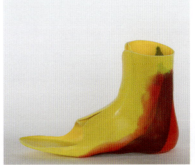 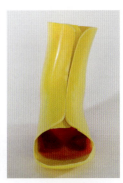

図28　靴内靴の適合　図29　足背部の切込み

4.2 混合素材，イージープレッグ®

整形靴技術の製作において，混合素材とその製作工程について理解しておく必要がある．日常業務において，軽量でより安定性の高いパーツや装具を製作する機会は多い．

イージープレッグ® を利用した短下肢装具の製作

イージープレッグ® は，高強度複合繊維素材を使用したシステムである．特殊な熱可塑性プラスチックを基盤とし，カーボン繊維で補強された複合素材であり，工場内で組み立てられる．材料は基本的に1層である．使用される繊維の構造は一方向または二方向性であり，ガラス繊維，カーボン繊維，アラミド繊維が，それぞれ単体もしくは混合して織られている．

その製作工程は物理的な工程であり，熱硬化性樹脂を使用した作業の欠点はない．溶剤の揮発はなく，不快な臭気もなく，複数の薬剤を混合する必要もなく，注入のミスもない．材料はハサミもしくは電気カッターを用いて糸くずも出ずに切ることができる（図30）．

真空成型を用いる場合，特殊な2層式の真空成型機を使う．吸引フレームは多くの製作所で使用されている真空成型機に取り付けることのできる付属品である（図31）．

真空成型中に靴型の位置を保つためには，硬い発泡樹脂で製作された支持ブロックを使用する（図32）．

真空成型機の開いたフレーム内に下部吸引マット（1 mm厚，40°Aの透明なシリコンマット）を配置する．

製作者はこの透明なマットを通して，イージープレッグ®の材料を外から見ることができるので，材料に対して陽性モデルを正しい位置に置くことができる．

古い真空成型機を使用する場合には，素材に張力がかかるように吸引台の上に作業台を置く必要がある（例：吸引台の周囲より約1 cm小さい約35 mm厚の板を置く）．こうすることで，シリコンマットとその上の層が成型されやすくなる（図33）．

次に吸引フレームを上部吸引マットの上，バキュプレスの上部フレームの下に置く．吸引フレームの吸引ノズルは左手前に配置する（図34）．

上部吸引マット（1 mm厚，40°Aの赤茶色のシリコンマット）を吸引フレームの上に置き後ろに巻き上げる．

透明なマットと比較すると，赤茶色のマットはより耐熱性がある．このマットがヒーターに接することになるので，下部のマットよりも熱くなる．またこの部分は透明である必要はない．

これで2枚のシリコンマットを層にして配置することができるので，成型する材料を位置がずれないようにして重ねる．成型する材料は透明なシリコンマットの上に置く．

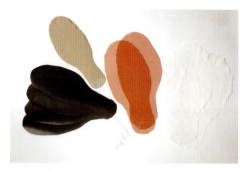

図30　切り出した材料

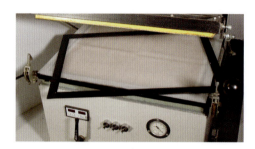

図31　真空成型機と吸引フレーム

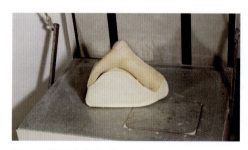

図32　靴型と支持ブロック

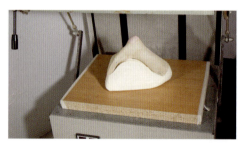

図33　作業台と靴型と支持ブロック

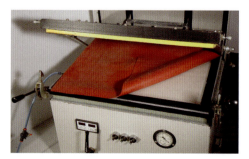

図34　2枚の吸引マットを配置
後で材料をこのマットの間に挟む．

■ 材料

①～⑥ の順に配置していく.
① イージープレッグ® ブリーダーフリース X10（図 35）
② イグザクトフィルム 210, 1 層（離型フィルム）（図 36）
③ イージープレッグ® A1C224K56（カーボンラミネート材）5 層（図 37）
④ イージープレッグ® ブリーダーフリース X10 から作った吸引路を挿入（図 38）
⑤ イグザクトフィルム 210, 1 層（離型フィルム）（図 39）
⑥ イージープレッグ® ブリーダーフリース X10

吸引フレームと成型する材料の間の吸引路を途切れさせないようにすることが重要で，真空成型が終わった後にも維持するようにする.

吸引路は真空成型中に詰まらないように幅広くしすぎないほうがよい．材料を配置したら上部の吸引マットで成型される素材を覆う．真空成型機のフレームをロックすると材料は 2 層のマットの間に挟み込まれる．その後，吸引フレームの吸引を入れると成型される素材は吸引され，マットの間に固定される（図 40）.

ここでフレームを上げ，真空成型機の吸引台の上にある靴型と支持ブロックを成型する材料に対して適切な位置に配置する（図 41, 42）.

ここからはモデルの位置を動かしてはいけない．最後に靴型と支持ブロックを，イージープレッグ® ブリーダーフリース X10 またはイグザクトフィルム 210（離型フィルム）の切れ端で覆う．この内部の層はまず，真空成型中にシリコンマットを保護する．次に，特に内側に切れ込んだ部分で，素材がモデルに沿いやすくする（図 43）.

この過程を経て，加熱を開始することができる．安全のため，加熱時間には制限がある．加熱時間が終了してしまった場合，手動で再加熱する.

（加熱している面からは離れた）透明なシリコンマットの表面温度は赤外線温度計を使用して管理する（図 44）.

赤外線温度計を使用して，イージープレッグ®の材料が挿入されている部分におけるシリコンマットの表面温度を計測する．180℃を超えたら，素材の粘度を下げるためにそのまま 2～3 分加熱する.

ほとんどの場合，加熱時間は 8～12 分である．加熱が終わったら，通常と同様に真空成型を行う．ここでしわが寄らないよう成型することが重要である．そのため，吸引を注意深く管理しながら，手でしわが寄った部分を押さえてしわを消退させる（耐熱手袋を忘れずに使うこと！，図 45）.

材料が必要な形に成型されるのに十分な時間がとれるよう，吸引が 1～2 秒で切れるように中程度の強さにセットしておくと役に立つであろう．繊維は新しい形に変形するのに時間を必要とする.

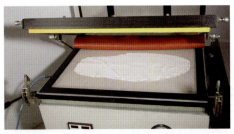

図 35　シリコンマットを後ろに巻き上げ，ブリーダーフリースを広げる

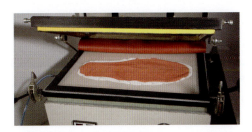

図 36　離型フィルムを配置

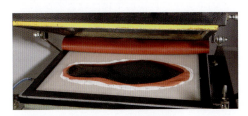

図 37　イージープレッグ® を配置

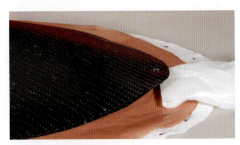

図 38　吸引路を挿入

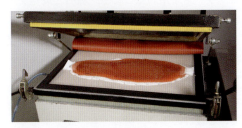

図 39　成型する材料を離型フィルムとブリーダーフリースで覆う

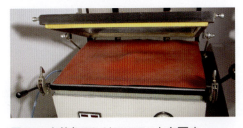

図 40　赤茶色のシリコンマットを戻す

その後，成型した素材が40℃以下になるまで放冷する．

冷却時間はバキュプレス620S3のクールテック機能を使用するとかなり短縮できる．そのような機材がない場合，濡れタオルを使って冷ます．

成型した材料を取り外す際には，シリコンマットの吸着を解除するため，まず吸引を止める．

ここから，靴型を取り外すことができる．このためにまずフレームを上げる．陽性モデルは吸引台の上に置いたままにするか，後で成型した材料と一緒に剥がしやすいようにするために下部にあるシリコンマットについたままにしておく．

フレームのロックを解除することで，成型した材料，シリコンマットを含むすべてのパーツを取り外すことができる．成型した材料からマット，表面フィルムなどの付属物を取り外す(図46)．

吸引路は上下端ですぐに確認できる．イージープレッグ®の素材はこのまますぐに次の工程に移ることができる．ただし，この時点では最大荷重をかけることはできない．完全硬化までは約6時間かかる(図47)．

※**重要な注意点**：他の繊維複合素材と同様，トリミングラインの角はきれいに丸く整えられていなければならない．尖った角や鋭利な縁を避けること．

機能原理(図48)

1) 吸引フレームにより，重なりあった2層の吸引マットの間に吸引をかけることができる．ここで吸引をかけることで，成型される材料が挟み込まれているフレームの内側から空気が吸い出される．

2) 下部にある透明なシリコンマットの厚みとショア硬度は，成型したいモデルの形によって変える．40°Aのシートは厚さ0.5・1.0・1.5・2.0 mmのものがある．

3) 排気フリースを用いることで，吸引と成型する材料の気密性が保証される．この吸引路は上下のシリコンマットと離型フィルムの間に挿入される．高品質な製作物を得るためには欠かせないものである．

4) 離型フィルムを用いることで光沢のある表面を作ることができる．光沢のない質感を作るためには布の切れ端などを使うとよい．両者とも，成型するイージープレッグ®素材の周囲1 cmほど大きめにとる．

5) イージープレッグ®の素材はできるだけ正確な大きさと形とする．真空成型の過程で素材は広がる．

6) 上部の赤茶色のシリコンマットは耐熱性がある．これを通して材料は加熱される．加熱された材料が新たな形に成型されるためには，このマットがしっかりとしたものになっていなくてはならない．シートの厚みは40°Aで0.5・1.0・1.5・2.0 mmのものがある．

7) シリコンマットとその間に配置されている材料は，真

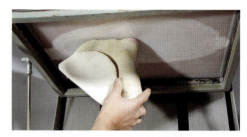

図41　成型素材の下に靴型を配置

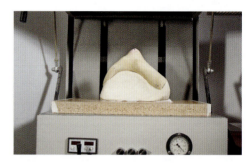

図42　靴型と支持ブロックの配置

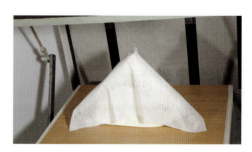

図43　靴型をブリーダーフリースで覆う

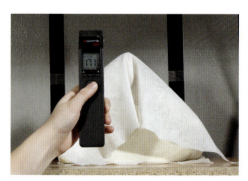

図44　イージープレッグ®素材の加熱

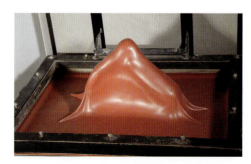

図45　イージープレッグ®素材の真空成型

空成型中にモデルの形に沿うように別個に動く必要がある．成型中に吸引路が詰まると吸引は起こらなくなる．吸引路の面積が大きすぎると，真空成型中に詰まってしまいやすくなる．

この製作工程には様々な変法がある．製作者は適切な訓練を通じてのみ，材料の取り扱いや適切で安全な作業工程を学ぶことができる．

他の適用例として，2つのパーツに分かれたフレーム型装具がある．2つのパーツは成型した後に高熱をかけて接着することができる（図48～50）．

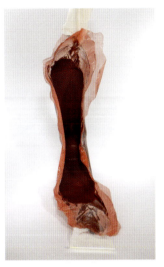
図46 真空成型機から外した材料

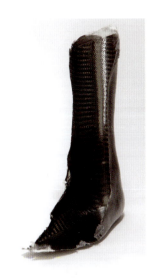
図47 仕上げ前の成型された材料

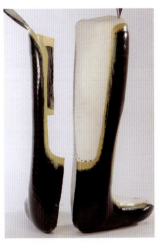
図49 イージープレッグ®の2つのパーツ

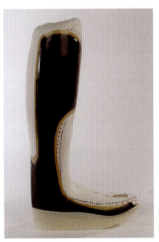
図50 接着されたイージープレッグ®のパーツ（脚長差調整付き）

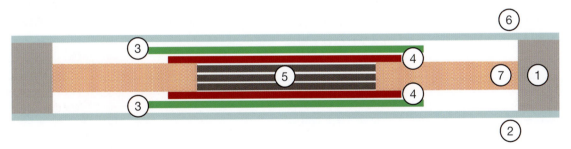

図48 イージープレッグ®の構造図
① 吸引フレーム
② 下部シリコンマット
③ 吸引布または吸引フェルト
④ 離型フィルムまたは布
⑤ イージープレッグ®の材料
⑥ 上部シリコンマット
⑦ 吸引路

第5章　衛生
Hygiene

M. Möller, R. Baumgartner

定義

　衛生とはよい健康状態を保ち，向上させることを目的としている．チフス，コレラのような感染の拡大を防ぐためには，今日においてもよい衛生状態を保つことが欠かせない．衛生的な手続きを適切にとれば，ほとんどの症例は管理可能である．カギとなるのはバクテリアやウイルス，真菌，寄生虫などの病原体がヒトからヒトへとうつることを防ぐことにある．よい衛生管理がなされていない場合，ノロウイルスによって老人ホームやクルーズ客船が数日のうちに活動停止になることもありうる．感染は，汚染された表面への接触（器具を通した，あるいはヒトとヒトの物理的な接触）によって起こりうる．

　結核は当初，病原菌自体が大きな脅威であるとされていたが，今日ではむしろ耐性菌との戦いが注目されている．皮肉なことにいくつかの例では，ウイルスの感染に対するいきすぎた投薬のせいで，耐性菌を作り出すことになった．そのため今日ではメチシリン耐性黄色ブドウ球菌（MRSA）への感染を防ぐことが必要となっている．

　感染の最大のリスクは病院でみられるが，感染した患者は隔離室に入り，患者以外は隔離室に入る前に上着を換え，帽子と使い捨てのマスク，手袋をする必要がある．手袋は殺菌したものである必要はないが，例えば包帯を交換する前などに，細菌を他の患者に感染させることを防ぐために使用すればよいのである．

　感染のリスクは病院や医療機関でのみ起こるわけではなく，整形靴の店舗でも起こりうるが，リスクは職員と顧客の両方にある．ここで留意すべきことは，顧客と職員を保護するために病原菌やウイルスによる感染を最小限にとどめる必要があるということである．感染は汚染された表面への接触や検査道具と同じく，手による接触，または体液への接触によっても起こりうる．個人単位での，職業上の，そして製品の衛生をしっかりと区別して実践する必要がある．

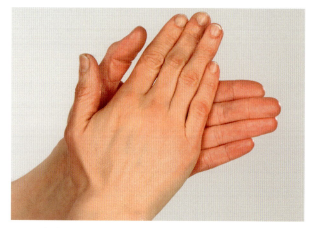

図1　左右両手掌に消毒薬を塗布する

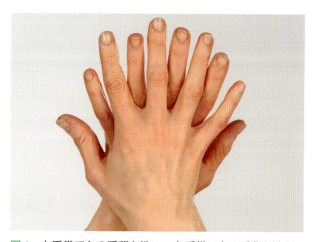

図2　右手掌で左の手背を洗い，左手掌で右の手背を洗う

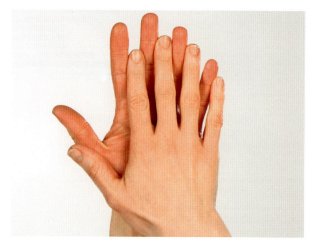

図3　手指を開いて左右両手掌を合わせ，手指を絡み合わせて洗う

5.1 個人単位での衛生

ヒトからヒトへの感染を防ぐために，個人単位での衛生管理が不可欠である．汚染に晒された手や腕と同様，作業着も接触の可能性があり，清潔に保つ必要がある．

細菌によっては放っておくと20分以内に倍に増えてしまうものもあるので，細菌の数を減少させるために消毒をする．消毒は常に実施しなくてはならない．

■ 消毒の手順

1) 衛生的な手の消毒．手は製品を取り扱う際に十分な時間をかけて，消毒薬を使用して消毒すべきである．消毒薬は薄まることによって効果を減じることがあるので，乾いた手に塗布しなければならない．しかしながら，対照的に外科手術の場合には，手の消毒は詳細に行う必要がない（図1～6）．
2) 使い捨ての手袋．
3) 清潔な作業着．
4) 就業中は手や前腕に装飾品を付けない．
5) 作業中に飲食をしない．
6) MRSAに感染した患者に対しては，手袋，マスク，保護衣のようなもので個人的な防御を行う（図7～9）．

5.2 職業上の衛生

衛生計画（表1）に従って，顧客と接触する室内，表面（テープメジャーやフットプリンターに含まれるパーツのすべてを含む）と製品は，定期的に消毒する必要がある．汚染されたごみは安全に廃棄する必要がある．

5.3 製品の衛生

製品が異なれば，異なる衛生作業が必要になる．製品を保管する場合には，製造者の取扱説明書に準拠するだけでなく，使用中のものと未使用のものを分ける必要がある．ひどく汚れてしまった製品を清掃する場合には，手袋と必要ならマスクを装着する．作業場では1種類だけの製品を使用し，機器とその表面は適切な状態に準備しておく．製品は他の作業場へ移動させる前に，ビニール袋などで包む．

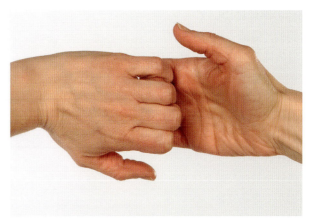

図4　手指を閉じて手指の背面を逆側の手掌で洗う

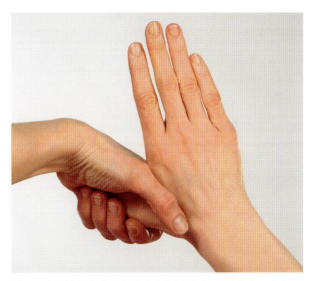

図5　右の母指を左の閉じた手掌で包んでこすり，左の母指も同様にして洗う

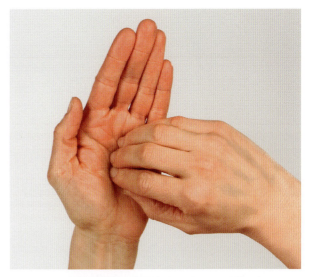

図6　右の手指の前面，背面を左の閉じた手掌で包んでこすり，左の手指も同様にして洗う

機器の準備について
■ 目的，目標
- 医療機器を通じた医原性の病原体の感染を防ぐ
- 個々人を感染から保護する
- 残渣のない清掃
- 洗浄剤や消毒薬を完全に取り除く
- 固着を防ぐ（有機素材や溶剤による残渣の乾燥と固着）

■ 責任者
- 訓練を受けた従業員，衛生管理者の任命

■ 適用できる文書
- 国家機関〔例：伝染病予防本部（CDC）やロバート・コッホ研究所（RKI）など〕が推奨する医療製品の準備に関する文書
- 使用する機器，衛生計画による分類
- 「機器の滅菌」チェックリスト，「機器準備」チェックリスト
- 「機器準備」手順書

■ 注意点

　長手袋，コート，マスクと保護メガネを含む個々人の防御は，清掃・消毒したものを身に着ける必要がある．

　機器を清潔に保つことを通じてのみ，適切な消毒を保証することができる．

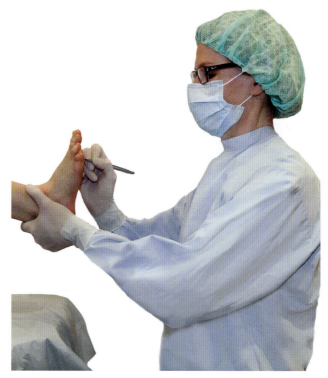

図7　MRSAの患者に対応する準備をした義肢装具士
保護衣料が不可欠である．保護上着の上にラテックス製手袋，手術用マスクとキャップを付ける．

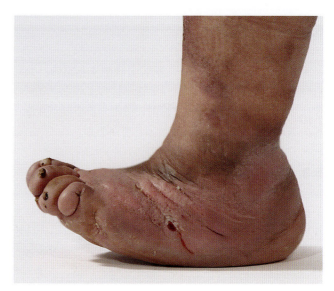

図8　中足骨切断後，開放創を伴う54歳の患者
検査台には使い捨てのシートを敷き，使い捨ての手袋をすることが重要である．

■ 手順
- 製品を完全に分解する
- 操作説明を遵守する
- 部品をあらかじめ準備しておいた消毒薬に浸す
- すべての表面と窪みはスプレーするか浸す必要がある
- すべての導管は気泡がなく、消毒薬によって満たされる必要がある
- 消毒薬に完全に覆われる必要がある
- 有効期限を記録する
- 衛生的な手の消毒
- 正確な濃度と浸潤時間を適用する
- 消毒薬から部品を取り出す
- すべての表面と窪みを洗い流す
- 手技による清掃：金属のブラシやタワシは用いない
- 乾いた糸くずの付かないタオルで部品を完全に乾かす
- 機器を組み立て、動作確認を行う
- 欠陥のある機器には印を付け、別にしておく
- 耐熱性のある機器は包装して滅菌する（「機器の滅菌」チェックリストを参照）
- 正しい準備を記録する（「機器準備」手順書を参照）
- 他の文書に沿った衛生計画を表示する必要がある（表1）

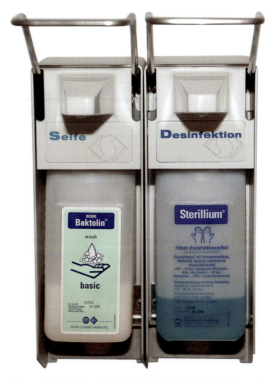

図9　各検査室には石鹸と消毒薬容器を常備しなければならない

表1　整形靴技術事業または足病医クリニックでの衛生計画の一例
計画は訪問者や従業員が目にすることができるよう掲示する必要がある．すべての従業員はそのガイドラインを遵守しなければならない．

部分(What)	何時(When)	方法(How)	何を使って(With what)	誰を(Who)
手の消毒	感染リスクを伴う活動後	アルコールベースの消毒剤3mLを用い30秒以上手をこする	ディスペンサーまたはボトルからの手の消毒剤	全従業員
手の洗浄	消毒後、汚染や汚れが目に見える場合または気がついた場合、食事の前	石鹸で洗い、しっかりとすすいで乾かす	ディスペンサーからのpH中性石鹸	全従業員
ハンドケア	手を洗った後、常に行う	少量（アーモンド大）のクリームを手の甲に取り、塗り込む	ハンドケア製品	全従業員
フロア	毎日または必要に応じて、洗浄と消毒を行う	家庭用手袋、湿った布で拭く	アルデヒドフリー界面活性剤および洗浄剤	清掃要員を含む全従業員
機器および機器の表面	毎日または必要に応じて、洗浄と消毒を行う	表面の予備洗浄を行い、製造業者の指示に従って消毒する．必要量、効果を確認する	アルデヒドフリー界面活性剤および洗浄剤	清掃要員を含む全従業員
器具	使用後毎回	器具の予備洗浄を行い、その後消毒液に入れて滅菌する	殺菌剤浴、オートクレーブ	足部ケアの専門スタッフ
作業(保護)服	1)汚染された洗濯物の収集と運搬の際 2)MRSA感染患者が使用した手術室に入室した際	安全に密閉された容器に入れる	安全で丈夫な使い捨てバッグ	全従業員

第6章 採寸とサイズ
Measuring and Sizing

M.Möller

初めに，患者の足部を採寸，サイズ決めする前に，関節可動域の検査が必要である(図1，⇨158頁参照).

「採寸とサイズ」という用語は非常に幅広い解釈が可能で，個々の患者の「目視による評価」から，理学療法士が患者のリンパ排出治療前に行う採寸や，多職種医療チームが治療戦略を立てるための採寸，サイズ決めまでを指す(図2)．その後，整形靴技術者が医師とともに，最大限に矯正を施した陰性モデルを作製する．

以下に，現在使用されているいくつかの方法を示す．そのほかの方法も多数あるが，いまだ主流ではない．足底装具に必要な採寸(サイズ決め)と，装具または靴型装具に必要な採寸(サイズ決め)は，区別する必要がある．

6.1 フットプリント

■ 静的フットプリント：立位時に採取

臨床上，この方法はいまだにフットプリントの採取方法として最も重要なものである(図3)．

器具と材料：① フットプリンター，② インクローラー，③ スクライバー，④ A3用紙．

手順：
1) インクローラーでラバーマットにインクを塗布する．
2) 用紙を挿入する．
3) ラバーマットを用紙の上に折り返す．
4) 着座している靴下を履いた患者の足部をマットに載せ，患者を立たせる．
5) スクライバーで足部の外形をトレースする．
6) 患者を座らせる．
7) 用紙を取り除く．
8) アルコールスプレーと使い捨ての紙タオルを使用し，ラバーマットを消毒する．

このフットプリントを使用することで足底にある高圧点を分析し，靴を選択する際の足長や足幅を推測することができ，作業の記録にも使用できる．

■ 動的フットプリント：歩行時に採取
1) フットプリンターと用紙を準備する．
2) 患者にフットプリンター上の歩き方を指示する．
3) 2歩進んだ後，患者は最初に左足，次に右足でラバー

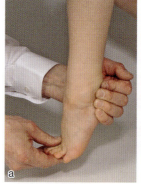
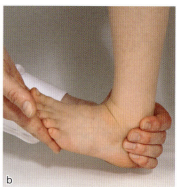
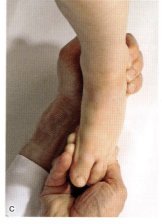
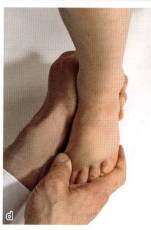

図1 足部の評価
a. 底屈，b. 背屈，c. 回外，d. 回内．

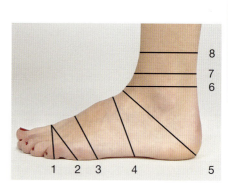
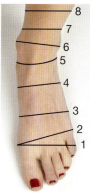

図2 足部の採寸：外側(a)と背側(b)
1 ボールトゥガース
2 ボールガース
3 ウェストガース
4 インステップガース
5 ヒールガース
6 アンクルガース
7 下腿周径(10 cm)
8 下腿周径(12 cm)

マットを踏むように指示する．
4) ラバーマットを消毒する．

このフットプリントから高圧点と関節可動域制限の情報を得ることができる．

6.2 足底の採型と陽性モデル

■ 医師による実施

医師は矯正位で足部を印象材に押し込む．患者は膝を屈曲させた状態で椅子に座り，医師は母趾を背屈させ，縦アーチを保持する．その後，印象材に石膏を流し込み，陽性モデルを得る（図4）．

■ 製作所内での製作

義肢装具士は医師と同様の手順で足底の採型と陽性モデルの製作を行うことにより，一瞥しただけでも患者について必要な情報を得ることが可能となる．

6.3 二次元フットスキャン

フットスキャンは，ガラス板の上に立った足底の写真と例えることができる．胼胝，皮膚のしわ，皮膚の色などがよくわかる．このようなことは，特に治療の経過や小児の足の発達を観察するために重要である．デジタルデータとして，画像を記録しておくことができる．ピドスコープでも足底を観察することができる（図5, 6）．

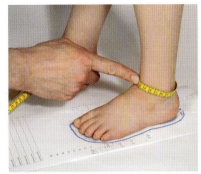
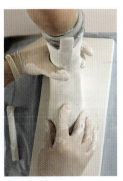

図3 巻き尺による採寸

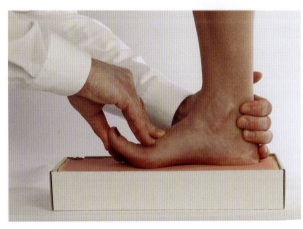

図4 足部を矯正位で印象材に押し込む

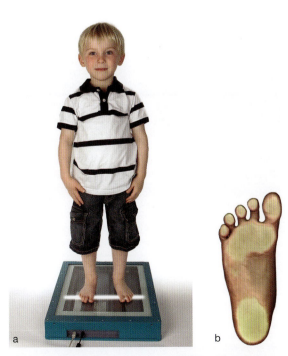

図5 Rothballer社のスキャナーで足部を二次元スキャン
　a. 外観．
　b. 足底のスキャン画像．

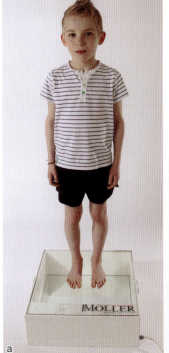
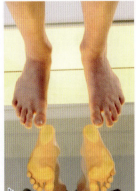

図6 足底観察のためのピドスコープ
　a. 外観．
　b. 足底の鏡像．

6.4 フットプリントとテープメジャー

現在では，整形靴技術者が木片からどのように靴型を削り出したかを想像することは難しい．フットプリントとテープメジャーによる採寸は既製の靴型を使用して製作できるような軽度の患者を扱うのによい方法である．

6.5 陰性モデルの製作

80%以上の靴型装具は，この方法または類似の方法で製作されている(図7〜9)．

義肢装具士に必要な基礎技術は，足部の正確な陰性モデルを製作することにある．これに先立ち，下肢の骨格筋系の自動的・他動的な徒手評価を行う(⇨第22章参照)ことにより，靴内での足部の理想的な肢位に関する情報が得られる．さらに，採型する際に適切な可動域を使用できるよう，患者はあらかじめ理学療法士による治療を受けていることが望ましい．

治療のために最良の肢位である後足部矯正位で，足関節の可動性を評価する．後足部の外反が拘縮していない限り，踵骨隆起を最大限に矯正する．足部の尖足位変形は許容範囲とする．

手順は先天性内反足と同様である．後足部を最大矯正位に，足底部の全面接地．陰性モデルの左右の結果を一定にするためには，より変形したほうを先に採型し，それに合わせてより健康なほうを調整する(⇨図1a〜d)．

■ 準備
1) 出迎え．
2) 既往歴．
3) 所見．
4) 足部はできるだけ浮腫の少ない状態．
5) 患者ごとに理想的な採型姿勢(着座，臥床，坐位保持，母親による抱っこなど)．
6) 治療目標の定義と説明．

■ 材料(図7)
1) 靴内に装着するもの(靴下，加圧ストッキング，包帯など)．
2) 採型台．
3) キャスト(4×12 cm)．
4) ラップ(離型材料)．
5) ナイフ．
6) カッティングシート．
7) 水を入れたバケツ．
8) 適切なサイズのゴム手袋．
9) 差高板．

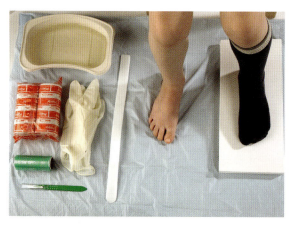

図7　採型作業場所を確保

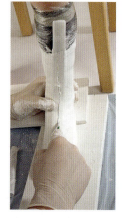

図8　ナイフでカッティングシートの上を切り陰性モデルを開く

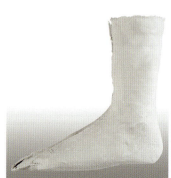

図9　完成した陰性モデル

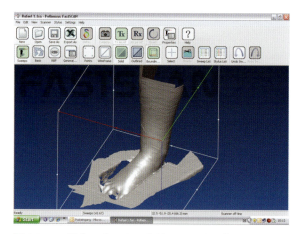

図10　3Dスキャナーのスクリーンショット

■ 手順(図7, 8)
1) 遠位から近位に向け，矯正する方向にラップを足部に巻き付ける．1つ目の意味は浮腫を消退させるため，もう1つの意味は足部を石膏から保護するためである．
2) カッティングシートを必要な位置で固定する．
3) ゴム手袋を装着する．
4) キャストをぬるま湯に浸し，絞る．

5) 足部の遠位から近位に向け，カッティングシートの上から石膏キャストを必要な高さまで巻き付ける．
6) キャストをなで，平滑にする．
7) キャストを足部の形に沿わせる（アキレス腱，内外果，中足骨頭，足趾）．
8) 足部を矯正する（後足部矯正，差高設定，前足部の位置，トゥスプリング設定）．
9) 石膏が固まるのを待つ．
10) ナイフでモデルを切り開く．
11) 注意しながら陰性モデルを外す．
12) ギプスシーネでモデルの切れ目をふさぐ．
13) ラップを外し，周囲を片付ける．
14) 患者が帰る際に次回の日程を決め，以降の手順を説明する．

6.6　3Dフットスキャン

3Dスキャン技術はより重要なものとなっている．以下を区別する（図10〜12）．

1) ボックス型スキャナー：患者は足部が前面からスキャンされるボックスの中に足を入れる．皮膚表面が記録される．カスタムメイドの装具を必要とする患者の矯正は不可能である．前足部の中線が重要でない場合や既製の靴型，靴型のデジタルライブラリーを利用することができる場合には簡単に治療が可能である．
2) ハンド型スキャナー：患者の周囲からスキャンできるという利点があり，患者によりリラックスした姿勢をとらせることができる．よい矯正位をとれるが，常にうまくいくというわけではない．より小さな新型スキャナーがGeBioM社から出ている（図11, 12）．

6.7　陰性モデルとスキャン技術

矯正が可能であるというキャストによる採型とスキャナーの利点を生かし，前述した方法で最初に陰性モデルを製作し，その後それをスキャンするという方法もよい．この方法では既存の靴型からスキャンすることもでき，仮想的に製作された生靴型をコンピュータのソフトウェア上で修正し，それを切削することもできる．

6.8　足底の印象型とスキャン技術（図13, 14）

専用のソフトウェアを使用すれば，複数のスキャンデータを統合し，仮想的な物体を組み立てることができる．この方法により，矯正位で採型した足底の印象型をスキャンし，反転させることができる．足背部と下腿の形状は患者から直接スキャンする．スキャンされた物体はできる限り

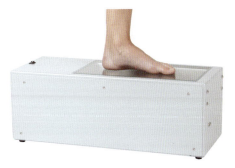

図11　スキャナー（製造：GeBioM社）

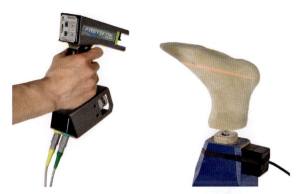

図12　陽性モデルのスキャン（製造：Spenlé社）

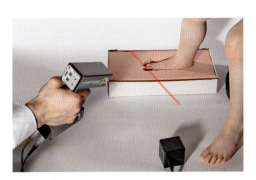

図13　印象材内の足部スキャン

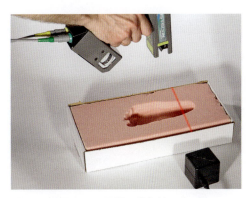

図14　矯正された足部の印象材スキャン

動かさないほうがよい．その後，2つの仮想的物体を組み合わせ，完全な足部にする．このような例では，手作業による製作を仮想的なコンピュータ上の製作に変更していくことはこれからの課題である．

第7章 靴の補正
Shoe Modifications

M. Möller, R. Baumgartner

目標

靴に対する補正には，以下のような目標がある．
1) バイオメカニカルな特性を向上させる．
2) 患者の歩行を調和させる．
3) 静的なバランスを作り出す．
4) 圧力分散や除圧を通じて特定の疼痛を除去する．

　靴の補正のためには，あらかじめ適切な既製靴を用意しておく必要がある．用意する靴は高品質であり，十分な長さと幅を備え，足底装具が入るスペースが必要である．

■補正する部位による分類(表1)

1) ヒールの補正．
2) 靴の高さの補正．
3) 靴底の補正．
4) 除圧や緩衝のための補正．

7.1 ヒール

ヒール片側の延長(トーマスヒール)

　トーマスヒール，あるいは「S字型」または「要石(key stone)」ヒールと呼ばれる補正は，接地面が拡大することから足底面が大きくなる．このヒールは，ヒールブロックから片側約1.5 cm，ヒールを前方に延長されている．

■適応

　外側に延長されたトーマスヒール(図1)は，内反変形による回外に適用される．
例)
- 先天性内反足
- 踵骨骨折後の内反変形
- 尖足
- 凹足
- 腓骨靱帯部の慢性的な足関節不安定性
- 内反膝(O脚)
- 内反変形性関節症

　踵骨が拘縮変形した患者に対しては，外側または内側の月型芯を補強することもできる．内側に延長したトーマスヒールは以下に適用される(図2)．
- 外反足または扁平足による過回内
- 外反膝(X脚)

表1　靴の補正——ドイツ治療用具リストによる分類

ヒールの補正
ヒール片側の延長
ヒール片側の拡大(フレアヒール)
ウェッジヒール
トルクヒール
クッションヒール
靴の高さの補正
1 cmまでの靴内外での脚長差調整
靴底での脚長差調整
靴底内側・外側ウェッジ
靴底の高さ減少
靴底の補正
ロッカーソール
逆側に対するロッカーの釣り合わせ
軟らかいクッションを施した馬蹄形のロッカーソール(蝶型踏み返し)
ロッカーソールの除去
除圧や緩衝のための補正
除圧を目的とした補正
中足骨パッドの付加
外反補正の付加
Haglundヒール治療のためのヒールパッドやインステップクッションの付加
靴底の補強
靴底の延長
靴底での脚長差調整
ベルクロ留めやジッパーの付加
靴底の高さ減少

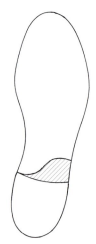 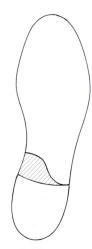

図1　外側トーマスヒール　　図2　内側トーマスヒール

ヒールの後方延長（引きずりヒール）

引きずりヒールはヒールを斜め後方に延長する．それによって以下の効果が生じる（図3a, b）．

- 早期の踵接地に導く
- 接地面を拡大する
- 踵足に対し，背屈の抗力として働く
- 膝関節の後方てこ効果により膝を安定させる

■ 付加要素
- 足底を接地させる足底装具
- メタタルザルバー

■ 適応
- 踵足
- 下腿三頭筋群の麻痺
- 大腿四頭筋の麻痺
- 反張膝
- 立位，歩行での不安定性

ウエスト中央を支持するヒール（図4a, b）

このタイプのヒールは中央部を延長し，踏まず芯を支持し，接地面を拡大する．

■ 適応
- 重篤な外反扁平足
- このタイプのヒールの処方はあまり多くない．より大きな接地面をもつヒールウェッジのほうが好まれる

■ 補正に使用する材料
- 新しく，大きなヒールブロック
- 新しく，大きな化粧革（トップリフト）
- プラスチックヒール用の硬いウェッジ
- 仕上げ用素材

■ 手順
1) 既存のトップリフトとヒールブロックを除去し，新しく，大きいものに交換する．
2) ヒールブロックを平らに削る．
3) トップリフトを接着する．
4) トリミングをし，仕上げる．

ヒールローリング（図5）

ヒールローリングは，頂点の形を丸く整えたヒールである．これにより歩行を調和させ，足部が地面に叩きつけられるのを防ぐ．適用はクッションヒールと同様である（後述）．しかしながら，ヒールローリングの接地面はクッションヒールより小さい．

すべての靴型装具にはヒールローリングを施すべきで，より少ない力で患者は大きなメリットを得ることができる．

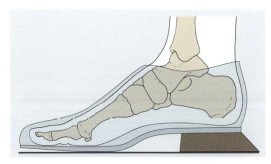

図3a　ヒールの後方延長（引きずりヒール）

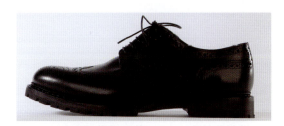

図3b　弱い引きずりヒール
膝関節に後方てこ効果がある．

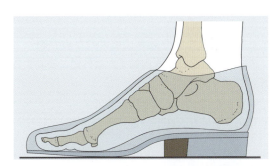

図4a　ウエスト中央を支持するヒールの側面像

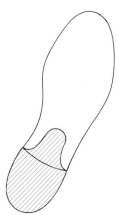

図4b　ウエスト中央を支持するヒールの底面像

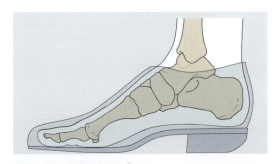

図5　ヒールローリング

ヒール片側の拡大（フレアヒール）（図6a, b）

底面が外側に拡大している（トーマスヒールでは遠位）．新しいヒールブロックまたはウェッジヒールが内側または外側に拡大し，前額面で支持するとともに接地面が拡大している．

■ 適応

1) 外側フレアヒールの適用
   - 足部の回外変形
   - 足関節の不安定性
   - 内反膝（O脚），内反変形性関節症
   - 内反股
2) 内側フレアヒールの適用
   - 足部の回内変形
   - 外反膝（X脚），外反変形性関節症

■ 手順

1) トップリフトまたはソールを除去する．
2) a.靴底に硬いプラスチックのウェッジを内側または外側に接着する．
   もしくは，
   b.足底に入れた切り込みに拡大のための硬いプラスチックのウェッジを内側または外側に接着する．
3) 靴底を平らに削る．
4) ヒールまたはソールの底材を貼る．
5) トリミングをし，仕上げる．

ウェッジヒール（図7）

ウェッジヒールは靴底全体を支持し，全体で接地する．それにより靴が「中折れ」することを防ぎ，底面を拡大する．数多くの既製靴がこのウェッジヒールを採用している．

■ 適応
- 外反扁平足
- Charcot（シャルコー）足（骨関節症）
- 関節リウマチ
- 踵骨骨折
- 脚長差調整
- 下肢装具への付加要素として

■ 手順

1) 既存のトップリフトとヒールブロックを除去する．
2) ウェッジヒールを接着する．
3) ウェッジヒールを平らに削る．
4) 表底を接着する．
5) トリミングをし，仕上げる．

トルク® ヒール（図8）

トルク® ヒールに付けられた並列回転により，一歩ごとに足部が内転または外転する．これにより下腿軸が回旋し，股関節も回旋させる．

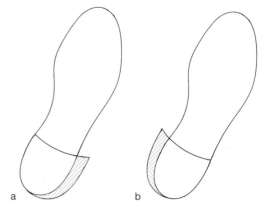

図6　ヒール片側の拡大
a. 外側フレアヒール，b. 内側フレアヒール．

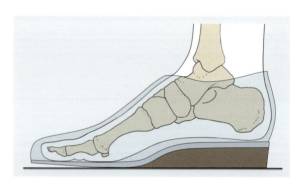

図7　ウェッジヒール

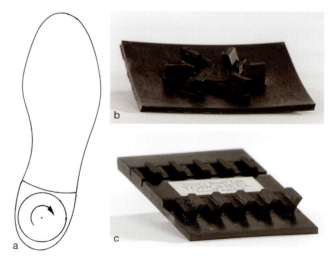

図8　トルク® ヒール
a. 旋回機構または並列回転により，歩行中に踵が外側または内側に回転する．
b. 丸い形のトルク® ヒール．
c. 対向並列のトルク® ヒール．

■ 適応

下腿軸の内旋または外旋の矯正．理論的な妥当性はあるが，実践には疑問が残る．尖足の患者には効果がない．効果に疑問があるため，稀にしか処方されない．

■必要条件
1) よく適合した靴．ブーツが望ましい．
2) 硬いヒールブロック．
■材料
- トップリフト
- トルク®ヒールリフト
■手順
1) 既存のトップリフトを除去する．
2) ヒールブロックを適切な高さ，角度に削る．
3) 正しい角度でトップリフトを接着し，適切な圧で圧着する．
4) トルク®ヒールリフトを接着する．
5) トリミングを行い，仕上げる．

クッションヒール(図9a, b, 10)

クッションヒールは踵接地時の衝撃を和らげるソフトな挿入物である．
※注意：クッションが軟らかすぎると不安定になり，疲労が増す．

■適応
- 踵骨，距骨骨折後
- 踵骨棘
- アキレス腱痛
- 足関節，膝関節，股関節，脊椎の関節症
- 人工関節，義肢装着者
- 多発関節炎

クッションヒールの効果は，過小評価されている．デザインにより柔軟性を持つとともに，立脚期のコントロールも可能で，これにより疼痛除去も可能になる．

特に人工関節，義肢装着者は痛みを避け，関節の機能を補うためにこのクッションが用いられる．

■必要条件
1) より快適な既製靴．
2) ヒールの大きさの適合．
3) ヒール高さの適合．
■材料
- 新しく，大きなヒールブロック
- 新しく，大きなトップリフト
- プラスチックヒール用の硬いウェッジ
- 仕上げ素材
■手順
1) 既存のトップリフトと(必要なら)ヒールブロックを除去する．
2) クッション材を組み込む．
3) ヒールブロックを平らに削る．
4) 軟らかいトップリフトを接着する．
5) トリミングをし，仕上げる．

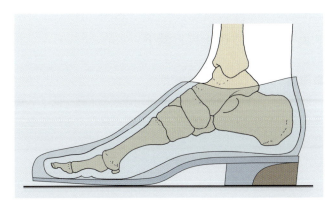

図9a　クッションヒール

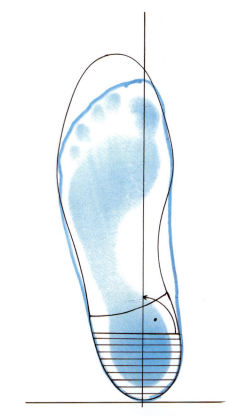

図9b　クッションヒールの方向
運動の方向に合わせ，足の長軸に対し，外側方向が高くなるよう斜めにする．

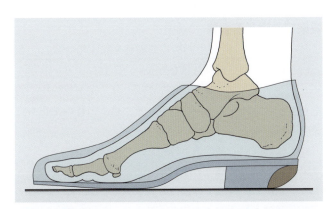

図10　機能的なヒールローリングとクッションヒールの組み合わせ

7.2 靴の高さの上昇と低下

■ 概論

　既製靴でも脚長差調整のために，高さを上昇，低下させることができる．靴の高さの差は尖足の場合であっても，常に踵の中心で計測する必要がある．なお適応については，第48章（⇨298頁）を参照のこと．

　完成時の見栄えをよくするため，以下の組み合わせを考慮しなければならない．

- 靴外部での高さの上昇（約3 cmまで，図11a）
- 靴内部での高さの上昇（約8 mmまで，図11b）
- 逆側の靴外部での高さの低下（約2 cmまで，図12a）
- 逆側の靴内部での高さの低下（約8 mmまで，図12b）
- ヒールの積み上げまたは足底装具の追加（靴を果部の上まで覆うため2〜12 mm）

踵内部または外部での1 cmまでの脚長差調整
（図11b）

■ 材料
- ヒールラバー
- 発泡ゴムまたはコルク材

■ 手順

内部：
1) （必要ならクッションと一緒に）注意深くインソール材（insole sock）を剥がす．
2) 高さと形を正しく合わせたポロまたはコルクのウェッジ材を挿入する．
3) 剥がしたインソール材をもとに戻す，または新しいインソール材を挿入する．

外部：
1) 既存のトップリフトを除去する．
2) 底革またはポロの積み上げ材を接着する．
3) ヒールを平らに削る．
4) トリミングをし，仕上げる．

靴底での脚長差調整

　ヒール部で1 cm以上の脚長差調整を施す場合には，靴底にも補正を施さなければならない．これにより，ヒールピッチとトゥスプリングの比率が保たれ，足が靴の中で前滑りするのを防ぐことができる．また以下の靴の補正も可能である．

(a) 靴外部での高さの上昇
(b) 靴内部での高さの上昇
(c) 逆側の靴外部での高さの低下
(d) 逆側の靴内部での高さの低下

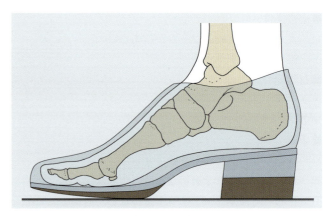

図11a　約3 cmまでの靴外部での高さの上昇

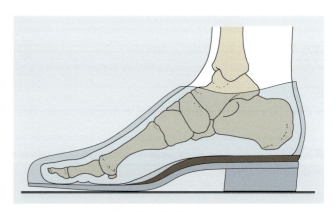

図11b　約8 mmまでの靴内部での高さの上昇

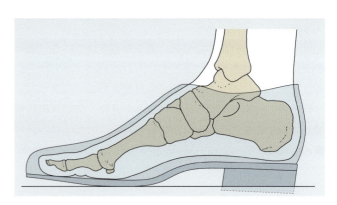

図12a　靴外部での高さの低下

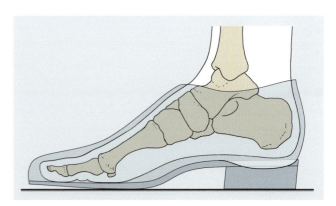

図12b　靴内部での高さの低下

■ 材料
- 中足骨頭部までのポロまたはコルクウェッジ材
- 底革またはポロの積み上げ材
- トップリフト
- アウトソール（表底）

■ 手順
1) （必要ならクッションと一緒に）注意深くインソール材を剥がす．
2) 高さと形を正しく合わせたポロまたはコルクのウェッジ材を挿入する．
3) 剥がしたインソール材をもとに戻す，または新しいインソール材を挿入する．
4) 既存のトップリフトを除去する．
5) 底革またはポロの積み上げ材をヒールとソールに接着する．
6) ヒールを平らに削り，ソールにロッカーバーを付ける．
7) トップリフトとアウトソールを接着する．
8) トリミングをし，仕上げる．

外側・内側ウェッジ

靴のヒールとソールが，靴の内部または外部で上昇している．

■ 外側ウェッジ（図 13a〜d）
　靴のヒールとソールが靴外部で上昇している．

■ 内側ウェッジ
　治療原理が同じであるため，両者を一緒に記述する．
　ヒールまたはソールどちらかのみの外側あるいは内側を上昇させると，靴のねじれにつながり，好ましくない．矯正の強さは 3〜8 mm の間がよい．どの程度矯正を行ったらよいかは，靴のすり減り具合をみて判断するとよい．ウェッジを付ける際には靴底全幅にわたって付け，ロッカーバーを付ける際に遠位に向かって落としていく（図13d）．
　※注意：過矯正は患者の捻挫につながることがある．

■ 適応
外側ウェッジ：
1) 先天性内反足・内転足．
2) 内反膝（O脚）．
3) 内反変形性関節症．
4) 足関節の靱帯不安定性．
5) 逆側に義肢を装着している際の健側．

内側ウェッジ：
1) 拘縮した外反足，外反扁平足または扁平足．
2) 後脛骨筋の断裂．
3) 外反膝（X脚）．
4) 外反変形性関節症．

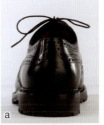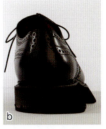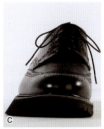

図 13　外側ウェッジ
a. 垂直にデザインされた靴底．
b. 外側フレアを付けた靴底．
c. 外側フレアと外側ウェッジを付けた靴底．

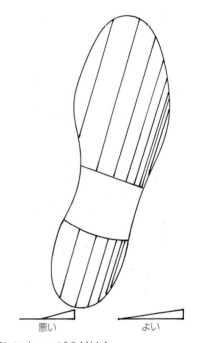

図 13d　正しいウェッジの付け方
外側または内側ウェッジを付ける際には足底全幅にわたって付ける．そうしないと靴底の縁のみにかかる力で片摩耗するか，靴底にストレスがかかる．図下部の横断面を参照のこと．

7.3　ロッカーソール

　ロッカーソールはフレームまたは靴底に取り付けられ，靴の踏み返しに影響し，それに伴って歩行にも影響を与える．ロッカーソールにより足部または身体の特定の部位に対して，ストレスを加えたり，除去したりすることができる．

■ 適応
　近位に頂点が位置するほどロッカーソールは効果が強い．医師は患者がどのような種類のロッカーソールを使用するべきか，処方に明記しなければならない（図 14〜18）．
　ロッカーソールの効果を正確に適合させるには，以下のことが可能である．
1) スタートライン（頂線）：スタートラインにより，靴が

踏み返すモーメントと方向を決める．それによって，どの部分に負荷をかけるか，除去するかを決めると同時にストライド長にも影響を与える．一般的には，以下のようにする．ロッカーソールのスタートラインは常に負荷を軽減したい部分の近位に置く．トゥロッカー(図14)，ロッカーバー(図15)，近位に頂点を持つロッカー(図16)，メタタルザルバー(図17)，舟底ロッカー(全長ロッカー，図18)，方向ロール(図19a)，外側方向ロール(図19b)，内側方向ロール(図19c)がある．

2) ソールの厚み：薄いロッカーソールは踏み返しの補助が弱く，柔軟である．それに対し厚いロッカーソールは踏み返しの補助が強く，より硬い．

3) ソールの硬さ：軟らかい素材を使用したロッカーソールは中足趾節関節が折れやすく，足趾も曲がりやすい．また，アッパー(甲革)にしわが寄りやすい．硬いロッカーソールは靴底を補強することができ，前足部のストレスをより大きく軽減することができる．

4) 丸みの強さ：丸みの強いロッカーソールのほうが，より速く踏み返す．丸みの弱いロッカーロールは地面を「強く打つ」傾向がある(図20)．

5) ヒールピッチ(差高)：ヒールピッチが低いものは，高いものと比較して前足部にかかる圧が少なく，靴が踏み返すモーメントとストライド長にも影響する．ヒールはヒールピッチが一定になるよう，ロッカーソールに合わせて調整しなければならない．左右対称な歩行を得るため，「逆側に対して合わせた」ロッカーソールを作る必要がある．

クッションを施した馬蹄形のロッカーバー(蝶型踏み返し)(図21)

Wolfgang Marquardtによると，馬蹄形のロッカーバーは第2・3中足骨頭を緩衝する後ろ寄りのロッカーバーである．インソールとロッカーバーは除去され，クッション材に置き換えられている．それらは薄い底材に覆われている．中足骨頭が深く沈み込むのを避けるため，中足骨頭近位部の支持が必須である．馬蹄形のロッカーバー(蝶型踏み返し)は中足骨頭がより深く沈み込むリスクが大きいため，痛みが重篤である場合にのみ処方すべきである．ヒールピッチも補正する必要がある．

代替案として，ロッカーバー，靴底の補強，前足部にクッションを施した足底装具を組み合わせてもよい．

■適応
- 中足痛症
- 強直した開張足(例：関節リウマチ患者など)

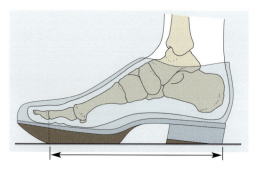

図14　膝を安定させるヒールピッチの小さいトゥロッカー

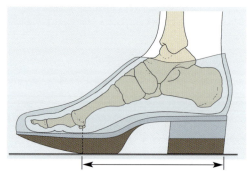

図15　ロッカーバー

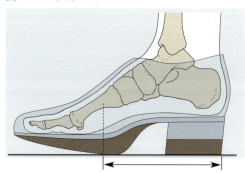

図16　近位に頂点を持つロッカー

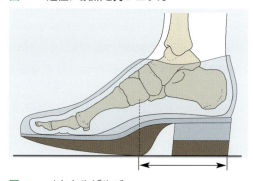

図17　メタタルザルバー

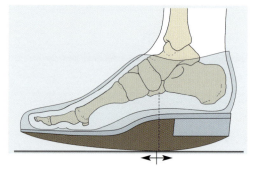

図18　舟底ロッカー

第 7 章　靴の補正　41

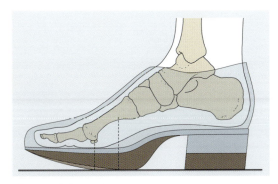

図 19a　方向ロール

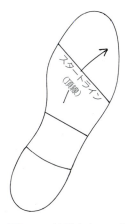

図 19b　外側方向ロール

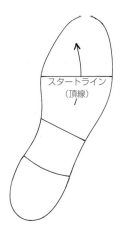

図 19c　内側方向ロール

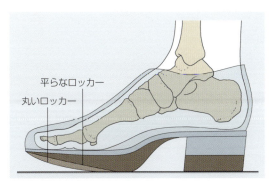

図 20　平らなロッカーは地面を打ち，丸いロッカーは地面に沿って転がる

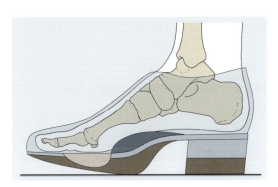

図 21a　Marquardt による馬蹄形のロッカーソール

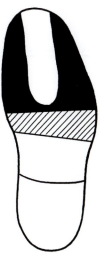

図 21b　中足骨頭に軟らかいクッションを施した馬蹄形のロッカーソール
中足骨近位の支持を付けることが重要である．

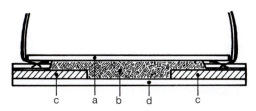

図 21c　E. Kraus による表底を貼った馬蹄形のロッカーソール
a. 中底カバー．
b. クッション．
c. ロッカーソール．
d. アウトソール（表底）．

（引きずり足用）トゥキャップ

　（引きずり足用）トゥキャップはとても重要な靴の補正である．これは身体的な状況によりつま先を持ち上げることのできない患者のつま先に取り付けられる．適応となる患者は地面に沿って靴のつま先を引きずるので，つまずきやすい．彼らは転倒リスクがとても高く，歩行は負担が大きく，靴の摩耗は激しい．トゥキャップは歩行を促進するために硬い素材で作られる．

7.4　除圧，緩衝

　除圧を目的とした補正である．足底装具または中敷きの一部を除去し，クッションを施して皮革でカバーをかける．
■ 適応
- 中足痛症
- 足底の疣
- 中足骨骨折

除圧パッドの挿入

　既存の靴型装具の足底装具に中足骨パッドを取り付け，カバーをかける．

■ 適応
- 中足痛症
- 中足骨頭部の炎症

中足骨パッドの挿入(図22a〜d)

患者のフットプリントをガイドとして使用し，足底装具に中足骨パッドを取り付け，カバーをかける．

■ 適応
- 開張足

アーチサポートの挿入(図23)

患者のフットプリントをガイドとして使用し，足底装具にアーチサポートを取り付け，カバーをかける．

■ 適応
- 外反扁平足

足底装具の矯正が弱い場合には補正を要する(⇨第8章参照)．

Haglund ヒール用ヒールパッドまたはインステップのクッション(図24)

Haglund ヒールがあたる部分の月型芯を除去しクッションを施し，カバーをかける．

インステップ部と踵骨棘の手順も同様である(図25, 26)．

靴底の補強

靴底全体の補強．既存のヒール，ソール，踏まず芯を除去し，補強材を取り付ける．一般的に金属は重く，作業しにくい．カーボンまたはガラス繊維複合材のほうが適している．

靴底を補強する際にはロッカーソールが厚くなりすぎないよう十分なトゥピッチを付けなければならない．ロッカーソールはつま先とヒール打ち付けを防ぐのに重要である．滑りやすい短靴より長靴のほうが適している．

■ 適応
- 中足痛症
- 重篤な開張足症状
- 慢性多発関節炎
- 骨関節症，神経障害
- 強剛母趾

フレアによる補正(図27a, b)

足底面を拡大し，荷重中心の位置を補正するために内側または外側にフレアを付ける．

■ 適応
- 軸変位：足部の回外または回内変形，膝の外反または内反変形(X脚，O脚)，股関節の変形(内反股)または骨の

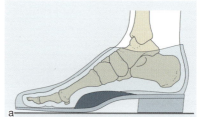
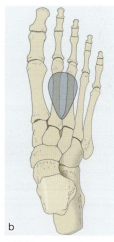
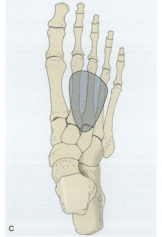
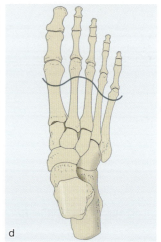

図22 メタタルザルパッド
a. 中底に対する中足骨パッドの追加．
b. 第2・3中足骨頭近位のパッド．
c. 第2〜4中足骨頭近位のパッド．
d. 第1〜5中足骨頭近位のサポート．

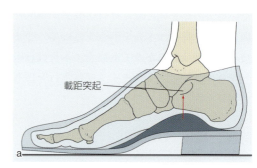
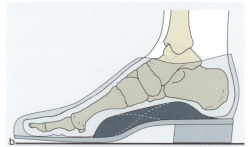

図23 アーチサポート
a. アーチサポートの挿入．
b. アーチサポートと中足骨パッドの挿入．

第 7 章　靴の補正　43

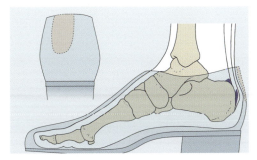

図 24　Haglund ヒールに対するクッション

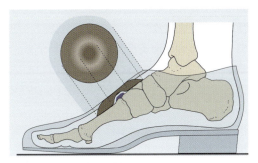

図 25　前足足背部に対するクッション

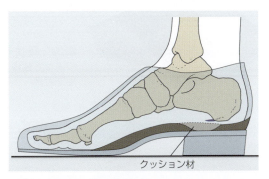

図 26　踵骨棘に対するクッション

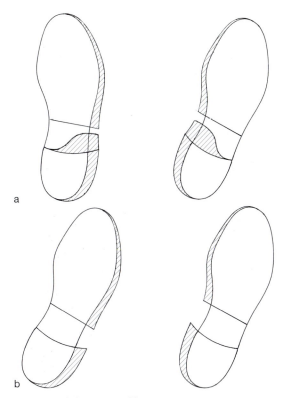

図 27　足底部のフレア補正
a. ヒールとソールの外側フレア.
b. ヒールとソールの内側フレア.

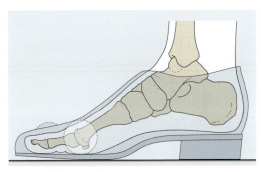

図 28　高圧部の拡大

軸アライメント不良

高圧部の拡大（図 28）

あらかじめ適合のよい靴が必要である．

■ 適応
- 高圧部のある足部

ベルクロ留めまたはジッパーの付加

既存の靴型装具にベルクロ留めまたはジッパーを付加するまたは置き換える．

■ 適応
- 多発関節炎
- 人工関節または義足装着者
- 運動制限のある患者

第8章　足底装具
Foot Orthoses

M. Möller

8.1　足底装具，フットベッド

足底装具は足部の形態に直接的に影響するだけではなく，膝，股関節，脊柱や頭部に間接的な影響を与える．

足底装具は靴と一体化して機能的な単位を構成するとともに，さらに足部にも適合しなくてはならない．このため，足底装具は足部に適合するのみではなく，靴にも適合している必要がある．適応を見分け，診断書を書き，患者への足底装具の適合を確認するのは医師の職務である．

1) 矯正を目的とした足底装具(図1).
   (a) 足部または陽性モデルによって製作されたシェル型の足底装具.
       例：重篤な外反足，扁平足患者用.
   (b) 足部または陽性モデルによって製作された三点支持の足底装具.
       例：先天性内反足用(⇨第36章参照).
2) 支持を目的とした足底装具(図2).
   (a) 足形によって製作された軟らかいクッション性のある足底装具.
       例：外反扁平足や開張足患者用(⇨第35章参照).
   (b) 足形によって製作されたスポーツ用足底装具.
       例：外反扁平足患者用(⇨第35章参照).
3) 緩衝を目的とした足底装具(図3).
   (a) 陽性モデルによって製作された軟らかいクッション性のある足底装具.
       例：慢性多発関節炎患者用(関節リウマチ，⇨第44章参照).
   (b) 糖尿病用フットベッド(diabetes-adapted footbed：DAF).
       例：潰瘍歴のある糖尿病性神経障害性骨関節症患者用(⇨第46章参照).
4) 刺激を目的とした足底装具(図4).

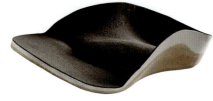

図3a　陽性モデルによって製作された足底装具

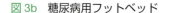

図3b　糖尿病用フットベッド

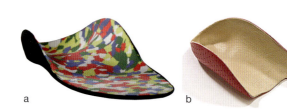

図1　矯正を目的とした足底装具
a. シェル型足底装具，b. 三点支持足底装具.

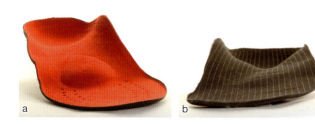

図2　支持を目的とした足底装具
a. 軟性足底装具，b. スポーツ用足底装具.

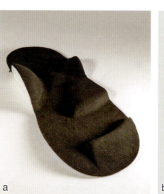 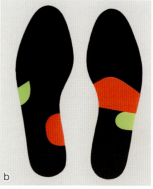

図4　刺激を目的とした足底装具
a. 知覚連動インサート，b. 神経学的足底装具.

(a) 知覚連動インサート
　例：低緊張性外反足または扁平足患者用(⇨第35章参照).
(b) 神経学的足底装具
　例：体幹と骨盤の機能的肢位不良用.

軽い変形には足形から製作された足底装具で十分である．しかし，より重篤な変形に対しては，陽性モデルを製作に使用した足底装具が処方される．カスタムメイドの足底装具は単に矯正用，支持用，緩衝用，刺激用というだけでなく，それらを組み合わせたものをいう．

足底装具の長さは，足底の1/2～，3/4～，全長のものがあるが，全長のものが好ましい．

8.2　矯正を目的とした足底装具

骨構造と軟部組織がある程度しっかりしていれば，矯正を目的とした足底装具は，足部変形の重症度を低下または除くことが可能で，小児の足の場合には成長に直接介入する．最もよい適応は，外反扁平足，内反足趾，先天性内反足の小児期である．

重篤な**外反扁平足**(図5a)であっても，徒手矯正が可能なら足底の陽性モデル，または靴型(より好ましい)を利用して製作した足底装具で治療可能である．採型を行う際には，踵骨隆起が直立していることが重要である．後足部は載距突起内側部を顕著に上げて保持し，外側に抵抗をかけ，足底腱膜を緊張させる．最終的な製品では，足底装具の内側と外側をシェル型に高くすることが重要である．アンクルサポートを付け，内側を高くした足底装具は適応とならず，これは短下肢装具として，重篤な下腿アライメント不良に使用される(⇨70頁参照).

先天性内反足(図5b)は，いわゆる三点支持の原理を利用して矯正される．採型手順は重篤な外反扁平足と類似している．矯正をかけるのに必要な点は以下の3つである．
1) 踵骨隆起内側.
2) 第5中足骨底外側.
3) 母趾先端をガイドとして，第1中足趾節関節内側.

■**重要：以下は両方の変形に適用できる**
1) 矯正の強さは患者と義肢装具士の協力のもと，常に医師が処方しなければならない．足部に最大の圧をかける際には，痛みと特に傷を避けなければならない．よって，定期的な確認が必要である．
2) 適切なヒールピッチを付けなければならない．矯正位で足関節に十分な可動性が必要である．この目的のためには5～15 mmのヒールピッチが好ましい．
3) 靴はソールの幅が広く，足底装具を挿入する十分なゆ

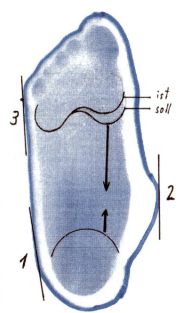

図5a　扁平足患者のフットプリント(矯正位置の印付き)
1. 踵外側.
2. 舟状骨内側.
3. 第5中足骨頭外側.
矯正用足底装具では中足骨近位のサポートは第1中足骨頭近位に付ける.

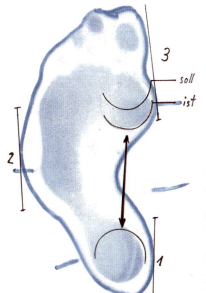

図5b　内反尖足患者のフットプリント(矯正位置の印付き)
1. 踵骨隆起内側.
2. 第5中足骨底外側.
3. 第1中足骨頭と母趾内側.
矯正用足底装具では中足骨近位のサポートは第1中足骨頭遠位に付ける.

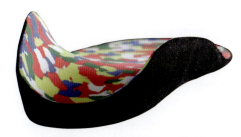

図6　矯正用シェル型足底装具，背面像

とりがあり，硬い月型芯を持つものがよい．先天性内反足の矯正にはしっかりとした靴または内反足矯正靴を使用したほうがよい(図6，⇨77頁参照).

4) 知覚連動インサートはてこによる矯正力が十分ではな

く，矯正をかけることはできない．股関節の内旋，外旋などに影響を与えるためには，別個の筋緊張に影響を与えるエレメントを使用したほうがよい．
5) 靴の補正：靴に対する補正の位置により，足底装具の効果を補償し高めることができる（⇨ 34 頁参照）．

■ 矯正に使用する材料に必要な条件
- 形の安定性
- 引き裂き，破損に対する耐性
- 柔軟性
- 軽量

選択的にクッションを施す部分も含まれる．

■ 推奨材料
- オルソレン
- ポリプロピレン
- カーボン繊維
- ガラス繊維

8.3 支持を目的とした足底装具

多くの足底装具は支持を目的とした足底装具として処方され，製作される．最も一般的な症状は外反扁平足，開張足または膝の症状である．治療の基本となるものは問題の詳細な分析であり，その上で足底装具を製作する（図7, 8）．

治療せずに放置すると不快感や深刻な痛みにつながる外反扁平足は，載距突起部で後足部を直立させ，十分な歩行時の回内を起こせるように，それぞれの関節に合致させなくてはならない．しかし，正確にこの状況に導くことは難しい．どの程度の支持が必要かは，以下の治療要因を観察しなければならない．
1) 痛みはあるか．あるならどこに．
2) 足部の可動性はどの程度か．
3) 足底装具を使用する目的は，仕事用の靴か，スポーツ用の靴か．
4) 患者の体重は．
5) 患者の年齢は．

多くのカスタムメイドの足底装具にみられる開張足用パッドは，開張足を起こしていない場合，外反扁平足には適応禁忌である．パッドは開張足に対する構成要素としてのみ処方される．それらの足底装具は切削機で削り出すこともできる（図9, 10）．

開張足は中足骨頭下の痛みを伴うか，適合のよい支持を目的とした足底装具で疼痛を除去できる．

治療原理：最初に後足部を直立させる．その後，後足部全体に荷重されるようにすることが重要である．横アーチは中足骨頭の位置を矯正するために再構築しなければならない．これは中足骨近位のサポートパッドを使用して行

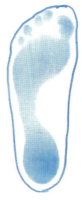

図7 生理的荷重下のフットプリント

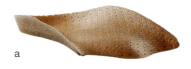
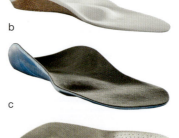

図8 足底装具の例
a. 3/4 サイズのコルク-革足底装具．
b. 全長型のコルク芯，クッション足底装具（製造：Orthotech 社）．
c. スポーツ用足底装具（製造：Kriwat 社）．
d. ドイツ基準局（DIN）の基準に沿って検査された安全靴用足底装具（製造：Mander-Malms 社）．

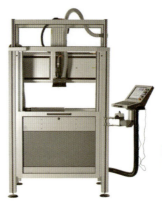

図9 切削機（製造：GeBioM 社）
切削技術を使用して，支持用，知覚連動インサートまたは神経学的足底装具を加工することができる．

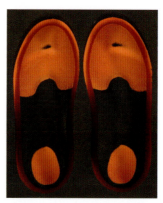

図10a プラスチックのブロックから削り出された足底装具

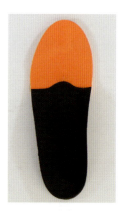

図10b 完全に削り出され，切り出された足底装具

う．ここでサポートの広さや構造，形は個々の患者に適合させる必要がある．例えば，中足骨頭近位のものには硬い材料が推奨され，中足骨頭下のサポートには反発性のよい柔軟なサポートが推奨される．

静的な荷重位置の変位は膝の痛みを引き起こすが，支持を目的とした足底装具によりその疼痛を軽減することができる．生体力学研究者のJacobによって仮定された足部のモデルは，足部のアーチと下腿の回旋との関係を明確に描き出している（⇨図16参照）．このモデルを適用する場合にも患者の問題点をきちんと観察するべきであり，正しい足底装具を選択するために使用されるべきである（図8a〜d）．

■重要な点
1) 治療に先立ち，足底装具を入れるのに適した靴が必要である．それには足底装具と足部を入れるのに十分な空間が必要である．足底装具と足が空間を奪い合うようではいけない．
2) 靴の補正を施すことにより，目的とした支持と靴に必要な生体力学的機能を持たせることができる．
3) 知覚連動インサートは外反扁平足の治療に対し，望ましい選択肢である．しかしながら開張足への治療効果には疑問がある．
4) 医師による承認が必要である．

■材料
必要条件：支持に使用する材料は形の安定性が必要である．これを保証するため，足底足具には硬い核が必要である．軟らかい発泡樹脂製の足底装具にはショア硬度30〜60°Aが適している．

8.4 緩衝を目的とした足底装具

敏感な足にクッションを施すことは重要であり，足部に対する矯正には最低限必要となる．しかし，足部全体に軟らかい素材を用いると足は沈み込んでしまう（図11）．

陽性モデルをもとに製作された足底装具は以下の異なる病態に対応することが必要とされる．1つは関節リウマチや老人性足部症候群の患者など，足底装具は疼痛を除去するためのものである（図12, 13）．

もう一方は，糖尿病のような多発神経障害の患者で，足部は通常痛みの感覚に付随する生理学的な警告が欠けているため，傷や潰瘍に対する特別な保護を必要とする．このような状態にある患者は，靴のどの部分から自分の足部に圧迫を受けているかを感じることができない．そのような患者がもし適切な治療を受けなかったとすると，後に傷を起こし，時には切断が必要となることもある．その結果として入院と治療にかかるコストは，足底装具を使用して患者を治療するコストの数倍にもなる．

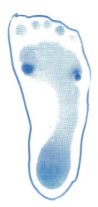

図11 第1・5中足骨頭に強い負荷のあるフットプリント

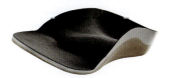

図12 陽性モデルにそって製作された足底装具

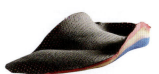

図13 陽性モデルを使用しサンドイッチ法で製作された足底装具

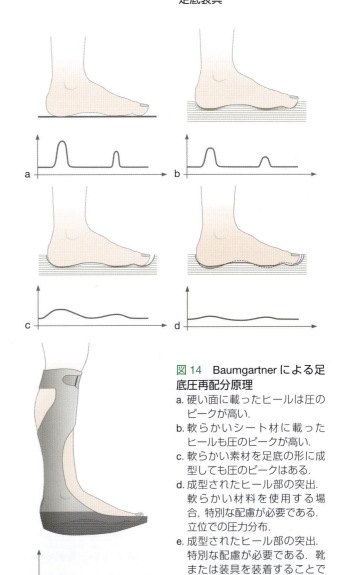

図14 Baumgartnerによる足底圧再配分原理
a. 硬い面に載ったヒールは圧のピークが高い．
b. 軟らかいシート材に載ったヒールも圧のピークが高い．
c. 軟らかい素材を足底の形に成型しても圧のピークはある．
d. 成型されたヒール部の突出．軟らかい材料を使用する場合，特別な配慮が必要である．立位での圧力分布．
e. 成型されたヒール部の突出．特別な配慮が必要である．靴または装具を装着することで歩行中の摩擦力を低減させることができる．

歩行中の圧分布

矯正を目的とした足底装具と同様に，製作工程には陽性モデルや靴型を使用するべきであるが，どんなに努力を費やしても矯正は回避されるべきである．足底から成型をする際には，その部分から除圧するべきであるかを考慮することが重要であり，同様にどの部分に荷重をかけることができるかを考慮することも重要である．負荷がかかっている部分は，フットプリント上または陽性モデル上ではっきりと区別しなければならない．医師は関節の可動性をすべて確認し，足部の構造を触診しなければならない．X線像により，さらに詳細な骨と軟部組織に関する情報が得られる．後足部の適合が最も重要で，後足部がしっかりと固定されていれば足部が足底装具の上を後ろや前方向に滑ることはない．Baumgartnerによる足底圧再配分の原理に従って患者を治療する（図14）．

1) 足底の形状と構造の分析．
2) 足底の陰性モデルを陽性モデルに変換する．
3) クッション素材と使用する順番の選択．遠位に硬い素材，近位に軟らかい素材．
4) ロッカーソール，靴底の補強，脛骨下縁から脛骨粗面までの背側サポートのような生体力学的制御要素の選択．

例として，糖尿病足用フットベッド（DAF）を以下に示す．

8.5 糖尿病用フットベッド（diabetes-adapted footbed：DAF）

糖尿病用フットベッドは，糖尿病足部症候群を起こしている糖尿病患者のために開発された．これらの患者は，ドイツ国内ガイドラインでリスク群Ⅲに分類される（図15a〜q，⇨第46章参照）．

■ 糖尿病用フットベッドは6つの特有の機能を持つ

1) 個々の陽性モデルを使用して製作される．
   個々の陽性モデル上では，軟部組織の部分と骨構造とを分けなければならない．皮膚表面の画像である表面スキャンのみでは十分ではない．
2) サンドイッチ法を用いて製作される．
   素材は，体表に近いショア硬度の低いものから，体表から遠いショア硬度の高いもの移行するように構築されなければならない．軟らかい素材がクッション性をもたらし，硬い素材が装具に形を与え，足部を安定させる．
3) 使用される材料の合計の厚み：16 mm．
   糖尿病用フットベッドには特有の厚みが必要である．様々な素材が接着，成型される．特に骨構造にあたる部分は十分に緩衝されなければならない．装具のつま先に向けて材料の厚みを次第に減らし，先端では数mmの厚さを残すのみとなる．

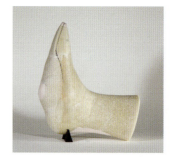
図15a Charcot足の靴型，外側面像

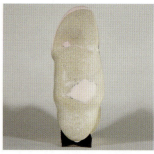
図15b Charcot足の靴型，底面像

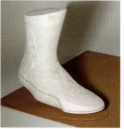
図15c ダミーの切り取り

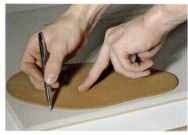
図15d 複合素材の切り取り

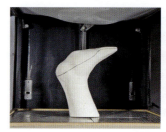
図15e 真空成型機への靴型の取り付け

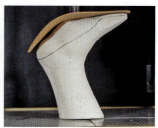
図15f 靴型へのダミーの取り付け

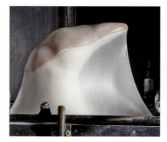
図15g 真空成型

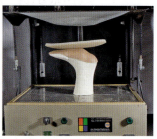
図15h 複合材の取り付け

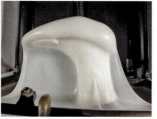
図15i 複合材の真空成型

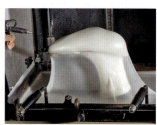
図15j 圧縮空気による冷却

4) 真空成型を用いて製作される．
   材料が圧着機に取り付けられ，圧力をかけられた場合，熱可塑性の素材に均一な圧力をかけることはできない．材料は真空成型機にかけられた場合にのみ，均一に圧をかけることができる．
5) 表面材は洗浄可能で除菌可能でなければならない．よって，この場合皮革はトップカバーとして適切ではない．独立気泡構造の発泡素材が好ましい．
6) 再検査：糖尿病足部症候群を起こした高リスク群の患者においては，遅くとも治療の1時間後に絶対に再検査が必要である．その検査には義肢装具士による足底装具の臨床検査や医師による5つの適合判定（⇨55頁）などの臨床検査が含まれる．医師と義肢装具士が治療した関節を検査しなければ，持続的な結果は得られない．

　義肢装具士は，材料を選択し，製作工程に責任を持つが，患者の体重，材料の構成と接着などについても，考慮しなければならない．例えば，Nora 社からは様々な複合素材が販売されている（表1）．

警告！
1) 特に夏場のように気温が高い時期には，患者の足部は大きく腫脹し，靴が小さくなり，足を傷つけることがある．これを防ぐため，義肢装具士による評価の後，空間を稼ぐためのダミーを抜くとよい．
2) 硬い素材で作られた糖尿病用フットベッドは，患者の立位の安定性が低い場合に用いる．しかしながら，足底圧計測を行い，足底圧の再配分を入念に評価しなければならない．

■ 靴型製作後の工程
1) ダミーを切り取る（例：ノリット3mm）．
2) 複合材を切り取る．
3) 靴型を取り付ける．
4) ダミーを加熱し，取り付ける．
5) 真空成型．
6) 複合材を取り付ける．
7) 複合材を真空成型する．
8) 冷たい濡れタオルで冷却する．

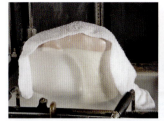
図15k　濡れタオルで冷却

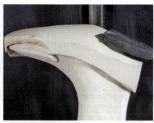
図15l　ヒールウェッジの接着

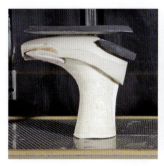
図15m　積み上げ材の取り付け

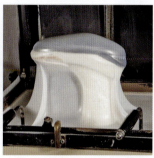
図15n　積み上げ材の真空成型

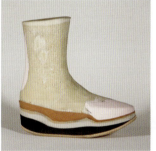
図15o　ロッカーバーを付けアライメントを取る

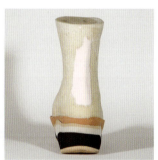
図15p　荷重位置の調整

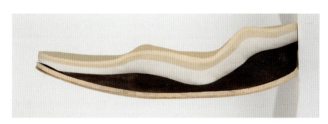
図15q　完成した糖尿病用フットベッド

表1　Nora 社製フットベッド

名称 （製品名）	Nora Lunatec combi1 約14 mm	Nora Lunatec combi2 約16 mm	Nora Lunatec combi3 約16 mm	Nora Lunatec combi4 約9 mm
診断	関節リウマチ	糖尿病	糖尿病	糖尿病
適応体重	約100 kg	約70 kg	約90 kg	約110 kg
加熱時間	6分	11分	10分	5分
冷却時間	12分	22分	20分	10分
軟化温度	130〜150℃	130〜150℃	130〜150℃	130〜150℃

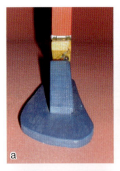
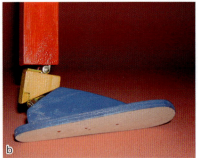
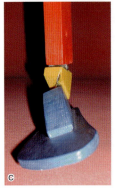

図 16 Jacob による足部モデル
a. 脛距関節と距骨下関節が付いた下腿と足部のモデル.
b. 下腿を内旋させると足部の内側縁にストレスがかかり, 縦アーチは扁平化する. 後足部は外反する.
c. 逆に下腿を外旋させると足部の外側縁にストレスがかかり, 縦アーチを上昇させ, 後足部を直立させる.
(モデルと写真：Hilaire A. C. Jacob より)

9) 圧縮空気で冷却する.
10) 積み上げ材を接着する(例：セルコルクまたは SLW).
11) 形を削り出す(中心軸の位置に注意を払う. Charcot 足では最低 10 mm の厚みをとる).
12) 腫脹した場合のダミー(2～6 mm).
13) 中底を取り付ける.

8.6 小児用足底装具

小児用足底装具を処方する際には, より繊細な評価を必要とする. 外反扁平足の診断が遅れれば遅れるほど矯正できる可能性は低くなる. 逆に診断が早すぎた場合には, 足の生理的発達が阻害され, 必要のない治療費を負担することになる(図 16～19, ⇒ 130 頁も参照のこと).

■ 診断のポイント
1) 自動的, 他動的足部可動域の検査. 患者がつま先立ちをしたとき, 踵部は内反位となり, 縦アーチは自動的に持ち上がる(Maier による).
2) 小児の足部の生理的発達に対する知識. 最終的には Meier による足と下腿軸に対する描写が助けになる.
3) 病的なアライメント不良に対する知識. 変形の診断には角度が助けになる.
4) 足部, 膝, 股関節, 背中の痛み.
5) 内側または外側に偏った靴のすり減り.

また, 以下の手順が診断の助けになる.
義肢装具士が春に足部のスキャンまたはフットプリントをとり, 医師が患児とその母親に裸足歩行と足の体操につ

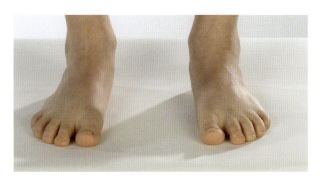

図 17a 生理的外反扁平足の前面像

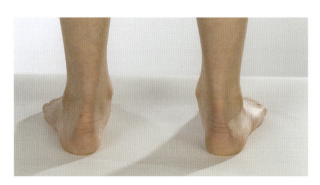

図 17b 生理的外反扁平足の背面像

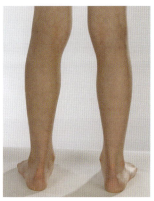
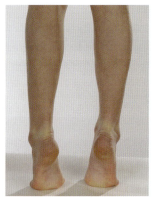

図 18a 生理的外反扁平足の背面像　　図 18b きれいに整列した内側縦アーチ
踵骨はもとの外反位から内反位へと変位している.

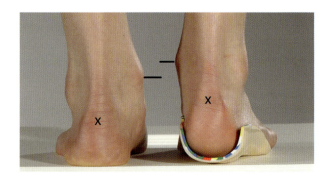

図 19 平面上で全荷重した踵(左)とシェル型足底装具内の踵(右)
左：踵部の軟部組織は一歩ごとにつぶれ, 足部の側面に向けて広がる.
右：軟部組織は外に広がらず, 全荷重がかからず, その結果萎縮する.

いて教え，秋に再診に来るよう約束する．秋にもう一度とったフットプリントにより，医師はこの児の立位のバランスが向上したか，低下したかを判断できる．治療方針はその結果次第で，治療が必要な場合は初秋から開始すべきである．自然な大地を歩くことができるのは気象条件によるし，足底装具はサンダルに入れるよりもローファーに入れるほうが好ましいからである．

治療原理

必要以上に治療しないこと．患者が早すぎる時期にシェル型の足底装具による治療を受けると，患者の静的バランスは向上するかもしれないが，刺激の欠如によりこのバランスを維持し，アーチを維持する筋が萎縮する．単に足底装具を取り去るだけで，足部の静的バランスが崩壊してしまう．一度足底装具を装着したら，常にそれを装着し続けなければならなくなる．

治療が不足している場合には，軸変形により長期的な障害を起こす(図20)．

足部が高いシェルに覆われると，児の正常な脂肪組織が萎縮してしまい，踵に必要な緩衝機能は損なわれる．よって，以下が必要である．

1) よい記録．
2) 鑑別のための機能評価．
3) 理学療法と足の体操．
4) 支持や緩衝によらない刺激．

現在のところ，知覚連動インサートはどのように機能するのかは正確には証明できないので，知覚連動インサートを使用して外反足を治療する場合には，以下のことが観察される必要がある．

1) 縦アーチの整列．
2) よりよい姿勢，よりよい体幹の緊張状態．
3) より負担が少なく，調和のとれた歩行．
4) 長期的な治療効果：しばしば短期的な装具の装着によって，十分な強さを身に付けることができるので，さらに進んだ足底装具の治療の必要性がなくなる．

強さや状態のほかに，協調と制御の質がより重要になっている．われわれはその効果について経験的にわかっているが，効果のメカニズムについてはまだわかっていない．

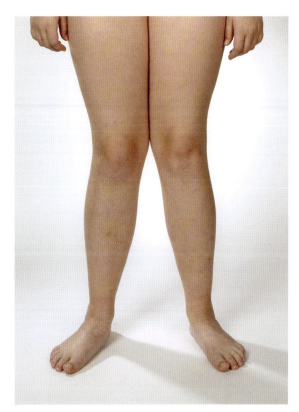

図20a　重篤なアライメント不良
装具や靴を装着していない状態のX脚．

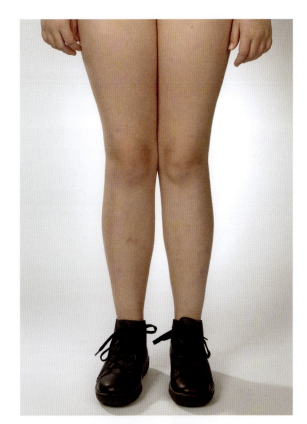

図20b　足底装具による保存的治療
患者は計画していたX脚矯正のための外科手術を避けることができた．

8.7 知覚連動インサート

知覚連動インサートは，小児にも成人にも同じように使用されて成果を上げてきた．

小児の足底装具を例として，製作過程を図21a〜dに示してある．知覚連動インサート，固有受容器インサート，求心性刺激足底装具は，いずれも刺激を目的とした足底装具の新しい用語に過ぎなかったが，「知覚連動インサート」のみが，確立された用語となった．

■ 定義

知覚連動インサートは，エレメントの作用を通じて筋や筋連鎖を刺激または抑制し，軟らかいエレメントは1〜24 mmの厚みがあり，足底装具の表面に接着するか切削により取り付けられる．

米国の理学療法士Nancy Hyltonによって基本が確立され，整形靴技術者Lothar Jahrlingがその普及に大きな影響を与えた（図21a〜h）．

知覚連動インサートをデザインする前には，正しい適応の選択に加え，患者の関節可動域検査，足底，皮膚，筋の感受性の検査が必要である．構築性拘縮を起こした足部に刺激や抑制をしても効果は限られる．逆に敏感な足部に対しては，あまり敏感ではないものと比較して刺激をかなり少なくしたほうがよい．

感覚によるフィードバックが途絶している二分脊椎患者のような神経疾患を起こした足部については，求心性刺激を目的とした知覚連動インサートによる治療は適していない．

筋トーヌスが減少している多くの患者は自律神経系も途絶しているため，患者の足部が冷たかったり暖かったり，乾いていたり汗が多かったりすることも考慮しておく必要がある．それらの足部に他のエレメントを配置した場合，そのエレメントがどの程度の刺激となるか，単純に支持できるかを予測するのは不可能である．

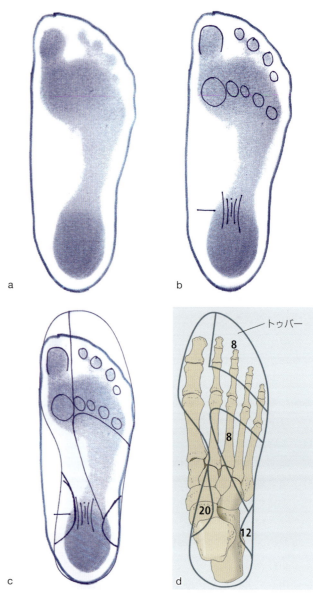

図21 知覚連動インサート
a. 外反扁平足のフットプリント．
b. 解剖学的構造の書き込み．
c. エレメント配置の設計．
d. mmで高さを記した治療例．

■ 必要条件

　成長のために十分な空間のある小児用の靴：理想的には患者のフットプリントやスキャン画像を使用して製作されているもの．通気性のあるアッパー，硬いヒールカップ，柔軟性があり，接地面の広い靴底を備えているもの．

■ 製作例

　重篤な低緊張があるものの，矯正可能な外反扁平足を例としたモジュラー型足底装具．

■ 材料

1) 0.8 mm のポリプロピレンで製作された小児靴の中底（ベース）．
2) 20～mm の発泡素材（SLW）で製作された，内側エレメント．
3) 16～mm の発泡素材（SLW）で製作された，外側エレメント．
4) 一体型の素材（7 mm マルチフォーム）で製作された中足骨頭近位外側エレメントとトゥバー．
5) 両面テープ．
6) トップカバー素材．
7) サンダル用ベルクロストラップ．

■ 作業工程

1) 靴から既存の中底カバーを取り外す．
2) ポリプロピレン製のベースを正しく挿入する．
3) あらかじめ設計どおりにドロップ型に削って整えておいた内側，外側エレメントを両面テープでベースに取り付ける．
4) あらかじめ設計どおりに削って整えておいた中足骨頭近位外側エレメントとトゥバーを取り付ける．
5) 患者に製作した足底装具を試着してもらい，求める形になるまで再調整する．
6) トゥバーの位置はつま先の位置を赤マーカーなどで描いておくと正確に配置できる．この手順はモジュラー型の足底装具のみで可能である．内側と外側のエレメントも両面テープを使用すれば位置を調整することができる．
7) 患者に約1週間足底装具を使用してもらった後，足底装具を再検査し，必要ならば再調整を施してからトップカバーを接着する．

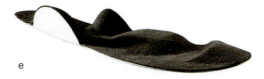

図 21e　完成した足底装具

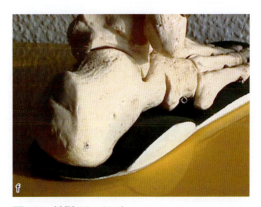

図 21f　外側エレメント

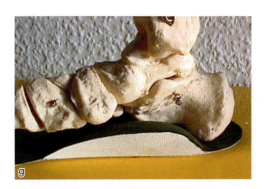

図 21g　内側エレメント

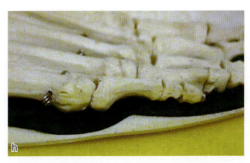

図 21h　トゥバー

8.8 神経学的足底装具

フランスの神経学者で医師の René Jaques Bourdiol によって開発されたこの足底装具は，(厚さ1～3 mm の)硬いエレメントと薄い支持素材からなる(図22a～f)．彼の後継者として開発を続けたのは，Karel Breukhoven, Ina ter Harmsel, Wolfgang Schallmey, Bernard Bricot, Jean-Claude Heili, Guiseppe Bortolin, Lydia Aich がいる．彼らは，それぞれに異なった作業工程をとり，足部のみを観察するのではなく，姿勢全体を観察している．足部に存在する受容器を経由し，筋や筋鎖を刺激，抑制することは可能である．その結果として顕在する姿勢は，個々のアライメント不良を矯正することを目的として，通常の静止バランスに干渉することなく，脳内で徐々に再プログラムされる．

患者の痛みは足部の筋に始まるが，痛みを緩和できるよう姿勢や運動を再構築し，患者自身が調整する．

神経学的足底装具による治療は生理的に異常とされる姿勢により問題が生じた患者に用いる．症状の位置，タイプと現れ方により，問題に関連する状況を特定することができるがこの過程では増強している問題と減弱している問題を区別することが重要である．

増強している姿勢の問題には，聴覚と視覚の減弱，適切ではない咬合や顎の位置も含まれる．その原因は，筋緊張の低下や増加による筋の不均衡や姿勢の変化に帰することができる．

■ 検査手順
1) 患者の既往歴を確認する．
2) フットプリンターを用いて歩行中のフットプリントをとる(図22)．
3) 検査をするために患者をピドスコープの上に立たせ，姿勢の異常を見極める．
4) 求心性刺激エレメントを使用して姿勢に影響を与える．
5) 機能検査(例として立位屈曲テスト)を用いて最良の状況を把握する．
6) 必要ならば背面スキャナーを用いて検査の補助とする(図23, 24a, b)．

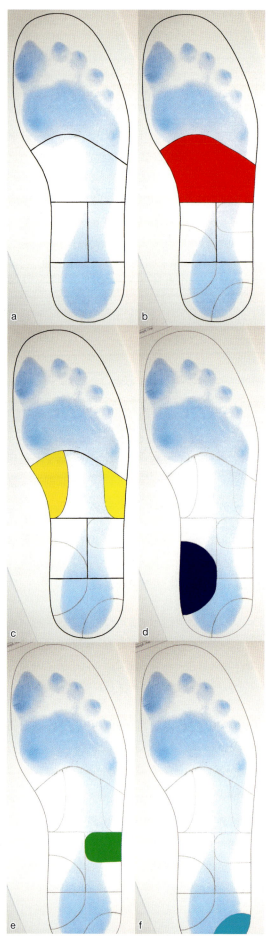

図22 Bourdiol による神経学的足底装具
a. 基本モデル．
b. 中足骨頭近位エレメント．
c. 内側，外側中足骨頭近位エレメント．
d. 踵骨エレメント．
e. 腓骨エレメント．
f. 足底エレメント．

■ エレメントのベースパーツへの転写
1) 適切な大きさのベースパーツを歩行中のフットプリントの上にのせる(図22a).
2) 第5中足骨頭近位にある中足骨頭ラインを転写する.
3) 中足骨頭ラインの最も遠位から踵の後ろまでを3つの同じ長さの区画に分ける.
4) 中央にある区画に中心線を転写する.
5) 中足骨頭近位エレメント:最も近位にある区画全体にあたる(図22b).
6) 内側中足骨頭近位エレメント:最も近位にある区画の母趾中足骨頭近位にあたる内側面(図22c).
7) 外側中足骨頭近位エレメント:最も近位にある区画の第5中足骨頭近位にあたる内側面(図22c).
8) 腓骨エレメント:中央にある区画の外側遠位半分(図22e).
9) 踵骨エレメント:中央にある区画と遠位にある区画内側に前後対称にとる(図22d).
10) 足底エレメント:遠位にある区画の踵骨外側部分(図22f).

■ 材料
1) ベース,1.2mmアゴフレックス.
2) それぞれの高さ(1〜3mm)であらかじめ型抜きされたエレメント(素材:エルコフレックス).
3) 選択や必要性にあわせたトップカバー(アルカンターラ,薄いクッション製カバーなど).

■ 製作
1) ベースにエレメントの線を転写する.
2) それぞれの素材からエレメントを切り出す.
3) ベースの転写した位置にそれぞれのエレメントを取り付ける.
4) エレメントをベースの形に合わせて削る.
5) 完全に整えた神経学的足底装具に選択したトップカバーを接着する.

8.9 適合判定

■ 4〜8週間の足底装具試用後に
1) 治療目的に合っているか(例:疼痛除去,立位バランスの改善,矯正など).
2) 足底装具は専門的に製作されているか.
3) 足底装具はしっかりと靴に合っているか.
4) 足底装具は日常的に使用されているか.
5) 靴は足底装具に適しているか.

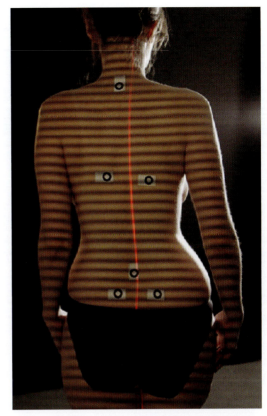

図23 背面スキャナーによる計測中の光線模様

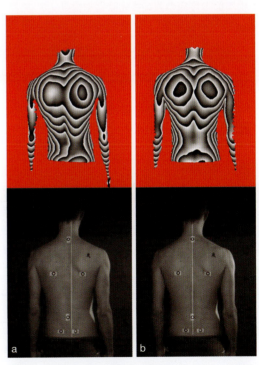

図24 裸足立位での患者の背面スキャナーの三次元像(上)と背面の写真(下)
a. 体幹が左に傾き,肩,腰椎部に強い非対称性がみられる.
b. それらを矯正するためにパッドを入れ,神経学的足底装具を製作した後.患者の対称性は大きく改善し,体幹の左への傾きもみられない.

第9章　カスタムメイド整形靴（靴型装具）
Custom Orthotic Footwear

M. Möller

定義

カスタムメイド整形靴（靴型装具）は，個々に製作または修正された靴型を使用し，個々人に合わせた整形外科的機能を有する靴に対して使用される用語である．

足部の機能障害や変形がある患者に障害を代償するために製作される．

靴型装具は矯正，支持，緩衝，欠陥の代償，運動力学的機能の向上を行うための要素を組み込むことを目的としている．

適応：

1) 縦アーチが消失し，拘縮した外反扁平足．
2) 内反足：進行の防止と足部外側縁の除圧．
3) 矯正後，もしくはまだ矯正可能な内反足．
4) 足関節の拘縮．
5) 足根関節の疼痛の強い機能障害や強直．
6) 3 cm 以上の脚長差．
7) 先天性変形．重篤な足部変形，麻痺，炎症疾患の手術後．
8) 足部の重篤な麻痺．

9.1　概要

屋外用整形靴（図1）

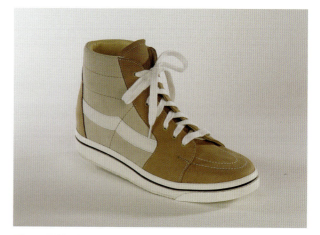

図1　屋外用整形靴

屋外用の靴は耐久性が高く，屋外で使用することを目的として製作される．患者の必要性に適合するよう，また衛生上の観点から，ドイツでは保険適用で一般的に最初は2足の屋外用整形靴を製作することができ，耐用期間は2年である．以下のような場合，耐用期間前に再製作することも可能である．① 最初に受け取った靴の修理が高額となる場合，② 足部の変形状態が大きく変化し既存の靴の補正では対応できない場合，③ 足部の医療的変形状態が大きく変化し補正では対応できない，または高額となる場合など（ドイツ治療用具カタログ）．

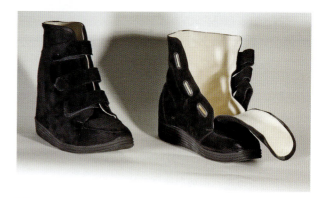

図2　屋内用整形靴

屋内用整形靴（図2）

屋内用整形靴は整形外科的な基準に沿ってカスタムメイドで製作された軽量な靴である．基本的に屋内で装着するよう設計されている．患者が夜間にトイレに行く際に，簡単に装着できるかを確認することが重要である．患者が靴

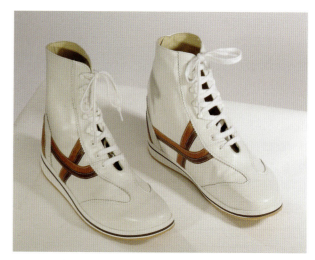

図3　スポーツ用整形靴

を手早く，1人で装着できるかが肝心である．

スポーツ用整形靴（図3）

スポーツ用整形靴は定期的に運動をする患者に，スポーツの練習をするために必要である場合に処方される．保険適用は基本的に1足が提供される．

浴用整形靴（図4a～c）

浴用整形靴は患者がロッカールームからプールへの移動やビーチでの歩行，水中でのリハビリテーションに参加できるよう，滑らない靴底を備えた軽量で耐水性のある靴である．治療は裸足では荷重に耐えられない場合，短距離でも歩行ができない場合に処方される．耐用期間は4年間であり，治療を必要とする場合にのみ作り替えることが許される．

仮整形靴（図5）

仮整形靴は軽量で，弾性のある甲材で作られたカスタムメイドの足装具である．術後早期や外傷後の移行期にこの靴を用いることで早期に歩行ができるようになる．仮整形靴を適合するためには，カスタムメイド整形靴やその他の治療では十分な運動性が確保できないという条件が必要である．さらに，仮整形靴には以下の機能が必要である．
1) 包帯を巻いた際や腫脹した際に対応できる空間．
2) 安全に装着できるよう，開きがとても広い．
3) 傷害部位や足底部を消毒できる．

■ カスタムメイド整形靴（靴型装具）

以下は，ドイツで用いられる医療用具として法律で定められた医療保険カタログに掲載されているカスタムメイド整形靴の区分である．このカタログは，医師に靴を処方する際に指針を与え，国の健康保険機関で提供されるサービスの基準となる．

■ カスタムメイド整形靴（靴型装具）の分類

1.1 屋外用整形靴
1.2 屋内用整形靴スリッポン
1.3 スポーツ用整形靴
1.4 浴用整形靴
1.5 仮整形靴

■ ソールと足装具の追加補正

2.1 ロッカーソール
2.2 ミッドソール
2.3 クッションヒール
2.4 引きずりヒール
2.5 装具の上から装着するカスタムメイド整形靴

■ 月型芯の追加補正

3.1 月型芯補強
3.2 片側足関節支持

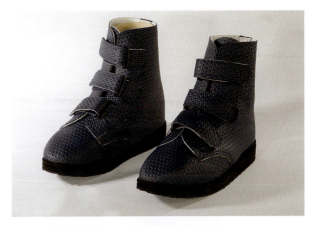

図4a 浴用整形靴：右は関節固定術治療用

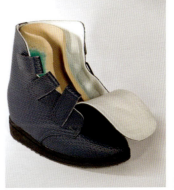 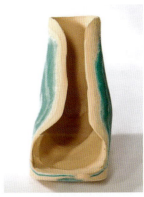

図4b 関節固定長靴が入る浴用整形靴　　図4c 関節固定長靴は靴内靴である

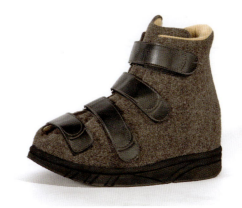

図5 仮整形靴

3.3 両側の足関節支持
3.4 腓骨キャップ
3.5 関節固定用キャップ

■ カスタムメイド整形靴の追加補正

4.1 ソールの補強
4.2 つま先の補強
4.3 つま先の部分的補強
4.4 ラムスキンの裏革
4.5 甲革の上方延長
4.6 舌革の補強

4.7　甲革への除圧パッド
■ 脚長差に対する追加補正
5.1　短縮の適用：0.1～3 cm（0.5 cm 単位）
5.2　短縮の適用：3 cm 超（0.5 cm 単位）
5.3　ラミネートによる補強
■ 足底装具および除圧による補正
6.1　ステップリリーフ
6.2　前足部除圧・踵部
6.3　革で覆われたクッションソール
6.4　糖尿病用フットベッド
6.5　糖尿病用フットベッド，潰瘍緩衝機能あり
■ 装具の修理
7.1　前足部交換
7.2　つま先交換
■ 靴型
8.1　短靴用靴型
8.2　長靴用靴型
8.3　靴型
8.4　特製靴型
8.5　新しい足の寸法に基づく靴型の修正
■ 特別作業
9.1　機能的歩行試験モデル
9.2　訪問作業
■ 修理
10.1　足底装具への変更
10.2　前足・踵への新しいパッド
10.3　レザーカバー付きクッションソール
10.4　ラムスキンの裏革
10.5　上部の新しい除圧パッド
10.6　ソール部での短縮の適用（1 cm あたり）
10.7　足底の補強

モジュラー型靴製作

　かつてカスタムメイド整形靴（靴型装具）は，全工程が整形靴製作所で組み立てられていた．しかし，熟練した職人の不足と価格に関する問題により，製作会社は靴型装具の製作方法を，既製モジュール化し，大量生産が可能な外注先に発注し合理化を進めるようになっている．そのため，現在では靴を製作する際には，様々な製作方法の違いを認識しておくことが重要である．

カスタムメイド整形靴（靴型装具）の製作工程

　以下，靴型装具の製作工程について記述する．どの工程が外注するのに適しているのかを明確にするため，靴の製作を以下の10の工程に分けている．

1) テープメジャー，フットプリント，石膏キャストまたはフットスキャン（2D または 3D）などを用いて採寸，

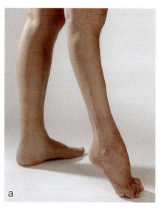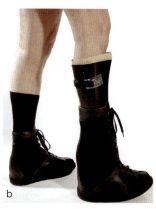

図6　多発外傷後の固縮型尖足患者
a. 外観．b. 脚長差調整（右）と関節固定を施したカスタムメイド整形靴．製作工程のAとBを用いて製作する．

表1　モジュラー型靴製作での分担方法

	製作工程	A	B	C	D
1	採寸・採型	*	*	*	*
2	靴型製作	*	*	*,X	*,X
3	チェックシュー	*	*	*,/	*,/
4	靴型修正	*	*	*,/	*,/
5	ベッディング	*	*	*	*
6	月型芯製作	*	*	0	X,0
7	製甲	*	0	0	X,0
8	靴底作製	*	*	*,0	X,0
9	クッショニング	*	*	0	X,0
10	適合	*	*	*	*

*：自社内で個別製造．
X：外注：個別製造．
0：外注：大量生産．
/：不適用．

採型をする．
2) 仮合わせ前の暫定的な靴型の製作．既製の木型（木製の靴型）を補正する，陰性モデルに発泡樹脂を流して個別に製作する，CAD/CAMを用いて製作するなど．
3) チェックシュー：足部の特徴や修正が必要な部分は透明な素材でできた「チェックシュー」に描き入れておく．
4) 靴型の修正と完成：理想的な適合状態と機能を達成するため，個々の解剖学的形状，立位，歩行の機能を靴型に組み入れる．
5) ベッディング：靴型にカスタムメイドの足底装具または既製品を補正した足底装具を組み込み，ベッディングを施す．
6) 月型芯：月型芯の形は処方に合わせて決める．その設計により，運動中の足部の自由度は異なる．それらは個別的であり，連鎖している．
7) 製甲：個別の型紙に合わせたカスタムメイドの甲革または各種の既製品の甲革．

8) 靴底の作製:個々にアライメントを調整したもの,または既製品の底材を接着する.
9) クッショニング:靴型を抜去した後にクッションを施す.足底装具,荷重位置の調整などを施す.
10) 試着と適合.

製作工程のタイプ(図6, 表1)

■ A. 古典的な製作工程

すべての靴の製作工程を同一の製作所で行う.靴型装具のすべてのパーツは個別に製作される.技量がよければ最高の品質を得ることができる.

■ D. 製甲を外注する製作工程

製甲を除くすべての工程を同一製作所で行う.整形靴のすべてのパーツは個別に製作される.技量がよければ最高の品質を得ることができる.多くの整形靴製作所はこの方法を用いる.

■ C. モジュール型の古典的な製作工程

大量生産品の甲革,中底,アーチサポート底,ヒール,靴底などのモジュールを用いた製作工程.この方法を用いると軽い変形を可能な限り安価に治療することができる.

■ D. 外注したパーツを用いた製作工程

靴型と足底装具は製作所で個別に製作される.仮合わせ後,靴型を外注先に送り甲革と靴底を受け取る.甲革は外注先で直接製作されるか,製甲会社で製作される.

選択した製作工程のタイプや使用した技術に関わらず,義肢装具士が靴型装具の質や機能に責任を持つ.靴型装具の機能や適合が損なわれない場合は既製品の使用が可能である.われわれの経験では,治療がより難しく複雑な場合には,靴型装具は個別に製作したほうがよい.製作所は靴型装具を完全に社内で製作する場合がほとんどであり,そうすることによって個別化が図られ,製作工程が管理でき,最高の品質が保証される.

複雑な靴型装具を誤った製作工程のタイプを用いて製作した場合,患者に重大な影響を与えることがある.

9.2 足部の陽性モデルとつま先の延長(toe allowance)

工場で個別生産された伝統的な木製の靴型(陽性モデルにつま先を足してあるもの)は,今日では簡単な治療にのみ用いられる.重篤な変形を起こした足部,高度な治療を必要とする足部,足関節の外科手術を受けた足部などは,標準型の靴型や矯正を施していない3Dスキャンなどを用いて治療することはできない.現在のところ,靴マイスター養成校では,石膏キャストによる陰性モデルと発泡樹脂製の陽性モデルを用いた靴の製作方法を教えている.この製作方法を用いるにあたり,適切に採型された陰性モデ

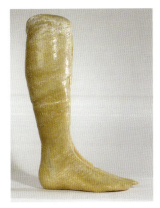
図7 陽性モデルの外側面像

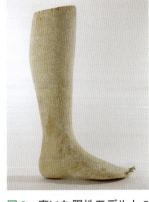
図8 磨いた陽性モデルと3本の木ネジ

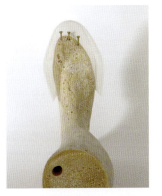
図9 陽性モデルとつま先のモールド型

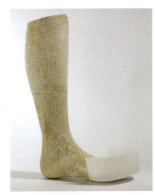
図10 陽性モデルと捨て寸の外側面像

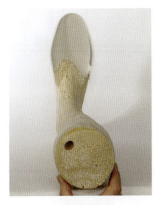
図11 つま先の延長

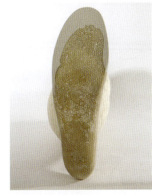
図12 完成したつま先の底面像

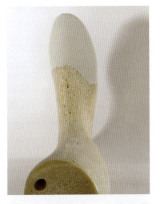
図13 完成したつま先の背面像

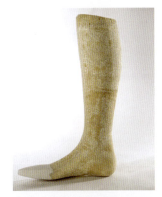
図14 完成した靴型の内側面像

ルと，靴型を製作するために正しい化学物質に関する知識が必要である．

靴型の製作：必要なものを以下に示す．
- 合わせ目を閉じ，乾燥させた陰性モデル
- 一定の温度，湿度環境

材料：
- 離型剤または離型フィルム
- 発泡樹脂（例：ヘカピュール H400）
- 計量用カップと豆
- マスキングテープ
- タックス(14/25)
- 木ネジ(3.5 cm)
- パテとその硬化剤
- つま先のモールド型

製作工程：
1) 3Dスキャン，計量カップと豆などを使用して陰性モデルの容量を推測する．経験や形に対する感覚も役に立つ．
2) 陰性モデルの内面を離型材料で覆い，乾燥させる．
3) 陰性モデルに発泡樹脂を流し込み，固める．
4) 靴型を水に漬け，石膏キャストを軟らかくする．
5) 靴型から陰性モデルを剥がす（図7）．
6) 足部のマーキングが必要な部分（関節の中心や外骨腫）にタックスを打ち込む．
7) つま先に（だいたい3本）木ネジをネジ入れ，ネジ頭は突出したままにしておく（トゥスプリングと捨て寸をよく観察して入れる）（図8）．
8) つま先のモールド型を靴型に取り付ける（図9, 10）．
9) マスキングテープを使用して，モールド型を靴型に留める．
10) 発泡樹脂をモールド型に流す（図11）．
11) つま先のモールド型を外す．
12) インソールパターンと差高板を助けとして，靴型の差高，トゥピッチと底面の形を削り出す（図12〜14）．

9.3 靴型の補正

整形靴技術において，機能的で外観もよい靴型を製作することはいまだに最もチャレンジングなものである．足部のどの部分に，どの程度圧を加えるべきか，どの部分の圧を軽減，または除去するべきかを体得することは非常に難しい．さらに個々の靴型を製作する際には，立位や歩行のことも考慮に入れる必要がある．短靴用の靴型（図15a, b）は半長靴，長靴用の靴型（図16, 17）とは明らかに製作工程が異なる．短靴用の靴型は短靴の製作のみに用いられ，長靴用の靴型を短靴の製作に用いることはできず，そうしなければ適切に甲革を仕上げることはできない（靴型

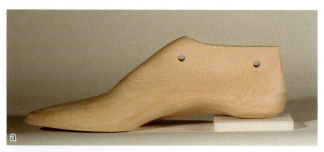
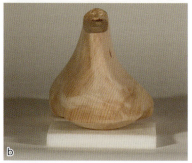

図15 差高1.5 cmの短靴用靴型
a. 側面像．
b. 背面像．

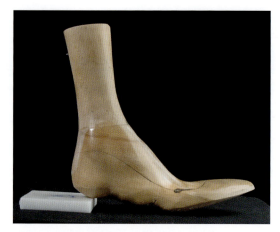

図16 内反足用靴型の外側面像

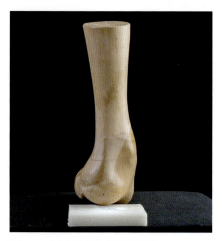

図17 内反足用靴型の背面像

のタイプと形については➡4頁を参照のこと）．

必要なもの：
- つま先の付いた靴型と転写したトレース．アキレス腱と踵骨隆起は採型してある（➡60頁参照）
- アーチの型
- デザイン画

材料：パテとその硬化剤．

製作工程：
1) 踵骨隆起の形，踵の深さを削り出す．
2) 載距突起部底面と立方骨のサポートを付ける．
3) 中足骨頭近位のサポートを付ける．
4) 下腿の形を整え，それからアキレス腱の形を整える．
5) 足関節内側，外側部を削り，踵骨隆起の適切なアライメントを出す．
6) インステップ部を削り，ヒールガースを確認する．
7) インステップ部を整え，必要なら外骨腫の除圧を行う．
8) インステップ部の下部を整え，採寸値に合わせる．
9) 型紙を使いつま先の形を仕上げる．
10) 左右の靴型を比較し，対称に整える．

9.4 透明チェックシューによる仮合わせ

靴型を製作した後，透明チェックシューによる仮合わせを行うことが必須である．この仮合わせを行うことで足部に靴がどのように適合するかがわかり，特に神経障害のある患者においては圧力の高い部分や潰瘍の適合状態，仮靴の適合も確認できる．また，この仮合わせを行うことにより，理想的な靴の外観を考えることにも役立つ．

透明チェックシューによる仮合わせを，非荷重，荷重，歩行の状態をみるものに分ける．非荷重状態では足底の形状，荷重状態では立位のバランス，歩行状態では歩行の評価が可能となる．足底の適合評価を個別に行いたい場合，チェックシューは靴型に直接成型する．

足部の中心軸を評価したい場合，患者を立位にして予備的に評価する．すべての要素を考慮するためには，これらの評価の両方を行うことを強く勧める．

必要なもの：
- あらかじめつま先を付けて完成させた1足（左右）の靴型．立位での評価をする場合には足底装具と差高板を含む
- アーチの型

材料：
- 成型用熱可塑性プラスチック
- 油性マーカー
- 皮膚用マーカー
- 粘着テープ
- 皮革のサンプル

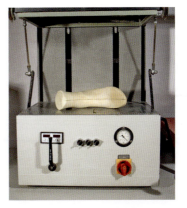

図18 プラスチックを加熱し，靴型をセット

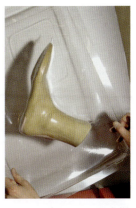

図19 プラスチックと靴型を取り外す

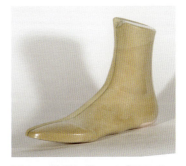

図20 靴型に沿ってプラスチックを切る

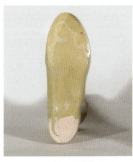

図21 靴型の底面に重なりしろを作る

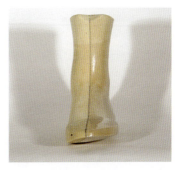

図22 靴型とプラスチックの前面像

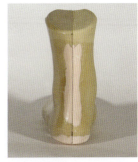

図23 靴型とプラスチックの背面像

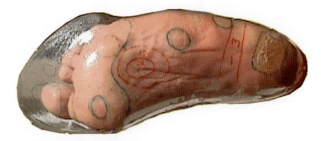

図24 チェックシュー
透明なプラスチック製のチェックシュー内部にカラー表示された足部を観察することができる．足部のマーキングはプラスチックに転写する．赤線で囲まれた部分は靴型に削り修正を加える．緑の線で囲まれた部分はそれ以上削り修正をしない．

- 靴のモデルのカタログ

製作工程：
1) 成型用のプラスチックを取り付け，加熱する．
2) 真空成型機に靴型をセットする(図18)．
3) 靴型にプラスチックを成型し，吸引をかける(図19)．
4) 仮想上の中心線でプラスチックを切りとる．正面には1 cmの重なりしろをとる．
5) 底面の中心に沿った2 cm幅の部分を荒らし，接着剤を塗る(図20～23)．
6) 最初のプラスチックと同様にして2枚目を成型し，1枚目に沿うよう切り取る．
7) 下腿のトップ面を切り取り，角を丸くする．
8) チェックシューに患者の氏名，製造年月日，製作者のイニシャルなどを書き込む．

採型・適合室での手順：
1) 患者にあいさつをする．
2) 患者に靴と靴下を脱ぐよう指示する．
3) 足部にマーキングをする(内外果の輪郭，関節の中心，中足骨頭近位のライン)．
4) 特に注意する部分にマークする(外骨腫，瘢痕，潰瘍など)．
5) チェックシューを装着し，履き口を粘着テープで留める．(通常の厚みの靴下の上から採型した場合)チェックシューの2枚のプラスチックは中心でつき合わせになることが理想的である．
6) チェックシューの上に直に，足部のマーキングの線や特に注意すべき部分にマーキングをする．チェックシューのプラスチックの間に隙間がある部分にも同様に行う(図24)．
7) 不必要な線などは描かない．
8) 患者と相談し，靴のモデルや使用する革を選ぶ．
9) 患者に別れのあいさつをする．

9.5 足底装具(footbed)の設計

　靴型と同様，足底装具も機能的で，外観もよく製作しなければならないため，既製品の靴を使用するほうが好ましい(図25～28)．足底装具を作製する際には足部の中心軸，差高，頂線(ロッカーバーのスタートライン)，トゥスプリングが靴のバイオメカニクス的な運動を規定することを念頭に置く．そのうえ靴型と足底装具は美的な要求を満たすものでなければならない．必ずしも全例とはいえないが，既製靴が機能的にも，外観的にも満足のいく形で，ほぼ適合すれば，足底装具や靴にバイオメカニクス的な要素を組み込むことも可能である．

　差高は，踵の中心が接する面と中足骨頭の最も低い部分の差を示す．

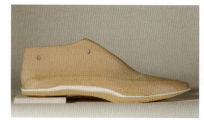
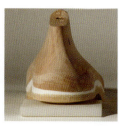

図25　足底装具の付いた靴型の側面像　　図26　足底装具の付いた靴型の背面像

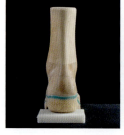
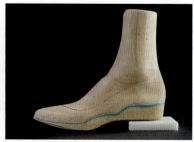

図27　2.2 cmの脚長差調整の付いた足底装具と1.5 cmの差高が付いた靴型の背面像　　図28　同靴型の側面像

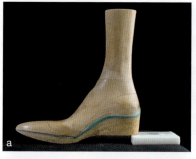
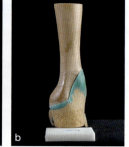
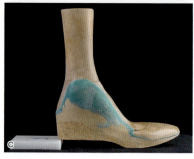

図29　2.2 cmの脚長差調整と1.5 cmの差高が付いた内反足の靴型
a. 内側面像．
b. 背面像．
c. 外側面像．

　頂線は，ローリングが始まる線である．
　差高を考慮する際，足底装具の差高とはその底面と床面との差を指す(図29a～c)．
　実際，足底装具の厚みは必要以上に厚くするべきではな

い．一般的に「通常の」厚みと，より厚い「糖尿病用の」足底装具を区別する．後者は後に靴に組み込み，靴が完成して機能するような足底装具とする必要がある．使用する材料は常に個々の状況に合わせて選択する．

以下の製作例は一足分の例である．

必要なもの：
- 一足分の完成した靴型
- アーチの型
- デザイン画

材料：
- マルチフォーム：7 mm
- テップ2：1.8 mm
- ポロコルク：4 mm
- ライトコルク：8 mm
- トップカバー：クッション材または皮革

製作工程：
1) マルチフォームとテップ2に接着剤を塗布する．オーブンでそれを加熱し，靴型の上に成型する．
2) 冷却した後，テップ2に接着剤を塗布し，同じく接着剤を塗布したポロコルクを加熱して成型する．
3) あらかじめポロコルクを削って整えておき，その上にライトコルクを接着する．
4) 脚長差調整を付けない足底装具の場合，踵の中心のコルク層はテップ2が見えるところまで削り落とす．
5) 足底装具に付けるロッカーバーを削り出す．つま先の先端はテップ2が見えるところまで削り落とし，頂線を形作る．
6) 最後に，バイオメカニクス的な機能を確認する．その後，完成した靴ができるだけ美的なものになるよう形を整える．

9.6 中底（inner sole）

定義

靴内部に組み込まれた靴底は**中底**といわれ，靴はこの中底の上に組み立てられる（⇨ 2 頁参照）．

靴型装具の作製では，甲革を靴型，足底装具（footbed），中底の上からつり込むが，既製靴では単に靴型と中底の上からつり込むだけである（図30～32）．

中底の質は形と使用する材料によるが，中底の正しい形を記述するのには様々な理論的作図法が存在する．そのほとんどは実践されてはいないが，いくつかの明確に定義しておくべきパラメータが存在する．中底のヒールの大きさは足の踵の輪郭に沿っているべきであり，一般的には非対称である．

中底の中央部は（内に窪んだ）内側と外側の関節線によって構成され，この部分は踵より狭い．

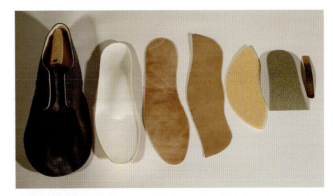

図30　左から靴型（last）と甲革（upper），足底装具（footbed），中底（insole），月型芯（heel counter），先芯（toe puff），踏まず芯（shank, shank spring）

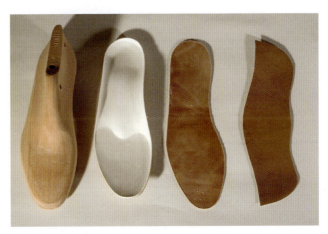

図31　（左から）靴型，足底装具，中底，月型芯

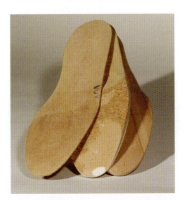

図32　靴型の上に載せた足底装具と中底

中底の前足部は足部の中足骨頭部の幅と捨て寸により構成され，個々の足の形に合わせて設計すべきである（例：糖尿病の足部と健康な女性の前足部の違いなど）．捨て寸は靴内部で10～15 mm必要である．小児では，中底長（靴の内部長）は以下のように計算する．

靴長＝靴下を履き立位で計測した足長＋捨て寸＋成長しろ（⇨ 10 頁参照）

必要なもの：
- アーチの型
- 完成した靴型
- 完成した足底装具

材料：
- 中底用の底革
- 中底の型紙

製作工程：
1) 3本の釘またはタッカーを用い，中底の材料(完成した足底装具より周囲約3〜5 mm大きいもの)を足底装具の下に取り付ける．
2) ナイフまたはハサミを用いて，注意深く中底を足底装具の縁に沿って切り取る．
3) グリットの細かいベルトを用いて縁を整える．
4) 逆側の足には鏡像反転した中底の型を用いて中底を製作することが理想的である．

9.7 月型芯(heel counters)

定義

靴の踵部，甲革と裏革の間に位置する硬い部品を月型芯と呼ぶ．月型芯は，靴の形状を保ち後足部の支持を助ける靴の重要な要素である．

閉鎖型の靴にはすべて月型芯と先芯が必要である．

甲革と月型芯は足底装具，中底を取り付けた靴型の上からつり込まれることにより，靴に張力がかかり，形が整う．

月型芯は基本的に形，回復力と使用される素材により以下の5つのタイプに分けられる．
1) より強固な月型芯．
2) 内側または外側を足首まで延長したもの．
3) 両側を足首まで延長したもの(図33, 34)．
4) 腓腹部を延長したもの(図35a〜c)．
5) 全体を延長したもの(図36a〜c)．

必要なもの：
- 靴型
- 足底装具
- 中底

材料：
- 型紙(完成したもの，紙，マスキングテープ)
- 皮革(ネックの底革，異なる強度のもの)
- 補強材(MAX, モリッツ，テップ2，エルコフレックス，コリート，ポリプロピレン，ガラス繊維，カーボン繊維)

製作工程：
1) 鉛筆を用いて靴型と足底装具上の月型芯の輪郭線を転写する．
2) 既製の型紙または製作した型紙のどちらを使用するかを選択する．

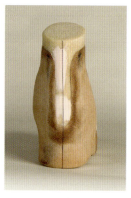 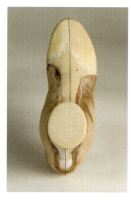

図33 両果部を延長した月型芯の背面像　　図34 両果部を延長した月型芯の上面像

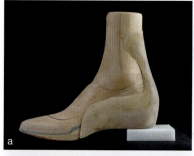 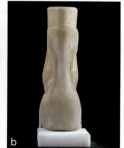
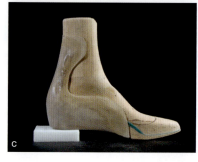

図35 足底装具と腓腹部を延長した月型芯の付いた靴型
a. 外側面像．
b. 背面像．
c. 内側面像．

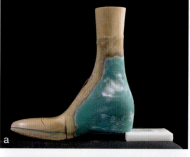 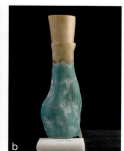
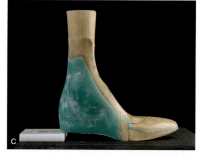

図36 内反足用に全体を延長した月型芯
a. 内側面像．
b. 背面像．
c. 外側面像．

3) 銀面が正しい向きになるよう注意してネックの底革から月型芯の素材を切り出す．
4) 適切な補強材を選択し，切り出す．
5) グラインダーまたはナイフで月型芯をすく．
6) 月型芯を完全に水に浸し，足底装具を付けた靴型につり込む．
7) 月型芯を乾燥させ，補強材を取り付けて縁を削る．
8) 月型芯を靴型から外し，甲革に入れる．必要なら余分を切り取り，縁をすく．

9.8 つり込み (lasting)

定義

つり込みとは，甲革を靴型につり込む作業をいう．閉鎖型の靴では，この作業中に先芯と月型芯を組み込む．

上質につり込まれた甲革には以下の特徴がある．裏革・甲革が靴型に均一である，適切に挿入された月型芯，素材がどの方向にどのように伸びるかが考慮されている（しわがない）．

必要なもの：
- 完成した甲革
- 月型芯
- サイドライニング
- 先芯
- 靴型
- 足底装具
- 中底

材料：
- つり込み釘（14/25 または 16/30）
- タッカーの針
- 水溶性接着剤（カウンターボンド）
- 水溶性接着剤用の歯ブラシ

つり込み前に靴型，足底装具と中底が簡単に外れるかを確認しておく．靴型が簡単に抜けないことがあるので必ず確認する．

製作工程：（図37〜59）

1) 組み合わせた甲革を靴型と足底装具にかぶせ，適合するか一体となるかを確認する．
2) 月型芯が適合しているかを確認し，カウンターボンドを塗布して甲革に入れる．必要な場合，サイドライニングも同様に挿入する．
3) 甲革を適切な位置につり込み，靴型の前足部底面7か所で釘を使い留める．
4) 靴紐をしっかり締める．舌革の隙間に注意を払う．
5) 靴型に対し，裏革を均一につり込み，中底に留める．
6) 1〜2本の釘で留め，甲革の縁の位置を確実にする．

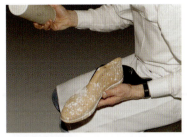 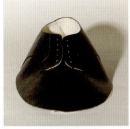

図37 靴型にタルクを振る　　図38 完成した甲革

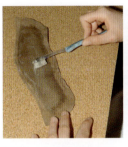 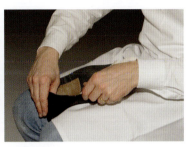

図39 水溶性接着剤を月型芯に塗布する　　図40 月型芯を挿入する

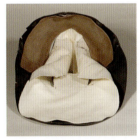 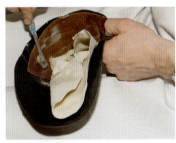

図41 月型芯を配置する　　図42 月型芯の内側に接着剤を塗布

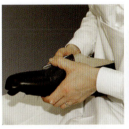 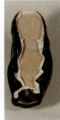 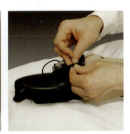

図43 閂縫いの位置を比較　　図44 前足部のつり込み　　図45 靴紐を締める

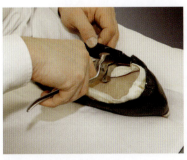 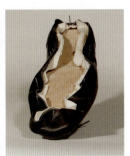

図46 月型芯を挿入する　　図47 後足部後端のつり込み

7) 後足部の中心を最初に裏革と月型芯，次に甲革をつり込んで，1本の釘で留める．
8) その後，同じことを内側と外側方向に行い，ジョイント部分までを留める．
9) 外側に2本の釘を追加し，外側を留める．
10) これで後足部全体のつり込みが完成．
11) 前足部の7本の釘を抜き，裏革のみをつり込んで中底に接着する．
12) 先芯を入れる．
13) 裏革の上に甲革をつり込み，位置を合わせて接着する．
14) つり込みしろ全体を接着し，タッカーで留めて確実に接着する．
15) 甲革と月型芯の上をハンマーでよく叩き，表面の形と移行部を滑らかにすることが非常に重要である．靴型底面の縁にも特に注意を払う．

9.9 先芯（toe puff）

定義

先芯は靴のつま先の形を保ち，捨て寸の空間を確保して足趾を保護する．先芯は甲革と裏革の間に挿入されている．先芯が適切に選択され，適合していない場合，高圧部として悪影響を及ぼす可能性がある．このため先芯のない靴もあるが，先芯を入れないと靴のつま先はつぶれてしまう．靴の機能的，装飾的な面を満たすような，適切な先芯を選択するためには立位と歩行の明確な区別が必要である．

あらかじめ必要なこと：

1) 後足部の甲革と月型芯をつり込んでおく．
2) 裏革のつり込みしろに接着剤を塗布しておく．
3) つり込みしろに塗布する接着剤は中央部に向かい細くする．

材料：

- テップ2：0.8または1.2 mm（頻度は低いが皮革またはアゴフレックス）
- 安全靴の場合，DINの規定を満たすよう鉄またはアルミニウム製の先芯（⇒78頁参照）

製作工程：

1) 裏革の上に足趾と先芯の輪郭線を描き入れる．
2) 先芯の型紙を既製のものから選ぶ，または作る．
3) 横軸に対し繊維を斜めにしてテップ2を切り出す．
4) 裏革の先芯の接着面に接着剤を塗布する．
5) ヒートガンで先芯を均一に加熱する．
6) 軟化した先芯の縁をつま先の下につり込み，均一にならす．柔軟にしなる定規などを用いることでこの工程を簡単にすることができる．
7) 移行部を最初は細かいベルトで，次にバッファーで削ってならす．

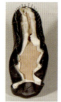 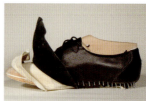 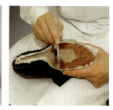

図48 釘を密に配置する　　図49 甲革と裏革をめくる　　図50 裏革に接着剤を塗布する

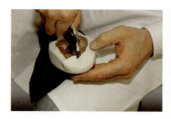 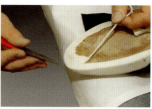

図51 裏革のつり込み　　図52 注意して裏革をすく

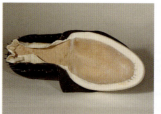 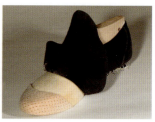

図53 裏革を叩く　　図54 先芯の接着

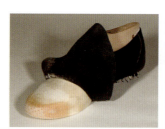 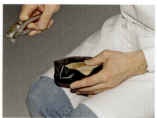

図55 裏革のつり込み　　図56 注意して裏革をすく

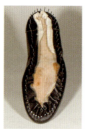 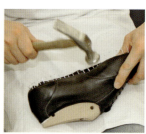 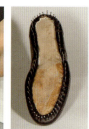

図57 つり込み終わった靴　　図58 靴の上をハンマーで叩く　　図59 余分なつり込みしろ切り取る

8) 先芯に接着剤を塗布し，つり込みの工程を続ける．

9.10 細革(welt)，踏まず芯(shank)，中もの (bottom filling)，靴底の補強(sole stiffening)

定義

細革は，甲革と靴底をつなぐ役割を持つ．かつては縫い合わされていたが，現在は接着剤で着けられている．

一方，踏まず芯は，古くから現在まで鉄，ガラス繊維強化プラスチックのような非常に強固な材料で作られている．踏まず芯は足部の踵から中足骨頭にかけて接続を強固に保つ．つま先の中ものはこの踏まず芯のちょうど前に位置する．中ものは細革内部の窪みを埋めるために使用される．

靴底の補強は細革の全長，すなわち中底の全長にわたり，靴底全体を補強する．靴底の補強が存在する場合には，中ものは必要がない．

靴の製作には様々な方法がある．セメント式で靴底を射出成型した靴は既製靴で発展したが，セメント式は靴型装具でも多用されている．靴底は皮革の表底とヒールで製作することもできるし，簡単に合成樹脂製の靴底を作ることもできる．

あらかじめ必要なもの：
釘やタッカーの針を外した，つり込み済みの靴型．
材料：
- 荒らした革製またはゴム製の細革
- スチール製の踏まず芯
- 補強材(例：底革，MAX，テップ2)
- 中ものの材料(ライトコルク，ポロ)
- 靴底の補強材(ガラス繊維またはカーボン繊維と樹脂，硬化剤とビニール袋)

踏まず芯の製作工程：
1) 細革を荒らし，接着剤を塗布する(図60)．
2) つり込みしろを荒らし，接着剤を塗布する．
3) 細革の曲線部分に刻み目を入れる．
4) 細革を全体に均一に接着する(図61～63)．
5) 踏まず芯を必要な形になるように叩き，接着する(図64)．
6) 窪みの形に合わせて補強材を切り出し，靴のウエスト部に接着する(図65)．
7) 中ものを十分な大きさに切り出し，形に合わせて調整し，接着する(図66)．

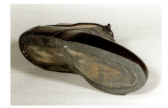
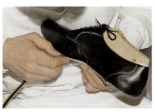

図60 つり込みしろを荒く削る　　図61 細革を接着する

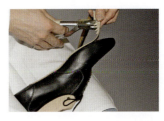

図62 皮革製の細革に刻みを入れる

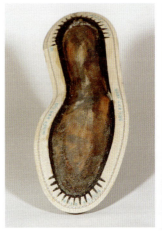
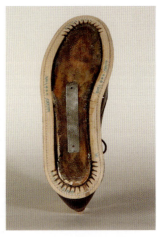

図63 全体に接着された細革　　図64 踏まず芯を接着する

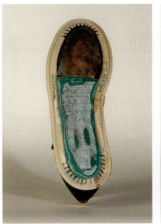
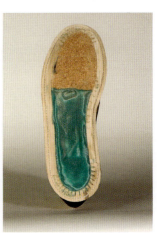

図65 踏まず芯の補強　　図66 中ものを接着する

靴の補強の製作工程：
1) 踏まず芯，中ものの代わりに靴底の補強材を靴に組み込む．
2) 必要量のガラス繊維またはカーボン繊維を切り出し，ビニール袋に入れる．
3) 含浸させる樹脂に硬化剤を混ぜ，ガラス繊維またはカーボン繊維に注ぎ入れる．
4) 空気と余分な樹脂を抜き，ビニール袋を閉じる．
5) 靴に袋に入った補強材を取り付け，圧着機に入れて圧着する．
6) 余分な補強材を縁まで削り取り，硬化した補強材を接着する．
7) 残った窪みにはコルクを入れ，滑らかに仕上げる．

9.11 靴底(sole)，ヒール(heel)

定義

靴底は皮革，ゴム，ポリウレタンなど様々な素材で製作することができる．

靴底は以下のように区別する．
1) ロングソール(ウェッジソール)は靴底の全長をつなぎ，ヒールも含む(ローファー，スポーツシューズなどに使用される)．
2) ハーフソールは通常ゴム製であり，靴の前方半分のみを覆い，ミッドソールを必要とする(伝統的な婦人，紳士靴などに使用される)．
3) ミッドソールは細革と表底の間に挿入される(古典的な婦人・紳士靴だけではなく労働靴，ハイキングブーツのような特に強度を必要とする靴に挿入される)．
4) 靴底の溝は(労働靴やハイキングブーツでは)特に深い．
5) ドイツ工業規格(DIN)の規定によると，労働靴とその靴底は耐油，耐酸性，帯電防止性のものでなくてはならず，溝がなければならない．
6) 発泡樹脂製の靴底はつり込まれ，接着された甲革の下に成型される．このタイプの靴は既製靴において典型的である．形と使用する素材により，ヒールの効果が異なる(⇨ 34 頁参照)．

あらかじめ必要なこと：
1) 甲革はつり込んでおく．
2) 細革を取り付けておく．
3) 踏まず芯と中もの，または靴底の補強を施しておく．

材料：
- 靴底(上記参照)
- ヒール
- 化粧革

製作工程：
1) 細革，踏まず芯，中ものを削って平らにし，荒らして

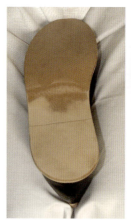

図 67 表底を接着する　図 68 ヒールブロックを接着する

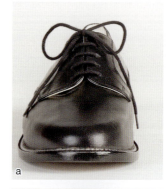 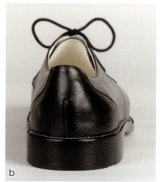

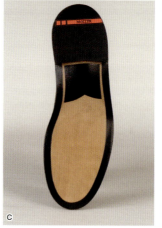 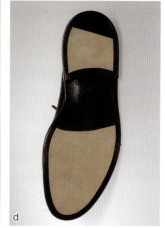

図 69 磨き，完成した靴
a. 前面像．
b. 背面像．
c. 底面像．
d. Fato で仕上げた底面像．

接着剤を塗布する．
2) 靴底とまたはウェッジ，ヒールを荒らして，同様に接着剤を塗布する(図 67, 68)．
3) 材料を接着する．
4) 靴底の底面を平らに削る(位置を確認する)(図 69)．
5) 表底，化粧革を接着する．
6) 靴底の周囲を削る．

9.12 磨き(buffing),仕上げ(finishing)

定義

磨きは靴底とヒールにバフをかけ,磨き,ワックスをかける工程を指す.清掃と磨きは仕上げ工程の一部である.工程はゴム,発泡ゴム,皮革のそれぞれの靴底で異なる.

■ ゴム・ポロ製の靴底

あらかじめ必要なこと:靴底は均一に削っておく.

材料:ゴム用仕上げ剤.

製作工程:

1) 細かい目のベルトで靴底の側面を均一に削る.
2) 軽く靴底の角を落とし,バリを取る.
3) 靴底にゴム用仕上げ剤を塗り,乾かす.

■ 皮革製の靴底

あらかじめ必要なこと:靴底は均一に削っておく.

材料:
- Fato 下塗り剤,Fato 磨きワックス
- 幅の広い粘着フィルム
- 水,ガラス,スポンジ
- 皮革製のヒールブロック
- 皮革製の仕上げ用品

製作工程:

1) CAMI180 の粗さの大きい径のバフで継ぎ目(表底の上部)を一方向にバフがけする.
2) 1枚の大きい粘着フィルムで表底全体を覆う.
3) フィルム上に求めるデザインを描き入れ,ナイフで正確にカーブに沿って切る.
4) 染色したい部分のフィルムを剥がす.
5) ヒールブロックの前面を細かい目のベルトで削り,大きい径のバフで磨く.
6) 靴底とヒールの側面に Fato 下塗り剤を清潔なリス毛のブラシで一方向に塗布する.
7) ヒールブロックを接着し,平らに削る.
8) 化粧革を接着する.
9) 周囲全体を細かい目のベルトで削る.
10) 水を含ませたスポンジを使い,側面と化粧革を湿らせ,乾かす(不均一を避ける).
11) 側面と化粧革をもう一度バフがけする.
12) Fato 下塗り剤を一方向に均一に塗布し,乾かす.
13) 磨きワックスをバフに付け,靴に均一に塗布する.
14) 羊毛のブラシを用いると強い輝きを与えることができる.
15) 残っている粘着フィルムを剥がす.
16) 靴を清掃し,磨く(図 70a〜c).

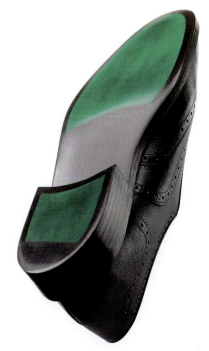

図 70a　Fato で仕上げた靴の底面像(Minke 社)

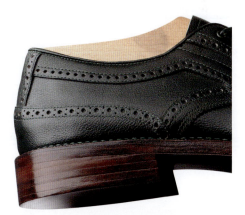

図 70b　Fato で仕上げた靴の部分像(Minke 社)

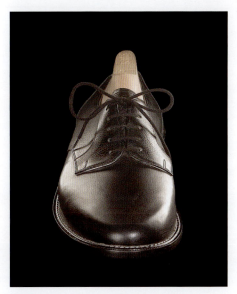

図 70c　Fato で仕上げた靴の前面像

第10章 靴内装具
In-shoe Orthoses

M. Möller

定義

本章で述べる**靴内装具**とは，足部と足関節の支持，整復，変形の防止または矯正，機能の向上に使用される装具を指す．この装具は靴下を履いて装着し，装着前に既製靴または特殊靴に挿入される（⇨77頁の「AFOの上から装着する靴」項を参照）．ベッディング，月型芯，脚長差調整や補正のような整形靴の特徴が靴内装具に組み込まれている．

■ 覚えておくべきこと

靴内装具は装具と靴下が簡単に患者の既製（または調整を施した）靴に適合する場合にのみ処方される．

10.1 靴内装具（展型例）

このタイプの装具は回内変形，回外変形など広範囲の治療に用いることができる．関節固定の場合には腓腹部の高さ（図1）で，足関節内側または外側を支持する場合には足関節の高さ（図2）または足底装具までの高さで用いることができる．患者の障害は治療が必要なそのときに治療されるべきもので，それぞれの足部に考慮すべきであるという基本的な治療原理は常に意識する（図3,4）．理学療法などを通じて患者の状態に変化がみられた場合には，装具の高さや安定性を調整する．

■ 処方に先立ち必要なこと

1) 矯正肢位（靴下と装具を装着した状態）の足部の容量は，既製靴内部の容量を上回っていてはいけない．固定用あるいは既製の半整形靴も考慮する．
2) 中心軸を確保しなければならない．

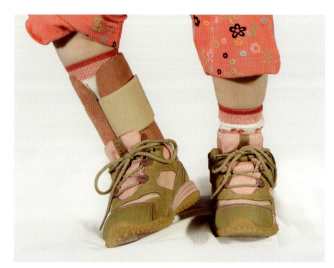

図3　女児の腓腹高と足関節高のAFOの前面像

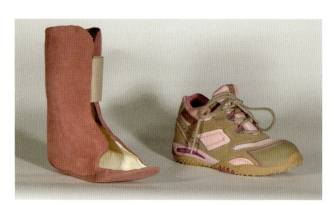

図1　関節固定用の腓腹高のAFOと小児用整形靴

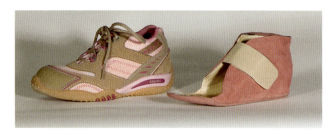

図2　足関節高のAFOと整形靴

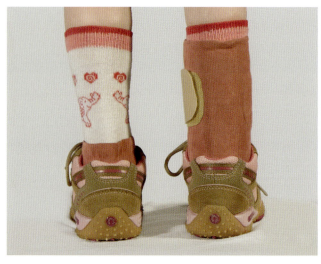

図4　女児の腓腹高と足関節高のAFOの背面像

■ 製作に先立ち必要なこと
1) 靴型は完全にバフがけし，患者の足部をできる限り矯正位にするよう考慮する．尖足位は許容できる．一方，回内・回外位はできる限り矯正する必要がある．踵骨隆起でアキレス腱を最大に伸張する必要がある．
2) アーチの型．

■ 材料
- 高品質の裏革(足底にあたる部分と足関節周囲，必要な場合腓腹部の周囲)
- クッション(内外果部)
- 補強材(後足部底面と足関節・腓腹部周囲)
- ライトコルク
- 外張り用の甲革
- ベルクロのベルト，稀に靴紐

■ 作業現場での製作工程
1) 側面を大きくした適切なサイズの中底を靴型に取り付ける．
2) 足首と腓腹部の周囲全体に裏革を巻き付け，重なりの部分で接着する．
3) 突出した部分(内外果，舟状骨，第5中足骨底など)にクッションを取り付け，形を削り出す．
4) (底面と下腿周囲に)補強材を接着し，移行部を削る．
5) 既製靴に入れられるよう調整する．
6) ベルクロのベルトを取り付ける．

■ 適合の手順
1) 装具の高さと固定具合を決める．
2) 脚長差を確認する．
3) 踏み返しの位置と補助量を決める．
4) 背側の支持ベルトが必要かどうかを確認する．

■ 作業現場での仕上げ工程
1) 最終工程としてベルクロのベルトを接着する．
2) 外観を整える．

腓腹高の靴内装具

整形外科的治療と同様，患者には十分な治療が必要であるが，絶対に必要以上には治療しないという方針を常に心がける．治療が必要性の程度を知るには，以下の要素を評価しなければならない．

1) 患者の疾患が進行性である場合，支持に長いレバーアーム(図5, 6)を与え，装具に繰り返し調整を施すのを避けるため，甲革は足部の高い位置まで覆わなければならない．装具が治療開始時の要求を満たしているだけでは，すぐに適合が悪くなるか機能的に不十分となる．残念ながら短時間のうちに新しい装具が必要になるため費用は無駄になる．
2) しかしながら，外傷後のように早期に機能的な回復が見込まれる場合，患者にはその時点での要求をもとに

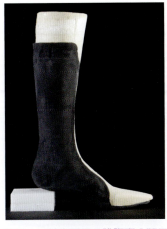
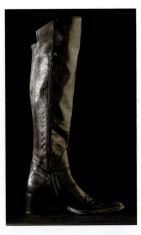

図5 痙性尖足用の腓腹高の装具
図6 装具とともに装着する踵の調整を施した膝丈ブーツ

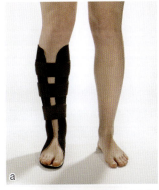
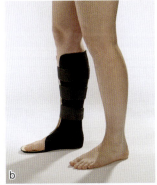
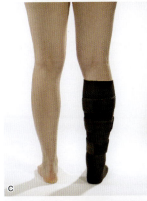
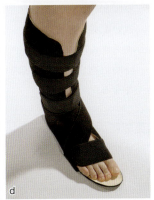
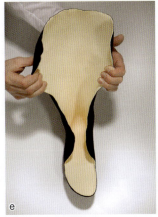

図7 柔軟な底を付けた関節固定用の腓腹高の装具
a. 前面像．
b. 内側面像．
c. 背面像．
d. 外側面，上面像．
e. 滑らかにクッションを付けた裏革．

装具を適合させ早期の運動機能を確保すべきである．患者の状態が回復を示したら，装具の高さを低く調整する．なお単に装具の高さを低くするだけでなく，補強や矯正要素も見直す．
3) 必要な装具のレバーアームの長さは患者の筋トーヌスに依存する．強い痙性麻痺の患者に対しては，弛緩性麻痺の患者よりも長いレバーアームが必要である（図7a〜e）．てこ（レバー）を支持する補強に加え，痙性を低下させる要素も組み込む．
4) 軟部組織や筋の多い下腿は，やせ細った下腿よりも短いレバーアームで大丈夫である．
5) 体性感覚が損なわれ歩行が不安定となった患者にも丈の高い装具のほうがメリットが多い．レバーアームが長いほうが安定性も高く，下腿をより広い面で覆うため，受容器もより多く覆われるのがその理由である．
6) 関連する要因の評価がすべて終わった後でも残念ながら患者が装具に満足しなかった場合，装具を全く使用しないか，最低限しか利用しない．このため，事前に患者としっかりと話し合うことが特に重要である．

関節固定用の靴内装具（図8a, b）

関節固定用の靴内装具により，足関節と距踵関節が固定される．小児の場合，装具の縁はアキレス腱近位部の筋腹付近までとするのがよい．成人ではそれは約 20 cm の高さが目安である．

■ 適応
1) 腫脹が少ない足関節症や足関節，距踵関節の外傷後．
2) 強い痙性．
3) カスタムメイドの装具では治療できない，外傷後の一時的治療．痛みの少ない患者にはより低い装具が適用となる．

両果部靴内装具（図9a〜f）

両果部靴内装具は距踵関節を支持または固定することによって回外，回内を制限する．足関節の自由度は保たれ，足部の背屈と底屈は可能である．

■ 適応
1) 距踵関節の疼痛．
2) 回外，回内変形．

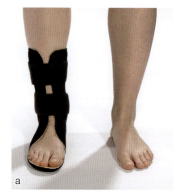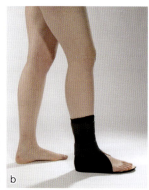

図8 足関節高の靴内装具
a. 前面像．
b. 外側面像．

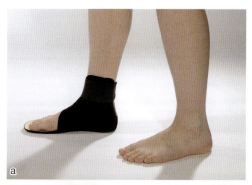
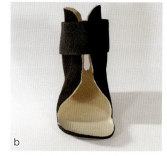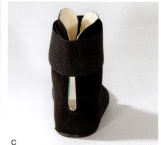
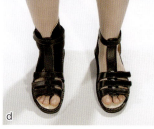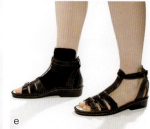
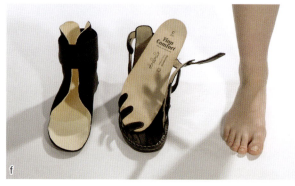

図9 両果部を支持する靴内装具
a. 内側面像．
b. 前面像．
c. アキレス腱が露出した背面像．
d. 整形靴内の装具の前面像．
e. 整形靴内の装具の内側面像．
f. 装具，取り外し可能な中底．麻痺の患者によい FinnComfort® の靴．

内側・外側装具（図10a〜c）

垂直からの変位の量に応じて，内側・外側装具が足関節の内側または外側に構築される．踵骨は厳密に垂直位に保たれなければならない．

■ その他

以下の伝統的な要素も付加できる．

1) 刺激エレメントの付加．
2) 背側支持ベルトの付加．
3) 裏革用羊毛の付加．
4) 足部の矯正付加．
5) 足底の補強材付加．

腓腹高装具（アリゾナ装具）（図11）

距踵関節と足関節を完全に固定するための3本のベルクロのベルトが付いた腓腹高の装具．

装具は非常にコンパクトに設計されているが，固定は確保される．既製靴に入れて使用するのは難しい．足部と装具の容量は通常，靴内部の容量を上回る（製作：ゼンデンホルスト Christian Zott）．

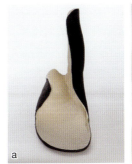
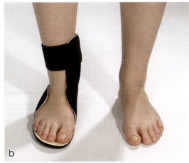
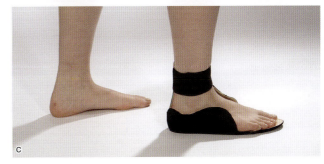

図10　内側装具
a. 内側を高くし，クッションと足関節を補強した装具．
b. 装具は下腿前面のベルクロで留める．
c. 装具は下腿外側のベルクロで留める．

10.2　Nancy Hilton による動的装具

シアトル在住の理学療法士 Nancy Hilton は脳性麻痺児の治療に対する自身のアプローチを開発した．Hilton は Bobath 法のように，体系的に筋トーヌスを通常レベルにするために訓練を行っている．しかしながら，70年代に開発された重い装具はもはや患者の動的な必要性に合わないため，80年代初頭に自身で足関節を覆う石膏装具を使用して靴の補正を始めた．後にポリプロピレン製のアンクルサポーターを製作し，それを「短下肢装具（AFO）」と名付けた．この治療のねらいは単に関節を直立歩行に適した位置にするだけでなく，安定性と感覚のフィードバックを向上させることにあった．また，最大限の安定と運動の制御を達成し，それによって高い運動の自由度を達成することにあった．そのため，この装具にはより機能的な肢位と高い運動能力があらかじめ必要とされる（⇨ 232頁の第33章も参照のこと）．

■ 治療の特徴

1) 最適な適合が深部感覚情報が筋トーヌスに影響する．
2) 筋による制御の余地を与えるため，装具の継手には自由度がある．
3) 筋のトーヌスが強いほど装具はより薄く，柔軟に製作する．
4) 足関節と距踵関節は生理学的に中間位に置くべきである．

Hilton によると，拘縮した外反扁平足や尖足から二分脊

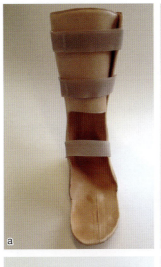
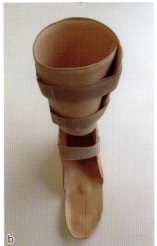
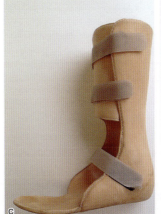
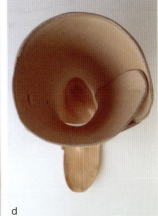

図11　アリゾナ装具（製作：Christian Zott）

椎や筋疾患まで適用の可能性は幅広い．

　足関節と距踵関節の中間位をとれる脳性麻痺患者は稀である．そこで治療の質を上げるためには，正しい診断と正確な製作が必要である．

■ 適用
1) 徒手矯正可能な外反扁平足．
2) 徒手矯正可能な尖足と内反足．

■ 適応禁忌
1) 二分脊椎．
2) 筋疾患．
3) 足部の拘縮変形．
4) 神経障害性の足部．

■ 製作
　2枚の2mm厚の木材の板をベースに使う．その上に足部の外形線を転写し，必要な矯正を付けていく．

■ 12歳の少女の治療例（図12a, b）
1) 踵を2mm低い位置に置く．
2) 内側に5mmの矯正をかける．
3) 外側に4mmの月型芯の支持を付ける．
4) 4mmのパッドを入れる．
5) 第1中足骨頭を4mm低くする．
6) 第2〜5中足骨頭を2mm低くする．
7) 母趾先端を2mm低くする．
8) つま先の傾斜を調整する．

　このベースの上で12cm幅の石膏キャストを用い，足部を採型する．その後，足部の陽性モデルを製作し成型を行う．クッションが必要な部位には，マークをしたうえで4mmのマルチフォームを取り付ける．真空成型を使い，2mmのポリプロピレンをパッドも含めて陽性モデル全体に成型する．患者の足に圧をかけることができないため，トリミングラインは注意深く縁を丸くする．その後，パッドを取り付け，ベルクロのベルトをリベット留めする．リベットが位置する部分には足部の圧を防ぐためにパッドを施す必要がある．足部を安定させるため，注入器具を用いて装具の底面を材料で埋める必要がある．埋めた材料は垂直のアライメントが出るように後で削る．足部が靴に適合するよう調整した後，患者は試着期間を開始することができる．

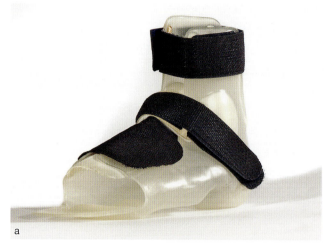

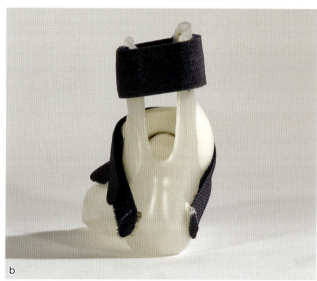

図12　Nancy Hiltonの装具
a. 外側面像．
b. 背面像．

第11章　特殊既製靴
Specialized Footwear

M. Möller

11.1　治療靴

　治療靴は，生理学的な機能を早急にかつ効率的に，つまりは低コストで再構築するために装着される．治療目的を達成するために，個々の患者の足部に合わせたトゥキャップ，足底の修正，矯正などの靴の補正が必要である．

11.2　固定靴

■ 足関節の靭帯損傷患者用（図1，2）

　このタイプの治療靴は，足関節の靭帯損傷に対する機能的リハビリテーションを目的とする．損傷を起こした足部に可動域低下がみられる場合には，損傷後のケアにより早期に歩行が獲得でき，それによって入院期間を短縮し，障害期間も短縮できる．創が治癒し，足関節の腫脹が鎮静化した直後（ただし受傷後10日後以降）から適合できるため，事前に治療靴の処方が必要である．足部は夜間にも夜間装具などを使用して固定することが必要である．

■ アキレス腱損傷用（図3）

　この症状に対する治療靴は，腓腹部を覆い外側を補強すること，背側サポート用ストラップやクッション性のある裏革などを持つ．中心となる要素は3 cmまで調整可能な差高である．初期には，アキレス腱の負担を軽減するために足部を底屈位におき，0.5 cm刻みで3 cmから0 cmまで差高を低下させることができる．機能的代償のため，逆側にも同じ調整をしなければならないが，足首を包み支持できる靴ならどのような靴でも十分である．入浴する際や夜間には足部を使い捨ての医療用バッグやビニール袋で覆うことが推奨される．

■ 麻痺足用（図4）

　このタイプの靴は，多くのメーカーが様々なデザインの

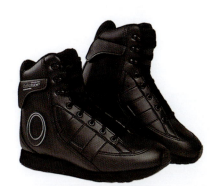

図1　黒い紐留めのStabil靴(Orthotech社)

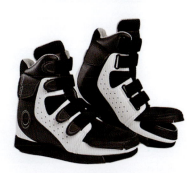

図2　Reha Stabil靴(Orthotech社)

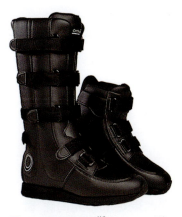

図3　Valio Stabil靴(Orthotech社)

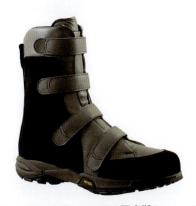

図4　Jaguar Black-khaki固定靴(Thanner社)

ものを提供している．個々の必要性に合わせて，靴には以下のような機能が必要である．
1) 足関節の固定．
2) 月型芯の補強．
3) 足関節のクッション．
4) 様々な足幅サイズ．
5) バランスをとるための広い接地面．
6) 十分なトゥスプリング．
7) 装着が容易であること．
8) 紐留めとベルクロ留めの選択．
9) パッドが入り，支持性のある舌革（タン）．
10) 足底装具を挿入できる十分な空間．

11.3　創治療靴（短期，長期）（図5〜7）

創治療靴は大量生産で，早期に運動，歩行ができるようデザインされている．機能的除圧は足底装具を用いた場合にのみ可能である．数週間だけ装着される（短期）靴と数か月装着される（長期）靴とを区別する．

市場にはたくさんのモデルがあるが，個々の必要性を満たす靴には以下のような機能が必要である．
1) 包帯を巻いた状態で履ける広い空間．
2) 足関節の固定．
3) 足底装具を挿入できる十分な空間．
4) 足幅の調整．
5) 幅が広いベルクロ．
6) 洗浄と殺菌が可能．
7) 軟らかい甲革素材．
8) 踵の保持．
9) 患者の立位を安定させる．
10) 滑りにくい靴底．
11) 履き口が大きく，装着しやすい．
12) 取り扱いやすい．

11.4　前足部と後足部の免荷靴（図7〜10）

除圧のための前足部用の免荷靴と後足部用の免荷靴を区別する．重要なことは，転倒のリスクを防ぐため患者には十分な安定性が必要ということである．この種の靴を装着して歩くことは，患者の協調性に対して負担になることがある．逆側も考慮し，脚長差を調整するための補正が必要である．

前足部用の免荷靴は基本的に2つのタイプがある．最初のタイプは中足部に鋭い切り込みがあり，足根部と中足部で強く荷重を受ける短い前足部免荷靴である．それらの荷重部により，骨折や脱臼につながることがある．よってこのタイプの靴は神経障害の患者には適していない（図9）．

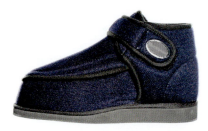

図5　短期または長期用バンデージ靴（Rattenhuber 社）

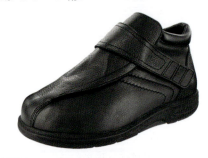

図6　長期用バンデージ靴（Strober 社）

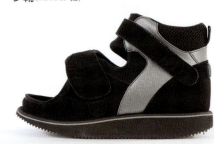

図7　バンデージ靴と部分免荷靴（Fior & Gentz 社）

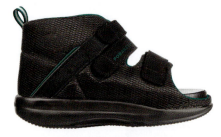

図8　長い前足部免荷靴（Rattenhuber 社）

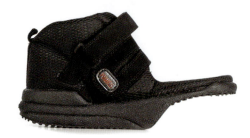

図9　短い前足部免荷靴（Fior & Gentz 社）

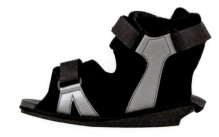

図10　部分除圧靴 Mars（踵部除圧靴）（Streifeneder 社）

一方の長い前足部免荷靴は，足根部と中足部で荷重を受けるが，圧の最大化を避ける．さらに衝撃を低下させる要素は広く開放しており，つま先を保持する調整可能なファスナーを取り付け，靴が足部から脱げないよう保証するべきである．

後足部免荷靴は後足部を除圧し，特定の部位（例：潰瘍のある患者など）をクッションによって除圧することができるうえ，踵を完全免荷することもできる．この場合にも神経障害の患者を治療する際には最大限の注意を払う必要がある．

11.5 矯正位を保持するための靴（図11）

「固定靴」または「内反足矯正靴」と呼ばれることの多いこのタイプの靴は，足部の外反，または内反変形に対して処方される．多くのメーカーが多様なデザインに注目しているが，以下の必要性を満たしているかどうかで判断すべきである．
1) 内部空間にある矯正の形．
2) 月型芯が内側に延長されている．
3) 月型芯により外側の抗力がかかる．
4) 足底装具を挿入できる十分な空間．
5) 接地面の大きさ．
6) 甲革の履き口のクッション．
7) 軸アライメント．

11.6 短下肢装具（AFO）の上から装着する靴（図12）

装具の上から装着する靴は，足部，下腿，下肢装具に対応できるようデザインされ，さらに装具と機能的に組み合わせるようあらかじめ設計されていなければならない．よって，以下の要件が必要である．
1) 容易に装着できるよう履き口が大きい．
2) 接地面が広い．
3) 軽い．
4) 裏革が滑らかである．
5) 取り扱いやすい．
6) 見た目がスリムで大きくみえない．

甲革にクッションは必要ない．個々の患者に適合させるため，後部にロッカーバー，軸矯正，クッションヒールなどの補正を施さなければならない．容量の大きい装具や変形が強い場合には靴型装具が処方される場合もある．

11.7 糖尿病用保護靴（図13a〜c）

多発神経障害や末梢動脈閉塞症により，感覚が消失した

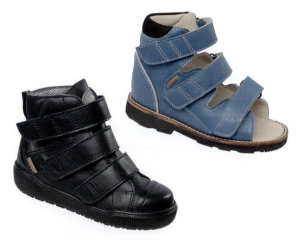

図11 矯正靴（内反足矯正靴）(Schein社)

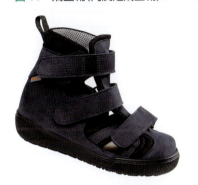

図12 AFOの上から履く靴(Schein社)

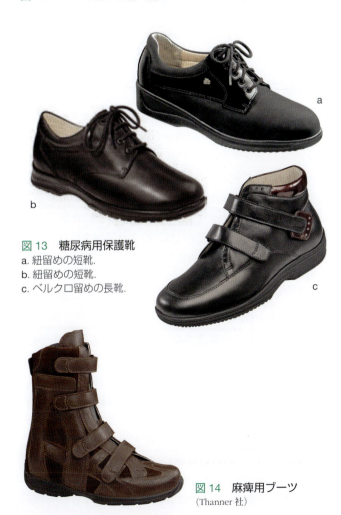

図13 糖尿病用保護靴
a. 紐留めの短靴．
b. 紐留めの短靴．
c. ベルクロ留めの長靴．

図14 麻痺用ブーツ
(Thanner社)

糖尿病患者に既製靴が処方されることがある．足底潰瘍治癒後の二次的状態に使用されることもある．糖尿病用保護靴は以下の要件を満たさなければならない．
1) 糖尿病用フットベッドを挿入できる十分な空間．
2) 甲革の履き口のクッション．
3) クッションを入れたベルト．
4) 内部に縫い目がない．
5) 足趾を圧迫しない広い空間．
6) 適切に踵を保持する月型芯．

11.8 麻痺用の靴

このタイプの靴は下肢の麻痺を治療する際に処方され，取り扱いやすいよう非常に広い履き口と大きなベルクロの環を備えている(図14)．

11.9 安全靴(図15〜19)

個人用保護用具(PPE)の中心要素として，安全靴は作業現場で足部を傷害から保護するようにデザインされている．危険防止のタイプにより，いくつかのカテゴリー(SB, S1〜S5)が用いられる．必要条件は様々なガイドラインやリスク評価で定められており，それらが「正しい」靴の選択に必要である．

安全靴は市場で販売する前にEC(欧州共同体)型の検査認証と法令遵守宣言が必要である．

安全靴に靴の補正を施す場合，または足底装具を挿入する場合には，この認証は無効となる．多くのメーカーは供給者と協力して，安全靴に補正を施すシステムを開発している．このシステムにより義肢装具士は多様に個別化され，かつ安全が保証された治療靴を提供することができる．ドイツ整形靴技術協会のガイドラインに従って製造された安全靴は，このよい例である．S1〜S3に分類される補正を施した安全靴の提供には，特別な訓練を受けた義肢装具士だけが使用を許されるモジュラーシステムが使用される．

それらの認可されたシステムはPPEメーカーのガイドラインに沿っていることで保証されている．

一般的に，個人を保護する用具でもある医療器具(例：カスタムメイドの靴)を，EC型の検査が存在しない市場に持ち込むことは可能である．その際，義肢装具士は製品がPPEメーカーの定める基準に示された，健康と安全に関する必要性を満たしていることを保証しなければならない．しかしながら，機関によってはそれに反するアプローチを勧めており，EU(欧州連合)指令の次回改訂時にこの状況が解決されることを望んでいる．
1) **足部の保護**は，傷害や滑りから足を保護する個人用の

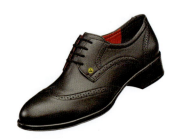

図15 オフィス女性赤 S2(Atlas社)

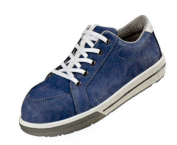

図16 A460 スニーカータイプ S2(Atlas社)

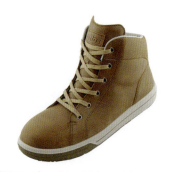

図17 男性用スニーカーS2・S3(Atlas社)

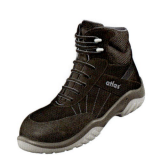

図18 Alu-Tec670 青線入(Atlas社)

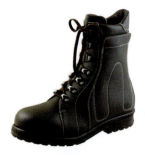

図19 ドイツ基準局(DIN)の基準を満たした安全靴の例
加えて，距骨下関節を保持する外側の補強などの整形靴の補正要素を加えたり外したりすることができる．靴型の形は健康な足に基づいているが，靱帯損傷などの際にはよい選択肢となる．(Thanner社)

表1　安全靴のカテゴリー

カテゴリー	基本条件	追加条件
SB	ⅠまたはⅡ	
S1	Ⅰ	踵部の覆い，帯電防止，踵部のエネルギー吸収力
S2	Ⅰ	S1と同様，加えて：透水性，吸水性
S3	Ⅰ	S2と同様，加えて：耐貫通性，凹凸のある靴底
S4	Ⅱ	帯電防止，踵部のエネルギー吸収力
S5	Ⅱ	S4と同様：それに加え耐貫通性，凹凸のある靴底

表2　保護靴のカテゴリー

カテゴリー	基本条件	追加条件
PB	ⅠまたはⅡ	
P1	Ⅰ	踵部の覆い，帯電防止，踵部のエネルギー吸収力
P2	Ⅰ	P1と同様，加えて：透水性，吸水性
P3	Ⅰ	P2と同様，加えて：耐貫通性，凹凸のある靴底
P4	Ⅱ	帯電防止，踵部のエネルギー吸収力
P5	Ⅱ	P4と同様：それに加え耐貫通性，凹凸のある靴底

表3　職業靴のカテゴリー

カテゴリー	基本条件	追加条件
OB	ⅠまたはⅡ	
O1	Ⅰ	踵部の覆い，帯電防止，踵部のエネルギー吸収力
O2	Ⅰ	O1と同様，加えて：透水性，吸水性
O3	Ⅰ	O2と同様，加えて：耐貫通性，凹凸のある靴底
O4	Ⅱ	帯電防止，踵部のエネルギー吸収力
O5	Ⅱ	O4と同様：それに加え耐貫通性，凹凸のある靴底

保護器具を意味する．足部の保護はその例として，以下を含む：安全靴(チェーンソーからの保護の付いた靴，消防士の靴，化学物質から保護する靴など)，保護靴，職業靴，ブーツ，オーバーシューズ．

2)　**安全靴**は，特定の安全上の必要性に適合するよう作られた靴である．それらの靴には高荷重に耐えるトゥキャップがついている．保護効果は200Jの衝撃と15kNの圧に耐えるよう検査されている(認証印はSB)．安全靴に対する必要条件は，表1に示したカテゴリーに分類されている．

3)　**保護靴**は，特定の安全条件に適合するよう製作されている．それらの靴は中荷重に耐えるトゥキャップが付いている．保護効果は100Jの衝撃と10kNの圧に耐えるよう検査されている(認証印はP)(表2)．

4)　**職業靴**には最低でも1つの保護機能が付いている．しかし，トゥキャップを取り付ける必要はない(認証印はOB)(表3)．

11.10　機能的なソールの付いた靴

機能的なソールが付いた靴は，患者自身の知覚連動機能を利用して正しい静的，動的平衡状態を促進するようデザインされている．機能的ソールは姿勢を改善し，疼痛を除去し，協調運動を促進するトレーニング用具として働くとさえいわれている．機能的なソールの付いた靴を製造するすべてのメーカーは，単に受動的にではなく，常に足部と姿勢を制御する筋を働かせているとしている．それらのコンセプトは自然な裸足歩行をモデルとしている．これが実際にどのように働いているかについては，科学的には部分的に研究されているに過ぎない．基本的なアイデアはスポーツシューズメーカーのものと一致している．以前は緩衝システムに重点が置かれていたが，今日の靴は身体に備わっている緩衝機能を活性化させるため，必要最小限の緩衝機能しか有さないようデザインされている．科学的研究の結果のほかに，今日では購入者の具体的経験も重要視されている．購入者は実際に歩いてみると，痛みがないことで素晴らしい感覚が得られるとの意見が多い．

全身の姿勢を維持する筋を活性化させるため，特別なソールの構造を使って足部を不安定な状態にし，それによって強制的に訓練するという靴のコンセプトは，1930年代にまでさかのぼる〔Thomsen W, Kampf der Fußchwache『足の脆弱と戦う』(1939)，⇨179頁も参照のこと〕．

この原理はマサイベアフットテクノロジー(MBT)の靴によって普及し，今では10年以上の実績を持つ．その靴

の背景にある原理は以下のようなものである．足部を受動的に支持する代わりに，特別にデザインされたソールが知覚連動システムを通じて身体自身の支持筋を活性化させる．同時に，生理的に異常な姿勢を避け，矯正することにより姿勢維持筋を強化する．立脚期の自動的な筋による安定を通じ，硬い地面を歩行する場合にも関節は除圧される．

MBTが大きな成功を収めたため，同様なコンセプトの靴が数多く開発，再興された．それらの靴は純粋な「トレーニング器具」としての使用が勧められていることもあるが，メーカーの多くはこれらの靴を「一定の順応期間の後に」日常用に使用できるものとして位置付けている．

それらの靴の効果の背景にある科学については，まだ部分的にしか解明されていない．いくつかの研究は目的を持った知覚連動バランス訓練によって，静的・動的姿勢制御に影響を与えられることを示している．特殊なソール構造を持つ機能的な靴を常用することの効果に関する研究は，その姿勢制御に対する影響は平衡訓練と同様であると示している．MBTやガンターアクティブのようないくつかの靴の筋活性化効果は，臨床試験で証明されている．しかしながら，それらの結果を市場に存在するすべてのモデルやコンセプトに敷衍する必要はない．それらのいくつかについて，以下に述べる．

MBT（マサイベアフットテクノロジー）（図20）

MBTの最も突出した機能は，大きくせり出したソールである．特異なソールの構造の核となる要素はMBTのミッドソールにあり，3つの機能からなる．この構造の中心となるものはマサイセンサー，あるいはヒールセンサーと呼ばれるものである．MBTのソールの特定の機能に対して重要なのは，軟らかいポリウレタン製のスポンジである．そのスポンジは砂や苔の上を歩いたのと同じような感覚になるようデザインされている．センサーの素材による機能により（長軸方向と横方向に）三次元的な不安定性を起こすため，身体は筋活動を増加させてこれに反応する．このセンサーの上には，中足部の上に位置するポリウレタンミッドソールからなるバランスをとる部分がある．ミッドソールの上に位置する層（メーカーの社内用語で「統合シャンク」）は熱可塑性ポリウレタンとガラス繊維からできている．このシャンクがソールの強度を維持し，理想的な圧力分布と踏み返しを助ける．

2008年にMBTは古いモデルを補足するものとして「デュアルボード」ソールを投入した．このソールはより小さく，突出が少なく，MBTはより調和的に，よりファッショナブルになった．マサイセンサーは維持されたが形状は少し変化し，バランス部がより平坦になっている．メーカーによれば，よりなだらかなデュアルボードの機能と効果は，古いモデルのソールと同様であるという．

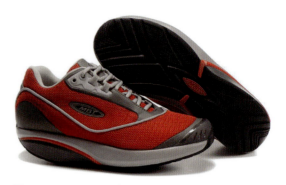

図20　MBTシューズ

メーカーはMBT使用により背部，臀部，大腿背面，下腿と腹部の筋活動を増加できると主張している．これにより姿勢を支持し維持する筋を強化できるとしている．筋活動を促進することにより，MBTは部分的に膝と股関節内の圧を軽減することができる．歩容が変化することにより，姿勢を改善し，代謝が刺激され，それによって全体の健康状態が向上する．

MBTの効果は様々な研究で調査されている．それらの研究によると，靴の装着により長期的な知覚連動トレーニング効果が得られ，立位の安定性を向上させる効果がある．

また，この靴を履き続けることにより，長時間の歩行のための基礎的な筋の強さが増すことから，長期的には足関節不安定性の治療によい影響を及ぼすことがわかっている（Kalin, 2008, 2009）．

MBTの広範な不安定性がバランスを維持する筋を活性化することを示している研究もみられる．個人により筋の反応が異なるとしても，足関節の安定性に関与する小さな筋に関しては，不安定なソールによる効果が表れているようだ（Nigg, 2012）．関節の安定性へのよい効果により，関節への負荷が減少するとまとめている研究もある（Nigg, 2012）．

MBT使用者からは，靴により膝痛または腰痛が減少，さらに消滅したとの声が多いが，このテーマに関する研究は多くはない．中程度の膝関節症の患者に関するある研究では，MBTだけではなく，対照群が装着した高機能のウォーキングシューズによっても，12週後には著明な疼痛の軽減がみられたと報告されている（Nigg, 2012）．他の研究では，不安定な靴を装着したゴルファーで顕著な腰痛の減少が観察されている（Nigg, 2012）．ただし現在のところ，それらの研究の著者らは疼痛軽減のメカニズムについて何らの結論を得ることができていない．

チャンシー（Chung Shi, 図21）

チャンシー AuBioRiG® のソールは，前足部と後足部で大きな角度で上がっている．また，非常に強いメタタルザルバーが付いている．強いヒールの角度は緩やかな踵接地

へ導き，解剖学的に正しい歩行である外側方向に導くことにより中足部の自然な踏み返しを導くようデザインされている．ソールの強いトゥピッチは踏み返し運動を助けている．その目的は装着者に歩行中のそれぞれの期を意識させ，徐々により正しい歩行ができるようにすることにある．

　チャンシーを装着した状態で足部を背屈すると，腓腹部の筋と静脈のポンプ作用を刺激し，それによって静脈の還流を促進する．加えて，これらは骨盤底，体幹，腹部の筋を活性化させる．足関節，膝関節，股関節，肩関節は正しく整列し，緊張が低下する．さらに，メタタルザルバーの上に立つことで，骨を整列させる小筋群を神経生理学的に刺激することができる．

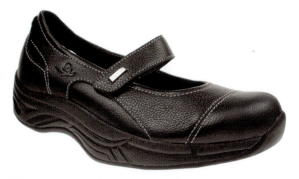

図21　チャンシー

ガンターアクティブ(Ganter Aktiv)(図22)

　ガンターアクティブのソールは3つの機能的な構造により特徴付けられる．核となるのは，踵からつま先までのロッカーソールの中足部に組み込まれた半月型のスタビライザーである．このスタビライザーはソール全体にわたる衝撃吸収材に埋め込まれている．この衝撃吸収材は足部が地面に接する際の衝撃を緩衝するようにデザインされており，スタビライザーは体重を足部のアーチに伝え，長軸方向に安定させるようデザインされている．

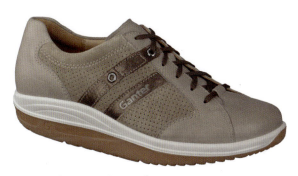

図22　ガンターアクティブ

　スタビライザーによる圧力の効果により，足部の筋を活性化し，強化することもできる．ロッカーソールの形状により踏み返し運動を支持し，衝撃吸収層との組み合わせによって，前足部を除圧する．

　縦アーチの沈み込みを抑えることによって，スタビライザーは立位中の後足部を支持することもできる．ある研究によると，ガンターアクティブは歩行中の荷重中心(center of pressure：COP)軌跡に影響を与えることができる．踵接地時において，通常の靴では床反力がかかる点が大きく後方にあることが知られているが，この靴ではそれが顕著に前方に移動している．これにより通常の靴にみられる生物工学的に好ましくない"てこ"による効果を防ぎ，より好ましい裸足に近い踵接地を起こすことができる．

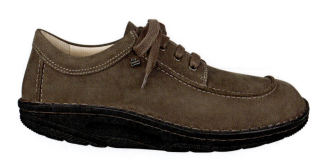

図23　フィンナミック

フィンナミック(Finnamic)(図23)

　このFinnComfort®によって製造された機能的な靴は，ポリウレタン製のロッカーソールを有している．ロッカー状のヒールは踵接地時に緩やかな衝撃吸収をもたらし，(前足部のロッカーとともに)滑らかで自然な踵からつま先までの踏み返し運動を実現するようデザインされている．よって，ロッカーソールは歩行中の装着者の身体全体を緩やかに支持することを意図している．その目的は関節，膝，脊椎と椎間円板を保護し，血行と代謝を刺激することで，ロッカーソールは立位をより直立させるように作られている．

　他のソールのデザインとは対照的に，フィンナミックのソールは立位にある足部を安定させることも意図しており，中足部が広く，平らな接地面となっている．装着者が常にバランスをとり続ける(それにより筋が緊張する)必要がないため，この靴は確かでリラックスした立位をとれることを狙っている．

グリックシュー(図24)

　関節拘縮や腰痛，手の巧緻性を欠いた場合，麻痺，関節全置換術を受けた患者は，靴を装着するためにかがむことができないことが多い．これらの患者はむしろ，十分な支持と安全を得るために靴に頼るべきである．在来型の靴は家族や援助者の介助が必要であったが，グリックシューは

手を使わずに靴の着脱ができる．この靴にはヒールの前面に組み込まれた「関節」がある．

　特許を取得したグリックシューの中心的な機能は二安定エレメントである．基本位置では，そのエレメントは中底にアーチを作ることで靴を開いた状態にする．そうすることによって，患者は簡単に足を靴に滑り込ませることができ，靴を閉じて装着したいときには足部に体重をかけて立てばよい．その圧力によってエレメントがロックし，第2の安定した位置で固定される．歩くときにはこの二安定エレメントは踏み返し方向に対して柔軟性があるので，歩行感覚は既存の靴と何ら変わりがない．靴を脱着するときには，装着者は単に靴のヒールに圧をかけながら足を前に踏み返せばよい．力がかかることで二安定エレメントが自動的に基本位置に戻る．このときに関節が軽く「カチッ」と鳴るので，そこからこの靴の名前が付けられた．

フレッドマークス(Fred Marx)（図25）

　Fred Marx は自身の靴のコレクションの中で，初期の「バイオダイン」ブランドのソールを組み込むことを続けてきた．他のメーカーとは違い，フレッドマークスの機能的ソールは靴に組み込まれている．軟らかいヒール部は踵接地時に「沈み込む」．踏み返し時に再び踵を整列させる際に筋活動が必要であることが科学的な研究で示されている．この活動の増加により，静脈とリンパの還流を向上させるようにデザインされている．ヒールが沈み込む際の中程度の衝撃吸収はまた，足・膝・股関節の衝撃を軽減することも意図している．靴に組み込まれた2つの機能を持つ(Tow-Part-Function：TPF)ソールは，歩行中に十分に制御されたスパイラル効果と同様の三次元的な足部の運動を可能にするよう構築されている．そのデザインの目的は，固有受容器の刺激(知覚連動)反応を用いて肢位反射を誘発し，姿勢を変えて生物工学的に正しい，健康な歩行を生み出すことである．

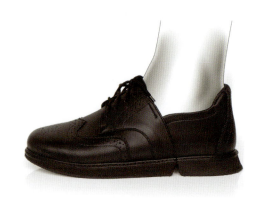

図24a　ソールを平らにして装着した状態のグリックシュー
(Minke社)

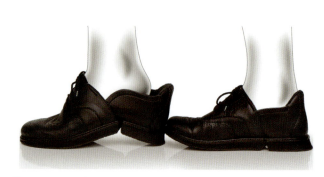

図24b　つま先でヒールにあるウェルトを押すとグリックシューの踵を下げ，関節を開くことができる

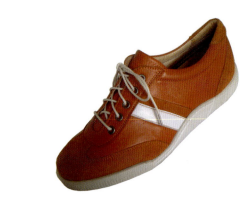

図25　フレッドマークス

第12章 スポーツと足底装具
Sports Treatments

M. Möller, A. Nagel

競技者に整形靴や足底装具を適合する際，以下の2つのグループに分類するとよい．
1) 靴や足底装具による疼痛除去を期待する競技者（図1）．
2) 装具により長期的なパフォーマンスの向上や症状のコントロールを目的とする競技者．

12.1 疼痛除去のための靴と足底装具

疼痛症状は個々人により異なるが，以下のパターンを区別できる．
1) 外反扁平足．
2) 中足痛症関連症状（開張足，図2）．
3) 疲労骨折．
4) 足底筋膜炎・踵骨棘．
5) Haglundヒール．
6) アキレス腱痛症．
7) 膝痛．
8) 足関節痛．
9) 強剛母趾，外反母趾．
10) 他の足趾痛．

1980年代以降，ランナーにおける外傷の発生率はあまり変化していない．ランナーの最初の自覚症状は約37％が膝痛であり，以下，下肢痛とアキレス腱痛がそれぞれ約18％，足部・足関節痛が約15％となっている(Taunton, et al, 2002/2003)．近年では，アキレス腱関連の愁訴が増加し，一般的となっている．外傷の原因は足部と軸のアライメント不良に加え，強度を急速に上げすぎているようなトレーニング中の過負荷を含め，一般的にはトレーニングの量が高すぎることが原因である(Nielsen, et al, 2012)．ランニングを趣味としている人のうち，約37～56％が1年に1回程度のケガをしている(Van Mechelen, et al, 1992)．そして，その3人のうち1人はランニングに関連した痛みによりトレーニングの中断を余儀なくされている(Mayer, et al, 2001)．

治療の処方の決定には，単に受傷部位を個別に検査するだけでなく，患者のトレーニング手順（頻度，範囲，強度）など全体をみる必要がある．足底装具を処方する場合はバイオメカニカルな視点が重要である．動作分析をすること

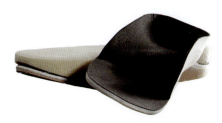

図1 アーチと回外サポートを付けたスポーツ用足底装具

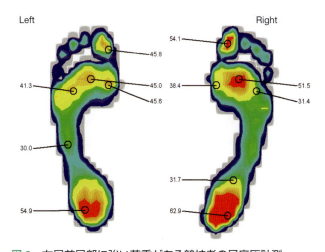

図2 右足前足部に強い荷重がある競技者の足底圧計測
足底装具により第1・2中足骨頭下と母趾の高圧部を著しく低下させることができ，よって，疼痛も減少する．（写真：GeBioM社より）

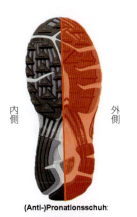 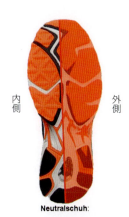

図3a 回内サポート靴
弯曲していない靴型，内側面と外側面の大きさが等しい，内側にサポートがある．

図3b ニュートラル靴
弯曲した靴型，外側面より内側面が小さい，内側のサポートはない．

により，歩行中の外傷の原因について有益な情報を得ることができる（⇨第21章参照）．この情報に基づいて，患者にどのように筋肉の調整，ストレッチ，筋肉の協調訓練をしたらよいかだけでなく，どのようにしたらランニングの技術を向上させることができるかも指導できる．医師と競技者のコーチの参加は理想的な外傷管理を保証するために必要である．

足底装具はスポーツとそのスポーツ用の靴に合わせて仕上げなければならない．その目的は以下のとおりである（図3）．

1) 疼痛除去．
2) 機能的なサポート．
3) 以前の活動レベルの回復．
4) パフォーマンスの向上．

■ランニング用装具とランニングシューズ

低い知覚連動エレメントを用い，軽量なハーフ型のシェルに組み込んだランニング用の足底装具により，よい支持と誘導を獲得することができる．長母趾屈筋腱は常にあたらないようにすべきである．ランニング用足底装具を製作する際に使用する材料の硬さは，患者自身の走行距離や体重に合わせるのがよい．短距離走の場合には，力を直接地面に伝達するため，硬性もしくは半硬性の足底装具が推奨される．長距離走には一定の快適性が必要となるため，軟らかい足底装具を処方すべきであるが，安定性を維持し，過大なエネルギーの損失を避けるため，それらは軟らかすぎてはいけない．

スポーツ用足底装具とランニングシューズが一体となり，患者の足にも好影響をもたらすことが重要である．適切な靴を選択することは，足底装具の効果を確実にするために決定的な要素である．ランニング用，ウォーキング用の靴は様々な硬さの靴底を持つものがあるので，特に慎重に選択すべきである（図4）．正しい靴を選択するためにも動作分析は役立つ．

足部変形を起こし，足部の回内が認められるランナーはいわゆる「回内サポート」付きのランニングシューズを使用するのがよい（図5）．この靴は片側のみすり減らないよう靴底の内側により硬い素材が使用されている．このようなランニングシューズに付いている回内サポートは足底装具の回内ウェッジと同じ効果がある．足部の変形がなく，通常の踏み返しを行うランナーは，足部が靴による追加の支持を必要としないため，「回内サポート」の付いていないニュートラルな靴を使用すべきである．不必要なサポートを付けることで逆効果になる場合があり，理想的な踏み返し方向に悪影響を及ぼすと不快感や痛みにつながることもある．

近年，ランニングシューズ市場はますます発展してきている．研究の成果により，差高を高くし，ヒールを厚くし

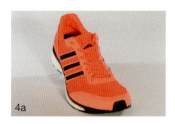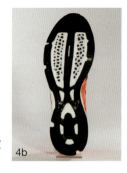

図4 特定のショア硬度になるよう射出成型された靴底の付いた柔軟なニュートラル靴

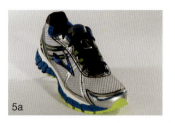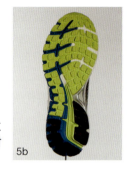

図5 ヒールと中足骨頭部の内側により硬い素材を使用した靴底の付いた回内サポート靴

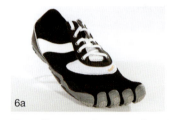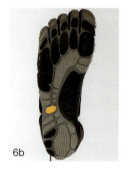

図6 「ベアフットシューズ」は自然な踏み返し運動をさせるため足部の自由度が高い

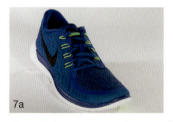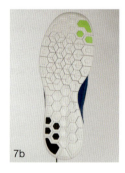

図7 既存のランニングシューズと比較して差高が著しく低い靴底を採用した靴（minimalist shoe）

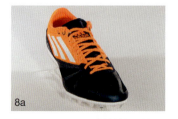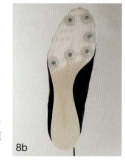

図8 タータンの競技場で使用するスパイクを備えた短距離，中距離走用のトラック用シューズ

て後足部を持ち上げると足部の回内に悪影響があることが示された(Reinschmidt, et al, 1995). また近代的なランニングシューズにより関節のトルクが増加し、裸足走行に比べて解剖学的により大きい負荷をかけることが示唆される(Kerrigan, et al, 2009 など). それらの研究を踏まえ、足部の自然な運動を妨げない、クッション性の少ない、柔軟でより平面的な靴底を持つ靴が主流になっていった(図6, 7). 一方で、これらの靴はランナー自身の筋によって高度な安定性を保つ必要があるため、使用する際には、慎重に移行しなければならない. また、走行技術、接地時の足部の積極的な安定、ダイナミックな走行スタイルになるようなトレーニングが必要となる.

幅が狭く、ピッタリとした短距離走や中距離走用の靴には足底装具を挿入できる余地がほとんどない(図8). しかし、荷重は圧倒的に前足部にかかるので、足底装具の効果は疑問である.

■ サイクリング

サイクリング用の足底装具には足部と靴の効果的な密着状態を作り出すという特殊な働きが必要である. ランニングと比較すると、踏み返しを必要としないために足底装具はかなり硬く、サイクリング用の靴の硬い靴底と相まって、ペダルに効果的に力ベクトルを伝達する(図9, 10). この力ベクトルの伝達は靴をペダルに固定する際にも考慮すべきであり、圧力荷重の維持にも大いに関わる.

■ サッカー

しっかりと適合したサッカーシューズに挿入できるのは精密に製作されたスポーツ用足底装具のみである. サッカー選手用の足底装具は回外外傷を防止するため後足部を十分に支持しなければならない. 後足部外側の腓骨筋群を活性化させる知覚連動エレメントを加えることも考慮する(⇨第8章参照). さらに、前足部の回内を促進するためにウェッジを加えることもできる. 足底筋膜には十分なクッション性を持たせるべきで、中足骨パッドは可能なら省く.

サッカー場の表面状態により、サッカーシューズには多数のクリート(滑り止め)の付いたもの、またはスパイクの付いたものがある(図11～13). これらの靴はほとんど捨て寸のない足にぴったりの靴である.

■ テニスとスカッシュ

テニスとスカッシュは急速に運動を開始、停止するため、関節に大きな負荷をかけ、足部に圧力と摩擦が生じる. ヒールの中心には衝撃を吸収するためにクッションを施さなければならず、後足部を十分に支持するためにハーフシェル型がよい. 足底装具の前足部は形状記憶型の素材で作られているほうがよい(⇨16頁). 前足部の素材が軟らかすぎる足底装具は競技者に対するサポートが弱い.

靴を選択する際には、コートのタイプを考慮する必要がある(図14, 15).

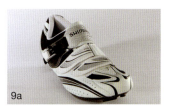
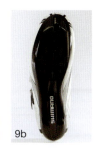

図9 靴底の凹凸がなく、ペダルに固定できる機構を備えた自転車競技用シューズ

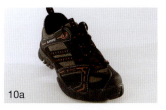
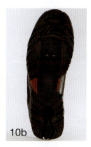

図10 靴底の凹凸があり、ペダルに固定できる機構を備えたマウンテンバイク用シューズ

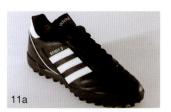
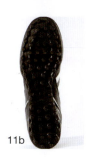

図11 多数のクリートが付いた、硬いまたは凍った競技場用のサッカーシューズ

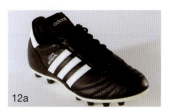
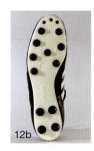

図12 クリートが付いた、軟らかいまたは芝の競技場用のサッカーシューズ

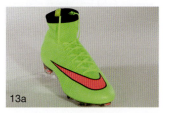
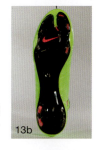

図13 スパイクが付いた、密着度の高い、軟らかい競技場用のサッカーシューズ

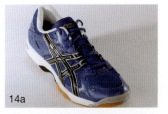
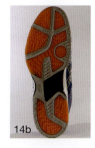

図14 室内で滑らないよう母趾の下に回転軸が付いたスカッシュ用シューズ

屋内コートの場合には，母趾の下に組み込まれた回転軸があり，凹凸の少ない靴底がよい．

クレーコート用の靴は安定性を確保するため，靴底の凹凸が大きいほうがよい．一般的に，テニスとスカッシュ用の靴は十分なクッションと後足部を安定させる硬いヒールのある，しっかりとした構造を有するべきである．

■ スキー，アイススケート，インラインスケート

これらのスポーツに用いる足底装具は同じ原理である．軟らかい足底装具は高度な快適性を確保し，硬い足底装具は足部と下腿の動きの最小化を確保し，力は直接に斜面・氷・路面に伝達される．スキーのトップ選手は，硬いシェルを持ったスキーブーツを履き，硬い足底装具を使用する．これにより競技者は最低限の動きで力を直接斜面に伝えることができる．足底装具は基本的にはクッション性を付与するものである．バックルによる圧力がアーチや血管を圧迫するのを防ぐために，縦アーチは凹足状に支持されている（図16～18）．

■ ゴルフ

ゴルフのスイング中，前足部内側の第1中足骨から外側の第5中足骨頭に向かい急速に荷重が移動する．スイングに特有の（特に回旋中の）振幅の大きい運動には，プレイヤーの骨盤と体幹の大きい運動が必要となる．この運動は知覚連動インサートまたは神経学的足底装具により促進することができる．

足底筋膜と長母趾屈筋腱は圧迫がなく中足骨頭は軟らかくクッションを施されているほうがよい．ゴルフ用の足底装具を製作する際には，高度な快適性をもたらし，体性感覚を促進し，関節を安定させるため全体を硬くした足底装具とすることに重点を置いたほうがよい．

ゴルフシューズは，取り外し可能か，固定された「軟らかいスパイク」の付いた靴底，あるいは異なった衝撃に合わせた凹凸を持つ硬い摩擦ソールを備えている（図19，20）．ゴルフシューズは遊脚期，立脚期の双方でしっかりとした支持が必要となる．

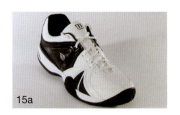
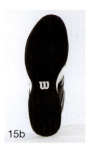

図15 クレーコート用の凹凸のある靴底のテニスシューズ

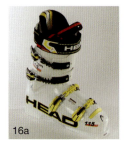
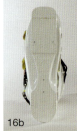

図16 硬いシェルを備え，ビンディングのクリップが付いたアルペンスキー用ブーツ

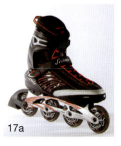
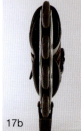

図17 足関節に部分的なシェルを備えた軟らかいブーツ型のインラインスケートシューズ

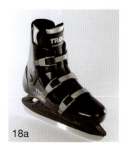
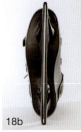

図18 硬いシェルを備えたアイスホッケースケート靴

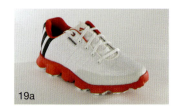
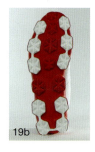

図19 摩擦ソールを備えたゴルフシューズ

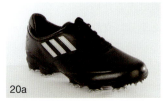
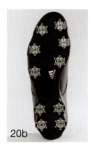

図20 軟らかいスパイクを備えたゴルフシューズ

12.2 競技者のパフォーマンスを向上させる靴と足底装具

　ここまで解説してきた靴は整形外科と洗練された理論を自身のトレーニングの向上に役立てたいと考える競技者のために設計された．パフォーマンスの向上とケガ予防は2つのカギとなる要素である．

　パフォーマンスを向上させ，ケガを予防する足底装具を作るためには2つの異なるアプローチが必要となる．

1) 足の痛みを和らげることを目的とした快適志向のスポーツ用足底装具(図1)は，ウォーキングやランニング，競技用シューズと足部の間の形と力を統合するよう，足部に合わせて製作する．これにより立脚期の力のロスが少なく，ランニング中の快適性が高くなる．様々な研究で，このような快適性の高い足底装具が外傷を減少させることが示されている(Mündermann, et al, 2002).

2) 刺激性の知覚連動インサートは身体に蓄積された力を解放し，ダイナミックな運動を可能とする(⇨52頁参照).筋連鎖を活性化することにより，走行中の身体部位を積極的に安定させる．そのため，関節にかかる負荷は最小化し，パフォーマンスの向上につながる．

第13章 短下肢装具
Ankle Foot Orthosis (AFO)

R. Baumgartner, M. Möller, H. Stinus, P. Winkler

用語

DAFO，AFO と KAFO：国際的な専門用語として略語が定着している．DAFO (dynamic ankle foot orthosis) はダイナミック短下肢装具，AFO は短下肢装具，KAFO (knee ankle foot orthosis) は長下肢装具の略語である．

定義

下肢装具は，足部に作用するよう機能的に設計されており，一般的に以下のような症状に対して処方される．
1) 安定化，固定．
2) 免荷．
3) 肢位，姿勢の矯正．
4) 脚長，足長差の調整．
5) 成長に対する調整（⇨ 261，265 頁参照）．

これらの症状に対していくつかの機能を同時に満たす装具も多い．症状により，多数の装具の中から適切なものを選択しなければならないがそれは簡単ではなく，代償する機能が不足することも，過剰であることも避けなければならない．

義肢装具メーカーは下肢装具を完成品，あるいは半完成品として数多くの既製品を供給している．装具を患者に適合させる際には，義肢装具士はそれが半完成品であっても，個々に合わせたカスタムメイドの装具と同様に扱わなければならない（⇨図 2 参照）．

純粋に手作りで製作するためには装具学，整形靴作製に関する技術・知識が必要となる．

本章では，典型的で，代表的ないくつかの具体的な症状に話題を限定する．本章の最後に，義肢装具士 Winkler による二重殻構造の AFO の製作方法について記述する（追加の例については⇨ 70，75 頁を参照のこと）．

13.1 安定化，固定

厳密にいえば，装具のみを用いることで足部や特に後足部を完全に固定することは不可能である．しかし，実際のところ，固定は必ずしも必要ではなく，全体的な関節軸の免荷も必要なわけではない．明らかに残存可動域があっても，治癒過程を促進することができる．それは「管理され

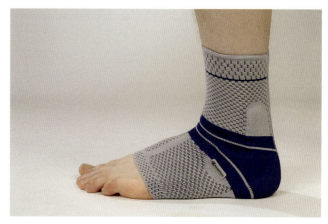

図1　外側にパッドが入った足首用バンデージ（MalleoTrain®，Bauerfeind 社製）

た他動運動」といえる．逆に荷重をかけることで無活動によって引き起こされる骨粗鬆症を回避または遅延させることができ，血行と体性感覚を向上させることができる．荷重軸を横断する足関節の骨折や関節固定術を施した患者においては，管理された他動運動により骨の再生を促進することもできる．

実際，永続的で完全な足部の免荷は，特に筋の均衡が崩れている場合，最終的に尖足位や内反位での拘縮変形につながる．

いわゆる Allgöwer 装具を用いた足部の完全免荷は医療的な理由から必要であるという考え方は，創治癒のメカニズムと矛盾している．石膏キャストや二重殻構造の短下肢装具などを使用した，身体の 3 平面すべてに対する強固な固定のほうがより重要である．

足部の安定化や固定を必要とする最も一般的な症状は，後足部における疾患や外傷，特に腓骨靱帯損傷である．それらの予防や治療には数多くの既製装具が入手可能であるが，専門家による適合を必要とするものが多い．固定の度合いが低・中・高度の装具が機能的な診断をもとに選択される．これには特殊な靴も含まれる（⇨75 頁参照）．装具の選択は必要な固定の度合いや治療期間に合わせて処方される．

低強度の固定

外側に補強があるまたはないアンクルサポートは運動を

わずかに制限するか，もしくは全くしない．軟部組織の圧迫効果はパッドまたは膨張式のバルーンによって得られる．この種のサポーターは足底の構造物がなく，快適に装着でき，患者への適合性もよく，安価である．

適応：範囲の小さい軟部組織傷害．
適応禁忌：靱帯断裂，関節障害．
設計：脛骨，腓骨腱コンパートメントを圧迫するパッドの付いたバンデージ(図1)．

適合基準：
- 近位に向かって圧迫が減少する
- 果部背面の腱コンパートメントへの圧迫
- 紐留めを必要としない，足部のうっ血がない
- 慢性浮腫や静脈瘤のある患者は加圧ストッキングを皮膚と装具の間に履く

代替案：弾性包帯(サポーター)，テーピング(⇨188頁参照)，固定靴(⇨75頁参照)．

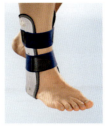 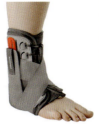 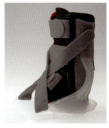

図2a 膨張式のバルーンを備えた装具 靴の中に装着する．(エアロック，Bauerfeind社製)

図2b 固定エレメントとストラップシステムを備えた装具 (マレオスプリント，Ottobock社製)

図2c 装具の補正 装具を補正することにより足関節靱帯損傷の治療ステージに合わせた治療が可能で，術後治療にも使用できる．(マレオトライステップ，Otthbock社製)

中強度の固定

このタイプの固定はバンデージと足底の構造物によりなされる．腓骨靱帯損傷の機能的リハビリテーションを目的とすると，前距腓靱帯に対する負荷を防ぐため，装具は底屈の可動域を最大20°までに制限しなくてはならない．

適応：足関節捻挫の保存的治療，術後治療または脱臼を起こしていない骨折(Weber A)．

適応禁忌：重篤な靱帯断裂，靱帯形成術後の治療，軟骨損傷，脱臼骨折．

設計：靴底の付いていない膨張式のバルーンを備えた足関節装具(図2a)．斜めの，または交差する後足部ストラップを備えた足底，下腿が補強される装具(図2b, c)．

適合基準：
- 患者は介助者なしで，1人で装具を装着できること
- 浮腫がある場合には，加圧ストッキングの上から装具を装着する
- 開口部から浮腫がはみ出るのを防ぐ！

代替案：テーピング(⇨188頁参照)，石膏キャスト，固定靴(⇨75頁参照)．

※注意：受け入れの悪い患者に対しては取り外し不可能な装具が好ましい．

高強度の固定

■短期的な治療

取り外し可能なヒールや靴底を備えた，あるいは備えていない下腿キャストは最も効果的な短期固定具となる．キャストのほかに，多数の既製，あるいは部分的に再利用可能な装具が市場に存在する．これらは硬い素材と足部や下腿を覆う素材からなる(図3)．

※注意：短いてこを持つ装具は脛骨にかかる高い点状の高

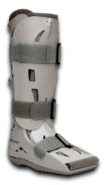 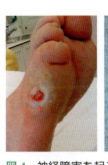

図3 術後に一時的に早期歩行を可能にする歩行用ブーツ(エアキャスト)

図4 神経障害を起こした糖尿病患者の小趾に位置した，適合の悪い歩行用ブーツに起因する神経栄養性潰瘍 第5中足骨の部分切除と近位趾節骨切除後の創治癒．青く染色された瘻孔は中足趾節関節にまで至る．(Baumgartner, 2009)

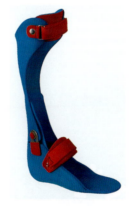

図5 柔軟な継手を備えたポリプロピレン製の短下肢装具(スイス・バーゼル，Th. Ruepp社)

圧点を作ることがある．

例外的な場合を除き，てこのこの短い装具は個々の調整を施し，腫脹が鎮静化したら再調整を施さなければならない．圧の高い部分や摩擦により切断が必要となる場合もある(図4)．

カスタムメイドの二重殻構造の短下肢装具は，既製品よりはるかに優れているが，健側に対する脚長差調整を考慮する必要がある．

適応：軟部組織，骨外傷の保存的治療，または術後治療，関節症や関節炎，Charcot足．

適応禁忌：過剰な治療の危険性がある場合．

適合基準：快適な適合．脛骨前面の頂点は丸くなく三角形状で正確に適合していること．足底の踏み返し開始点は遠位部にすること．

■ **長期的な治療**

長期的な治療では，カスタムメイドの足底装具が適用され，修正を施した陽性モデルに合わせて成型される．古くからある皮革や鋼板・アルミニウム板を使用した製作方法と比較して，ポリプロピレンやカーボン繊維複合材を使用した製作方法は，より薄く，軽量なフレームの設計を可能にしているが，後の再調整の「余地」が少ない．装具の足継手の関節軸は使用者の関節軸に正確に合っていなければならない．特に後続部にアライメント不良があり，浮腫の傾向がある場合には，装具の継手は敏感な足関節から十分な空間をとらなければならない（図5）．

継手は以下のような様々なタイプを選択することができる．

1) 自由可動．
2) 踵足や尖足を矯正する支えとなるもの．尖足では，膝の反張を矯正する働きも持つ．
3) 受動的な背屈を起こす機能を組み込んだ継手〔Klenzak（クレンザック）継手〕．
4) プラスチック製の両側衝撃吸収継手〔Tamarack（タマラック）継手〕．

足関節に継手のない装具は足部の固定に向いている．この場合，クッションヒールの補正を施すことが推奨される．

13.2 免荷

足部の完全免荷は完全固定と同様に一般的には不要である．

完全免荷装具

PTB（patellar tibial bearing）式の義足ソケットと同様，Allgöwer装具は身体から床面への力も，その逆方向の力も脛骨稜と膝蓋腱を通して伝える．床の接地面は，かつて足部キャストで用いられていたように，側面についた支柱とあぶみで作られる．足部は中間位で弾力的に懸垂されたサンダルの中に収められる．強さの異なるバネにより，部分的な荷重をかけることができる（図6）．この装具を装着することにより，患側の脚長は5cm程度まで延長することになるため，健側には靴底やヒールを使ってこの脚長差を補正しなければならない．したがって，差高の低い靴よりも高い靴のほうがより適している．

50年ほど前にスイス・ザンクトガレンの外傷外科医，

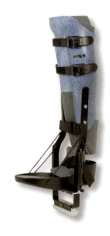

図6 あぶみと調整可能な支柱の付いた，足部の完全または部分免荷が可能なAllgöwer装具
踵部免荷または他の装具など代替品のほうがよい（Röck社製）

Allgöwerが義肢装具士Paul Spiessの協力のもとにこの装具を開発した．開発の目的は，踵骨や下腿遠位部の骨折後に早期歩行を達成するためであった．残念ながら，この装具には多数の欠点があり，よい代替品（例：二殻構造の短下肢装具）も存在しているにも関わらず，今日でも処方されている．

一般的に既製品のパーツを脛骨稜と適合させることが難しいため，Allgöwer装具は高圧点を生じやすい．その結果下腿近位部を締め付けてしまうため，静脈やリンパ管の逆流を起こしやすく，静脈血栓症のリスクを高める．装着は快適でないことが想像できる．皮膚の耐久性が弱い高齢者では特に不快である．

適用：後足部と下腿の荷重できない，または骨癒合が不安定な骨折の術後または保存的治療に．

適用禁忌：皮膚耐性が低下している，静脈血栓症を起こしやすい，静脈瘤性潰瘍，慢性浮腫，静脈瘤，皮膚が下垂する疾患（皮膚弛緩症），循環障害，バランスに問題がある場合．

代替案：
- 踵部を除圧した下腿歩行キャスト
- 踵部免荷装具
- 二重殻構造の短下肢装具

部分免荷装具

足底に残っている荷重可能な部分に負荷を分散させ，荷重できない部分を除圧するためには，適切に設計された装具を使用する必要がある．

ドイツ・ミュンヘンの医師Settnerによる踵部免荷装具は一貫してこの原理に則っている．荷重を前足部と中足骨頭部にかけ，その代わりに踵部は完全に免荷している．この装具は，Ottobock社から義肢装具士により個別に適合できるよう半完成品として供給されている．足部についた縦に弯曲するパッドの部分のみが床面に接触するため，踵部は免荷される．ベルクロ留めの付いた前足部キャップに

より，前足部は装具の中に固定される．下腿後部のシェルは腓腹部中央付近までの高さがある．幅広く，しっかりとした靴底には強いトゥスプリングが付いている．装具は靴なしで装着でき，脚長差調整は不要である(図7)．

13.3 尖足装具，麻痺装具

中等度の尖足

弛緩性麻痺患者では，装具の柔軟性のある継手で足部背屈を支持または再現する．立脚期では，踵接地時に底屈が起こる足部を，装具の柔軟性により中間位に保持し，さらに踵から接地するよう保持される．このためには足継手は膝が伸展する際に受動的に抵抗なく中間位に戻るよう設計されていなければならない．また痙性麻痺では，中等度と重篤な麻痺を見分けるのが難しいことが多い．尖足位が残る場合には，踵部は装具による矯正で中間位に保持されなければならない．さらに踵部の擦過傷のリスクに配慮することがポイントである(⇨249頁参照)．

足関節の残存可動域と適応によってはたくさんの種類がある既製品の尖足装具を用いることも可能である(図8, 9)．

軟性尖足装具

適用：
- 踵部内反，外反変形のない弛緩性麻痺(下垂足)
- 最大背屈角 −10〜0°で抵抗なく矯正可能
- 診断：ポリオ，腓骨神経麻痺，片麻痺，理学療法の補助として

適用禁忌：痙性麻痺，足関節のアライメント不良または可動域制限，足部神経障害．

■ **前面で交差する伸縮性ベルト**

前面で交差する伸縮ベルトの付いたバンデージ(尖足矯正ストッキング)である．軽く，安価で，目立たないが，短靴の場合に効果がある．矯正力は最低限であるが，特に退行性麻痺患者のような軽度の場合には十分である．ストラップの耐久性は限られている．

サンダルと足関節側面の支柱が付いたものは，踵部の回外傾向のある軽度，または中等度の麻痺に適している(Shein社製)．

■ **尖足スプリング**

踵部にスプリング(バネ)が組み込まれており，受動的な矯正を施す．下腿部の半月の外側に接続しており，単軸またはカナダ式継手を持つ．尖足スプリングは軽く，安定性があり，快適に装着できるが，常に靴型装具とともに装着する必要がある(図9)．

■ **後方支柱式AFO**

この装具は博物館にあるような古典的な装具である．この装具は踵部を縦断し，下腿半月に接続する後部の金属製

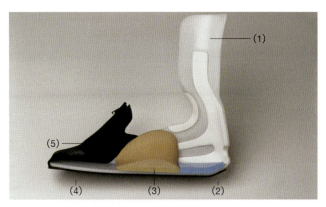

図7 踵部免荷装具，矢状断面
(1)下腿部
(2)踵部除圧パッド
(3)外反モールド
(4)表底
(5)ベルクロ付き前足部キャップ
(Ottobock社製)

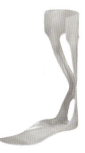 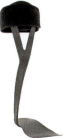

図8a ポリプロピレン製短下肢装具(Ottobock社製)　　図8b カーボン繊維プリプレグ技術を用いた短下肢装具(「Y字」Basko製作)

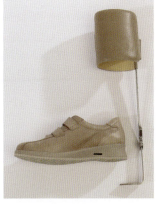 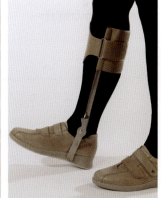

図9 Valens装具
内側西中と継手がある足部背屈装具である．ブラケットは靴の内側に付ける．

スプリング(板バネ)によって固定されている．この板バネは地面への適応性がよいことを誇っているが，靴や衝撃に対して親和的ではなく，よく破損する．

■ **合成樹脂製AFO**

現在，短下肢装具は金属製に代わって様々な合成樹脂を

用いて製作されている．足部を中間位に保持し，靴に挿入しやすく，服を傷めることも少なく，耐久性が高く，快適に装着できる．床面に対する適応だけはそれほどよくない（図8）．

■ 部分軟性麻痺装具

軽度の痙性がある患者に対しても，踵部が回外するのを防ぐための靴と組み合わせて用いるバネ力の強い装具が必要となる．

適応：矯正可能な尖足変形，中程度の回外変形．

■ 静的尖足装具

余裕のある装具では重篤な変形（腓腹部の重篤な痙性や完全な筋の機能不全など）を矯正するのに不十分である．そのため，長期的な治療には静的装具が処方される．

腓腹部丈の靴型装具や屋内靴で代替することもできる（⇨第9・10章参照）．

■ 動的尖足装具

1970年にスロベニアの医師 Franjo Gračanin は Ljubljana 機能的腓骨筋電気刺激装具 (functional electrical peroneal brace : FEPB) を開発した．遊脚期の初期に，中底に組み込まれたスイッチにより制御された皮膚電極が筋を刺激する．筋刺激のシグナルは少し遅れて伝達される．

現在，腓骨神経麻痺を起こした患者の大腿部の腓骨神経に電極を埋め込み，歩行周期中の適切なタイミングで神経を刺激することによって足部を背屈するきっかけとすることが可能となっている．現在のところ，標準的な治療方法では効果的に治療することができない脳卒中を起こした患者に適用されている（図10）．

13.4 姿勢の矯正

短下肢装具は成長中の患者に，適切な方向への成長を補助する．主な適用は，脳性麻痺による運動障害，先天性のアライメント不良や変形である（⇨ 261, 309 頁参照）．

13.5 脚長，足長差の調整

脚長や足長差は装具，整形靴あるいはその組み合わせにより解消することができる（⇨ 298 頁参照）．

13.6 成長に対する調整

装具は先天性足部変形に対し重要な役割を果たす．それらについては関連の章で扱う．

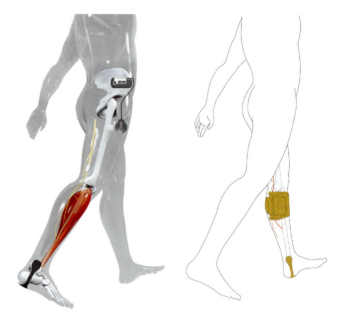

図10 動的尖足装具
踵接地時にコントロールユニットが活動すると，腓骨神経に埋め込まれた電極を経由して神経が活性化する．これにより背屈と底屈の両方をコントロールすることができる．

13.7 全面荷重型キャスト (total contact cast : TCC)

免荷と固定は慢性的な創傷の治療に極めて重要である．80年前には下腿キャストはHansen（ハンセン）病患者の足部潰瘍の治療に使用されていたが，今日では糖尿病の足部潰瘍の治療に使用されている．TCCを，特殊な内部の設計を用いた硬いキャストまたはガラス繊維性のキャストに組み合わせる方法が特に効果的である．

潰瘍を直接触れる足底に取り付ける個別に仕立てられたフェルトのプレートが有効で，フェルト切り出しは足底への成型が終わってから行う．これにより圧の分散が起きるだけでなく，しっかりとしたバンデージが踏まず芯のように働き，歩行中にかかる負担を軽減する．TCCは足部と足関節を同時に固定するため，歩行中の剪断力も減少する（⇨第46章参照）．

単殻構造 TCC

かつてTCCは閉鎖された，全面荷重型キャストとして設計され，キャストによるTCCでも特別に仕立てられた接着性のフェルト層が底面に取り付けられていた．潰瘍や創を覆う部分は取り除かれていた．果部と脛骨は特別に仕立てられたフェルト層で保護され，足趾は発泡素材のパッドで保護されていた．

2～3層の水に浸した石膏キャストを足部と下腿の周囲にゆるく巻き付け，足部や骨突出部の形に注意深く添わせ

る．これによりTCCの「内部殻」ができるので，そのまま固める．

TCCの強度を増すキャストのシーネを足底と腓腹部，下腿の内外側面に当てるために，3～4層のキャストを足趾部に巻いて先を閉じ，全体を数層補強する．足底面を補強する歩行用のヒールを底面に取り付ける．

その後，方向性の異なるTCCが開発された．軽量化のために石膏キャストに代わってガラス繊維がより多く使われるようになった．閉鎖型のTCCは，下腿の浮腫が鎮静化すると適合しなくなるので，通常3～7日後ごとに新しく作り直す必要がある．閉鎖型のTCCの利点は患者自身が取り外すことができない点にある．免荷用の靴とは異なり，患者はTCCを永続的に装着しなくてはならないが，創の部分に窓を開けるか，キャスト全体を外してしまわない限り，創の状態を確認することはできない．このような場合には，新しいキャストを製作する必要がある．

二重殻構造TCC

ガラス繊維素材を用いることにより，二重殻構造ができるようになった．その目的は特に創や包帯の検査をするためにTCCを開いても，その後再利用できるようにすることにある．巻き付けて固めたバンデージを2つの殻に切り開き，ベルクロのバンドで留める．二重殻構造のTCCは潰瘍が治癒するまで使用することができる．二重殻構造の装具の受け入れが悪い患者に対しては，その周囲に接着性のベルトを巻き付ける，あるいはケーブルでしばるなどの方法をとれば，患者自身が外してしまうのを防ぐことができる．

適用

TCCの適用に関しては様々な意見があるがTCCがWagnerステージⅠとⅡの足底潰瘍の治療に適していることに同意する専門家は多い．事実，この適用が米国ではゴールドスタンダードである(Clear, et al, 2007)．この治療には，荷重を分散することのできる，十分に広い荷重可能な足底面が必須である．

しかしながら，急性期のCharcot足の治療に対するTCCの適合性には，議論の余地がある(Best, 2007)．急性期の骨関節症が鎮静化し，足部が再び荷重に耐えうるようになるまで閉鎖型のTCCを特に急性期のCharcot足の固定に用いる専門家もいる．この時期には足部の形状が変化するため，2つ目，あるいは3つ目のTCCが時には必要となる．急性期の後，閉鎖型のTCCは患者を歩行させるためにも用いられる．

TCCを末梢動脈閉塞症，進行中の感染症と血栓症の高リスクの両方またはいずれかの患者の治療に用いる場合には，特に注意を払う必要がある．

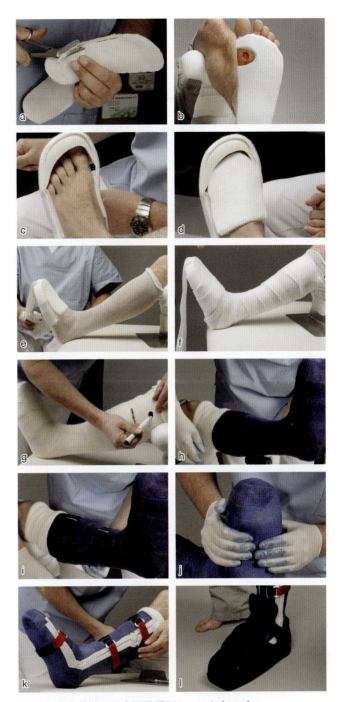

図11　圧を分散する全面荷重型キャスト（TCC）
a. 足部の大きさや形に合わせ，フェルトのパッドを切り出す．
b. 除圧を施す部分のフェルトを切り取る．
c. 捨て寸をとり，足趾を保護する．
d. インステップ部はクッションで保護．
e. チューブ状の包帯で足部と下腿を覆う．
f. 足部と下腿はクッションを施すために合成樹脂の下巻きを半重ねで巻く．
g. どこまでキャストを巻くかわかるよう，腓骨頭にマーキングをする．
h. キャストを巻く．
i. ベルクロのベルトを付けるため，3つのループを取り付ける．
j. 足底にしっかりと適合させることで除圧の効果が得られる．
k. 切り取った後，二つのパーツをベルクロでしっかりと留める．
l. 上からバンデージ靴を履くことで移動性を向上させることができる．

（Lohmann，Rauschnerより）

TCCを製作する場合，多職種医療チームで取り組む必要がある．適切な技術を用いた採型は，治療の成功の生命線であるため，訓練を受けた専門家が採型を行うべきである．正しく採型されていないTCCは害にしかならない．

13.8 義肢装具士 P. Winkler の二重殻構造の AFO

機能原理

この装具は足底全体に完全に荷重がかかった際に3つのすべての平面に対して足部のカスタム化された固定をすることによって，個々の部位を狙って免荷することができる．しっかりした安定のために下腿部は膝まで延長することができる．

適用

膝の顆部を支持しない二重殻構造の装具は，前足部や中足骨頭部に病状がみられるCharcot足の早期歩行を可能にするという一時的な意味がある．この病状は後足部の不安定性，足底の神経障害性潰瘍（足穿孔）を伴い，時には大きな変形を呈している．そのような症例の治療に対しては，既製品による支援ではもはや十分ではない（⇨ 288頁の図15参照）．

その他の適用は外傷や足部の手術的介入後の早期歩行を含む．

部分的に除圧をすることにより潰瘍を免荷する方法は，Charcot足のように患者自身のてこに問題がある場合には役に立たない．臨床試験では，TCCの効果が証明されているが，足部にさらなる除圧が必要な場合には，個別の補正が必要とされる．

関連の文献において，2つの整形外科技術が紹介されている．1つは膝顆部で荷重を支持することにより足部の完全免荷を成し遂げるというものである．

2つ目は，二重殻構造を用いることで脛骨に力を伝達し，それによって後足部を完全に接地させるというものである．この場合，骨粗鬆症を予防し，血行を促進するために荷重することが必須となる．免荷の効果により前面の殻と同時に立脚中期から終期にかけての踏み返しが可能となる（図12）．

二重殻構造の短下肢装具は足部を動かすことなしに着脱が可能であり，通常の屋外用の靴のように治療期間中は継続して使用することができる．この治療法は，重篤な足部変形があり，免荷装具の受け入れはよいが既製品では対応できない患者に適している．

この装具の目的は外殻による圧迫により後足部を適切に固定し，てこによる力を立脚中期から終期にかけて前面支持の殻に分散し，足底に目的とする荷重を分散することに

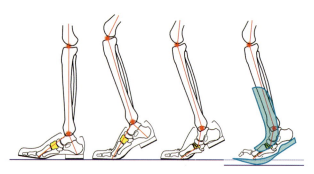

図12 二重殻構造の装具の原理
侵された骨に加わったてこの力によるCharcot足のリスフラン関節での骨折の図．DNOAP II 型による位置の特定と二重殻構造の装具の原理（右）

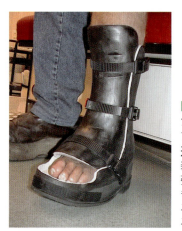

図13 ロッカーソール，スナップ式の留め具とクリップの組み込まれた二重殻構造の装具
装具の縁を超えた腫脹による張り出しを確認することができる．装具内の足部を圧迫することによって排液を促進することができる．

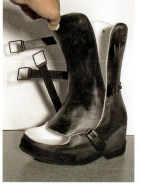 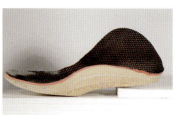

図14 ゆったりとした脛骨シェルとバックル留めの付いた二重殻構造の装具　図15 サンドイッチ構造でゆったりと垂直に構築された足底装具

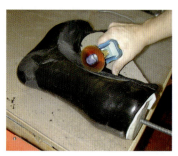

図16 冷却したPE殻の切り離し

ある．床面に接地する際の圧は荷重をかけることのできる後足部と同様にインステップ部，下腿前面に制限される（図 12, 13）．

支持を分担する要素は下肢の半ばまで伸びる脛骨シェルである．後足部の殻はそれよりも低い位置までにとまる．2つの殻は浮腫を起こした場合にその程度によって調整可能なベルトとバックルが付いたスナップ留め式の固定具によりしっかりと固定される．装具の内側は8 mm 厚のプラスタゾート®の層で覆われている．足部はゆったりとして軟らかいクッションが施され，足穿孔の部分を免荷する足底装具の上で安静が得られる．前面の殻は後面の殻の窪みの中にしっかりとはまり込む．ロッカーソールを施した表底が中足骨頭部の下で装具に直接取り付けられる（図 14）．

製作技術

靴型装具と同様に，AFO は採型された陰性モデルをもとに製作された陽性モデルに沿って製造される．ポリエチレンが130℃まで加熱されていてもポリウレタン発泡樹脂で製作された陽性モデルを使用した成型は可能である．成型はポリウレタンの上に直接行うのではなく，8 mm 厚のプラスタゾート®の上でなされるので問題はない．このように陽性モデルを使用して成型をする製造方法の利点は，陽性モデルを整形靴の靴型として再利用できることである．ある患者の陰性モデルを採型した際にその患者がすでに TCC を使用していた場合，腫脹は最低限であり陽性モデルの形状を靴型に転用できる．そうでない場合には腫脹の量を考慮に入れて下腿の容量を減らす必要がある．足底装具は後に再修正が施せるよう，軟らかで取り外し可能な必要がある（図 15）．最初に前面の外殻を巻き付け，適切な材料は5 mm 厚のポリプロピレン PE500 である．前面の外殻を上端と下端で削り落とし柔軟性を持たせた後，後方の外殻を陽性モデルに巻き付ける．後方の外殻の冷却が終わった後，バイブレーションカッターで切り出し，同様に上端にテーパーを付けて削る（図 16）．ポリプロピレン PE500 は，周辺の移行部ももろくならないので製作に適している．成型の順番が重要で，最初に前面の外殻を，次に後面の外殻を成型する．

前面の外殻がはまり込み固定される溝は高圧点となる危険性があるため，骨突起部に絶対にあたってはならない．外殻の縁は圧を加えないように外側に向けてフレアを付けるため，手で成型するほうがよく，特に装具の上端におい

ては重要である．下肢の腫脹は Charcot 足の急性期に関連して起こり，浮腫は外殻の縁付近で発達しやすいためである．

スナップ留め式の固定具，バックル，クリップは後面の外殻にカシメ留めする．使用の初期では外殻同士を完全に閉じることはできない．装具による排液効果で浮腫が治まり，脛骨シェルが窪みに入るようになるのには時間がかかる（図 14）．軽量の不織布素材を装具の底面に取り付ける．ロッカーソールの開始線は，中足部の下，中足趾節関節よりも明らかに近位に位置する．ヒールにもしっかりとしたパッドを入れ，同様にヒールロッカーを付ける．この装具は特殊靴に挿入できるよう設計することもできる．しかしながら，一時的にしか使用されないという二重殻型装具の性質，コストの面からも避けるべきものである．剪断力，装具内でのわずかな動き，トルクなどの要素は考慮すべきものである．しかしながら，装具内の靴の動きは実際上の問題は起こさない．

踏み返し時に起こり足部の骨格に加わる力の方向は重要な基準である．このため装具の脛骨前面の殻を脛骨の中央部付近まで高くし，装具の底面に補強を施したロッカーソールを取り付けている．免荷の効果をさらに高くするには，前面の殻をさらに近位まで延長する．中足部の下に取り付けたロッカーソールのほかに重要な特徴としては，踵骨の中央付近まで前方に位置させたヒールロッカーが挙げられる．足部の腫脹と熱発が問題となることがあり，浮腫の縁に圧迫を起こさないよう外殻の縁の材料は上記のようにかなり薄く削っておく必要がある．これが素材としてより柔軟なポリプロピレンの代わりに，ポリプロピレン PE500 を使用する理由である．外殻の窪みがしっかりとはまり込み，縁の部分がしっかりと成型されていれば，殻の縁は例えば全面荷重型キャストなどと比較して大きな問題とはならないであろう．

外殻に孔を開けた形状を用いれば熱を逃がすのに役立つ．カスタムメイドの膝顆部を覆わない二重殻型の装具は急性期の Charcot 足を安定させるのに役立ち，創治癒を促進し，膝の上にまで達する装具と比較してより快適である．殻の高さが低いために非常に軽量であり，身体の表面に対する接触面は小さいので熱伝導を妨げない．足穿孔が治癒し骨の再生がなされたら，二重殻型の装具の後に，最終的な装具療法として靴型装具が使用される．

第14章　膝装具
Knee Orthotics

H. Stinus, B. Greitemann

概説

2012年に米国で発表された研究によると，内側膝関節症を罹患した60歳以上の24人の被験者を無作為に膝装具または6°の外側ウェッジを施した足底装具を装着させた結果として，足底装具は装具とほぼ同様に効果的に症状を減少させたとしている．そのため，足底装具も治療の選択肢となるとまとめている（Arazpour M, et al. Prosthet Orthot Int 37：50-57, 2012）．

しかしながら，明確な選択基準が示されているわけではなく，実際のところ，保存的治療と術後治療の双方で装具療法を互いに高めるような使用方法を考慮するということであろう．

バイオメカニクス

膝関節の動きと単軸継手の動きはあまり似ていない．膝関節と膝継手の運動機序を理解するのに最もよい方法は，転がり滑り機構を持つ反転四節リンク連鎖の動きと比較することである．しかしながら，基本的に回旋運動については考慮されていない．

そのため，完全に膝の運動に追随する装具を製造することは不可能である．回旋軸を再現できないことは，膝装具の大きな欠点であり続けている．また，実は，単軸継手は多軸継手よりも適合しやすいということも驚くべきことである．

膝装具は装具の中でも最もよく処方される装具であり，把握できないほど多様な製造業者が存在する．これまで広く使用されていた硬性装具は，機能的装具に取って代わっている．機能的装具は必要な運動を妨げることなく，有害な運動を起こさないことも可能である．

市場に存在する最も一般的な膝装具はドイツの治療用具カタログでは軟性装具に分類されるが，必ずしも適切な分類とはいえない場合もある．

軟性膝装具には以下のような様々なタイプのものがある．
- パッド付きの加圧装具
- 膝を誘導する機能的装具
- 継手ありまたはなしの固定用装具

以下の分類は目的に沿ったものである．
- パッドなしの膝装具
- パッド付きの膝装具

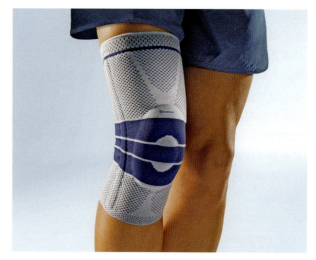

図1　膝装具（ニー・ブレース）Genu Train（Bauerfeind社製）

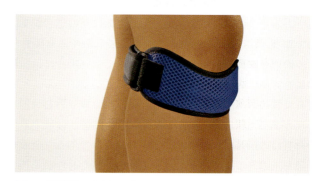

図2　膝蓋腱ストラップ（ボート社製）

- 膝蓋腱装具
- 膝装具
- 機能的装具
- 機能的な運動を保証する装具
- 反張膝用装具
- ダイナミックスプリント
- 感染を起こした膝置換術除去後の装具

膝装具（ニー・ブレース）（図1）

膝装具は最もよく処方され，患者の制限も最小限の軟性装具である．それらはストッキングのように履いて装着できる円筒型の伸縮性素材からなる．

作動原理を以下に挙げる．

- 保温
- 円筒型の圧迫
- 体性感覚
- 刺激効果

設計（デザイン）：
　様々な製品は繊維の編み方，パッドと色で区別することができる．これらの装具は伸縮性の素材を編んで作られているか，クロロプレンゴム（ネオプレン®）で作られている．膝蓋腱パッドは広範囲に拡散した膝蓋腱の圧を除圧することができる．

　膝関節を屈曲した際に膝窩部を圧迫しないことが重要である．軟性装具は伸縮性のある金属のロッドや単軸の継手付きで提供されることもある．

適応：軽度膝関節症，関節リウマチによる関節炎．軽度の膝関節腱障害による靭帯不安定性．

適応禁忌：静脈瘤，血栓症のリスクがある場合，うっ血による浮腫，皮膚が脆弱な場合（例：関節リウマチによる長期にわたるステロイド治療後など）．

評価：保温による効果や体性感覚の向上と比較すると，固定効果は小さい．それにも関わらず軟性装具は有益であり，支持性があると感じることが多い．

※注意：血栓後の患者や静脈瘤，浮腫のある患者に対しては，加圧ストッキングの併用が必要である．

膝蓋腱装具（図2）

　この膝蓋腱の上を覆う数cm幅のパッドを備えた円筒型の軟性装具は脛骨粗面を除圧し，体性感覚を向上させる．

適応：膝関節前面の痛み，膝蓋腱停止部炎，膝蓋腱障害，ジャンパー膝．

評価：この装具はバイオメカニクス的効果がある．膝蓋腱の圧は痛みと知覚されることもある．膝伸展制限のリスクがある．

代替案：膝蓋腱に対するテーピング．

機能的膝装具

　この装具のねらいは，ストラップ付きの伸縮性があるニット製の円筒型軟性装具を用いて，膝蓋骨を誘導し外側への脱臼を防ぐことにある．Patella Pro®（Ottobock社製）は新規になされた開発の例である（図3）．膝蓋骨に亜脱臼傾向がある患者に対しては，特殊なダイナミックスプリントのメカニズムによりカギとなる10〜30°の膝屈曲角度の間，膝蓋骨を中心に誘導する効果がある．装具によっては脱臼後や術後の治療にも使用されることがある．

評価：装具は適切な位置に装着された場合にのみ効果を発揮する．膝窩部の圧迫を避ける必要がある．

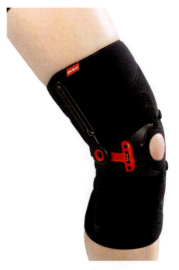

図3　Patella Pro®を使用した膝蓋骨の誘導（Ottobock社製）

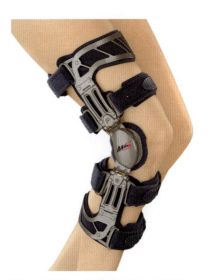

図4　外側に二軸継手の付いた装具（Medi社製）

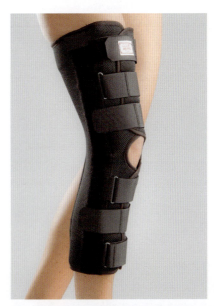

図5　膝関節約10°屈曲の状態で固定する術後用装具
早期歩行にも適している．（メクロン社製）

継手付き膝装具（図4）

外側に単軸または多軸の膝継手が組み込まれた装具．必要に応じて可動域を調整することもできる．

評価：短いレバーアームによる精密な固定効果．この装具は外側靱帯の不安定性に適している．

術後膝装具（図5）

かつて使用されていた石膏キャストに代わり，この装具は10°屈曲の状態で膝関節を固定できる．圧に敏感な膝蓋骨の部分は丸く切り抜かれている．固定を確保するため，装具は鼠径部から足首までの長さが必要となる．早期歩行にも適している．ベルクロをしっかりと留めることがポイントである．

固定装具（不安定用装具）

カーボン繊維製のフレームを持つ硬性装具．ニットが組み合わされていることもある．これらの装具は術後の固定は安定が必要な場合に使用される．

14.1 膝関節症装具

膝関節症により関節軟骨は損傷し，関節裂隙が狭まり，数年後には半月板が摩滅する．反対側に症状がない場合，前額面での膝軸は変形により外反または外反方向に倒れる．これは内反膝関節症の場合であるが，外側よりも内側が広範に侵されることが多い．荷重線は膝の中心を通らず，内側に移動している．また，足関節は荷重線は踵骨の中心を通るのではなく，外側縁またはさらに外側を通る．

外反膝関節症は稀な疾患であるが，同じパターンを逆向きにも適用できる．この症状を矯正し，再びアライメントを中心に戻すことは難しいが，外科的治療，または保存的治療により可能である．

外科的治療では，脛骨プラトーの顆部下矯正骨切り術，プレートによる骨接合術を用いた楔開き骨切り術が用いられる（⇨ 201頁参照）．

保存的治療は靴底の補正と膝装具による．

米国での比較研究より，靴底の補正と膝装具による保存的治療が外科的治療と同等に有効であることが示されている（Arazpour, et al, 2012）．靴底の補正と膝装具のいずれかまたは両方の適用により，手術介入に至らなかった患者もいる．

■ 靴底の補正（⇨ 38頁参照）

靴底とヒールの幅を大きくし，内反膝の患者では外側を，外反膝の患者では内側を，それぞれ挙上する．

幅を広げることで足部と靴を一体化することができる．

外側を持ち上げることにより距骨下関節を外反させ，必要な効果を得ることができる．

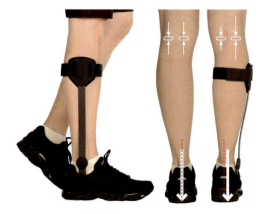

図6　KNEO 膝免荷装具（CHW Technik 社製）

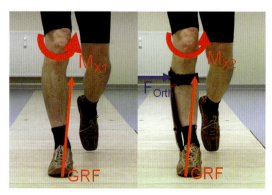

図7a　アライメントを矯正する短下肢装具の動作原理の図（Ottobock 社製）

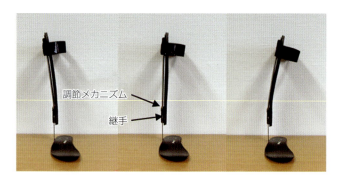

図7b　下腿外側からの圧は特別に開発されたメカニズムにより調整できる（Ottobock 社製）

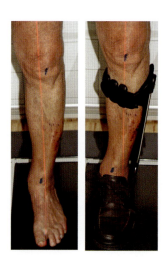

図8　AFOによる矯正
AFOの調整可能な外側からの圧により外反膝は中心に誘導される．その結果として内反膝関節症による関節内側にかかる圧力のピークは著しく減少した．

加えてヒールと中足部にクッションを施すことが推奨される．必要な場合はつま先のみロッカーソールを付ける．

■膝矯正装具

1) 外側に継手の付いた**膝装具**はフレーム構造を持ち，特に重篤な両側膝関節症の患者に対し，3点固定の原理を使用することができる．長いレバーアームを持つ装具は装着時の快適性は低いが，レバーアームの短い装具と比較してより効果が高い．

2) **短下肢装具**（AFO）は距骨下関節を外反位にすることにより，間接的に膝関節症の内反変形を矯正することができる（図6〜8）．

　足底部には硬いプレートが付いており，下腿の継手にしっかりと固定される．この上に発泡樹脂製の足底装具があり足部を外反させる．下腿の支柱は外側のみにある．装具を下腿に装着すると，装具は距骨下関節を外反位に矯正する．下腿部のベルトは腓骨頭の下に位置する．足部と下腿部は一体となる（図6〜8）．

反張膝装具（図9）

膝関節の過伸展を防止する装具である．これは麻痺，特にポリオ，膝関節脱臼後や過伸展外傷の際に適用される．

麻痺用長下肢装具（図10）

この下腿を固定する長下肢装具は古くからあるが，現在では現代的なデザインのものに取って代わっている．基本原理は以前と同様で，足底部，足関節を背屈または固定する継手，単軸の膝継手（膝関節を固定または伸展させる），鼠径部までの高さがある大腿部となっている．

ダイナミックスプリント装具

3点固定の原理を使用し，膝関節（同様に肘関節，手関節）の屈曲拘縮の継続的な矯正が可能な装具である．大腿部と下腿部は単軸の継手で接続している．屈曲位は後方のターンバックルまたはウォームギア駆動により，徐々に伸展される．高圧点を作らないよう上下のレバーアームは幅広く，適合がよく，また隣接した関節まで延長する必要がある．

14.2　膝置換術除去後の固定用装具

膝関節置換術後に創が感染を起こした場合，その感染を必ずしもうまく治療できるわけではない．細菌がすでに抗菌薬に耐性を持ち，骨組織に拡散することもある．膝の人工関節が緩み，細菌が血流に侵入し，心臓弁やその他の組織に感染を起こすかもしれない．そうなると致命的な敗血症に至る．そのような場合，感染が鎮静化した後に再適合を目的として一時的に人工関節を除去する場合もある．ま

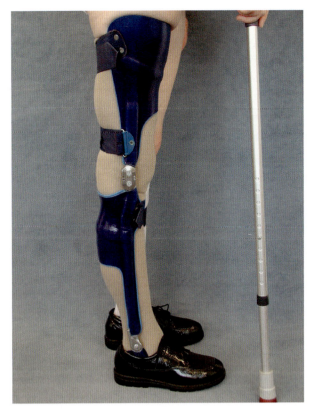

図9　反張膝装具（ドイツ・バッドクロチンゲン，Rapp & Seifert 社による）

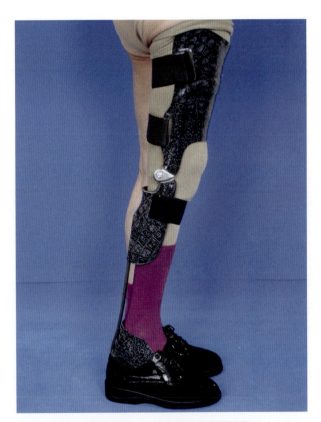

図10　後方に膝継手の付いた麻痺用長下肢装具（ドイツ・バッドクロチンゲン，Rapp & Seifert 社による）

た，膝離断または大腿切断などの下肢切断を考慮しなくてはならないこともある．

　この場合，膝固定用装具が重要な代替案となる．この装具は脛骨と大腿骨を正しい軸で固定し，大腿・下腿の両方に完全荷重できる必要がある．骨盤を除圧する坐骨結節部の支持は必要ない．なぜなら大腿骨と脛骨の接近を妨害し患者の不快感につながるためである．骨の接触面の間に生じる瘢痕組織は，Girdlestone による股関節切除術と同様に望ましいクッションとなる．

　スイスロックにより装具は 90°までの膝関節の屈曲が可能で足継手により 30°までの底屈ができる．足継手軸は膝継手軸と平行ではなく，足部の踏み返しを容易にするため，通常の左右対称な外旋位にある．5 cm 以上の下腿の短縮はヒールと足底のロッカーソールを用いて部分的に補正可能である．

第15章　フットケア
Professional Foot Care

M. Möller

フットケアは以前，カイロポディ（chiropody）として知られていたが，現在では，専門的に足部の研究とケアに携わる職種となっている．フットケアの専門家は高い基準の国または州レベルの資格を取得している場合が多い．

ドイツではフットケアの専門家を2002年に法として制定している．ドイツ連邦厚生大臣Neumannによれば，「この資格は，血行障害や糖尿病，血液障害，ある種の免疫不全症候群の患者など，切断につながる可能性のある個人（特に糖尿病患者）の医療的フットケアの介入に対して与えられたもの」である．さらに，資格を得たフットケアのスタッフが皮膚や爪の治療を行うと，入院期間が短縮し，その結果，医療コストも低下するとしている．

専門家によって行われるフットケアは，整形靴技術にとっても不可欠で相互に関連した職種である．そのため，本書でもフットケアの原理についての記述に割くことにした．医師，義肢装具士，足病医（medical podiatrists），フットケア技術者の緊密な連携によって患者は大きな利益を得ることができる．

15.1 フットケアの基本

以下に記述するフットケアの基本領域は，義肢装具士にとっても特に重要である．

スキンケア（図1）

スキンケアはフットケアの中でも優先順位が高い．非常に乾いた皮膚によるリスクにさらされている患者は多く，個々の皮膚の問題に合わせて調製されたクリームやフォームによる特別なケアを必要とする．

1) **乾燥肌（皮膚乾燥）**は，水分の欠如により，もろく，柔軟さを欠いている．加えて，保護膜が脆弱化している．このような皮膚に対しては尿素を含む保湿性のクリームやフォームが推奨される．

2) **ひび**は，足部，特に踵部の皮膚乾燥に続いて起こる．亀裂が深くなると，細菌や他の病原体が侵入する．最大15%の尿素を含むクリームやフォームに加え，フットバスに入ることで皮膚が柔軟性を取り戻しやすくなる．ステロイドとアロエベラを使用して患者を治療することも好まれる．

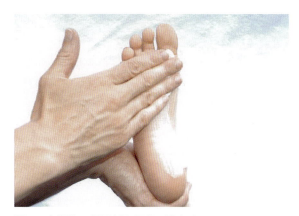

図1　定期的に保湿剤を足部に塗布する

3) **汗の多い足（局所性多汗症）**は，通常，遺伝的素因によるものである．通気性の悪い靴や靴下，油脂を多く含んだクリームは汗腺を刺激する．汗の分泌は通気性の高い靴や靴下，オーク樹皮やセージの抽出物を含む製品を使用することで大きく減少する．

4) **足白癬**は，白癬菌が温かく湿った環境で急速に増殖した場合に起こる．足が痛み，かゆくなり，頻繁に感染を起こす．足趾の間にある部分を完全に乾かし，乾いた状態を維持しなければならない．このとき，ドライヤーを使用してはならない．神経障害を起こしていない患者でも熱傷を起こす可能性があるためである．天然繊維でできた靴下を毎日交換し，通気性のよい靴を履き，尿素，アロエベラや抗菌作用のある身だしなみ用品を使用することで足の状態をよくし，白癬菌やその他の感染を抑えることができる．

爪ケア

乳幼児は爪がとても薄いので，縁が丸くなっているハサミや爪切りで爪を切るのがよい．すでに爪が厚い思春期の児や成人には，通常の爪切りやニッパーを使用してよい．つま先の形にもよるが，爪は縁から1〜1.5 mm残して切り，角を少しだけ丸める．尖った角は爪やすりを使用して滑らかに整える．

最も一般的な爪疾患は白癬菌による爪の感染である．足白癬と同様，感染は飛沫または接触感染で起こり，きつい靴や湿った足は白癬菌の増殖を促進する．免疫抑制薬の使

用，糖尿病，炎症の患者はリスクが大きい．白癬菌に感染した爪は，黄色味がかった，もしくは灰茶色に変色し，爪はむしろ肥厚して変形する．診断を確実にするために，感染した爪のサンプルを取り，顕微鏡で検査する．感染が小さな部位に限定されている症例では，フットケアの専門家が感染した部分を完全に除去した後，尿素や抗真菌性のクリームなどの角質溶解薬を用いた局所的な治療を行う．より広範な部位が感染した重症例では，医師による全身の抗真菌治療（テルビナフィンのような経口抗真菌薬）の処方が必要である（図2）．

過マンガン酸カリウム（$KMnO_4$）を溶かしたフットバスは最近ではあまり用いられることがないが，効果も高く，安価である．しかし，欠点は爪が茶色く変色してしまうことである．

15.2 器具

フットケアに先立ち必要な条件は，専門知識と器具の使用技術である．

フットケア器具（図3）

1) 外科用メスホルダーと殺菌済みの刃：角質化した皮膚や鶏眼を除去する．
2) 掻爬器と交換可能な刃：陥入爪の陥入部または鶏眼を除去する．
3) 角やすり：爪の角を平らにし，バリを取る．
4) へら：薬やクリームの塗布し，止血ガーゼを使用した創のパッキングを行う．
5) 爪やすり：爪の角の整形やバリ取りに用いる．
6) 爪ハサミ（爪切り）：露出した爪の角の切り取りに用いる．
7) 爪ニッパー：露出した，硬い爪の角の切り取りに用いる．
8) 組織ニッパー：薄い爪甲の切り取りや陥入爪，遠位にある爪の角の除去に用いる．
9) ピンセット：異物の除去や包帯の装着や除去，ガーゼの挿入に用いる．
10) ハサミ：材料を適切な大きさに切る．
11) 包帯ハサミ：装着前に包帯を切る．

回転式器具

フットケアの付属品として，以下のものが重要である．

1) ダイヤモンド片付きの爪ドリル：爪甲の削りとバリ取りには直径 2.35 mm のものを使用する．
2) 球形または蕾型のバー（いが）：折れ曲がった爪甲の薄化，真菌に感染した爪の切削，爪甲下の鶏眼の除去のための爪甲の穿孔，新しい皮下血腫の排液に用いる．
3) 陥入爪カッター：折れ曲がった爪を露出させる．
4) ドレメル：角質化した皮膚の除去と平滑化に用いる．

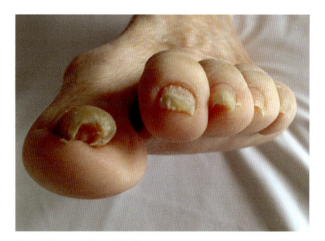

図2 第1～5趾の爪白癬
母趾は巻き爪となっている．

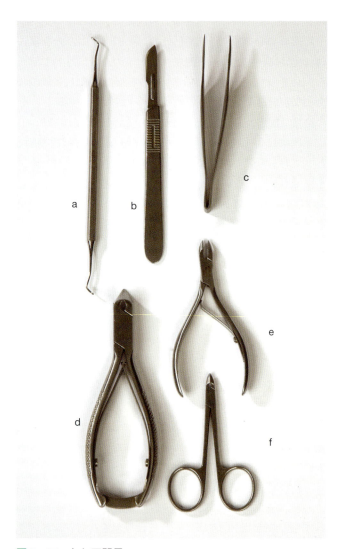

図3 フットケア器具
a. 両頭爪ケア器具．
b. 外科用メス．
c. ピンセット．
d. 爪ニッパー．
e. 10 mm 組織ニッパー．
f. 3 mm 組織ニッパー．

15.3 治療経過

既往歴(⇨ 158 頁参照)

患者の既往歴を記録フォームに正しく区別して，明確に記載するべきである．治療の選択肢について注意深く計画し，特に糖尿病や血栓症の患者には注意する．患者への効果的な質問事項は以下のとおりである．
1) 患者の症状はどのようなものか？
2) 患者に基礎疾患は何か(例：関節リウマチ，糖尿病)？
3) 患者の一般的な健康状態はどうか？
4) 患者の血管の状態はどうか(例：血行障害，静脈瘤)？
5) 患者の皮膚感覚はどうか？ 表在感覚はモノフィラメントを，深部感覚は音叉を使用して検査する．温度感覚はティップサームマイクロフィラメントを使用して検査する(⇨ 167 頁参照)．
6) 患者に何らかの足部変形はあるか？
7) 患者に皮膚や爪の疾患はあるか？
8) 患者は何らかの感染症を起こしているか(例：肝炎，HIV，MRSA など)？

検査

よりよい治療結果をもたらすためには，患者の既往歴に加え，① 歩行，② 姿勢，③ 肢位，④ 皮膚と爪の視診も重要である．

触診

触診により足部の関節可動域，皮膚温，腫脹，滑液包，脈や踵骨棘や骨増殖の際の痛みへの反応など，より詳しい情報が得られる(⇨ 159 頁参照)．

爪甲の切離と削り

爪を切る際には，母趾から始めて小趾で終わる．大きく肥厚した爪甲を切断する場合には，先に薄く削ってから切る．こうすることで切断に必要な力を減らすことができる．爪白癬に感染した部位は，抗真菌薬が爪や皮膚に浸透するよう蕾型のバーか陥入爪カッターで除去する．陥入爪は爪ニッパーで切り取ることができる(図 4, 5)．

角質化した皮膚の除去

胼胝の除去は十分な注意と経験を必要とする．除去した量が少な過ぎる場合，新たに疼痛を伴う胼胝がすぐに再発することが多い．除去した量が多すぎる場合，皮膚を傷つけるリスクが高まる(図 6)．

鶏眼の除去

最初に鶏眼をとりまく厚く硬い皮膚を外科用メスで除去

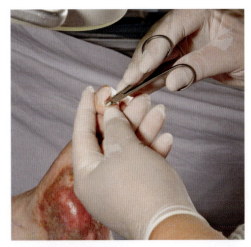

図4　爪甲の切除と削り

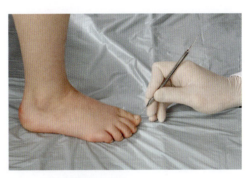

図5　爪郭の検査と清拭

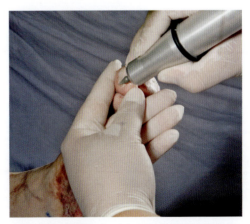

図6　角質の除去

する．次に鶏眼の芯を切り取る，もしくは削り取る．処置がうまくいけば，薄く赤みを帯びた皮膚が現れる．患者に整形靴技術を提供する前に根本的な原因を除いておくことが肝要である．

疣の治療

疣はウイルス感染で起こる．疣の治療には様々なものがあり，催眠療法や酸の使用からレーザーによる除去まである．適切な治療を処方できる皮膚科医に相談すべきである．

記録(⇨ 175 頁参照)

15.4 足病医の臨床で使われるファイル用カードの記入事項

以下に記入事項の一覧を示す.

種類・名称	略号	意味
先端 Apex	Apex	足趾の先端
両側 Bilateral / on both sides	Bi.	
水疱 Bulla	Bul.	
滑液包炎 Bursitis	Burs.	滑液包の炎症
胼胝 Callosities	Call.	
瘢痕 Cicatrix	Cia.	傷痕
鶏眼 Clavi	Cd. Cm, Dv, Cnf, Cmil, Cp	
表皮 Cuticula	Cut.	
皮膚真菌症 Dermatomycosis	Dermyc.	皮膚真菌症
足趾 Digit	D	
背側 Dorsal	Dors.	上方向, 背側
壊疽(湿性) Gangrene(wet)	Gangr.	組織の壊死
血腫 Hematoma	Hem.	あざ, 外傷による血液の集積
楔状切離 Wedge excision	Wedge ex.	組織を楔状に切除する外科手技
外側 Latera	Lat.	
左に To the left	Le/l	
浸軟 Maceration	Mac.	軟化させること
内側 Medial	Med.	内側方向に, 中心に向かって
中足部 Metatarsus	Met.	足根部と足趾の間にある足部の骨
真菌症 Mycosis	Myc.	真菌による感染症
母斑 Nevus	Nev.	あざ, ほくろ
壊死(乾性) Necrosis(dry)	Nec.	死滅した組織
爪床炎 Onychia	O.ychia	爪床の炎症
爪ジストロフィー Onychodystrophy	O.dystr.	栄養不良による爪ジストロフィー
爪甲鉤弯症 Onychogryposis	O.gryposis	爪が鉤状に変形する爪肥大
陥入爪 Onychocryptosis	O.crypt	
爪白癬 Onychomycosis	O.myc.	真菌による爪の感染症
爪噛癖 Onychophagy, -gia	O.phag	爪郭の径の大きい平滑な胼胝
爪裂症 Onychorrhexis	O.rhex	爪甲が縦方向に裂けること
爪剥離 Onychoschizia	O.schiz	背側の爪甲が層状に剥離すること
オニキス Onyx	O1-5	爪治療
手術 Operation	Operating room	
ひょうそ Panaritium	Penarit.	爪郭の化膿した炎症
爪囲炎 Paronychia	Parony.	爪床の炎症
底側 Planta	Pl.	足底方向に, 下に
右に To the right	Ri/r	
切離 Resection	Resec.	外科的な除去
亀裂 Rhagades	Rhag.	胼胝の亀裂
爪下皮 Solehorn cuticle	Sh	爪の裏で遠位に露出している部分
爪下 Subungual	Subg.	
溝 Sulcus	S	爪郭
潰瘍 Ulcer curis	Ulc. Cr.	下肢潰瘍
陥入爪 Unguis incarnatus	U. inc.	
巻き爪 Unguis inflexus	U.infl.	爪の足趾骨頭方向への曲がり
疣 Verruca	V.	
すべての足趾の間 Between all toes	1/5 l+r	
第4・5趾間の右 Between toes 4/5 right	4/5r	

専門用語の略号は足の専門家のファイル用カードの記入に有用である. 上の表では一般的に使用されている用語, 略号と意味を概括している.

第16章　医療用加圧ストッキングによる加圧治療
Compression Therapy with Medical Compression Stockings

R. Müller

定義

加圧とは圧力を加えることであり，静脈とリンパ管に関連する疾患の治療に不可欠である．この治療法は数世紀にもわたって経験的に使用されてきたが，近年，その効果は科学的な分析方法を用いて示され，定量的に証明された．加圧ストッキングを使用した治療は，静脈やリンパ系の疾患に好んで用いられる治療方法である．

■ 適応
- 静脈瘤，深部静脈血栓症，拡張蛇行静脈（静脈瘤）
- 血栓塞栓症
- 慢性静脈不全症
- 浮腫（静脈性浮腫，リンパ性浮腫，リポリンパ性浮腫，リポ性浮腫）
- 熱傷とその他の創傷
- 潰瘍化した下肢（下腿潰瘍）
- 血栓後症候群

■ 完全な適応禁忌
- 進行した末梢動脈閉塞症（PAOD）
- 非代償性心不全
- 敗血症性静脈炎
- 有痛性青股腫

■ 相対的適応禁忌
- 著明な滲出性皮膚病
- 加圧ストッキングの素材に対する鋭敏性
- 下肢の重篤な感覚障害
- 進行した末梢神経障害（例：糖尿病）
- 慢性リウマチ性多発性関節炎

加圧ストッキングは，保護あるいは予防的措置としても使用できる．長時間にわたる車やバスへの乗車，航空機への搭乗において，加圧ストッキングは血栓のリスクを約90％低下させることができる．

医療用加圧ストッキングは，上下肢の静脈やリンパ系の疾患に対する治療において不可欠なものである．素材に組み込まれた伸縮性の繊維が，ストッキングに加圧特性を付加するとともに，縦および横方向に伸縮する（両伸縮素材）．近位において低下する圧力が，上下肢に加えられることで，以下の効能を達成する．

- 周径の減少

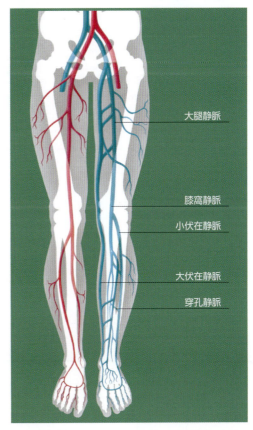

図1　表在（皮下脂肪組織の中にある），深部（筋の間にある）の静脈系（Juzo原図）

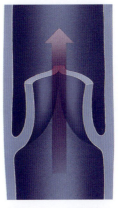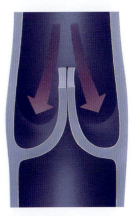

図2　静脈弁による重要な管理機能（筋静脈ポンプ）（Juzo原図）

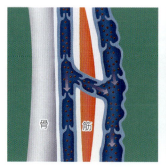
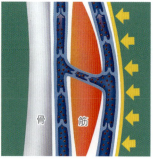

図3 加圧治療による外圧により，静脈の周径は減少し，静脈弁は再び閉じる(Juzo 原図)

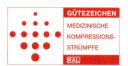

図4 医療用加圧靴下類品質保証マーク協会による品質保証ラベル

表1 RAL-GZ 387に基づく踵部の圧力(BUFAドルトムント提供)

加圧クラス	強度	圧(mmHg)	圧(kPa)
1	弱(light)	18〜21	2.4〜2.8
2	中(medium)	23〜32	3.1〜4.3
3	強(strong)	34〜46	4.5〜6.1
4	最強(very strong)	49以上	6.5以上

- 静脈やリンパの還流促進
- 静脈弁の機能向上
- 上下肢の浮腫の減少や防止

加圧治療を実施する際には，正確に定めた圧力を組織と血管に加え，拡張した静脈を正常な直径に戻す必要がある．そうすることで未損傷の静脈弁が再び閉じるようになり，血液の環流をコントロールすることができる．血液はもはや下肢にとどまることはないので，心臓まで戻ることができる(図1〜3)．

加えられた圧力によって，血流の速度は上昇し，静脈内に血栓が形成される可能性は低くなると考えられている．

組織内の体液がより効果的に静脈に取り込まれ，組織内から排出されることで，下肢の浮腫は消退する．加圧ストッキングにより加わる圧力は，重力の作用にならい(組織内の圧力に相似するように)，近位から遠位に行くに従って増加するようデザインされている．この際に加えられる圧力は，患者の重症度により異なる加圧クラス1〜4に分かれている．クラス1が最も低く，クラス4が最も圧力が高い．圧力は水銀柱mm(mmHg)もしくはパスカル(Pa)によって計測される(10 mmHgは1.33 kPaにあたる，表1参照)．

ドイツ医療用加圧靴下類品質保証マーク協会(GZG e.V.)のガイドラインによると，加圧ストッキングは4つの異なる加圧クラスに分けられる．それらはGZGの品質保証ラベルRAL(RAL-GZ387)により基準が定められており，18〜49 mmHgを超える圧力が加えられる(図4, 5, 表2)．

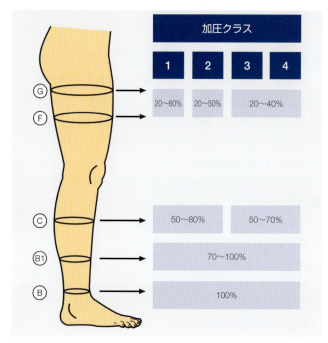

図5 加圧クラス(BUFAドルトムント提供)

表2 RALに基づく加圧クラスと適応

加圧クラス	適応
医療用加圧ストッキング クラス1(弱) 18〜21 mmHg	・基礎疾患を伴うリンパ浮腫(例：低血圧，PAOD，炎症性リウマチ性疾患) ・浮腫の除去 ・生後18か月以降の小児リンパ浮腫の治療 ・CVIステージⅠ，妊娠初期の静脈瘤
医療用加圧ストッキング クラス2(中) 23〜32 mmHg	・一次または二次の脚リンパ浮腫，ステージⅠ・Ⅱ ・脂肪浮腫，脂肪性リンパ浮腫，性器リンパ浮腫 ・静脈，リンパの動的・静的不全 ・外傷後，手術後の浮腫 ・中等度〜重度の妊婦の静脈瘤 ・PTS (post-thrombotic syndrome)
医療用加圧ストッキング クラス3(強) 34〜46 mmHg	・一次または二次の脚リンパ浮腫，ステージⅡ・Ⅲ ・脂肪浮腫，脂肪性リンパ浮腫 ・静脈，リンパの動的・静的不全
医療用加圧ストッキング クラス4(最強) 49 mmHg以上	・一次または二次の脚リンパ浮腫，ステージⅡ・Ⅲ ・脂肪浮腫，脂肪性リンパ浮腫

遠位から近位にかけて減少する圧力は加圧クラスによって異なる．加圧クラス3と4は，加圧クラス1と2に比べ，圧力の減少がより大きい．(BUFAドルトムント提供)

■編み生地

以下の異なるタイプの医療用加圧ストッキングが製造されている.

- 丸編地,シームレス:機械成型,最低でも一重に編んであり,編み込む糸の1つおきに伸縮性の糸が使用されている.丸編みのストッキングは形成できる形に限界がある.しかしながら,ストッキングは小さい周径の四肢に対して製造されることはなく,周径に極端な差はない.
- 横編みの縫い目のあるもの:機械成型,最低でも一重に編んであり,編み込む糸の1つおきに伸縮性の糸が使用されている.これらのストッキングは多目的に使用でき,難しい解剖学的形態など,どのような形に対しても的確に適合する.

■ストッキング用モデルと長さ

規格化された加圧ストッキングは,既製品化されたシリーズになっているか,スタンダード品である.それらは,以下の4つの異なるスタイルで下肢に合わせて製造されている.

- 膝丈(ADタイプ)
- 膝上(AFタイプ)
- 大腿丈(AGタイプ)
- 大腿丈腰部付(ATタイプ)

すべてのストッキングには定義された長さ(A〜D,A〜F,A〜G,A〜T)があり,それぞれのストッキングのタイプには,短い,通常,長い下肢のそれぞれに適合するよう長さの違う3サイズが設定されている(図6).足趾の浮腫治療に対しては,トゥキャップのようなオーダーメイドの加圧器具が利用できる.靴下タイプ,カプリパンツタイプ,バミューダパンツタイプ,大腿丈のパンツタイプや片側のみなど,オーダーメイドの下肢加圧ストッキングには完全な選択肢が備えられている.

■周径

下肢の周径は,長軸に沿ったA〜Gの採寸位置を用い,a〜gのサイズによって定められている.加圧ストッキングの製品ガイドラインでは,「細い」「普通」「太い」という異なる3つの下肢の周径に対し,異なった矯正力が求められる(図6).

■足趾と踵

加圧ストッキングはつま先が開放しているものと閉鎖しているものとがある.つま先が開放しているストッキングは,医療的な効果を高めるため,斜め方向に開放しているもののほうがよい(横編みのストッキングでのみ可能).足趾と踵部は狭窄を防ぐため,伸縮性が必要である.

■オーダーメイド,既製品のストッキングとサイズ(図7,8)

加圧ストッキングは,正しい適合状態になければ適切に機能しない.つまり,長さと周径による形態は,いかなるタイプの下肢の形状にも適応しなくてはならない.ストッ

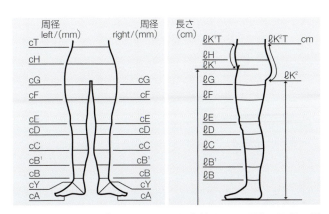

図6 ストッキングの長さラベルを定義する,下肢の周径の採寸位置(RAL GZ 387 による)

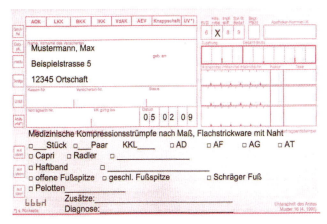

図7 処方の例

キングは患者により立位で装着されるので,特にA〜Gのグレードのストッキング,ATタイプのストッキングと肥満した患者に対しては,採寸は立位時に行うことが推奨される.両下肢に加圧ストッキングが必要な場合には,それぞれの下肢を個別に採寸する必要がある.周径と長さの採寸値を基準値と比較した後で,適切な加圧ストッキングを選択する必要がある.極端な採寸値の逸脱がある場合には,オーダーメイドのストッキングを注文する必要がある.加圧クラス3と4のストッキングは,常に注文生産品となる.

■素材

加圧ストッキングは,未延伸の状態では素材の強度が0.5〜1.4 mmの範囲にあり,ポリアミド,エラスタン(スパンデックス),綿,ゴム糸,レーヨン,極細繊維などの様々な組み合わせによって製造されている.ポリアミドPA(ナイロン,ペルロン®)とポリアミド繊維素材は,経時変化や劣化,虫食い,微生物に由来するダメージに耐久性がある.最大水分量は0.06%である(図9).

エラスタン(EL,ライクラ®)は,85%までのポリウレタ

注文品，既製品のストッキングとサイズ

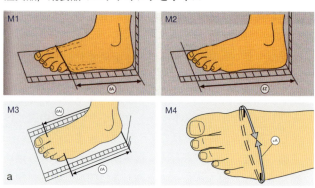

a. M1〜M4　閉鎖したつま先と，直線，斜め方向の開放したつま先の採寸位置.

b. M5：踵と甲の上を足関節背屈した位置で採寸.
　採寸位置：Y
　長さ(l)　：周径のみ必要.
　周径(c)　：腱を伸ばした状態で，踵と甲の上を足関節背屈した位置で採寸．牽引をしない身体の採寸，軟部組織の突起を考慮する.

c. M10：ADタイプストッキングの周径，長さの採寸
　周径は指示により，必要なら下肢を牽引しておく.
　例外：ADタイプストッキング．必要なら加減をして採寸する.

d. M13：AGタイプストッキングの周径，長さの採寸.
　採寸位置：F　足底から大腿中央まで.
　採寸位置：G　AGタイプストッキングの採寸：足底から最も強い位置まで(内側).
　　　　　　　　臀裂の下(グリップトップを含む).

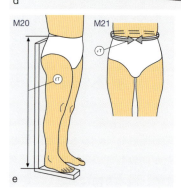

e. M20+M21：下肢のATタイプの加圧ストッキングの周径，長さの採寸.
　採寸位置：T
　周径(c)：体幹の周径，必要なら中等度の牽引をかけて採寸(M21).
　長さ(l)　：足底からストッキングの近位開口部まで(患者によって異なる)(M20).

図8　医療用加圧ストッキングの採寸(BUFAドルトムント提供)

ン(PU)で構成されている．この伸縮性が高い繊維は，ほとんどすべての弱い酸や塩基，それに油分や脂肪に耐久性がある．またそれらは経時変化に耐久性があり，光と熱にも150℃まで耐久性がある．最大水分吸収量は1.5%と非常に低い．

綿(CO)は一年草の綿花の種子毛から作られる．原綿は一般に83〜85%の純粋なセルロースを含む．綿は煮沸耐久性があり，滅菌が可能である．静電荷は低い．伸縮性は約40%ある．通常の状態での含湿量は8%である．

ゴム糸(ELA，天然ゴム)はゴムの木のラテックス(天然ラテックス)から作られる．ELAは非常に伸縮性があり，柔軟であることで知られる．しかしながら，油脂やその他の化学物質に対し脆弱である．ELAは高温(滅菌中)によって破壊される．吸湿量は低い．

レーヨン(VI，ビスコース)は未使用綿とは違い，再生されたセルロース繊維から作られる人工繊維である．レーヨンの含湿量は5〜15%であり，綿の代わりになる．綿のように多量の水分を吸収する(吸水量85〜120%)．

ポリアミド繊維とポリエステル繊維(含湿量0.5〜4%)を指す一般的な名称の極細繊維は，0.1〜1 dtex (10,000〜100,000 m)で重量1 gと非常に細い．それらは天然繊維よりも細いと考えられる．タクテル®，トレビラフィネッセ®などがよく知られている．

それぞれのメーカーが製造する加圧ストッキングは，素材の組み合わせ，粗いまたは細かいといったメッシュ構造の違い，編みのタイプ，そして丸編み・横編み部分のカラー構成などが異なる．

■ 耐久性

通常の着用と引き裂き応力がかかった状態で，ストッキングは最低6か月の耐用期間をもたせる必要がある．通常使用による早すぎる摩耗や，疾患に関連した着用，疾患に関連した下肢の形状変化があった場合には，新規の加圧ストッキング治療の処方が必要である．

■ 靴

加圧ストッキングによる患者の治療を成功させるには，よく適合した靴の着用が必要とされる．きつい，ヒールの高い靴は避け，またしわの寄るような大きすぎる靴も避ける．靴のデザインとしては，軟らかい中敷きが入っているもの，足を入れやすいもの(インステップの開きが大きいもの)，圧力や硬い部分の原因となる縫い目のないものを選ぶべきである．加圧ストッキングの耐久性や効果は，患者の履く靴にも依存する．

■ ケア，運動，競技と栄養

汗や汚れは素材に影響を与えるため，加圧ストッキングは毎日洗濯することが推奨される．すべての加圧ストッキングメーカー(Juzo社，Jobst社，medi社，Ofa社，Bauerfeind社など)は患者が医療用品店で受けることのできるケ

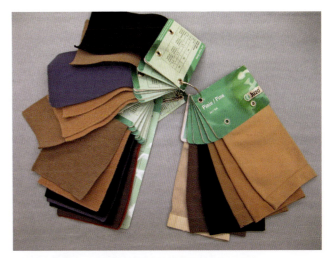
図9a　丸編み，横編みの素材の色と編みサンプル

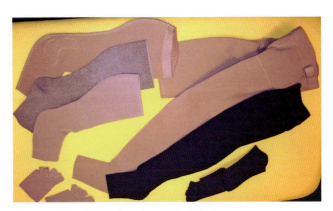
図9b　下肢の加圧ストッキングのタイプ

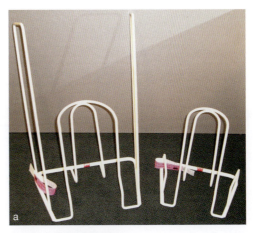
図10a　着脱補助器具

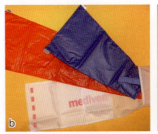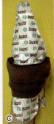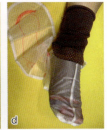
図10b〜d　簡便なスライド式の脱着補助器具

アと取扱説明書を配布している．余暇レベルのスポーツ活動は静脈ポンプの働きを助け，よりよい健康状態に導く．十分な運動と栄養は肉体的，精神的なパフォーマンスを向上させる．

■ 装着と脱着の補助器具（適合補助器具）

装着と脱着のための補助器具は，患者による加圧ストッキング使用を容易にする．

■ 処方に関する注意点

加圧ストッキングの処方は，診断，鑑別診断と適応禁忌の知識と経験を必要とするため，資格を持つ医師によってのみ処方されるべきである．ドイツにおいては，医療用加圧ストッキングは補助器具のカテゴリーに含まれ，健康保険で賄われる．これは医療用品店で購入できる．装着と脱着の補助器具にも適用される（図10）．関節可動域に制限のある，または筋力が低下している患者は，それらの補助器具を用いると，自分自身で加圧ストッキングを着脱することができる．補助器具は単独の処方を出す必要がある．ドイツでは7番の補助器具部門にマークする．処方には，以下の情報を含める必要がある．

診断（ICD-10コード）：
- ストッキングの数（1ペアか片側）
- ストッキングの長さ（ハーフストッキング，膝上ストッキング，大腿丈ストッキング，大腿丈腰部接続）
- 加圧クラス（1〜4），必要なら二重ストッキング
- つま先のタイプ（開放または閉鎖）
- 追加が可能な場合，ファスナー（ベルクロ，腰留め，身体接着）と着脱の補助器具
- 追加が可能な場合，アクセサリー（加圧身体ベルト，ジッパー，中足骨パッド，ボタン隠しなど）
- 必要ならカスタマイズを加え，横編みを指定する
- 替えの1ペアを処方する

新規に治療を開始する患者は，衛生的な理由から2ペア目を受け取る必要がある．そうでない場合，新規の加圧ストッキングは片側，もしくは1ペアとして処方する．

ドイツの治療用具に対する医療保険カタログ製品グループ17「加圧治療の補助器具」に関する現在のガイドラインは，以下を規定している．

- 医療用加圧ストッキングは，通常の使用状況において，最低6か月の耐用期間が必要であり，患者は半年ごとに新たな処方を受けることができる．
- 個々の診断に対し，固定された加圧クラスの指示はない．すべての加圧クラス，とりわけクラス1は，医学的に必要ならば担当する医師の裁量により処方することができる．
- 個別のケースにおいて，例として患者が加圧クラス3または4の加圧ストッキングを1人で装着できないような

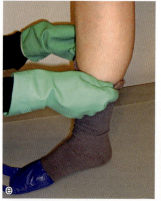
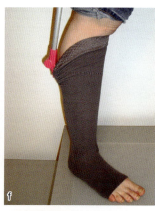
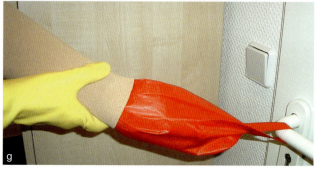

図10e〜g　補助器具を使用した着脱（ゴム手袋による補助）

場合，医師は二重にして履くためのより低い加圧クラスのストッキングを2本処方することができる．
- 静脈障害の治療に対する丸編みの製品と，浮腫治療に対する横編みの製品を区別する．よって，リンパケアのための横編み製品の特別な役割も考慮する必要がある．

また，ストッキングのタイプと必要な圧力，加圧クラスは以下に依存する．

- 診断
- 排水障害の起きている位置
- 臨床所見

ある診断に対し，決まった加圧クラスを適用する意味はない．加圧治療の目標は，臨床所見の改善にある．したがって，明白な浮腫を伴わない静脈瘤のケースにおいては，加圧クラス1を適用することで不快を取り除くことができる．これに対し，著明な浮腫や皮膚の変化を伴う例では，より高い加圧クラスの適用が必要になることも考えられる．血栓後症候群の初期段階においては，通常，加圧クラス2で十分である．これに対し，より進んだ段階においては，より高い加圧クラスが必要となる．リンパ性浮腫の初期段階（ステージⅠ）においては，通常，加圧クラス2が適切である．しかしながら，ステージⅢにおいては，典型的にはより高い加圧クラス，3または4が必要となる可能性もある．

下肢の丸編み，横編みの加圧ストッキングを使用した適応と治療例（図11〜14）

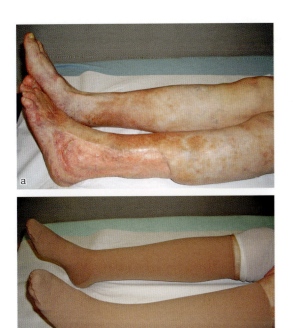

図11　末梢動脈閉塞症，潰瘍，網状移植，丸編みのAGタイプ大腿丈加圧ストッキング，閉鎖つま先，加圧クラス2

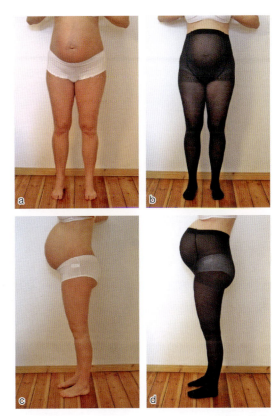

図13　妊娠性浮腫，静脈瘤，加圧クラス2，丸編み（妊娠中の腹部）

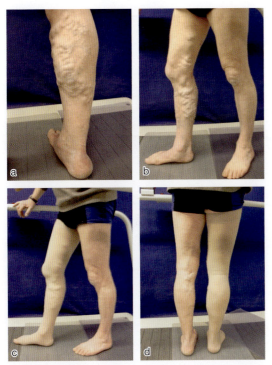

図12　著明な静脈瘤，丸編みのAGタイプ大腿丈加圧ストッキング，開放つま先，グリップトップ付き（ビーズ状シリコントップ），加圧クラス2

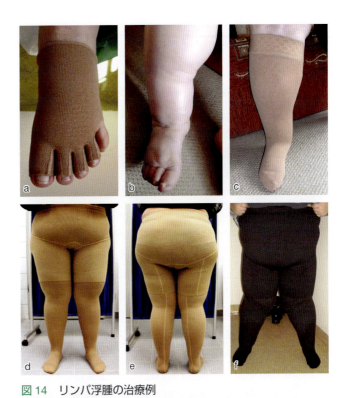

図14　リンパ浮腫の治療例
a. リンパ浮腫用のトゥキャップ．
b, c. リンパ浮腫後のADタイプ横編み治療．
d〜f. リンパ浮腫に対するバミューダパンツタイプのAGタイプ横編み治療．
（図9〜14　San Aktiv, Hempel + Müller 提供）

第17章　機能解剖
Functional Anatomy

R. Baumgartner, U. Hafkemeyer, H. Stinus

定義

「足部の**機能解剖**とバイオメカニクスをほぼ完璧に描写するということは，本書の範疇をはるかに超えることである」．これは，スイス・ローザンヌの整形外科医 Pierre Scholder が 1972 年発行の書籍『足装具学』(初版)の 1 項目である「足部の機能解剖とバイオメカニクス」の冒頭で述べた言葉である．このようにすべてを表現することは困難かもしれないが，われわれは足部治療に必要な整形靴技術に対して重要となる機能解剖についてまとめる．

古典的なヒトの筋骨格系に対する解剖学的な記述は，身体の上部に始まり，足の裏で終わる．しかしながら，本書のように足部と靴が主要なテーマである場合，この項目を逆からたどることで，身体の上部を無視することなく，足部と下肢に着目することが可能であろう．たとえ上肢が関わるような身体の運動であっても，足部は身体の上部からつま先の母趾に連なる長い連鎖の下端に位置する左右 2 つの器官である．

解剖学用語

解剖学，特に整形外科学の領域においては，頻繁に繰り返されるいくつかの単語に馴染むことが肝要である．用語には母国語名(ドイツ語，英語，日本語)とラテン語名があり，またそれぞれの用語は 2 つ，場合によっては 3 つの同意語があることもあり，混乱のもとになる．

■3つの平面(図1)

身体の 3 つの平面は，xyz 軸による記述方式をヒトの身体に移し替えたものに過ぎない．関節可動域は角度と，必要に応じて，次の 3 つの平面で表される(⇨ 161 頁参照)．

1) 矢状面(sagitta＝矢)：射手が矢を構える方向．
2) 前額面(frons＝前額)：両手掌を額にあてるとき，その手掌のある方向．
3) 横断面：この面は身体をまっすぐに横切る(traverse)ように走る．水平面と呼ばれることもある．しかしながら，人が横たわった場合には「水平」は用いることができないので，「横断面」と言ったほうがより適切である．この面の中で回旋運動が起こるため，バイオメカニクスの要素として重要視する必要がある．3 つの面について考慮するより 2 つの面にのみ注目するほうが簡単なため，工学において横断面は無視されがちである．

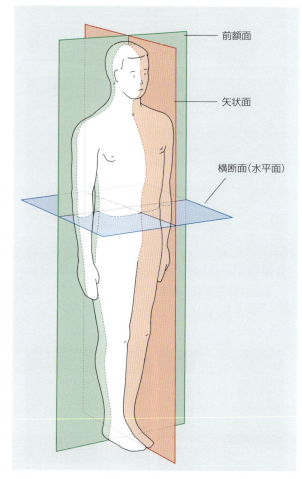

図1　身体の 3 つの面：矢状面，前額面，横断面(水平面)

方位と方向の定義(図2)

Dexter	右側
Sinister	左側
Medial	内側，内面
Lateral	外側，外面

体幹：
Cranial	頭側
Caudal	尾側

四肢：
Proximal	近位，体幹方向に向かって
Distal	遠位，体幹方向から離れて
Dorsal	背側，後方に向かって(dorsum＝後ろ)
Ventral	腹側，前方に向かって(venter＝腹部)
Plantar	底側，足底に向かって(planta pedis＝足底)

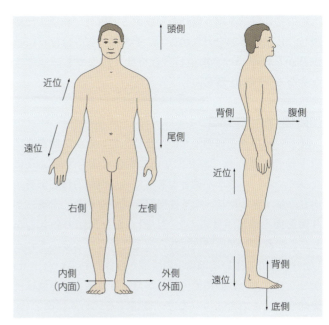

図2　姿位を表す用語と方向

17.1　骨格

ヒトの構造体は骨からなり，関節でつながっている．発生初期には，骨格は軟骨である．骨化は子宮内で始まるが，出生時には完了しない(⇨第20章参照)．思春期以降においても，機能を最適化し環境に適応するため，骨は成長・分解と再生を続ける．

骨

2つの異なる骨組織によって区別される(図3)．

海綿骨

内部を構成する骨梁により，骨組織はスポンジのように見えるため海綿骨と呼ばれる．その構造は非常に巧妙であり，骨は身体に加わるほとんどの種類の圧力や張力に対処することができるが，その構成要素は数少ない物質である．Wolffの法則に従い，骨梁は適宜強度を増したり，減らしたりすることで機械的ストレスに適応している．骨粗鬆症では，骨は縮み，安定性を失うことによって，高齢者は足関節，大腿骨頸部，手首，肩などの骨折のリスクが高くなる．

それらの力線は骨折と関節固定術を橋渡しするものとなる．

後足部と中足部を構成する骨は，ほとんどすべてが海綿骨で，皮質骨の関節面両端にもみられる．その構造と形態により，長軸方向では体重の何倍もの力に対処できる．

その他，海綿骨の重要な機能は造血系である骨髄を含むことにある．例えば，腸骨稜からとった骨は，母趾の関節面や足関節に移植するいわゆる中間物挿入関節形成術に使用できる(⇨200, 276頁参照)．

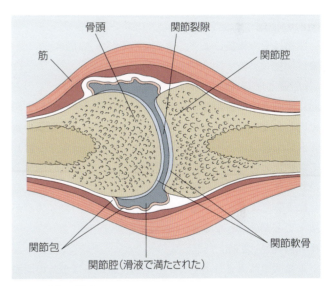

図3　関節の構造

微小外科の技術を用いることで腸骨稜から血管新生した骨移植部を剥がし，足部の動脈と静脈に接続することも可能である．これによって骨は生着し，遊離骨移植にみられるような分解と再生のプロセスには入らない．

皮質骨

皮質骨は，樹木の樹皮(外皮)のようにすべての骨表面を形成するが，樹皮とは異なり，hollow boneの骨幹部として支持している．皮質骨は，非常に硬く，荷重の大きさに従って数mmの厚みを持ち，黄色骨髄で満たされた髄腔を取り囲んでいる．

骨は骨膜に覆われており，骨膜は血液供給に関わり骨折

治癒の初期段階を担う仮骨を形成する．仮骨は紡錘状に膨張し，体積の増加を引き起こす．その後，仮骨は徐々に数か月から数年かけて消退し，骨折は X 線像でも確認できなくなる（⇨第 31 章参照）．

関節（図 3）

骨と骨は様々な形態で互いに連結しているが，関節面は硝子軟骨で覆われており，互いに精密に適合するようになっている．小さな不適合があっても，機能的に悪影響があり，早すぎる摩耗，変形性関節症につながる．滑液により関節面を潤滑させることで，滑らかな関節の動きとなり，この液体は関節腔内にある絨毛性滑膜から分泌される（かつて時計に用いる油は牛の滑液から作られていた）．しかし，リウマチ性の関節・腱炎が発症した場合，滑液は侵襲的な成分を含むようになり，潤滑する代わりに関節（腱をも）を破壊する．関節は関節包に包まれており，靱帯（例：膝の十字靱帯，側副靱帯と後足部）で支持されている．

関節の種類

関節はその機能により，様々な形態がある（図 4）．

■ 球関節（図 4a）

「臼蓋と球」の形状から，この関節は 3 つの面すべての方向に運動することができる．しかしながら，すべての方向で同じ角度に動くことができるわけではない．股関節の寛骨臼は大腿骨頭を半球状に覆い，広い面積で荷重を分散して受け止めるため，可動域は制限される．これは肩関節とは異なり，肩関節の臼蓋は股関節よりもかなり小さく，それによってより広い関節可動域をもつが，脱臼のリスクが増すことが欠点となる（⇨ 163 頁参照）．

■ 蝶番関節（図 4b）

単軸関節はあまり多くなく，足部においては小趾の関節のみが単軸関節である．蝶番関節としては，上腕骨と尺骨の間の肘関節がよく知られている．膝関節と足関節の動きは，単軸の関節接合のみではないのでかなり複雑である．

■ 顆状関節（図 4c）

この関節では，程度は異なるものの 2 つの面上での運動が可能である．例として，手関節は，橈側，尺側に内外転するよりも，屈曲・伸展方向の可動域が広い．

■ 鞍関節（図 4d）

足関節が鞍関節に最も形態が近い．脛骨が距骨の上に乗っており，関節窩により側面が保持されている．距骨滑車は後方よりも前方が幅広いため，関節は最大背屈時において水平面上で固定され，逆に底屈位では可動性が小さくなる（⇨図 22 参照）．

中足骨頭と足趾基節骨の間にある中足趾節関節（MP 関節）も鞍関節と考えられる．これらの関節は矢状面上での運動も可能であるとともに，内・外転とわずかな回旋運動

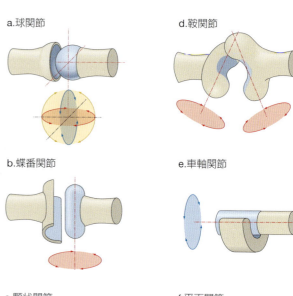

図 4　関節の分類

も可能である．

■ 車軸関節（図 4e）

例として，上腕骨と橈骨の間の関節が挙げられる．

■ 平面関節（図 4f）

この関節は，後足部と中足部において最も一般的なもので，数度しか動かない．実際には図示されているものとは異なり，関節面は弯曲しており，2 枚の板のような平面ではない．

17.2　筋と腱

筋には平滑筋と骨格筋の 2 つの種類がある．顕微鏡下において，骨格筋は平滑筋とは異なり，筋線維に斜めの縞がみられる．

平滑筋

平滑筋は不随意筋として知られ，自律的に働き，間接的にしかコントロールできない（例：動脈の拡張，瞳孔の収縮）．

最もよく知られた不随意筋は心筋であり，例外的に細胞には横紋がある．われわれは心拍数を意図的にはコント

ロールできず，例えば運動したり，興奮したりすると酸素の要求が高まり，心拍数が上がるといった二次的なものに過ぎない．

骨格筋

骨格筋は，神経系を通じて随意的に収縮・弛緩させることができる．筋線維は束にまとめられ，筋膜に覆われている．筋は，筋の収縮力を骨格に伝える強硬な腱膜または腱に終末する．

筋の起始部は骨格に接続する構造であるのに対し，筋の停止部は動かされる側の骨に接続している．骨格筋は交差する関節の数により，単関節筋と多関節筋に分類される．例えば，腓腹筋（双頭）は多関節筋であり，膝関節と足関節にまたがる．起始は大腿骨に位置する．下腿でヒラメ筋と合流した後，下腿三頭筋と呼ばれるようになり，踵骨で停止する．これに対し，1つの筋が複数の腱に分かれることもあり，その例として長趾伸筋と長趾屈筋が挙げられる（⇨図28参照）．

主動筋と拮抗筋によって，筋の間には平衡が作り出されている．

腱

腱は並行するコラーゲン性結合線維によって作られており，摩擦のない滑り運動を起こす腱鞘に覆われている．腱が牽引する方向を変化させる場合には，それらは帯（支帯）によって保持されるか，骨溝を通る．

17.3　血管系

循環器系についてすでによく知っている読者の方もいるかもしれない．簡潔にまとめると，左心系が肺からの酸素に富んだ血液を末梢の動脈に送り出す．それに対し，右心系は酸素の乏しい血液を肺に送る．動脈から静脈へは毛細血管を通じて移行する．静脈による還流は，継続的な血流によるモーメントだけでなく，「骨格筋ポンプ」によっても起こる．静脈弁は血液が逆流するのを防いでいる（⇨105頁参照）．

身体を流れる液体には，血液のほかにリンパ液がある．リンパ液は血漿からなり，毛細血管から組織内に漏れ出たものである．リンパの流れは全身の組織の間隙から始まり，リンパ管を通じて集められ，心臓に還流する．レンズ豆あるいはソラ豆大のリンパ節はリンパ管内にある．局所の炎症はリンパ管を通じて拡散するが（リンパ管炎），皮下の赤くなったリンパ管は肉眼でも明確に視認できる．炎症がリンパ節に達した場合は，腫れ，痛みを起こす（リンパ節炎）．悪性腫瘍もリンパ管を通じて拡散し，リンパ節に腫瘍転移を起こすことがある．

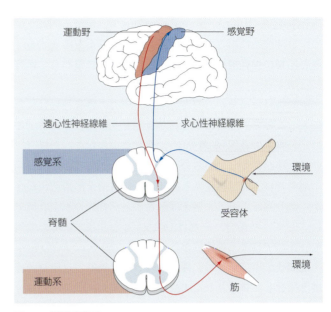

図5　感覚運動系

17.4　神経系

ヒトの神経系は，電話の交換台に例えられることが多い．通話は中継地を通り中央交換手が受け取り，まとめられた後，中継地を通り受け手に転送される．今日では，コンピュータがこの手法を引き継いでいるが，現代のテクノロジーであってもわれわれの驚異的神経系との共通点は存在する．

神経系で生じるすべての障害は，すべて末梢に影響する．筋に問題はなくても神経系がいつ，どのように，どんな強さで収縮・弛緩するのかを正しくコントロールできなければ，筋は役に立たない．

神経系は中枢神経系と末梢神経系に分類することができる（図5）．

中枢神経系（central nervous system：CNS）

中枢神経には脳と脊髄が含まれる．感覚野と運動野は，大脳皮質の灰白質の中で隣同士に並んでいる．それらの区域は感覚器を支配するが，特に手の感覚域は広大な区域を占める．

求心性神経線維は，身体の深部あるいは感覚域の表面にある無数の受容器から，圧力，接触，空間位置，温度と痛みの情報を送る．遠心性神経線維はそのインパルスを運動野から末梢へ送り，脊髄の前角に集められ，運動前角細胞に達し前枝から外へ出る．

ポリオウイルス（急性灰白髄炎ウイルス）は，この運動前角細胞に特異的に影響するから，感覚域は傷害されずに残り，運動麻痺だけが起こる（⇨199頁参照）．

末梢神経系（the peripheral nervous system：PNS）

中枢神経系に出入りする神経が末梢神経系を構成する。筋と同様に神経線維は束ねられ、結合組織に覆われて血管に付随する。

運動神経は前角から脊髄を離れ、一方の感覚神経は後角に入ることで、非常に限られた範囲を受け持っている。このため特定の範囲（皮膚分節）に感覚喪失が起こった場合、どの髄節が影響しているのかが正確にわかる（図6）。

運動神経支配は感覚系と同じように解剖学的構造に従うが、より複雑である。例えば患者が足部背屈の不全麻痺を起こしていた場合、それはL4/L5、もしくはL5/S1の椎間板ヘルニアによる可能性がある。

椎間孔を出てすぐに、運動神経と感覚神経は自律神経線維と結合した神経として末梢に到達するが、最終的にはまた運動神経と感覚神経に分かれる。坐骨神経は小指くらい太く、強く脈動する動脈を含むので、その神経は末梢で明白な黄色味がかった白い線維として枝分かれする。繊細な構造をもつ神経線維は外からの圧力に影響されやすいため、腓骨頭のすぐ下を回る表在腓骨神経を除き、筋肉に保護されている場合がほとんどである。腓骨神経は外力に非常に影響されやすく、包帯の位置が悪かったりきつすぎたりするとすぐに影響される。足部においては、Morton（モートン）神経腫は慢性的な外部刺激によって起こる典型例である（⇒273頁参照）。

自律神経系

随意神経系と比較して不随意神経系（自律神経系）は、鳥肌が立つ、発汗、動脈の太さの調節などを例として、平滑筋が関わるという特徴がある。それは、交感神経系と副交感神経系の対照的な2つに分けられる。

交感神経系は、交感神経鎖とその神経、神経叢、脊柱に沿った神経に接合する末梢神経節が含まれる。腰部交感神経切除の術中には、この交感神経系は間接的に下肢の血管を拡張されるため、機能が停止される。交感神経系はアドレナリンとその誘導体によって血圧、心拍数の増加と発汗が促進される。

副交感神経系は交感神経系に拮抗する系である。交感神経系とは違い副交感神経は形態を持たないが、これは副交感神経の神経線維が神経幹に接続していることに由来する。医薬品としては、副交感神経の効果を促進、あるいは抑制する薬剤が幅広く応用されている。

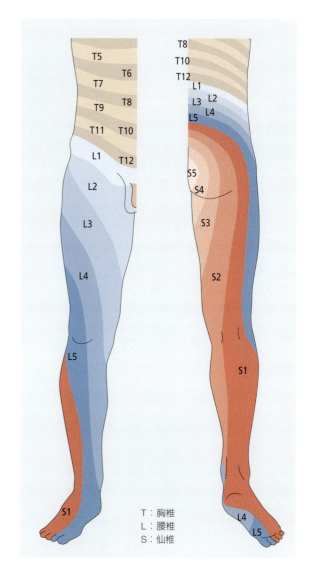

図6 皮膚の感覚神経支配
すべての皮膚分節には神経支配域がある。
茶色：胸椎支配域。
青色：腰椎支配域。
赤色：仙椎支配域。

17.5 皮膚(図7)

ヒトの皮膚は成人平均で約 1.6 m² にわたる，体表全体を覆う防御シールドであり，身体を外的な危険から保護する．皮膚は細菌が身体に侵入することを防ぐため，小さな傷であってもすぐに修復しようと試みる．あるいは，細菌が身体に侵入していた場合，それを破壊しようとする．また，皮膚は暑さ，寒さから身体を保護し，体温，水分を保ち，さらに接触，温度，位置と固有受容を含む感覚刺激を感知する．足底の皮膚は油圧の衝撃吸収体に似て，ユニークなクッション，緩衝物として機能し，皮下の構造物と結合している．

皮膚は人種によってそれぞれ異なり，その色は遺伝的に決まっている．しかしながら，常に一定ではなく，温度や陽光(日焼け)，機械的刺激や血流の影響を受けて変化する．心理的な影響によって，皮膚が赤く，あるいは青白く変化することもある．したがって，装具を選択する際には，皮膚の色に溶け込む色彩のものを選択する必要がある．皮膚は複数の感覚器を含むが，皮膚全体に均一に分布しているわけではない．例えば，足底やつま先の皮下には，特に多数の感覚器がある．同様に，皮脂や汗の分泌腺，体毛も均一に分布してはいない．微小な筋の動きにより体毛が起立することがあるが，それは自律神経系によってコントロールされている(図7)．

われわれは，表皮と真皮という主に皮膚の 2 つの表層に着目している．皮膚移植片は表皮と真皮の乳頭層から作られる．真皮の厚さは，その部分が以前に経験した機械的刺激の大きさによって決まる．胼胝を除去することは一時的な解決にはなるが，そこに加わる刺激をなくさないと胼胝の形成は止まらない．図8の顕微鏡写真は，静脈とリンパによる排水が外圧によって遅くなると，胼胝も変化することを示している．疾病によっても，皮膚の機能に影響がある．

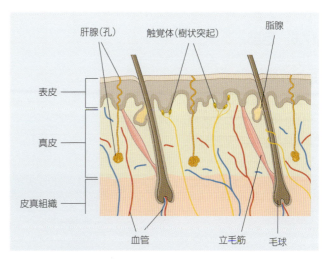

図7　皮膚の構造(Emil Kraus, 1969)

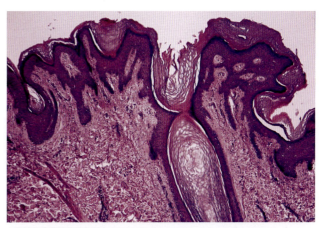

図8　断端末接触のない下腿断端に起きたいぼ状肥厚
義足ソケットの締め付けによるリンパ，静脈障害による長期的な結果．皮膚の肥厚が進み，亀裂を生じ，茶色に変色している(暗い色の部分)．数年にわたり皮膚科医の投薬治療が行われていたが治癒しなかった．しかし，全面荷重し，近位を締め付けない義足へ変えたところ，2～3 か月で問題は解決した．

17.6 足部

足部の骨

整形靴技術者は足部の骨の名称について，英語とラテン語にも馴染んでおく必要がある(図9).

ラテン語	英語	日本語
Talus	Talus	距骨
Calcaneus	Calcaneus	踵骨
Os naviculare, Os scaphoideum	Navicular bone, scaphoid	舟状骨
Os cuboideum	Cuboid	立方骨
Os cuneiforme Ⅰ	First (Medial) cuneiform	第1(内側)楔状骨
Os cuneiforme intermedium Ⅱ	Second (Intermediate) cuneiform	第2(中間)楔状骨
Os cuneiforme laterale Ⅲ	Third (Lateral) cuneiform	第3(外側)楔状骨
Tarsus	Tarsus, hindfoot	後足部
Metatarsus	Forefoot	前足部
Ossa metatarsi, metatarsalia	Metatarsal bones	中足骨
Ossa sesamoideum	Sesamoid bone	種子骨
Ossa digitorum pedis	Phalanges	趾節骨
Phalanx proximalis	Basal segment, proximal phalanx	基節骨
Phalanx media	Middle phalanx	中節骨
Phalanx distalis	Distal phalanx	末節骨

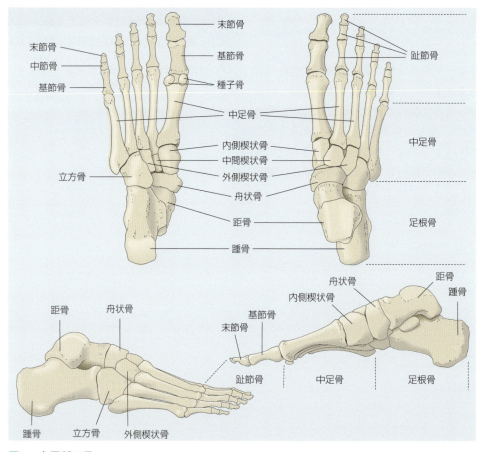

図9　右足部の骨

足部の骨の分類

足部は後足部，中足部，前足部に分かれる（図10）．

ショパール関節線が後足部と中足部の境界となり，リスフラン関節線が中足部と前足部の境界となる．解剖学的には誤解を招きやすいが，中足骨は前足部に属し，中足部には含まれない．縦方向に見ていくと，2等分ではないが，内側と外側に分けることができる．距骨，舟状骨と内側，中間，外側楔状骨，それに連なる3つの中足骨と足趾は内側に含まれる．外側は踵骨に始まり，立方骨を経て，第4，第5中足骨に終わる（図10）．中足部を通る横断面を前方から見ると，骨は台形になっており，アーチを形成する（図11a, b）．

Hendriks（1962）は足部をトーション・バーに例えているが，バーの部分は第3中足骨に相当し，地面に向かう2本のアームを持つ．2本のアームのうち1本は立方骨を通り抜け，もう1本は内側，中間楔状骨を通り第1中足骨を抜ける．このトーション・バーは扁平足では平らになっており，凹足ではよりカーブしている．

後足部

距骨（図12）

距骨の表面はほとんどが関節面で構成されている．近位では，距骨滑車が脛骨，腓骨とともに足関節（距腿関節）を形成する．遠位では，底面の踵骨との距骨下関節と距舟関節．距骨には筋も腱も付着しておらず，いくつかの靱帯が付着するのみである．その表面のほとんどが関節面からなることにより，距骨にはあまり血行が確保されていない．したがって，距骨骨折後に血行は阻害され，大きなリスクとなり得ることを示しており，骨片の壊死が起こることすらある（⇨210頁参照）．距骨は踵骨に横乗りになって，完全にまたがっておらず，対角線上に30°をなしている．内反尖足ではこの角度がほぼなく0°ほどで，扁平足ではこの角度が大きく45°にも達する（図13）．

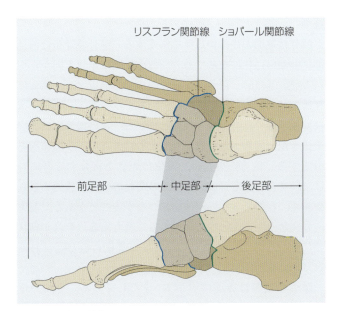

図10　足部の分類

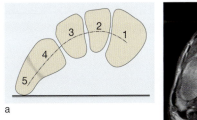
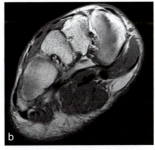

図11　足部のアーチ
a. 内側縦アーチ頂点での足部の断面図．第1～3列は楔状骨によって形成され，第4・5列は立方骨によって形成されている．
b. MRI．（スイス・チューリッヒ大学病院，M. Zanetti による）

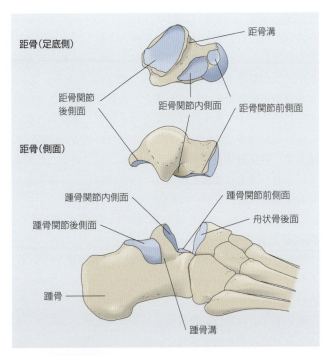

図12　距骨の解剖

踵骨

踵骨は足部の後部接地面を構成する．踵骨の骨梁は前足部に向かい弓状になっており，他の骨梁が距骨方向から交わる（図 14, 15）．踵骨体が踵骨の中心を形成する．踵骨隆起は背側-近位に位置し，アキレス腱の付着部となる．遠位では，踵骨は立方骨と接合している．この関節面は S 字を描き距舟関節へとつながり，ともにショパール関節線を形成する．前方の突起は，遠位で距骨と接合すると同時に，踵立方関節も形成する．この突起の骨折は見過ごされやすく，我慢できない不快感につながることがある．前方の骨突起が距舟関節内に突出することもある．それが楔状骨に結合すると，それらの骨は足根骨癒合症と呼ばれる（⇨第 29 章参照）．

踵骨の長軸は床面に対し 20° をなしている．その角度は，扁平足と内反尖足では下がり，凹足では上がっている．側面からみると，踵骨と距骨の長軸は 30° をなしている．内反尖足ではその角度は 0° まで下がり，扁平足ではその角度は上がる．先天性垂直距骨の例で最大に達し，踵は外反位に倒れ，距骨は踵骨から横に滑り落ちている（⇨247 頁参照）．

後足部の連鎖（連動）

中間位において踵骨と距骨の関節軸は平行であり，そのことから後足部と中足部には柔軟性がある．内がえしと内反位では，関節軸は交わり，後足部はロックされる．これが立脚期の後半に起こる生理現象である．

中足部

舟状骨

舟状骨は，近位関節面において距骨と接している．この距舟関節はショパール関節線の一部をなし，それが後足部と中足部の境界となる．載距突起，距骨の「ハンモック」は舟状骨の下に位置している．また，後脛骨筋腱はここに付着している．よく知られている奇形として，骨が角に似ている舟状骨副骨（外脛骨）がある．これは舟状骨の内側への延長で，外反扁平足の例では大きく突出していることがある．これら奇形は他にもみられ，脛骨の副骨，外脛骨としても形成される．

楔状骨と立方骨

舟状骨の遠位関節面は，第 1～3 楔状骨と関節している．それはボナ-イエガー切断線の内側半分を形成し，外側半分は立方骨を斜めに通る．

楔状骨と立方骨は，靱帯によりテニスラケットのガットのようにしっかり固定されている．

リスフラン関節線は，前足部と中足部の間の関節を合わ

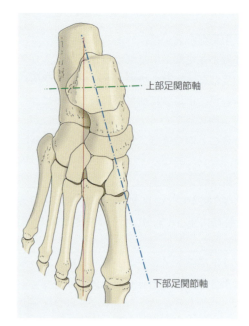

図 13　足関節軸と距骨下関節軸
足関節軸と距骨下関節軸は，互いに 75° をなす．その 2 つの関節は一種の自在継手（ユニバーサル継手）を形成する．足関節は足の長軸と直交する．

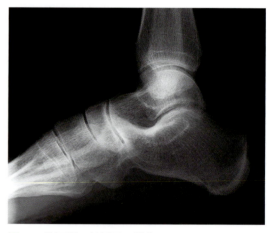

図 14　後足部の外側面 X 線像

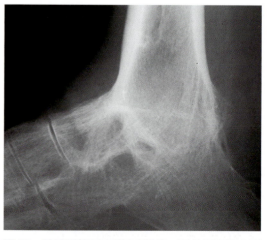

図 15　踵骨関節固定術（足関節，距骨下関節の固定）後
距骨から後足部，前足部への骨梁がよく観察できる．

せたものである．切断時の「切り口」として知られているが，実際にはギザギザである．第2列は隣り合う関節面，特に第1楔状骨に対してかなり近位に位置しているため，特に不規則な形をしている．この関節に起こる骨関節症は関節癒合の徴候として捉えられる場合も多い．

前足部

中足骨

中足骨は末梢の骨が長軸に対して扇状に広がっているので，完全に平行に並んでいるわけではない．Hilaire Jacobによる研究(1989)によると，柱としての役割を持ち，踵骨を支える第1と第5中足骨によって形作られる三角形に似た構造，前方の斜め方向に向かうという「アーチの理論」は，実状に合わないとみなされている．Jacobによる前足部の荷重分散の研究においては，第1～3列によって形成される足の内側列がより大きな荷重を受け，一方で第4列と第5列からなる外側列にはより軽い負荷しかかかっていないことが示されている(⇨272頁参照)．

ボウ(弓)

足部の骨はアーチ橋のレンガに似ている．しかしながら，橋にみられる固定したアーチとは対照的に足部は荷重や運動のたびに緩衝することから，むしろアーチというよりもベッドのマットレスのようなしなやかな薄板で作られたフレームに似ているといえる．足は1方向だけでなく，3つの面上すべてに柔軟性があるので，これはあまりよい例えとはいえないかもしれないが．したがって，外科医のHans Debrunner(1936年)は，足部を形容する言葉として「アーチ」よりは「ボウ(弓)」のほうが適切なのではないかと示唆した．

骨単体ではアーチを形成するだけでボウにはならないので，足部をボウとして様々な動きに適合させるのは，靱帯，腱と筋の役割としている．

このボウが崩壊するのを防ぐために最も重要な構造は，足底腱膜，靱帯と短・長筋群である．後足部と前足部のレバーアームの比は約1：4である(図16)．

靱帯

足底靱帯において特に触れるべきは，底側踵舟靱帯(載距突起)，長足底靱帯，足底腱膜である．小さな足の内在筋はこれらの靱帯の間に位置し，第1中足骨底に向け足部全体を斜めに横切る長趾屈筋と長腓骨筋に横切られる．このことから，靱帯，足底筋膜と筋は足部の水平，前後方向の構造を支える役割があることがわかる(図16)．

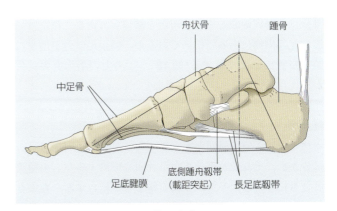

図16　縦アーチを支える靱帯と腱膜
後足部と前足部のレバーアームの比は1：4．

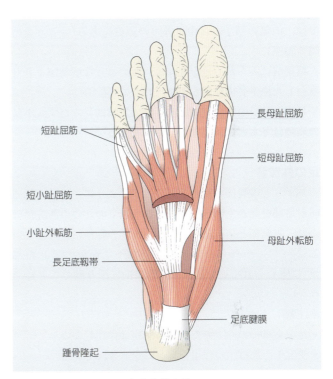

図17　表層，中層の足底内在筋と腱

足部の内在筋

内在(小)筋には，筋の均衡を微調整するという重要な機能がある．

足底筋群は足底の皮膚と骨格の間に位置し，足底のクッションとして働く(図17)．皮膚や筋が萎縮すると，骨格は薄い皮下に直接あたるようになる．このような状態になると，とりわけ神経障害による場合には深刻で痛みにも反応を示さなくなる．皮下の深部にある部位の中には，表在するものよりも整形外科疾患に関連する層が多い．この層は内在筋とともに骨格の間や表面に点在するが，靴の製作に関わる者にとっては，母趾外転筋が最も重要である．名前が示すように，その筋は足部に対し母趾を外転させている．母趾外転筋は2つに分かれ，一方は踵，足底腱膜から起こり，腓骨筋腱を越え，母趾基節骨底に停止する．残り

半分は，足底腱膜と中足骨頭から横切って走る．母趾外転筋は足部内側にある拮抗筋であるが，開張足で力を増す二頭の母趾内転筋には劣る（図18）．この力の不均衡の結果が外反母趾である（⇨274頁参照）．

種子骨

種子骨は内側・外側とも重要である．短母趾屈筋は2つに分かれ，それぞれが第1中足骨頭に位置する左右の腱膜とともに停止し，レンズ豆大の種子骨が結合する．ちょうど四頭筋腱の中の膝蓋骨のように，滑り軸の受皿となる（図9, 19）．

開張足と外反母趾においては，種子骨は外側に変位，亜脱臼もしくは脱臼している場合がある．このようなケースでは，内側の種子骨は中足骨頭の頂点にある（⇨274頁の図1参照）．

糖尿病にみられる足穿孔症は，どのような解剖図よりも脱臼した種子骨の位置が明確にわかる（図19）．

足底とは対照的に足背の内在筋は比較的目立たず，小趾の筋はほとんど常に退化している（図20）．

足の外在筋

ちょうど前腕部の筋が手部を動かすように，主に下腿の筋が足部を動かす働きをしている．以下の4つの筋群に分かれ，主動筋と拮抗筋の長い腱が足部の骨格に接続している（図21）．それらの腱は腱鞘（図21で青色に示した部分）に束ねられていなければ，効果的に滑り動くことはできない．

※注意：
- 足部を単一の面上でだけ動かす筋は存在しない．
- 便宜上，筋は主な作用をもとに記述されている．

① 底屈

強力な下腿三頭筋はアキレス腱となり，踵骨隆起に停止する．健常なアキレス腱は500 kgを超える張力に耐え，最も強力な回外筋でもある．つま先立ち，あるいは自動的な底屈位にあるとき，アキレス腱が踵骨を回外方向に引き上げている（⇨161頁参照）．

アキレス腱に平行して，2～3 mm厚の長底屈筋の腱が走っており，移植用の腱が必要になった場合，この腱が用いられる．

内・外果を回る筋も底屈に関わっているため，アキレス腱が損傷した際には，これらの腱が驚くほどよく機能を代償する．

② 伸展（背屈）

前脛骨筋腱と長趾伸筋腱は足背部に付着する．弛緩した際に床面から持ち上がらないよう，支帯と呼ばれる幅広く平らな靱帯により決まった位置に保持される．

最も強力な背屈筋は前脛骨筋でありその腱は足部の内側

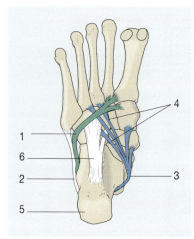

図18 長腓骨筋と前脛骨筋によるあぶみ機能
1. 長腓骨筋腱が第1・2中足骨底に停止する．
2. 短腓骨筋腱が第5中足骨底に停止する．
3. 前脛骨筋腱が舟状骨（os naviculare）に停止…
4. …そして第2～4中足骨底に広がる．
5. 踵骨．
6. 深部，長足底靱帯．
（Kapandji, 1968による）

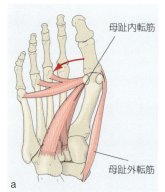 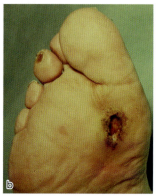

図19 種子骨
a. 足底深部の筋群．
b. 外側種子骨直下の足底潰瘍．

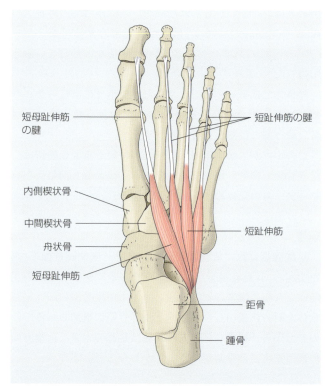

図20 第2～4足趾に向かう足部の小背屈筋群

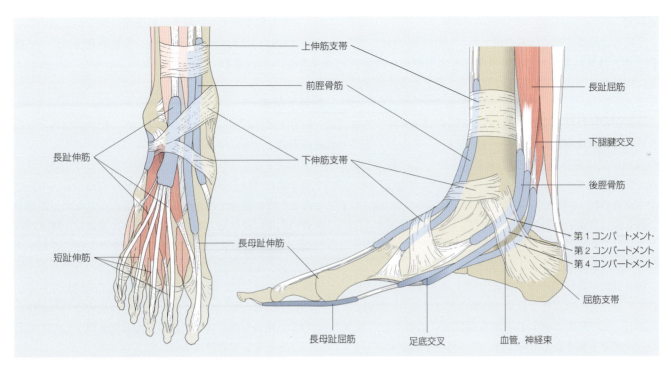

図21 足部の外在筋と腱支帯
青色：腱鞘.

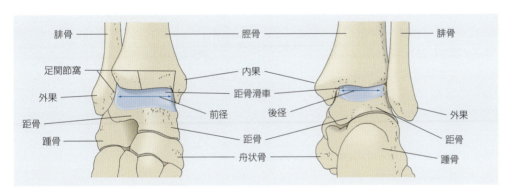

図22 足関節
左は底側，右は背側から．内側のカーブの径は外側より小さい．

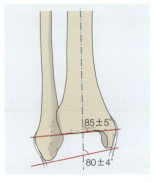

図23 脛骨長軸と足関節軸のなす角
脛骨長軸と内外果をつなぐ軸とは完全には一致しない．それらは90％以下である．

縁，第1楔状骨と第1中足骨の内側面に停止する．このことから前脛骨筋は縦アーチを支持すると同時に，足部を回外する．その拮抗筋，回外筋が障害された場合，筋の平衡を再建するため，前脛骨筋の停止部から外側の半分を外し，縦方向に下腿まで分割し，外側の立方骨に再接続する（⇨205頁参照）．

③ 内側（脛骨）腱群

下腿の筋群からの3本の長い腱が内果の周囲を取り巻き，脛骨動脈と神経も同じルートをたどる．その中で最も強力な筋は舟状骨に停止する後脛骨筋である．後脛骨筋は縦アーチを保持し，足部を回外する．障害されると外反扁平足となる．

他の2つの腱は足趾の屈筋腱である．母趾を屈曲する長母趾屈筋と，もう1つは第2～5の足趾を屈曲する長趾屈筋である．解剖学的な位置により，その3つの腱は底屈を補助している（上記参照）．

④ 外側（腓骨）腱群

2つの腱，長・短腓骨筋腱の両方が外果の周囲を回る．短腓骨筋は第5中足骨底に停止するが，長腓骨筋は足部の底面を横切り，前脛骨筋と同じレベルの骨格に停止する．このことから，それらの2つはあぶみを形成する（図18）．

足関節

足関節は蝶番関節ではあるが，変わった特徴を持ち，脛骨と内・外果によって形成されるほぞ穴で距骨と関節する．関節軸は下腿の荷重線に直交する．距骨滑車の幅が後方よりも前方が広いことがこの理由である．

足部が背屈位にあると，距骨はほぞ穴にはまりロックされ，脛骨と腓骨の間の靱帯結合は緊張する．しかし，足部の底屈位では距骨滑車はよりゆるく関節していることから，関節はわずかながら水平面上の動きができる（図22，⇨160頁の図 4a 参照）．

腓骨側副靱帯の受傷後には，それらの靱帯が緊張することを避けるため，装具を用い，底屈を中間位に戻す処方を行う（⇨89頁参照）．

脛骨長軸の角度は85±5°であり，90°よりも小さい．内・外果の頂点をつなぐ線と脛骨の長軸の角度はさらに傾斜しており，その角度は80±4°である（図23）．このことから，装具の足継手軸を決める際には，内・外果を触診するとよい．

果部の骨折後には，骨の解剖学的構造を正確に再建する必要があり，近位腓骨骨折に合併して起こる外傷，靱帯結合の分離修復も含むことが多い（⇨210頁参照）．

精巧な靱帯構造により，足関節は完全な可動域を持つと同時に，可能な限りの安定性がある（図24, 25）．しかしながら，十分な可動域と安定性があっても腓骨靱帯の損傷は，最もよくみられるスポーツ障害である．早期に施術される側副靱帯損傷の縫合は，装具やテーピングによる保存的治療法に取って代わった．

脛骨側面においては，3本の靱帯が足関節軸の中心から扇状に広がるように配置されており，足関節から距骨，踵骨，舟状骨につながっている．これによって，これら靱帯は足関節と同時に距舟関節も保護している．腓骨側面には，2本の靱帯があり，踵骨と距骨頭につながっている．最終的には，骨間膜の後面が力強い後脛腓靱帯によって補強されている（図25）．

距骨下関節

距骨下関節は前部と後部とに分かれ，距骨溝は強い骨間距踵靱帯とともに平らな溝として中間に位置する．その名前が示唆するように，骨間距踵靱帯は足首の骨と踵の骨とを強く結び付けるが，距骨下関節は靱帯や筋によって保持されていない距骨では十分な安定をもたらさない．距骨が踵骨の内側に滑り落ちるのを防ぐための構造は，踵骨の内側面にあるソラ豆大の隆起である載距突起と踵骨の載距突起と舟状骨を結び付けるのは底側踵舟靱帯のみである．足底装具においては，縦アーチをこの部分で支持している．

距骨下関節の軸については，言葉で表現することが難しいので，回外方向のほうが回内方向よりも動かしやすいということを覚えておけばよい．

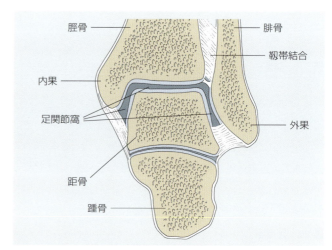

図24　足関節を通る横断面

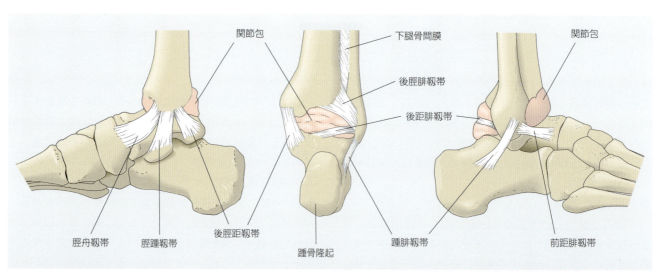

図25　足関節周囲の靱帯

下腿（図 26）

下腿（脛）は足関節と膝関節の間の部位を指し，脛骨と腓骨はともに両端に骨端を持つ含気骨である．両骨は互いに，遠位においては距腓靱帯によって，近位においては固い関節によって，互いにしっかりと結び付いている．腓骨は，膝関節には直結していない．両骨の間には，腓骨前面と脛骨後面の筋の境界となる骨間膜が横たわっている．

下腿断面は三角形に似た形状をしており，それは決して丸くない．解剖学的な特徴は装具治療に非常に役立つが，常に利用されるわけではない（図 27）．

前面内側は，皮下直下にある脛骨によって構成される．前面外側は，脛骨の縁と腓骨の外縁をつなぐ面によって構成される．第 3 の地域は，下 2/3 で平らになる下腿の後面で，上 1/3 のみに後方に向けた小さな隆起がある．

この三角形に似た構造により，ちょうどＹ型ボックスレンチのように回旋に対する安定性が生み出される．脛骨自身の断面も三角形になっているが，その辺は定規のような直線ではなく少しカーブしている．筋萎縮によってやせてしまった患者では，脛骨稜は鋭角で圧に敏感な稜線として容易に見つけることができる．下肢の浮腫のある太った患者では，触診によってその稜線を見つけ，陽性モデルを修正する前によくわかるようマークをしておく必要がある．

後足部の装具，靴型装具（ブーツ），あるいは二重殻構造の下肢装具においては，前面が切妻屋根のような形をしていれば，回旋が起こらずに下肢を保持することができる．この場合，頂点は正確に脛骨稜の上になくてはならず，煙突のように丸くなっていてはいけない．

神経の配置について，大腿において坐骨神経は脛骨神経とよく知られた腓骨神経である 2 つの枝に分かれる．脛骨神経は骨間膜の背後にある筋群によって厚く保護されているのであるが，腓骨神経は腓骨頭の下で腓骨を回る．この部分では，ベッド上での長時間にわたる圧やキャスト，装具などの圧迫で，神経がとても傷つきやすい．

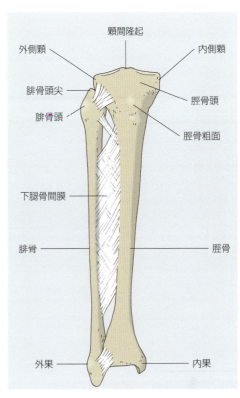

図 26　脛骨と腓骨は，近位の関節，靱帯と骨間膜によって緊密に結び付いている

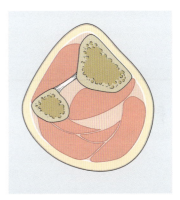

図 27　下腿の横断面は三角形（Kokegei）をなす
229 頁の図 45b も参照．

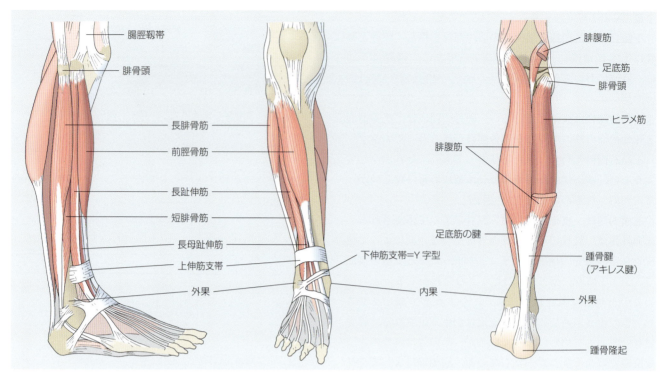

図28 外側，前面，背側から見た下腿の筋群

下腿の筋（図28）

前述したように足部を運動させる筋のほとんどは，その起始が下腿にある．腓腹筋の両頭は，その起始がはるか近位であり，膝関節の上，大腿骨の後面になる．膝関節は2つの蝶番を持ち，腓腹筋はヒラメ筋とともに下腿三頭筋を形成する．この下腿で最も強力な筋とともに，屋根瓦のように大関節を覆う強力な筋群の連鎖は終わる．後面に位置する下腿三頭筋は，膝関節の前面に位置する大腿四頭筋の向かいにある．また，強力な筋，大殿筋は股関節の高さで背側にある．この対称をなすパターンは，腹部と体幹の背面にある筋まで続く．

ヒラメ筋は2つの腓腹筋の筋腹の深層に位置し，その起始は骨間膜にある（図26）．

腹側にある拮抗筋は，伸展，背屈筋である．最も強いものは前脛骨筋で，背屈筋であり回外筋でもある（上記参照）．その深層には足趾の背屈筋，長趾伸筋と長母趾伸筋がある．

その名前が示唆するように，長短腓骨筋は腓側に起始を持つ．腓骨筋の損傷は，背屈筋と腓骨筋群の機能不全につながる．

骨間膜背側に起始を持つ3つの筋群，前脛骨筋，長母趾屈筋，長趾屈筋とその腱は，内果を取り巻いている．

脛骨頭

脛骨は近位において外に広がり脛骨頭を形成し，脛骨粗面，骨の隆起はその中央に位置する．ここで膝関節唯一の

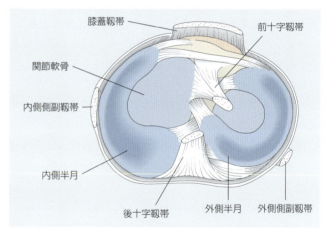

図29 半月板，靱帯，膝蓋腱を含む，脛骨裂隙の外観

伸展筋，大腿四頭筋の腱，膝蓋靱帯は終わる．この脛骨粗面は，下腿義足の荷重支持部となる膝蓋腱とは対照的に，非常に圧に敏感であるため荷重をかけるべきではない．

脛骨頭の両側は，軸の負荷軽減と同時に膝窩部の軟部組織の対となる支持部として理想的である．そのため，下腿義足だけでなく下肢装具にも重要であるが，すべての足部や使用者に利点があるとは限らない（⇨第13章参照）．

膝関節

膝関節は身体のすべての関節の中で最も大きな関節可動域を持ち，皮下直下に位置する（v. Lanz and Wachsmuth）．膝関節は前面と側面を筋ではなく，皮膚によってのみ保護

されていることから，検査や手術の際にアプローチしやすい関節となっている(⇨第23章参照)．

膝関節は矢状面上を120〜160°屈曲することができ，この制約のない動きによって踵を臀部に付けることができる．対照的に膝関節を5〜10°以上過伸展させることはできない．膝の伸展位はしっかりとした側副靱帯によって支えられている(図28，30)．膝関節は単純な一軸の蝶番関節に止まらないため，膝関節を屈曲すると靱帯は弛緩し，わずかではあるがバイオメカニクス的に重要な回旋運動が起こる．大腿骨顆部の両面は脛骨上関節面で，非対称の軸転-滑り運動を起こすので，膝装具の適合を困難にしている(⇨第14章参照)．

脛骨の関節面を見ると，膝関節の複雑な構造がわかる(図29)．大腿骨顆部と脛骨上関節面の関節軟骨の中央部のみが，他の関節と同じように，互いに滑り合う．2つの半月板が縁に沿って挟まっており，大きくは異ならない．内側半月はC型をしており，脛骨上関節面と内側側副靱帯で前・後の半月角に付着している．内側靱帯はしっかりとした構造のため半月板損傷は外側半月の頻度が高い．その理由は外側半月はより円形に近く2つの前角に付着しているだけで，外側側副靱帯も外側半月に接しておらず，腓骨骨頭に付着しているためである．

2つの半月板の間で，2本の十字靱帯が脛骨と大腿骨をつないでいる．膝関節の肢位に応じて緊張を保ち，安定させている．

また，靱帯だけではなく大腿四頭筋のような筋の張力も膝関節を安定させている．この筋は膝蓋骨を経由して，膝蓋靱帯から脛骨粗面に付着している(⇨図33)．

下肢の軸

正常のミクリッツ線は，股関節，膝関節，足関節の中心をつなぐ直線である．身体-柱-骨幹(corpus-collum-diaphysis：CCD)角の異常により，大腿骨はこの線から外側に変位することがある．この代償のため，大腿骨と脛骨の長軸とが数度外反することがある(図31)．ミクリッツ線が膝関節の中心から外側にずれると外反膝(X脚)となり，逆にミクリッツ線が内側にずれると内反膝(O脚)となる(図32)．成長中の健常な小児の内反・外反膝は治療を必要としない．しかし成人の場合は，それらの変形が，膝の内側もしくは外側への過負荷となる．

大腿

大腿四頭筋は膝伸筋群である．背側に位置する膝屈筋群が拮抗筋となる(図33)．これらの筋群は左右に分かれて大腿骨顆部を越え，脛骨頭に停止する．坐骨神経は，すでに2つの枝，脛骨神経と腓骨神経に分岐している．血管に沿って膝窩部に保護され，下腿へと抜ける(図34)．

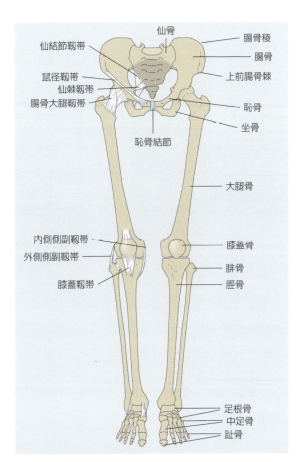

図30　骨盤と下肢の骨格

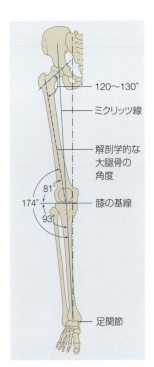

図31　股関節，膝関節，足関節の中心をつなぐミクリッツ線を含む下肢の軸
解剖学的な大腿骨の軸，頸体角と膝の生理的外反．

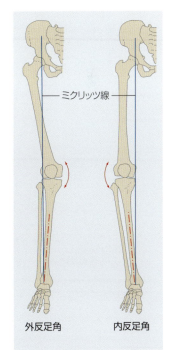

図32　外反膝(X脚：左)と内反膝(O脚：右)
ミクリッツ線は中心からずれている．

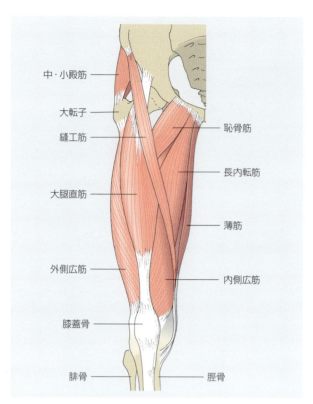

図33　大腿前面(腹側)の筋

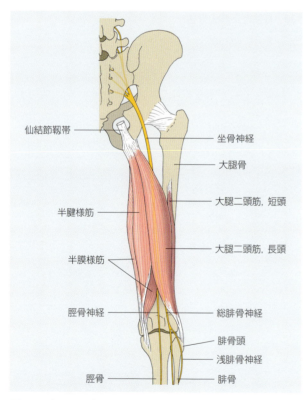

図34　大腿後面(背側)の筋

股関節

膝関節とは対照的に，股関節は完全に筋に取り囲まれており，それらの筋は股関節を動かす方向によっていくつか

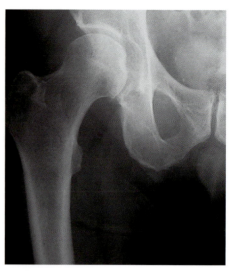

図35a　75歳男性の股関節

大腿骨と寛骨臼の間の空間は，関節軟骨の厚さを示す．骨梁は寛骨臼から大腿骨頭を抜け，頸部の下端から骨幹部の内側へ至る．機械的な負荷に対応するため，寛骨臼と頸部内側の骨皮質とは厚くなっている．大腿骨の左は外転筋の停止となる大転子，右下は最も強力な股関節屈曲筋である腸腰筋の停止となる小転子．恥骨の右，恥骨の上行，下行する枝と坐骨，坐骨結節がみられる．

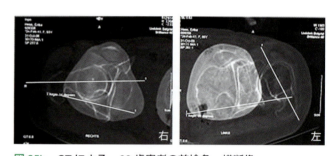

図35b　CTによる，60歳患者の前捻角，横断像

3歳でポリオに罹患し，左脚麻痺，股関節脱臼．前捻角60°．右脚には麻痺の徴候なし．前捻角14°(⇨ 164頁の図15，16を参照)．
(スイス・チューリッヒ大学，Balgrist整形外科病院，放射線医学研究所による)

の筋群に分類されている(図35a)．

前額面から見て大腿骨頭(頭部)と大腿骨頭(頸部)が骨幹部につながる頸体角はCCD角と同様で，成人では120～130°である(図31)．

水平横断面においては，頸部の前捻が描写される(図35b)．寛骨臼が大腿骨頭を覆っており，さらに強力な腸骨大腿靱帯によっても，寛骨臼内に保持されている(図30)．

■矢状面

臀部の強力な筋である大殿筋が股関節の背面に位置している．脊柱と腸骨翼内に起始があり大腿骨の小転子に停止する．大腰筋と腸骨筋(総称して腸腰筋)の拮抗筋として大殿筋は重要である．腸腰筋は前面に位置するだけではなく後面にも位置することから，股関節を屈曲するとわずかに外旋が起こる(図36)．

■ 前額面

　前額面から見ると，内転筋と外転筋が互いに交差しながら配置されている．内転筋は骨盤に起始があり，大腿骨の内側面から大腿骨内顆にかけて停止する．外転筋は基本的に2つの筋，中殿筋と小殿筋からなり，腸骨翼の外面に起始があり，大転子に停止する．股関節の運動性の詳細は，⇨158頁の「第23章　検査法」を参照のこと．

■ 骨盤

　骨盤は体幹と脊柱の基盤をなし，それらを下肢に接続する役割を持つ．

　脊柱の最下部は，骨盤に接続する仙骨である．仙骨は5つの椎骨が融合し，固まりとなっている．遠位では幅が狭まり，未発達で機能的に無意味な尾骨となっている．

　仙腸関節は仙骨と腸骨をつなぐ関節であり，恥骨，坐骨，寛骨とつながり，中心に股関節がある．左右の骨盤は前方で恥骨結合として結合し，骨盤の輪が完成する．腸骨稜は，前方では腸骨棘として終わり，そこから強力な鼠径靱帯（ligamentum inguinale）が恥骨へと伸び，腹部と下肢の筋はここに接続する．その下に，脛骨動脈，静脈と神経が骨盤から大腿へと通り抜ける（図30）．

脊柱（図37）

　前額面から見ると脊柱は直線をなしているが，矢状面から見るとS字状の曲線を描いている．腰椎の前弯，胸椎の後弯，頸椎の前弯がそれにあたる．椎骨の間には，油圧クッションのように働く椎間板がある．椎骨は小さな椎間関節によって互いに連結している．脊髄は椎弓の中心にあり，椎弓からは横突起と棘突起が突出しており，それらは靱帯と筋によって互いに結合している．

　可動性と検査法については，⇨139,165頁を参照のこと．

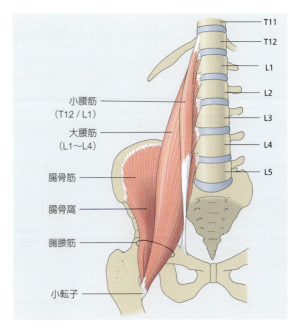

図36　腸腰筋
腸腰筋は骨盤に起始がある腸骨筋と腰椎に起始がある大腰筋からなる．それらの結合した腱は小転子に停止する．

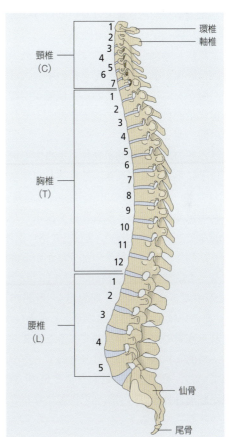

図37　脊柱
脊柱は矢状面から見るとS字状の曲線を描いている．腰椎の前弯，胸椎の後弯，頸椎の前弯がそれにあたる．

Vertebrae cervicales　：頸椎．
Vertebrae throracales　：胸椎．
Vertebrae lumbales　：腰椎．
Atlas　：環椎（第1頸椎）．
Axis（Epistropheus）　：軸椎（第2頸椎）．
Os sacrum　：仙骨．
Os coccyges　：尾骨．

第18章 小児の足の発達と成長
Development and Growth of Children's Feet

M. Möller, R. Baumgartner

（⇨ 9頁の「第2章 小児靴」も参照のこと）

イントロダクション

誕生したばかりの四足動物が母親の保護と母乳を得るため即座に地面から立ち上がるのを目にしたとき，魅了されるとともにちょっとした嫉妬を覚えたことがある．ヒトにはそれを夢見ることしかできない．バーゼルの動物学者Portmannによれば，ヒトは「生理学的早産」に過ぎず，事実，ヒトの乳児は不安定な二足での立ち上がりを成し遂げるまでに1年半も待たなくてはならない．大きな違いは，乳児は二本足であり，四本足ではないということだ．

乳児は，どの四肢がベッドの枠を蹴り，どれが手ぶりをするかなど気にしておらず，最初は上肢と下肢の間に区別はない．親は乳児が手ではなく足を口の中に入れると騒ぎ立てるが，腕がない状態で生まれると機能が明確に割り当てられる前に足が自動的に手の機能を持ち，それはそのヒトの人生の間，ずっと続く．

本章では小児の足と骨格筋系に焦点を当てて扱うが，発達と成長は手に手を取って進み，それぞれが単独に扱われるわけではない．小児科医のErne Maierは自身の人生を通じ，ただ小児の足の発達と成長だけを探求した．足に対して機能的なアプローチを行い，構造（骨格，関節，組織）だけでなく，動作の軌跡や個々の部分にかかる能動的，受動的な力なども研究した（Debrunner and Jacob, 1998）．

20世紀の中ごろまで，足の「理想的な」形態からの逸脱は，異常，あるいはより厳密には変形，と考えられていた．今日，それら変異のすべてが病的であると考えられるわけではなく，病的な状態への移行は流動的で，あやふやなものとされている．そのため，足の異常と足の「不良肢位」は，両親が整形外科の専門家や小児科医に尋ねる最も多い質問の1つとなっている．

足（foot）の成長

なぜ，これほどまでに小児の足の成長と発達について研究されてきたかという理由は，驚くべきことではないだろう．靴の製造者は，足の採寸値の正確さとともに，その数にも重きをおいている．19世紀中ごろの解剖学者Hermann v. Meyerの時代には，人々の興味は（片足が）左右対称である靴を離れ，左右が互いの鏡像になっている靴に移っていた．当時それらの靴は，兵士によりよい道具を供給するという目的から，左右で異なる形を持つに至った．その1世紀後，小児の足に対する一連の調査が靴の製造のために実施された．例えば，1966年にSalamander社と小児科医Erne Maierが，1965年にBally社と整形外科医Hans-Ulrich Debrunnerが，そして1968年にあるオーストリアの会社と整形外科医Herbert Kristenが行っている．

その後，人々は平均的により体重が重く，身長は高くなり，思春期（二次性徴）はより早く始まるようになった．しかしながら，足は風船のように直線的に成長するわけではなく，身体の縦方向の成長に伴って様々な変異もあった．手と足は身体のほかの部分に比べ，より早く成長する．特に足は手よりも早く成長し，より早く最大の大きさに達する．

身長に対する足長の比から計算した相対的足長は，新生男児でおよそ16%である．その値は6歳もしくは7歳まではほぼ一定しているが，思春期までには15%まで減少する．女児においては，その値は15.7%から15.1%まで減少する．したがって，常に足部の成長は，身体の長軸方向への成長に先行することにより，思春期に急激に体重が増えるにも関わらず，身体を運び，動かすことができるのである（Debrunner, 1965；Welts & Debrunner, 2001）．

長軸方向の成長に限っていえば，新生児の足部は成人の約1/3に達し，3歳児の足部は2/3に達する．女児の足部は，1歳までに最終的な足長の半分にまで達する．男児の場合は，1歳6か月でこの大きさに達する．女児の足は約98%か12～13歳で完全に成長を終え，男児の足は約98%が15歳で成長を終える（Maier & Killmann, 2003；Anderson, et al, 1956）．

しかしながら，Maierによる，男子83人と女子118人の成長を7年間にわたって追いかけた1988年からの経年的研究において，劇的な成長期があることを確かめることはできなかった．小児の足の成長には微妙な大きさの変動しかなく，成長率の小さな変化が観察されたに過ぎなかった．また，WetsとDebrunner（2001）は，思春期前には6か月で12～18 mmほど身長が伸びるにも関わらず，足部は一定的で散発的ではない，成長しかしないことを示唆した．Maierは，50%以上の小児で足の横方向への広がりを発見した．多くは1～3 mm以下の範囲に収まるが，いく

つかの例では，靴の1サイズ増にあたる6～7mmに達するとしている（Maier & Killmann, 2003）．

外的要因

小児の足は外的要因による影響を受けやすい（Mauch, 2003）．事故や病気の結果，成長が阻害されたり，加速されたりすることがある．事故や病気にかかる年齢が若いほど，その部位へのダメージは大きく，後にもたらす影響も大きい．

その古典的な例はポリオで，罹患する年齢が低いほど下肢の麻痺は強くなり，成長に伴いより大きな下肢と足の脚長差が現れる．また，例えば事故による3歳時の母趾切断によっても足長が平均よりも1～2cm小さく，下肢長も2cmほど短くなる（図1）．一方，良性脂肪腫やKlippel-Trénaunay-Weber（クリッペル-トレノネー-ウェーバー）症候群を原因とする局所的な血行の増加が，巨趾症の原因となることもある（⇒第51章参照）．成長刺激は，骨折治癒の過程で必要となる血行増大によっても誘発される．

■ 新たな研究

今日，科学的な計測手法や評価手順により，より繊細な検査が可能となっている．Marlene Mauchは2007年に2～14歳の約3,000人もの小児への検査についての学術論文を発表している．その研究は，2003年と2004年に実施されたドイツ・オスナブリュックの企業Reno Fashion & Shoes社による大規模な，多国的足部計測キャンペーンをもとに行われた．2010年には，ミュンスター大学の研究グループ，Rosenbaum, Bosch and Gerbによる小児の足の検査が実施された．詳細は「第2章 小児靴」を参照のこと（図2, 3）．

■ 足の成熟

発達過程は，遺伝によりプログラムされている．生物学者は，「開いた」プログラムと「閉じた」プログラムとを区別する．われわれは外から，早期に，よりよく影響を与えることのできる，開いたプログラムに興味があり，それが赤ちゃんや小児に実施される早期発見スクリーニングテストの目的である（ドイツではU1～U9）．

新生児では，骨格の多くはまだ軟骨性である．中足骨の骨幹部と骨頭は最初に骨化を始める部分であり，その間に挟まれている成長軟骨板はその時点ではまだ拡大している．思春期の終わりには骨格は完全に骨化され，成長軟骨板はただ薄い線を残して閉鎖される．

軟骨性の骨格は，外力によって変形しやすく，半分骨化した骨格よりもさらに変形しやすい．例えば，先天性内反足の変形した足は遅くとも誕生から数日後から，少しずつ石膏キャストを使用した弱い力で，正常な形になるよう矯正しなければならず，数週間遅れると，完治の見込みは小さくなる（⇒261頁参照）．

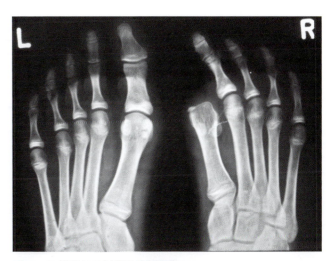

図1　18歳少年の足部の比較画像
3歳時に芝刈り機による事故で右母趾離断．成長遅滞は右足で1.5cm，右下肢で2cm．

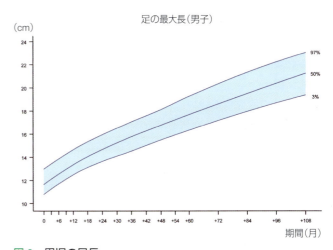

図2　男児の足長
観察期間9年．0歳時に歩行開始．（Rosenbaum et al. ミュンスター大学, 2010）

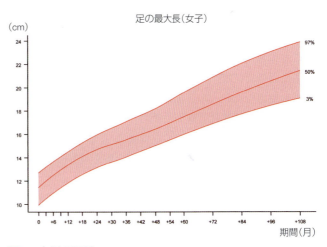

図3　女児の足長
（図2参照）

幼児期の終わりに，骨格筋系の発達は相当な飛躍を遂げる (Maier)．直立と二足歩行の開始に伴い，下肢と脊髄は劇的な形態変化が起こり，四足動物が完全に二足動物になるのである．

Mauch によれば，1～3 歳の間には足長は 1 か月で 2 mm 程度成長する．その後，5 歳までは足長はまだ 1 か月に 1 mm 程度は成長するが，その後は年間 8～10 mm である．

3 歳以降に内反膝は外反膝に変わり，最終的には 3～6 歳以降は遺伝的な下肢の肢位となる．矯正のために膝装具を用いることは，不良肢位が極度に病的でなければ全く必要ない（図 4, 5）．その多くは大腿骨頭の前捻角の影響を受けるため，水平面でみるとよくわかる．前捻角はその過程を阻害する弛緩性あるいは痙直性の麻痺（⇨232 頁参照）がなければ，新生児期の 30° から成人期では 10～15° に自然に低下する．

前捻角が大きい場合や脛骨が先天的に内旋している場合には，小児のつま先は内を向く．内向きの足と O 脚は日本人女性の特徴で，西洋人にとってとりわけ魅力的だと考えられており，「君の足は三日月のように繊細だ！」とある詩人は讃えた．

大腿骨の前捻角が強いことから，就学前の児は足を W の字に開いて坐るほうが快適であると感じる（図 6）．40 年前まではこれは「欠陥」とされ，転子間減捻骨切り術によって矯正しなければならないと信じられていた．また，後に開発された角度板を使用すれば，簡単かつ正確に矯正することができるようになった．しかし，その当時の整形外科医は前捻角が成長につれて 10～15° になることは知るよしもなく，そのため手術を選択していたのであろう．

このことは，小児の足の成熟と発達にも当てはまる．小児科医の Erne Maier は，硬い底の足底装具は不要であると発表したが，ある経験豊富な整形外科の専門家から批判を受けた．そのため，Maier は，多年にわたる詳細な観察の結果，生理的な外反扁平足と病的な外反扁平足を見分けることに成功している（⇨第 35 章参照）．つま先立ちをした際に自動的に縦アーチが増強する場合には，矯正用足底装具を使用した介入の必要はなく，代わりに小児に合った足の筋を鍛える運動と適切な靴の指導をするようにしている．その結果が，WMS システムとなっている（⇨9 頁参照）．2007 年，Mauch はこれまでの成果を以下のように要約した．

1) 扁平化した内側縦アーチは，若年層においては生理的なものであり，通常，多くの小児で 6 歳までには自然に矯正される (Hefti, 1999；Pfeiffer, et al, 2006)．
2) 相対的な足幅と相対的な踵幅は，加齢とともに減少する (Debrunner, 1965；Kouchi, 1998；Stracker, 1966)．
3) 加齢に従い前足部の形状は尖っていき，小児期早期の前足部の長さは，後期よりも長い．母趾と小趾の角度

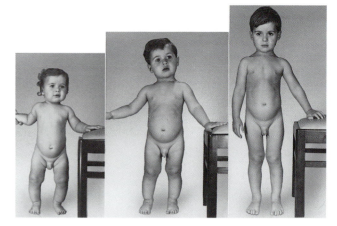

図 4　生後 11 か月，1 歳 7 か月，3 歳での下肢アライメント
O 脚が X 脚に転じている．

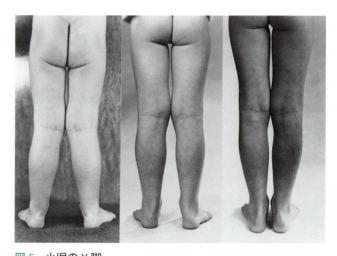

図 5　小児の X 脚
3 歳(左)と 4 歳(中央)と 6 歳(右)時での変化を示す．
（図 4, 5：Maier, Killmann. Kinderfuß und Kinderschuh. Neuer Merkur, 2003 より転載）

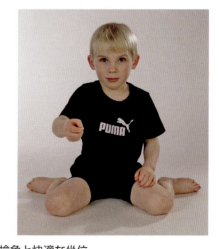

図 6　前捻角と快適な坐位
5 歳時の少年は W 字型に足を開いて坐るほうが快適である．およそ 2 年後には股関節の前捻角が減少するため，不可能となる．

は加齢に伴い増加する（Kouchi, 1998）.

4) 足長は男児と女児で異なり，特に 12 歳以降は女児より男児のほうが大きくなる（Anderson, et al, 1956）.

5) 女児の足幅は男児より狭い（Debrunner, et al, 1965）.

6) 女児のほうがアーチ高は低く，概してより「繊細な」足をしている（Stracker, 1966）.

7) 女児のほうが足趾は長い（Kouchi, 1998 ; Bordin, 2001）.

8) 男児は扁平化した縦アーチと幅広の中足部を持つ傾向がある（Pfeiffer, et al, 2006）.

9) BMI について：肥満児は，踵幅と足幅が広く，踵もインステップガースもボールガースも大きい．インステップとボール部が高く，ボール部の長さも長い（Dowling, et al, 2005 ; Mickle, et al, 2005 ; Bordin, et al, 2001）.

10) 肥満児はアーチ高が低い．彼らは縦アーチが扁平化している傾向がある（Dowling, et al, 2001 ; Pfeiffer, et al, 2006）.

第**19**章　バイオメカニクス
Biomechanics

K. Peikenkamp

ヒトの歩行やその他の運動について記述する際，様々な物理的なパラメータについて知っておくことは必須である．本章ではまず運動学，力や筋電図（EMG）の基礎について述べた上でヒトの歩行中におけるパラメータの相互関係について扱う．また，歩行周期中の様々な相についても言及する．なお，これらの詳細な情報は「第21，22章」でも取り上げている．

19.1　物理的パラメータ

運動中の動作に関するバイオメカニクス的な研究において，物理的パラメータの知識は必要不可欠なものである．そのため，ここでは使用するパラメータについて簡単な記述を付けて紹介しておく．

歩行について記述する際にカギとなる物理的パラメータは2つのグループに分かれる．最初のグループは全体の移動に関する要素からなる（**表1**）．2つ目のグループは回転に関連するものである（**表2**）．移動は直線的な運動であり，回転は軸の周囲を回転する運動である．したがって，移動での距離sは回転運動での角度øに対応することになる（**表3**）．

直線的な運動について記述するパラメータ（s，v，a）は運動変数とも呼ばれる．それらは直線運動と同様，回転に対しても数学的に関連し合っている．速度vは時間内での変位dによって導き出され，加速度aは時間内での速度vの変化によって導き出される．逆に，速度vは加速度aの時間による積分から計算することができ，変位dは速度vの時間による積分から計算することができる．同様の数学的な相互関係は回転パラメータ間の関係にも適用可能である．

ヒトの運動はいくつかの関節の回転運動が関連して起こる．

ニュートンによる運動3法則の中の第2法則によると，力Fは加速度aを生じ，それによって移動運動の速度vに変化が生じる．同様に，トルクTは角速度の変化の原因となる．トルクTは，力Fと回転軸からのこの力の垂直距離rの積として定義される．（$T = F \times r$）

表1　運動について記述する際の移動パラメータ，記号，単位

パラメータ	記号	単位
距離	s	[m]
速度	v	[m/s]
加速度	a	[m/s^2]
力	F	[N]

表2　運動について記述する際の回転パラメータ，記号，単位

パラメータ	記号	単位
角度	φ	[°]
角速度	ω	[°/s]
角加速度	α	[°/s^2]
トルク	T	[Nm]

表3　運動について記述する際の移動，回転パラメータ

移動	回転
距離（s）	角度（φ）
速度（v）	角速度（ω）
加速度（a）	角加速度（α）
力（F）	トルク（T）

19.2　生理学的正常歩行の運動学

運動学的視点から歩行を観察する際，大関節の運動が対象となることが多い．

距骨下関節は，外側・後方から内側・前方に斜めに走る関節軸を持つため，この関節は内がえし，外がえし運動を起こす．**図1**は1歩行周期中の距骨下関節の角度変化を示している．

全体の関節可動域は約20°である．足部はほぼ中間位またはわずかに回外した状態で接地する．最初，歩行周期の約15%までは回内が起こる．その後は立脚期の終わりごろまで回外が続く．回外角は遊脚期中に次第に減少し，距骨下関節はほぼ中間位に戻る．回外，回内それぞれの最大角は約10°である．

距腿関節軸は両果部（内・外果）を通り，ほぼ前額面内にある．距腿関節は背屈・底屈運動を起こすが，図2は1歩行周期中の距腿関節の運動を表している（⇨ 124, 125 頁参照）．

全体の関節可動域は約25〜40°である．足部はほぼ中間位で接地する．立脚期の最初に底屈が起こり，その後すぐに脛骨が前方に移動して背屈する．立脚期の終わり近くになると，運動方向は再び変化し，顕著な底屈が起こる（1歩行周期中の60%付近）．遊脚期中は底屈した足部はほぼ中間位にまで戻る．背屈の最大角度は約10〜15°であり，底屈の最大角度は約20〜25°である．

両距腿関節は単軸の蝶番関節として単純化して記述することができるが，膝関節には当てはまらない．なぜなら膝関節は軸転-滑動関節であり，膝関節軸は屈曲中に移動するのである．図3は1歩行周期中の膝関節の運動を表している．

下肢は膝関節軽度屈曲（3〜5°）の状態で接地する．全体の関節可動域は約60°である．立脚期の始まりから1/3までは膝関節に約20°の屈曲が起こる．続いて，初期接地時の状態（1歩行周期中の40%付近）まで膝関節は伸展する．立脚期の終わりに向けて，より大きな屈曲が起こり，最大屈曲各60°（1歩行周期中の70%付近）に達する遊脚期中にまで続く．その後，次の初期接地への準備として，膝関節は中間にまたはわずかに過伸展した状態まで伸展し，初期接地の直前に軽度屈曲の状態に戻る．

19.3　生理学的正常歩行中の床反力

立脚期には地面からの力が足部，身体に伝わる．この力は床反力で，垂直方向，前・後方（anterior：A, posterior：P）内外方向に起こる．内側・外側方向の力は非常に弱く，歩行中に体重の5%以下に過ぎない．歩行中にかかる垂直（F_{ver}），前後（F_{ap}）方向の床反力を図4に示す．床反力は体重に対する%で示され，100%BW（body weight）は体重による荷重がすべてかかっていることを示している．立脚期は1歩行周期中の約60%付近で終わるので，床反力はこの付近で終わる．グラフの終わり（遊脚期の始まり）での床反力数値は0となる．

上側のグラフでは典型的な二相性のピークがみられる．最初の最大値は歩行周期中の20%前後の位置でみられ，立脚初期の身体の減速を原因として起こる．歩行周期中の約50%以降では2つ目のピークがみられ，立脚終期のけり出しによって起こる．2つの最大値はほぼ等しく，体重の約120%にあたる．

歩行の進行方向，前後方向の床反力（F_{ap}）はかなり小さい．最初，床反力はマイナスであり，立脚期の最初に減速が起きることを意味している．歩行速度の低下は床反力

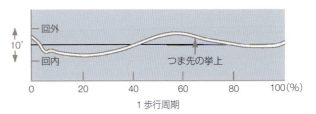

図1　1歩行周期中の距骨下関節の回転角度
0%は初期接地，対象側の立脚期の始まりを示す．100%は同側の遊脚期の終わりを示す．

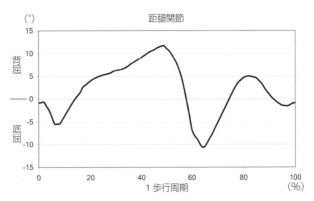

図2　1歩行周期中の距腿関節の回転角度
0%は初期接地，対象側の立脚期の始まりを示す．100%は同側の遊脚期の終わりを示す．

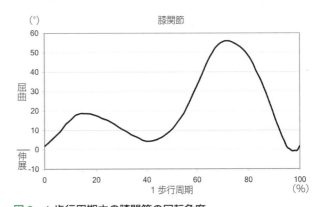

図3　1歩行周期中の膝関節の回転角度
0%は初期接地，対象側の立脚期の始まりを示す．100%は同側の遊脚期の終わりを示す．

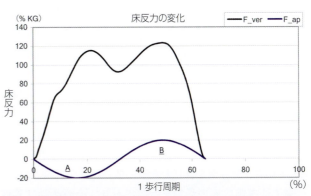

図4　1歩行周期中の垂直（黒線），前後（青線）方向の床反力
0%は初期接地，対象側の立脚期の始まりを示す．100%は同側の遊脚期の終わりを示す．

の描くカーブが0と交わる点まで続く．立脚期の後半においては，F_apはプラス状態にあり，よって歩行速度は再び上昇する．

F_apについて0(ゼロ)線で分けることのできるAとBの各段階をみると，立脚期の始めと終わりでの歩行速度の比較を描き出すことができる．
1) A＞Bである場合，進行方向への運動速度は立脚期の終わりより始めのほうが高い．
2) A＜Bである場合，進行方向への運動速度は立脚期の終わりより始めのほうが低い．
3) A＝Bである場合，進行方向への運動速度は立脚期の始めと終わりで同じである．

19.4 正常歩行中の筋活動

すべての反復的な運動と同様，正常歩行に関わる筋は1歩行周期中のある部分で活動し，他の部分では活動しないことで区別することができる．この活動と非活動の入れ替わりは，長時間歩行のような反復的運動を行うのに必要である．筋の電気的活動はEMGを用いて計測することができる．心筋の電気的活動を記録するのに使用される心電図(ECG)は一般にもよく知られている．EMGをみる場合の簡単な方法は，ECGをほかの筋に使用してみることである．筋の電気的活動はECGと同様に表面電極で記録される．

以下のグラフは歩行中の下肢の筋活動を描写したものである．これを基礎資料として，次項ではこの活動について説明する．

図5は前脛骨筋の活動を示している．この筋は下腿の上部から下に伸び，距腿関節を越えて母趾に達する．このことにより，足部と距腿関節を背屈させる．

この筋は初期接地の開始時に大きく活動し，その後すぐに顕著に活動が低下する．1歩行周期中の10～15%以降は運動に関連した活動はしばらく観察されない．活動の再開は立脚期の終わりと，遊脚期の終わりにのみみられる．

前脛骨筋の拮抗筋は腓腹筋であり，この筋は距腿関節を底屈させ，膝関節を屈曲させる．腓腹筋外側頭と腓腹筋内側頭は同様の活動を示すため，図6では腓腹筋内側頭のみの活動を示してある．

この筋の基本的な活動は前脛骨筋の活動とは対照的であることがすぐにわかる(図5)．立脚期の開始時にはほとんど活動は観察されない．活動は一歩行周期中の10%付近から増加し，立脚期の終わりになって再び活動が低下する．その後，遊脚期全体にわたって低い状態が維持される．

図7は内側広筋の活動を示しており，その活動は外側広筋と同様である．この2つの筋は膝関節の伸展に働く．

内側広筋は初期接地時に高活動を示し，その後立脚中期

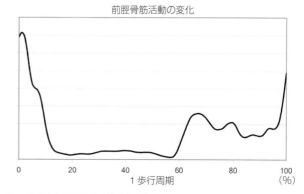

図5　歩行中の前脛骨筋の活動
0%は初期接地，対象側の立脚期の始まりを示す．100%は同側の遊脚期の終わりを示す．

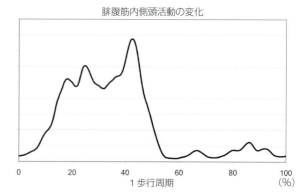

図6　歩行中の腓腹筋内側頭の活動
0%は初期接地，対象側の立脚期の始まりを示す．100%は同側の遊脚期の終わりを示す．

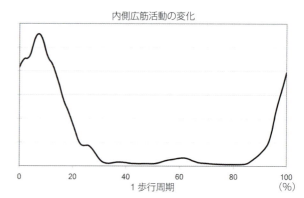

図7　歩行中の内側広筋の活動
0%は初期接地，対象側の立脚期の始まりを示す．100%は同側の遊脚期の終わりを示す．

ごろには活動が大きく低下する．立脚期の後半と遊脚期の前半には特に大きな活動はみられない．活動量の増加は遊脚期の最後までみられない．

半腱様筋は内側広筋の拮抗筋であり，膝関節の屈曲に働く．図8は半腱様筋の活動を示している．図5, 6では前脛骨筋と腓腹筋内側などの活動は対照的であることが示された．図7, 8では原理的には内側広筋と半腱様筋の活動はよく似たパターンを示している．このパターンの違いは次項で詳しく述べる．

19.5 正常歩行中の運動学，運動力学と筋電活動の機能的関連

ここでは運動学，運動力学と筋電活動との強いつながりについて示す．筋電活動のパターンは，運動学，運動力学に従うものである．

図9は初期接地時の床反力ベクトルを示したものである．床反力は距腿関節の後ろを通ることによって足部を底屈させるトルクを発生させる．

前足部が床面に強く打ち付けられるのを防ぐには，背屈筋により拮抗する必要がある．前脛骨筋がこの役割を果たし，図5で示したようにこの時期に高い活動を示す．腓腹筋内側頭による拮抗筋の連接した活動は望ましくない．この筋の距腿関節に対する効果は床反力によるものと同様で，底屈を加速してしまう．このことから，前脛骨筋がより強い活動を起こしたとすると，エネルギー効率を落とすこともある（図6）．

この状況は，歩行周期中の10％以降，床反力ベクトルが距腿関節の前面を通るようになることで逆転する．この状況は立脚期の終わりまで続き，足部を底屈させるトルクを発生させる（図10）．

結果として，このモーメントに拮抗する筋活動が必要である．図6にみられるように，まさに腓腹筋内側頭によってこの活動がなされ，立脚期の終わりまで顕著な活動を示す．このとき，前脛骨筋の活動は非常に低いが，前述したように前脛骨筋と腓腹筋内側頭の役割が逆転した状態になるとエネルギー効率を落とすためである（図5）．

図11は遊脚初期における前脛骨筋の活動の必要性について示している．

重力により，距腿関節を底屈させるモーメントが発生し，そのままでは足部は下を向き，その結果としてつま先が地面に引っかかる危険性がある．これを防ぐために，前脛骨筋は背屈を起こすモーメントを発生し，重力に効果的に拮抗する．

膝関節に関していうと，初期接地においては距腿関節とほぼ同様である．床反力ベクトルは膝関節軸の前方を通り，その結果として膝関節を進展させるトルクを発生させ

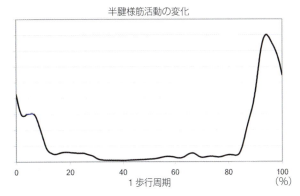

図8　歩行中の半腱様筋の活動
0％は初期接地，対象側の立脚期の始まりを示す．100％は同側の遊脚期の終わりを示す．

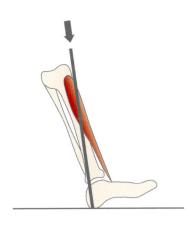

図9　初期接地時の床反力ベクトルの方向

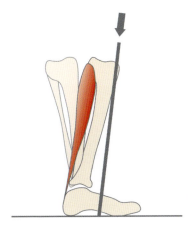

図10　初期接地後の床反力ベクトルの方向

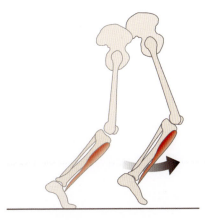

図11　遊脚初期の前脛骨筋の活動

る(図 12).

　半腱様筋の活動は上述したの状況と同様に捉えることができる(図 8).半腱様筋は膝関節の屈曲筋として,このモーメントに対抗するからである.しかし,なぜ拮抗筋(内側広筋,図 7)がこの状態で活動を示すのかという疑問は残る.理由はこれらの筋が床反力により発生したモーメントを促進し,それによって半腱様筋の活動を妨げるからである.これは,初期接地時において膝関節の安定化がエネルギー効率よりも重要であり,よって共動筋と拮抗筋がともに活動する必要があることがその理由である.

　運動学,力の作用と筋電活動の相互関係によりヒトの身体の運動が大まかに決定付けられることがわかる.これらの3つの視点を個々に捉えるだけでは,ヒトの動作の解析は不完全であり,不明確となる.その例として,同じ運動学的な状況にあっても筋活動が異なる場合があるという事実を挙げることができる.

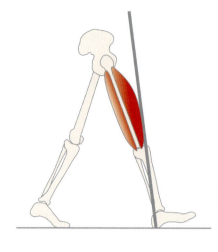

図12　初期接地時の床反力ベクトルの方向

第20章 姿勢と姿勢制御
Posture and Posture Control

O. Ludwig

力学からみた姿勢

正常姿勢とその逸脱，いわゆる姿勢の虚弱（弱体化）は整形外科において通常，簡易的な力学モデルを用いて記述される．

このモデルにおいて，骨盤は腰椎を載せ大腿骨の上に据えられたシーソーのように描写されるが，拮抗する筋群によってこの不安定なバランスは維持されている．つまり，大きな殿筋が骨盤を後ろに引き下げ，それによって直立姿勢を作り（腸骨稜前方の引き上げ），腹側の筋群は相乗的に働き骨盤前方を引き上げる．他方，股関節屈曲筋群，とりわけ腸腰筋が拮抗的に働く（⇨ 129 頁の図 36 参照）．このような筋の不均衡によって，骨盤は前傾または後傾することができる．

このモデルを完全なものにするには，筋を短縮する傾向と弛緩する傾向の 2 つのグループに分ける必要がある．この簡易化された視点と「短縮した」筋という考え方は筋の力学の変化の結果であり，今日もなお議論が活発な分野である．しかし，このモデルを用いるとどのように姿勢の虚弱（弱体化）が起こるかを簡単に説明することができる．つまり，腹側と臀部の筋の力が弱まり，同時に股関節屈曲筋群が短縮した場合（例：長期間にわたる坐位など），これによって骨盤と腰椎は前傾する．この状態においても，身体は上部体幹を支持しなければならないため，典型的な腰椎前弯増強，いわゆる腰部の窪みが形成されることとなる（図1）．

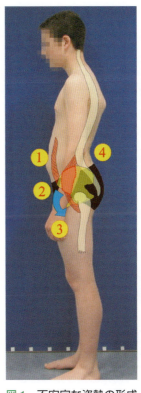

図1　不安定な姿勢の形成に対する，古典的な説明モデル
① 弱い腹部の筋と② 臀部，腰部の筋短縮が③ 骨盤を前傾させ，④ 腰椎前弯増強につながる．

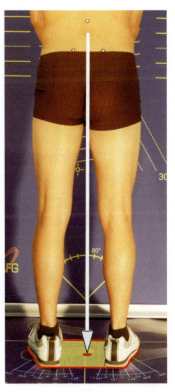

図2　重心を通る垂直軸が支持基底面内にある場合，身体は安定している（赤印）

バランスからみた姿勢

姿勢は身体の部位が互いに建築ブロックのように積み上がっているかのような，静止状態ではない．重心が高い位置にあるため，われわれの身体は常に倒れる可能性のある不安定な振り子のようになっている．加えて，われわれの身体の部位は多様な運動ができるように組み立てられており，常に筋活動によって支持されている．よって，姿勢とバランス調整は分けて考えることはできない．

支持運動活動（例として，脊椎両側の自発的な筋系を含む）によって，われわれは決まった姿勢をとることができる．支持筋系には，以下の 2 つの基本的な機能がある．

- 安定して身体を保持することにより，身体の各部位が互いにバラバラに動くことを避ける．例えば，骨盤が制御されず前傾することなどで，「内的平衡状態」と呼ばれる．
- 安定させた身体は転倒を避けるために，体外の環境と平衡状態に保つ必要がある．したがって，重心を通る垂線は立位においては支持基底面内に保たれ，このような安定は「外的平衡」と呼ばれる（図2）．

身体の垂直軸の位置からは，それぞれの身体部位のアライメントがどのような関係性を持つことになるかを知ることはできない．図3は身体の重心位置と変動が支持基底面内にあり，したがって外的平衡状態においては基本的には同じであり，これは重心動揺床反力計によって計測することができる．しかしながら，体幹のアライメント，つまり内的平衡状態としては，図3に示した2つの肢位は完

全に異なる．したがって2つの用語はともに異なることを示しているが，姿勢の制御と平衡状態という視点からみると密接に関係していることになる．

姿勢を規定する感覚器
■体性感覚（プロプリオセプション）

われわれは，目を閉じていても自分の身体がどのような肢位を取っているかを明確に意識することができ，自分の腕が屈曲しているか，ぶら下がっているか，自分の上体が後ろあるいは前に向けて傾斜しているかがわかる．ヒトの脳は，これらの情報を関節や筋や靱帯の内部にある感覚細胞から受け取っている．

この感覚情報は，体性感覚と呼ばれる．筋内では筋紡錘が中枢神経系（central nervous system：CNS）に筋系の収縮状態を伝える．腱の起始部においてゴルジ腱器官が腱の緊張状態を把握し，屈曲時の過負荷を避けることによって，2つの受容器型はともに筋が発揮した力の情報を伝える．

パチニ小体と自由神経終末は関節包内に位置する．関節の運動によって関節包が引き伸ばされたり，圧縮されたりすると，脳は関節の位置だけではなく，運動の速度に関する情報も受け取る．膝関節だけで，約1,200 ものパチニ小体と自由神経終末が存在する．そのうえ，体性感覚情報は，中枢神経系に内的平衡状態を保証するために必要な情報を提供する．

■機械受容器（メカノレセプター）

圧覚受容器，とりわけ足底にあるものにより，圧力の分布に関する基本的な情報がわかり，間接的に身体の重心が前方または後方に移っているかの情報が伝わる．関係する感覚器は，主に圧力と圧力の変化を知覚する，パチニ小体，ラフィニ小体，マイスナー小体である．それらを通じて，中枢神経系は外的平衡状態を維持するのに必要な情報を得ることができ，身体の重心が支持基底面から外れた場合に対応することができるのである．

■平衡器官

前庭器官は内耳に位置し，液体に満たされた三次元的な半円状の水路構造を持つ．そこには，重力の方向を計測する平衡斑と呼ばれる器官が搭載されており，空間内での頭部の方向がわかる．また，頭部の回転の際には半円状の水路内の液体が回転に従ってゆっくりと追随することから認識することができる．また，平衡斑によって中枢神経系は地面と頭部の位置関係を知覚することができる．

頭部だけが横に傾いているのか，あるいは上体全体が傾いているのかを判断するためには（両者において，平衡斑は全く同じ受容体信号を送る），頸部の筋群と頸椎の関節の体性感覚情報が加味される．そうすることによって，それぞれの肢位を区別することができるのである．われわれの平衡器官の正しい機能は，頸部の筋と関節内にある受容

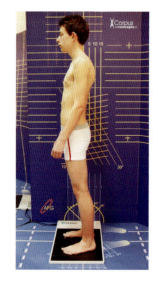
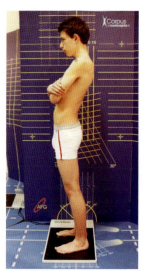

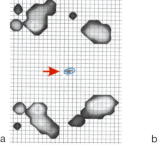
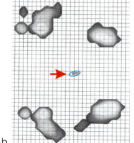

図3　内的平衡状態が異なるが，外的平衡状態が同じ2つの体幹位置
下のグラフは足底面の圧力分布と60秒間の重心の移動（矢印）を示している．

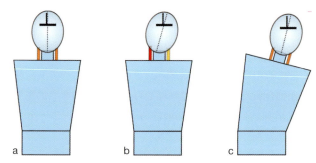

図4　平衡器官と頭部の位置の知覚
前庭器官にある平衡器官は空間内での頭部の位置を計測する．bとcでは，同じ肢位と知覚される．肢位の違いは，頸部の筋と腱の緊張状態を通じてのみ検出される．

器の正しい機能と結び付いているのである（図4）．これらの筋部における緊張状態の病的変化と頸椎関節の強直は，肢位の情報の整理に負の影響を与え，姿勢に影響することになる．

■ システムの統合

体性感覚受容器と機械受容器，前庭器官からの感覚情報は，求心性の神経線維を通り脳幹に伝わる．

大脳基底核の運動中枢と運動皮質は脳幹の上に位置し（図5），神経線維によってつながっている．小脳の求心性・遠心性神経線維も，脳幹につながっている．スイッチオフ実験を通じ，自然な姿勢はほとんど脳幹の運動中枢内の維持と姿勢反射によって調整されることが知られるようになった．しかしながら，より高位の（脊髄上位の）脳中枢がそれらの制御システムを調整しており，例えば皮質の運動中枢は意識的な運動を行う場合には常に，遠心性の指令（これが筋群を制御する）の"指示書"を身体の姿勢を制御する中枢に送っている．これらの「遠心性の指示書」によって，維持中枢は短時間で静止状態からの変化に先立って準備することができ，同時に姿勢維持筋の活動を適応させることができる．さらに，脳幹は末梢から受け取った刺激の濾過作用（フィルトレーション）として重要な機能を持つ．体性感覚器，眼，皮膚や耳からの刺激入力は，秒間10億ビットにもなるにも関わらず，出力は秒間1,000万ビット（運動機能と発声）に過ぎず，感覚情報の大部分は前処理され，濾過されているといえる．

■ 視覚

姿勢の保持と維持に感覚刺激が必要となることを考慮すると視覚の重要性は過小評価されているように思われるが，実際にはわれわれの日常生活には非常に重要なものである．機能的には2つの視覚システムが区別される．意識的知覚（例：形，顔など）に結び付けられる認知的視覚と，意識下で処理され運動機能制御につながる運動的視覚である．運動的視覚は，特に意識せずに伝わる平衡運動のための「高速チャンネル」であり，このシステムは部分的に視覚の流れの変化（網膜上の像の移動）に反応し，0.1秒以内に応答する運動機能の反応を引き起こすことができる．ヒトが働いている際に強く視覚的に集中すると（例：パソコンの画面の前での作業などに），視覚情報が体性感覚刺激の処理に影響することがある．眼を閉じると，姿勢の悪化が観察されるという現象は，体性感覚情報の処理が不十分になっているからであるといえる（図6）．

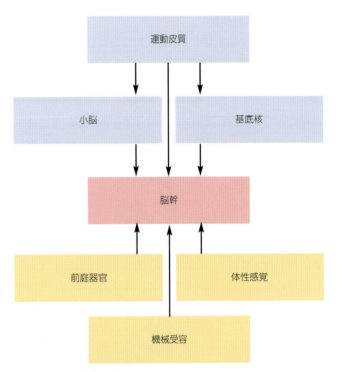

図5　脳幹の感覚の相互接続

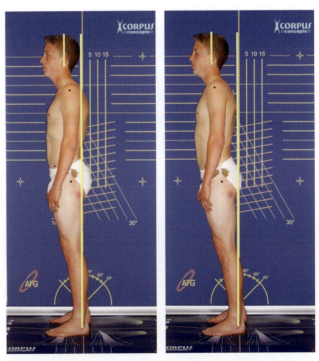

図6　目を閉じた結果として起こる能動的な姿勢変化
垂直距離と参照線をみると違いが理解できる．

神経学からみた姿勢

　神経の相互接続を考慮すると，明らかに姿勢は詳細に調整された筋活動の結果である．この理論を神経サイバネティクス（神経自動制御学）的な過程と捉えるが，バランスをとる際に不安定な状態にあることから，姿勢の変異は常に起こるものである．姿勢に影響する筋の緊張状態の最小限の変化であっても，重心の位置変化が起こるため，体性感覚の知覚情報も変化する．脳幹の運動中枢は即座に個々の筋の緊張状態を増したり，減らしたりして，補正プログラムを用いて適切に反応する．

　われわれは常に平衡状態を保つために動いているといえる（図7）．ヒトの重心は，身体がほとんど動いていない姿勢にあるときでさえ，常に動揺している．

　姿勢は静止状態を意味するものではなく，姿勢・共同作用（調整）・バランス受容能力の間の相互関係に関する研究により明らかにされている．「安定した」姿勢を維持することと，複雑な運動パターンを完遂することは，個々の筋群の互いの微細な共同作用，つまり運動プログラムの理想化を必要とし，同じ神経学的原理が互いに働いていると考えられる．練習や訓練を通じて感覚受容器の数が増えるわけではないので，実際の学習，あるいは理想化のプロセスは中枢神経系で起こる．中枢神経系（脳幹での処理）の内部結合は学習過程で形成されることが知られているが，協調された運動に使用されるそれぞれの感覚情報の割合は個々に異なっている．そのため，バランス受容能力は訓練によって鍛えると，内耳からの信号の処理は，理想化され，感覚情報に反応して，姿勢を制御する運動プログラムは改善されていく．

姿勢制御の方法

　どのようにして中枢神経系は，効果的に姿勢とバランスを同時に制御するという，高度に複雑な課題を成し遂げることができるのか．姿勢制御は複数の動作原理によって成し遂げられる．

■ボトムアップ式

　ボトムアップ式の制御は下肢の筋群の緊張状態の調整を通じて行われ，高位にあるが情報の下流にあたる部分（骨盤，体幹と頭部）をうまく調整する．足部底面からの感覚信号が下腿三頭筋のみならず，臀部や大腿後面の筋の緊張状態の調整に影響する．前足部からの感覚情報の増加（例：中足骨パッドや中足骨近位の知覚連動インサート）により，体幹の前方への偏移が中和される（図8，図6との比較）．

■トップダウン式

　頭部（眼の位置と頭蓋下顎関節を含む）の調整によるトップダウン式の制御を用いて，下位にある身体部位は頸部の筋を通じて再調整される．そのため，不良姿勢は視覚と下

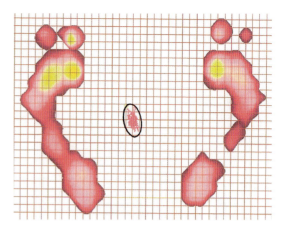

図7　足底面での圧力分布の立位描画記録（明るい色＝高い圧）と静止立位での体重心の移動（丸で囲んだ部分）

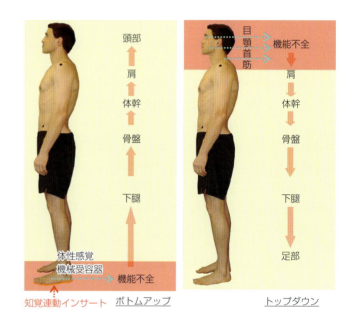

図8　ボトムアップ式，トップダウン式の姿勢制御

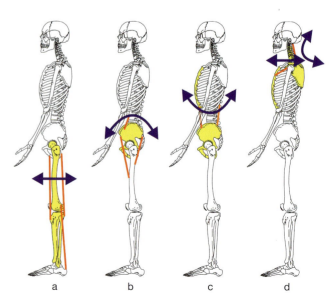

図9　矢状面上での，姿勢の制御レベルに関する議論のための概要モデル

顎系にある問題の帰結として起こることがある．

臨床においては，それら制御回路の数多くの組み合わせと連携がみられる．図9に制御レベルの簡略化した分類，足部-下肢，骨盤-腰椎，肩-頭部を描いている．すべての拮抗筋による作用は身体部位のレベルでの再調整のためであり，個々の部位の回転（例：骨盤や頭部の傾斜）と骨盤や頭部の前方偏移のような身体部位の移動が含まれる．この簡略化した視点により，姿勢制御の重要な部分が明らかになる．足底装具による整形外科的な治療は，基本的に立位と平衡状態の調整を行うボトムアップ式の制御回路のために使用することができる．同時に，感覚障害はトップダウン式の制御回路を通じて働き，姿勢に影響するだけではなく，結局は姿勢と平衡状態に影響する足底装具の効果にも影響する．以下に示すものは，そのような障害の典型的な例である．

- 視覚の欠陥と目の軸偏位
- 下顎系の障害：例として咬合の障害
- 頭部の頸椎の障害：例として関節強直など
- 肩-頸部の筋群の強い緊張
- 内耳の平衡感覚の障害

姿勢と平衡状態の制御に関わる整形外科的治療の複雑な効果を評価する場合や，知覚連動インサートによる治療の効果を得る場合には，個々のサブシステムの間の相互作用を常に考慮する必要がある．

整形外科的足底装具と姿勢に対する作用

足底装具はボトムアップ式の制御を用いることによって姿勢に影響を与えることができる．本章の最初に示した視点を考慮して，2つの作動原理に分けることができる．

■ 生体力学的な姿勢への影響

骨，靱帯，関節包によって調整される，姿勢に関連する関節の位置変化に影響を与える．足底装具や靴型装具による補正は，縦アーチの挙上を通じて機械的に誘導された脛骨や大腿骨の外旋を起こし，同時に大転子と股関節の機械的な結合を通じて骨盤の傾斜（後傾）を起こすことができ，それによって腰椎の前弯が低下する（図10）．

その一方，靴外側の挙上だけでなく，中足部の回内の増強や踵骨の回外増強は，足関節の機械的な結合を通じて脛骨の内旋を導く．股関節にあるらせん状の腸骨大腿靱帯は，大腿骨が内旋した際に，腸骨を前方に傾ける方向（前傾）に引っ張り，それによって腰椎前弯は増強する．

もし，骨盤がある方向に傾斜した場合，一時的に靴の内側または外側を持ち上げたとして，上記の機能連鎖が確実に起こるならば，左右どちらか片方の骨盤が非対称に前傾もしくは後傾するはずである．そのため，骨盤のねじれが起こり仙腸関節や恥骨結合に症状を起こすと考えられる．

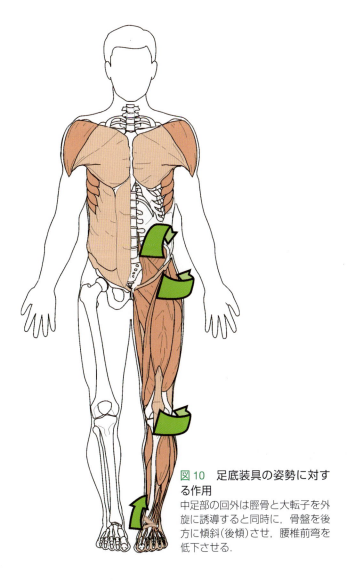

図10　足底装具の姿勢に対する作用
中足部の回外は脛骨と大転子を外旋に誘導すると同時に，骨盤を後方に傾斜（後傾）させ，腰椎前弯を低下させる．

足部の非対称的な治療を実施する際には，義肢装具士は治療の骨盤への影響をできる限り検証する必要がある．

機械的な結合の強さは，様々な要素，靱帯や関節包の柔軟性や関節部の個々の解剖学的形態，運動軸のアライメントなどに依存する．そのため，この機能連鎖は常にすべての患者に同じ状況で起こるとは限らない．実際の姿勢に対する機械的効果を評価するためには，個々の姿勢や運動の評価を実施する必要がある．理想的には，装具に慣れた後，数回行うことが望ましい．

■ 神経学的な姿勢への影響

われわれはこれを筋活動の変化を通じた姿勢への影響として定義し，足部の筋群，腱，皮膚の受容器からの感覚信号の変化に従って起こる．もちろん，すべての足底装具と靴の補正は，求心性（中枢神経系に向かう）の感覚情報をもたらすため，体性感覚的な影響を防ぐことはできない．特に筋活動に影響することを作動原理とする（求心性刺激・知覚連動・固有受容器）足底装具は，この機能原理をターゲットとし，それによって測定可能な成果に結び付けている．

しかしながら，知覚連動インサートを使用しても，意図的に姿勢の操作を行うことはできない．姿勢制御に関わる骨盤と体幹の筋群の操作は複雑な筋の連鎖であるため，足底装具がどの程度，足部からの受容器信号の情報変化を通じて影響を及ぼすことができるかについては科学的に確かめられていない．現在行われている多くの治療概念は根拠に基づいたものではないが，過去の経験に根差したものである．ここで理解しにくいことは，同じ治療が常にすべての患者に同じ効果をもたらすわけではないということである．姿勢の調整に必要な神経学的な制御回路は極めて複雑なものであり，いまだ完全に解明されているわけではない．知覚連動インサートを使用したときのような刺激は，その他の制御回路の代償，または影響をしているのかもしれない．

足底装具を通じた姿勢の矯正に関して考慮すべき第2の視点(神経学的)は，より根本的な(重要な)ものであり，それは神経筋的な相互作用の異常からくる虚弱姿勢である．可能性があると思われる生理学的な原因には以下のようなものがある．

- 虚弱な筋
- 緊張した筋
- 短縮化した筋(タイチン線維の再構築)
- 中枢神経での感覚情報処理の欠陥
- 不適切な均衡状態
- 身体の認知の欠陥

不安定な姿勢の原因は常に治療方針に基づいて決まり，個別に取り扱われるべきである．「過度な脊柱前弯の改善に対する」足底装具の使用は基本的な原因を考慮していない．そのため多くの場合には有効であると考えられるが，姿勢に対する神経学的影響を持つ足底装具による治療は付加的なものであり，常に意味のあるものとは限らない．

姿勢の計測

姿勢の検査は現在，整形靴技術分野において基本的なものとなっており，治療がどのような効果をもたらしたのかを判定するために使用されている．姿勢の計測には様々な方法があり，興味深い．

■ 矢状面上での姿勢分析

上体の前傾や腰椎前弯，胸椎後弯，頸椎前弯の重症度を計測するには，矢状面上での計測が有効である．個々の参照点での垂直距離は，写真を使用して手技的にあるいはソフトウェア上で計測が可能で，治療前後の変化を記録することができる．以下の計測項目が提案され，整形靴技術に応用されている(図11)．

- 大転子，肩峰と耳道から外果を通る垂直軸までの距離
- 胸椎の頂点(胸椎後弯の最大点)を通る垂直軸からの腰椎

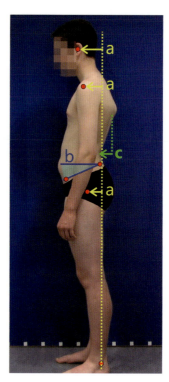

図11　側面からの姿勢の計測
a. 垂直距離, b. 骨盤の前傾,
c. 腰椎前弯の深さ(Flèche lombaire).

前弯の深さ(P.Stagnara による Flèche lombaire)
- 骨盤の前傾(後上腸骨棘と上前腸骨棘をつなぐ線と水平線のなす角度)

これらの変数により，図9に示した姿勢の矢状面での状態をより深く理解することができる．それぞれの値に関しては考慮すべき変異があるにしても，科学的な研究により参照値(下記の囲み参照)が決められており，姿勢の分析に使用できる基準となっている．

姿勢分析の参照値	
大転子から外果垂線までの距離	：身長の±2%
肩峰から外果垂線までの距離	：身長の±3%
耳道から外果垂線までの距離	：身長の±4%
骨盤の前方への傾斜(前傾)	：
男性の平均値平均値	9°(5〜13°の範囲)
女性の平均値	12°(7〜17°の範囲)
腰椎前弯の深さ	：4〜6 cm(約三横指)

■ 前額面上での姿勢分析

矢状面上での骨盤の傾斜は，例えば解剖学的脚長差の原因となり，骨盤と脊柱のアライメントに影響することが多い（⇨第48章参照）．三次元分析システムを使用してアライメントを評価することが推奨され，骨盤のねじれは後上腸骨棘と上前腸骨棘の位置の前後および左右での違いを比較することにより診断することができる．解剖学的な脚長差は日常の医療で発見されることは少なく，仙腸関節や脊柱の症状が現れるまで発見されないことが多い．

そのため，それらの身体部位における短縮肢の代償効果を評価することは有用である．臨床上足底装具を用いて骨盤・体幹の部位を新たなポジションに導くことができることから，計測が機能的に効果がある高さの調整に有効であることが証明されている．基本的にこれらの判定は整形外科医が行い，義肢装具士は行うことができない．図12は骨盤位置（後上腸骨棘）と棘突起において足底装具による6mmの脚長差代償がある場合とない場合での二次元的な姿勢分析を示している（棒グラフは棘突起の外側への偏位を示している）．この簡潔な分析により，小さな挙上であっても体幹全体の姿勢にいかに大きな影響を与えるかがわかる．回旋のアライメント不良と骨盤のねじれは，三次元計測システムによってのみ明確にわかり，治療の進行状況の評価をすることができる（図13）．

■ 姿勢計測の標準化

計測時の姿勢は常に起こっている姿勢制御過程の結果であることから，日内の活動を通じて変化している．図14は被験者の1日を通じた腰椎前弯の変化を示しているが，姿勢に関連する医療評価はただ1回の評価に基づくべきではないことは明白である．解剖学的な下肢長の短縮のような機械的な姿勢変化は1日を通じて常に存在し，繰り返し現れる．側面からの姿勢分析の場合，故意に意識した姿勢のほうが繰り返される習慣的な姿勢よりも好ましい．

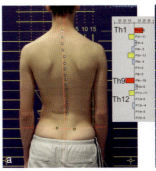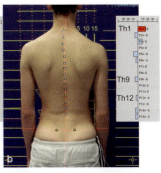

図12　棘突起につけたマーカー位置の外側偏位を計算した，二次元的な姿勢分析
a. 通常の姿勢．b. 足底装具により6mm挙上したもの．

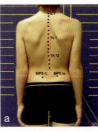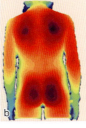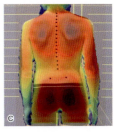

図13　二・三次元姿勢分析の組み合わせ
前額面での偏位（a：左骨盤のねじれ，左方の下降，左胸椎の凸状側弯）を表すだけではない．回旋（b：紫色の部位は本の面から前方に突出している．右肩と骨盤の右側が背側に回旋している）も示すことができる．
c：両方の分析を組み合わせることで，仙腸関節や棘突起のような，解剖学的に触診できる構造に対する回旋した部位の判定に役立つ．

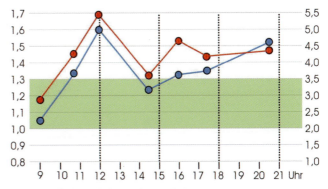

図14　習慣的な姿勢の日内での変化
赤線：Froehnerによる姿勢指標（左軸）．青線：腰椎前弯の深さ（右軸）．緑色で記した部分は静止立位を示す．

第21章　歩行分析
Gait Analysis

A. Nagel, M. Möller

　ヒトの歩行には個々人による顕著な違いがある．人種による違いや，個々人をみても歩行過程が異なる．運動の過程は環境によっても異なり，地形や歩行速度によっても，個人の身体や精神状態によっても異なる．

　流れるように滑らかな歩行は，骨格筋系に過負荷や損傷を負わせることなく，身体の経済的かつ効率的な運動をもたらす．

　1歩行周期は歩行や走行の基本単位である．それは足部が地面に接する初期接地(IC)から始まり，つま先が地面をけり出すいわゆるつま先離地(TO)を経由し，次に足部が地面に初期接地するまでをいう．1歩行周期は，足部が地面に接している立脚期，足部が地面から離れている遊脚期からなる．立脚期は初期接地から足尖離地まで続き，1歩行周期の約60％を占める．遊脚期は足尖離地から次の初期接地まで続き，残りの40％を占める．

　1歩行周期中に計測することのできる歩行のパラメータは，特定時間内の距離を表す．歩幅は右足の踵接地と左足の踵接地の間の距離を示す．

　1歩行周期の距離は，同じ足の同側の踵接地間の距離として定義される．

　歩隔は両側の踵の接地点(踵中央)と中心線の側方距離として定義される(図1)．約7cmという距離がこの歩隔の推定値として使用される．時間に関するパラメータは，歩行の特定時点間の時間を示し，両側足部が地面に接している両脚支持期が含まれる．1歩行周期中の単脚支持期は，時間に関する興味深いパラメータで，左右の比較により歩行の左右対称性に関する情報が得られる．

　1歩行周期はそれぞれ異なる機能や時間によって8つの

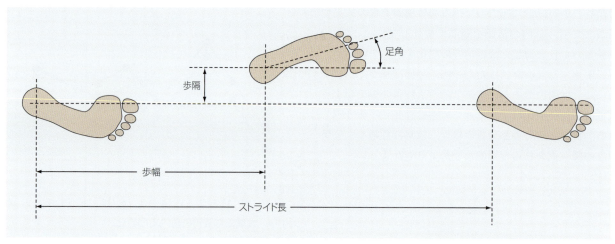

図1　歩行の距離要素

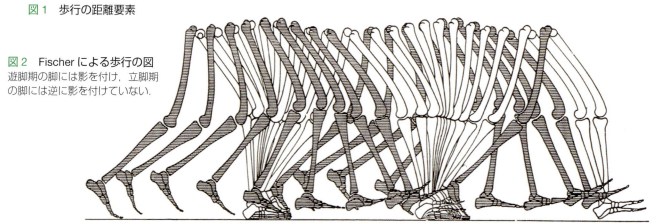

図2　Fischerによる歩行の図
遊脚期の脚には影を付け，立脚期の脚には逆に影を付けていない．

相に分けることができる（図2）．以下は，右脚を「対象脚」として初期接地から次の初期接地までの1歩行周期を記述する．左脚については「反対脚」とする．

歩行周期における8つの相

① 踵接地（heel strike）〔初期接地（initial contact：IC）〕

地面に対する初期接地から歩行周期（歩行周期の0％）が始まり，始まると同時に初期接地は終わる．初期接地は相ではなく，時間中の瞬間である．下肢はここから荷重をかけ始める．

② 足底接地（foot flat）〔荷重応答期（loading Response）〕

この衝撃を吸収する相は，1歩行周期の最初の12％である．対象脚の接地に始まり，反対脚の離地によって終わる．この相は両側の足部が地面に接する両脚支持期の一部をなす．この相の間，安定を維持しながら地面に荷重をかける．

③ 立脚中期（midstance）

立脚中期は反対脚の離地に始まり，対象脚の踵が離地したときに終わる（1歩行周期の12～31％）．この相では，対象脚の足部を越えた前方への移動が起こり，骨盤と体幹の安定を維持する必要がある．

④ 踵離地（heel off）〔立脚終期（terminal stance）〕

立脚終期は対象脚の踵離地に始まり，反対脚の初期接地で終わる（1歩行周期の31～50％）．この相では身体は対象脚の足部を越えて前方へ移動し，前方へと加速する．

⑤ つま先離地 toe off〔前遊脚期（pre-swing）〕

前遊脚期は反対脚の初期接地から対象脚のつま先離地まで続く（1歩行周期の50～62％）．この相も両脚支持期にあたり，対象脚の遊脚期への準備につながる．

⑥ 遊脚初期〔early swing（initial swing）〕

遊脚初期は対象脚の離地に始まり対象脚と反対脚の距腿関節が同じ高さまたは矢状面上で重なる時点で終わる（1歩行周期の62～75％）．この相では対象脚は前方に移動する．

⑦ 遊脚中期（mid-swing）

この相は反対脚の脛骨が対象脚の脛骨と重なる時点に始まり，対象脚の脛骨が地面と垂直になった時点で終わる（1歩行周期の75～87％）．対象脚はさらに前方へと移動する．

⑧ 遊脚終期〔late swing（terminal swing）〕

遊脚終期は対象脚の脛骨が地面と垂直になった時点に始まり，対象脚の足部が再び接地した時点で終わる（1歩行周期の87～100％）．この相においては，反対脚の前遊脚期が終わり，対象脚は次の立脚期へ向けて準備する．

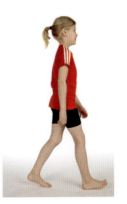 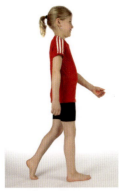

1　初期接地（initial contact）　　2　荷重応答期（loading Response）

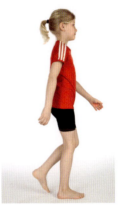 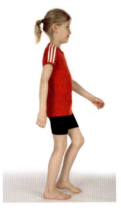

3　立脚中期（midstance）　　4　立脚終期（terminal stance）

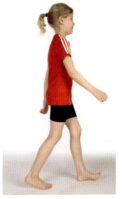 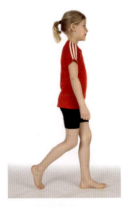

5　前遊脚期（pre-swing）　　6　遊脚初期（initial swing）

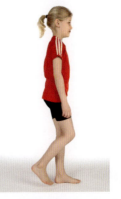 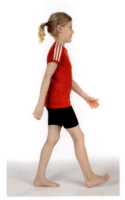

7　遊脚中期（mid-swing）　　8　遊脚終期（terminal swing）

第22章 トレッドミル分析と足底圧計測
Treadmill Analysis and Foot Pressure Measurement

A. Nagel, M. Möller

22.1 トレッドミル分析

二次元動作分析であっても、3台の高画質デジタルビデオカメラを用い、対応するソフトウェアシステムで個々の画像を評価することで、歩行中あるいは走行中の動作について質の高い情報を得ることができる。しかし、質の高い動作分析のためには多くの経験が必要である。

動作分析には以下の6つの目的がある。

1) 症状を引き起こす原因の特定：走行動作を安定，調和させるための強化運動やストレッチについての指針となり，症状からの開放や関節の早期の摩滅を防ぐ．
2) 足底装具や靴，その他のオプションによる治療の最適化：足底装具（医師の診察によるもの），正しいランニングシューズ（通常ドイツにおいては法定の健康保険の適用にはならない）についての明解な指導．
3) ランニングのフォームを向上させることが可能：より効率的かつ合理的でストレスの少ないフォームの推奨．
4) パフォーマンスの向上：動作分析から得られた知見は熱心なランナーのパフォーマンスを向上させる大きな可能性を秘めている．
5) 自己観察：患者は自身の運動やランニングフォームを向上させるために自身の走り方を観察できるほうがよい．
6) 記録：経過についての非常に優れた記録が可能である．特に補助具の受け入れがよくない小児や思春期の子によい．

■ 動作分析の推奨過程（⇨図13）
① 患者の医療歴の聴取
(a) 症状の位置と発生
(b) 症状のタイプと持続期間
(c) 受傷歴

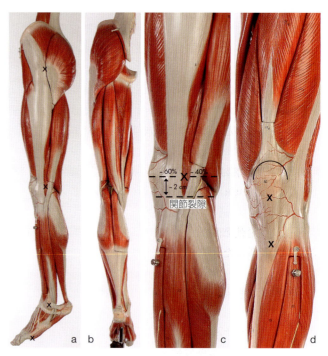

図2　マーキング
a. 矢状面上の下肢の関節軸．
b. 後額面からの下肢の関節軸．
c. 膝関節軸（Nietert の ICR）．
d. 前面からみた膝関節．

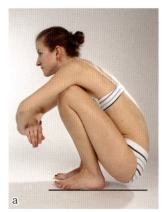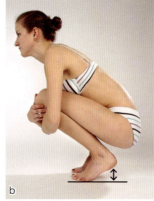

図1　深いスクワット：下肢伸筋連鎖の運動テスト
a. 可動性良好，b. 可動制限．

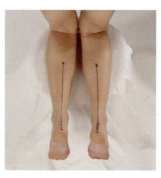

図3　下腿のマーキング

(d) 日々のストレスと緊張
- 仕事中の悪い姿勢
(e) トレーニングの状況
- どのようなスポーツの練習をしているか？
- どれくらいの頻度でトレーニングをしているか？

② 検査（⇨第23章参照）
(a) 印象材（またはフットプリント）を用いて静的・動的足部の形状をとる
(b) 可動性の評価
- 母趾 MP 関節，中足部，後足部の関節の可動域検査（⇨159頁参照）
- 下肢伸筋連鎖の柔軟性評価（深いスクワット）（図1）

③ マーキング（図2, 3）
(a) 背面からみた踵骨と下腿
- 踵骨の最も近位の部分とアキレス腱から下腿三頭筋，筋腹移行部の中央をつなぐ
- 踵骨隆起の最も近位と遠位の部分を直線でつなぐ
- マークを描き入れるときには，患者または競技者は足部をゆるく垂らして椅子の上に膝立ちする
(b) 背面からみた下腿の軸（図2b）
- 臀溝レベルの中心
- 膝関節裂隙の中心
(c) 外側からみた下腿の軸（図2a）
- 大転子
- Nietert の膝関節瞬間回転中心（instantaneous center of rotation：ICR）（図2c）
- 外果
- 小・中足趾節関節
(d) 前面からみた膝関節周囲（図2d）
- 膝蓋弓
- 膝蓋骨中心
- 脛骨粗面
(e) 腰椎棘突起にも適用する

■ Nietert の膝関節瞬間回転中心（ICR）（図2c）
　膝関節の屈曲，伸展時に，大腿骨は脛骨の上で軸転–滑り運動を起こすので，運動中に関節軸の移動が起こる．そのため，Nietert の ICR を考慮に入れる必要がある．この中心は関節裂隙より約2 cm 上に位置し，前後では膝の「厚み」の前から約60%の位置にある．

④ 3台のビデオカメラを用いた動画記録
(a) 1記録につき3動画
- 前額面での足部，下腿，膝関節像
- 前額面での全体像
- 矢状面での全体像
(b) トレッドミルの速度調整
- スポーツや患者の習慣に合わせて個々に速度調整
- 記録を比較するため，すべての動作分析記録で速度を

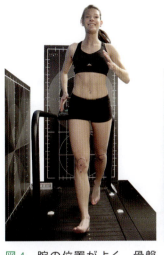 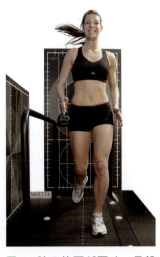

図4　腕の位置がよく，骨盤と上体が安定しているランナーの前面像　　図5　腕の位置が悪く，骨盤と上体が不安定なランナーの前面像

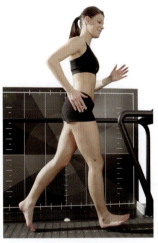 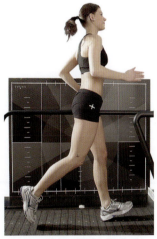

図6　骨盤と上体が直立しているランナーの矢状面像　　図7　骨盤と上体が傾斜しているランナーの矢状面像

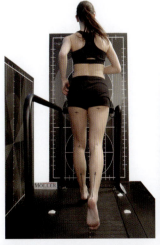 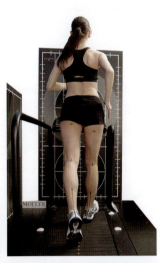

図8　けり出し直後に骨盤が安定しているランナー　　図9　けり出し直後に骨盤が過剰に傾斜しているランナー

同一にする
- 繰り返し動作分析の試行をする際にはスピードを同一にするため，速度を記録しておくと，動画記録の比較性が確保される

⑤ 動画記録過程
(a) 静止画像（図10a）
(b) 歩行によるウォームアップ
(c) 歩行・走行：試行1（図6, 8）
  - 背面像と矢状面像
  - 同意したペースでの裸足試行
(d) 歩行・走行：試行2（図4）
  - 背面像と矢状面像
  - 同意したペースでの裸足試行
  - 膝関節像
(e) 歩行・走行：試行3（図5）
  - 前面像と矢状面像
  - 同意したペースで
  - ランニングシューズまたは通常の靴で
  - 膝関節像（図12）
(f) 歩行・走行：試行4（図7, 9, 11）
  - 背面像と矢状面像
  - 同意したペースで
  - ランニングシューズまたは通常の靴で

⑥ 評価項目
  6.1) 静止画像
(a) 背面からみた下腿
  - 足の肢位（外反足など）
  - 長軸方向に対する足のアライメント（内転–外転）
  - 下腿三頭筋の形（非対称であるか）
(b) 背面からみた全身
  - 下肢のアライメント（内反膝–外反膝）
  - 骨盤のアライメント（傾斜があるか）
  - 体幹のアライメント（側弯があるか）
  - 肩のアライメント（右または左への傾斜があるか）
(c) 矢状面からみた全身
  - 膝の肢位（完全に伸展しているか）
  - 骨盤の肢位（前傾しているか）
  - 体幹のアライメント（前弯または後弯）
  - 肩のアライメント（脱落しているか）
  6.2) 背側と矢状面像（裸足と靴装着時）
(a) 背面からみた下腿
  - 初期接地（踵部–前足部）
  - 後足部のアライメント＋立脚期中の足部の安定性（過回内・回外）
  - 足部の踏み返し（内側–外側）
(b) 背面からみた全身
  - 骨盤との関係においての足部のアライメント（過交差

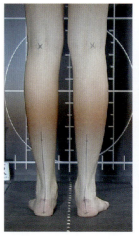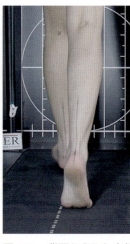

図10a 背面からの静止画像　　図10b 背面からみた走行（足部と下腿）

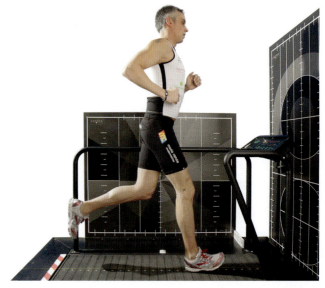

図11 中足骨頭部外側で初期接地する瞬間のランナーの矢状面像

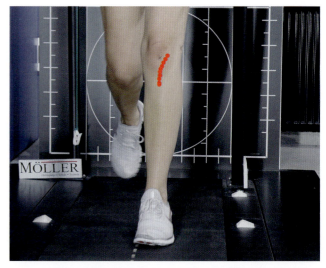

図12 単脚支持期での膝関節の二次元上の運動パターン

しているか)
- 骨盤のアライメント(Trendelenburg徴候があるか)
- 体幹のアライメント(Duchenne徴候があるか)

(c) 矢状面からみた全身
- 膝関節の屈曲(過剰であるか)
- 骨盤のアライメント(股関節伸展・屈曲)
- 体幹のアライメント(前弯など)
- 肩のアライメント(脱落があるか)
- 上肢の運動(肘関節,腕の振り)

6.3) 前面像(膝関節:裸足と靴)

(a) 前面からの下腿・膝関節像
- 床面への初期接地から立脚期の膝関節の二次元運動パターンを描く:立脚期の点の動きのパターンを得るため,それぞれのフレームで脛骨粗面にマークする(図12)

■ 膝関節の運動パターン(図12)

これは単に二次元の運動パターンであり,三次元的な回旋を計測したものではない.

標準的な評価方法:膝関節の運動は下腿軸の荷重線(ミクリッツ線)に沿う.屈曲ではわずかに内に,伸展ではわずかに外に.

より詳しい評価方法:
- 膝関節のパターンは繰り返しても一定しているか?
- パターンにジグザグ(階段状の部分)はあるか?
- パターンの内外方向の幅はどの程度か?

裸足と靴での走行の比較は部分的には有用である.

⑦ 推奨

(a) エクササイズ
- ストレッチと様々な筋群の強化
- 協調運動トレーニング

(b) トレーニング
- 競技への準備をする際の管理方法についてのアドバイス
- 走行法の調整

(c) 靴
- ランニングシューズ
- ウォーキングシューズ
- 「機能的」シューズ
- 既製靴

(d) 治療
- 足底装具
- 装具
- 軟性装具
- 靴の調整

⑧ 記録

(a) 動作分析の結果(プリントアウトする)
(b) 画像(プリントアウトする)

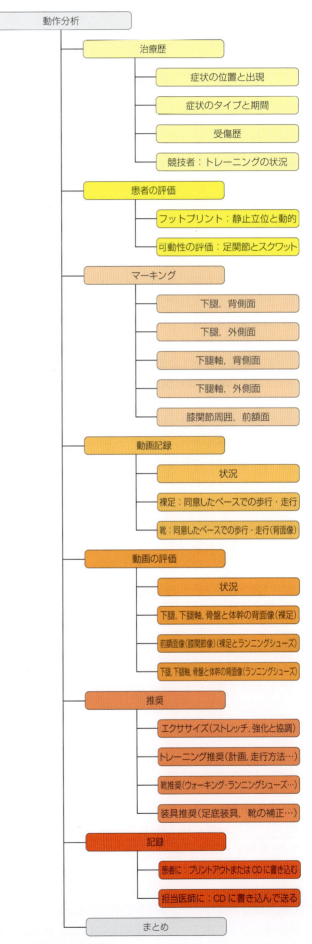

図13 動作分析の過程

- 静止画像
- 裸足での運動
- 靴での運動

(c) すべてのデータの CD-ROM
- 患者用
- 参加した医師および，または理学療法士用

22.2 足底圧分布の計測(⇨図 23)

足部や下腿の切断につながる足部潰瘍は，靴による足部の過度な圧迫による場合が多い．患者は，「靴に血がついているのを見て，初めて圧迫痕に気づきました」という．神経障害により，患者は痛みに気づくことがなく，圧迫によるダメージにも気づかない．足底圧分布の計測は足部底面にかかる圧力を客観化することができ，糖尿病のケアのために必要と考える．しかしながら，圧力分布でわかる問題点を比較するためには，標準化された用語，バイオメカニクスの知識を理解する必要がある．

ヒトは力を地面に伝えることにより身体を前方へ進めることができる．この動作は踏み返し中に足部の底面を通じて起こる．足部の各部位には様々な負荷がかかるが，疾患により著しく異なる．

足底圧分布は，荷重に関する定量的で再現可能な計測を可能にする．フットプリントには足部の荷重に関しての詳細な情報が得られるという別の利点があるが，適切な再現性がなく，定量的な計測も不可能である．床反力計との比較では，足底圧分布の計測は剪断力を計測することはできない．そのため，得られる情報は床面から垂直方向のみに限られる．しかしながら，床反力計では足部底面の荷重分布に関する情報は得られない．

目的

以下の 3 項目が目的である．
1) 歩行中の踏み返し時の足部機能の評価．
2) 足底圧の客観的で再現可能な計測．
3) 均一な荷重分布，高圧点や潰瘍形成の回避．

生理学的正常歩行の踏み返し時の圧力は，二峰性のパターンを示す(図 14)．2 つのピークは，小さい面積に大きな負荷がかかる踵部の接地(立脚期の開始時)と，足部の蹴り出し(立脚期の終了時)に起こる．足部全体(広い面積)が接地する立脚中期には，力の導入はわずかに小さくなるだけにも関わらず，圧力は顕著に低下する．

■ 技術的側面

圧力の計測にはいくつかの科学的な技術が使用され，適用範囲によって設計や形状が異なる．しかし，使用されるセンサーにより入力されたすべての力を電気信号に変換

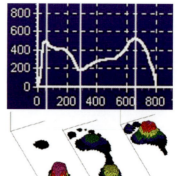

図 14 生理学的正常歩行の踏み返し時の圧力
a. 初期接地：小さい面に大きな力＝高い圧によるピーク．
b. 立脚中期：大きい面に少し低下した力＝低い圧．
c. 踏み返し：小さい面に大きな力＝高い圧によるピーク．

し，その後事前に設定したキャリブレーションに従って 1 つの指標に再変換される．

センサの種類

- 荷重センサ：2 枚のコンデンサ電極が，加えられた力により互いに接近する．電荷の変化により電圧の変化が起こる(図 15a)(ドイツ・ミュンヘン，Novel 社)
- 抵抗性センサ：2 枚の導電性の層の接触面が，加えられた力により変形する．抵抗の変化により電圧の変化が起こる(図 15c〜e)(例：GeBioM 社，RS-scan 社，Fast Scan/Tekscan 社)
- 圧電センサ：加えられた力により，結晶格子の電荷の分布が変わる．荷電の移動により電圧の変化が起こる(図 15b)(Paromed 社，Neubeuern 社)

足底圧分布計測のパラメータ

1) 最大荷重：踏み返し全体でセンサに計測された最大の垂直方向の力を示す．
2) 接触面：踏み返しの間にセンサに計測されたすべての面積を示す．
3) 接触時間：足底が接地していた時間の長さを示す．
4) 最大荷重：踏み返し全体でセンサに計測された最大の圧力を示す．
5) 荷重-時間の積分(パルス)：足部の特定の部位にかかった力の継続時間を示す．
6) 歩行ライン：個々の計測値の力が加えられた位置からなり，足部の安定性と踏み返し過程の各瞬間の分布についての情報を示す(⇨図 21)．

計測器具

①計測用プラットフォームによる計測(図16)

計測用プラットフォームは，裸足で歩行している際の足部の荷重を計測するのに使用される．プラットフォームは床と同一の平面を構成するため，可能なら床面に埋め込むほうがよい．計測用プラットフォームは数千個のセンサがあり，非常に高解像度のデータを得ることができる．

②計測用インソールによる計測(図17)

計測用インソールは靴内での計測を行うのに使用される．インソールは研究施設にとどまらず，臨床的な検査を行うことも可能とする．足底装具の効果も部分的に検証可能であり，計測用インソールを使用することで簡便に行うことができる．

適用領域

足底圧分布の計測は，足部に関連する疾患の診断や治療のモニタリングに適しており，以下のようなものがある．

■糖尿病

高荷重部には潰瘍のリスクがあることが証明されており，それが切断につながることがあるため，糖尿病足の荷重分布を確認することは重要である．ドイツでは健康保険の種類によっては，糖尿病用フットベッドの除圧効果を確認するために足底圧分布の計測が義務付けられている(図18)．

■関節リウマチ(RA)

リウマチ患者の90％以上に足部や足趾の変形が生じる．足部機能が低下した結果，中足骨頭下に顕著に圧の高い部分を生じ，その結果として著しい痛みを発し，移動能力が制限される．この場合，除圧を目的とした足底装具を使用することで疼痛を減少させ，移動能力を向上させることができる(図19)．

■足部と足趾の変形

足部や足趾の変形に伴って起こる足部の荷重の変化は，直接的に足部の個々の部分の荷重分布に反映される．開張足や足趾変形によって前足部の荷重が増加するが，同様に重篤な外反扁平足，開張足，扁平足変形でも中足部の接地面が増加する(図20)．これに対し，凹足変形では中足部の接地面が減少する(図21)．

■スポーツによる足部荷重の変化

足底圧分布の計測により，ランニングなどのスポーツ活動中・活動後の足部の荷重を効果的に測定することができる．Negelらは200人のマラソンランナーのマラソン前後の荷重分布を計測し，荷重が足趾から中足骨頭部へ移動していることを発見したが，それは筋疲労による足趾機能の喪失を示唆している(図22)．

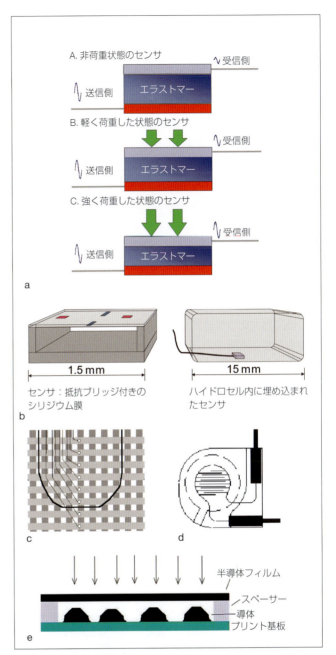

図15　センサの種類

a. 荷重センサの機能：センサが非荷重の状態にあると受信側で計測される高周波は低い．このシグナルが0にあたる．圧が増加し，センサに荷重がかかると(BまたはC)上下の面の間の距離が縮まり，それに対応して受信側のシグナルが大きくなる．よってこの受信側の変化によりかかった圧力が計測できる．（Novel社より）
b. PAROTECセンサの構造：ピエゾ抵抗素子圧力センサがハイドロセルに埋め込まれ，ここで流体圧力を計測する．（Paromed社より）
c. Fast Scanシステムの圧力変換器は薄いプラスチックフィルムの間に配置された抵抗層からなる．この回路の幾何学的な配線によりフィルム全体に配置された個々の格子状の要素の大きさと数が決まる．（Megascans社より）
d. GeBioMシステムのインソール計測システム内の圧力センサは個々に配線されている．（GeBioM社より）
e. Mediologicのシステムではセンサは柔軟性のある靴底上で線上に配線されている．（Mediologic社より）

除圧：原理と計測

足部の負荷は足底装具を用いた治療により大きく軽減される．最大荷重の平均は，中程度の速度による裸足歩行で約 40～50 N/cm² であり，靴歩行では約 20～30 N/cm² となる．

糖尿病用フットベッドによる治療では，最低でも 30% の除圧が必要であるとされ（保険適用の目安となっている），足底圧分布の計測により検証される．

最大ピーク圧が高い場合のみが潰瘍形成の原因ではないことはよく知られている．実際には問題のある部分への圧のかかり方や，圧にさらされている時間による．これは荷重-時間の積分や運動量により測定することができる．しかしながら，運動量は直接的に体重や歩行スピードに影響されるため，このパラメータとして用いる場合は限定されてしまう．さらに，歩行の不安定性は歩行速度を低下させるため，力が加わる時間はより長くなる．これは末梢神経障害を起こした患者にはよくみられることである．

足底装具を使用した治療においては，ピーク圧，運動量を効果的に低減させるため，足底装具と靴の補正が必要となる．糖尿病足に対応した足底装具は使用する材料により効果的にピーク圧を減少させることができる．さらに靴底の補正では，ロッカーバーにより傷つきやすい部分位負荷がかかる時間をできる限り短くすることができる．このロッカーバーについてはその効果を保証するため，しっかりした靴底にするべきである．

足底圧分布計測の利点

1) 靴型装具の評価を可能とする．
2) 診断において臨床評価を補足する．
3) 機能障害の程度を確定する助けになる．
4) （保存的または外科的）治療完了後の結果の評価を可能にする．
5) 治療過程と疾患の進行を監視できる．

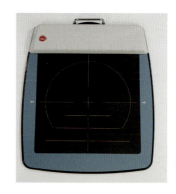

図 16　足底圧計測プレート (GeBioM 社)

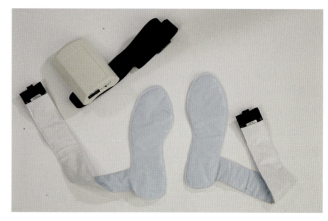

図 17　靴内計測システム (GeBioM 社)

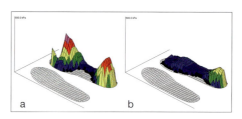

図 18　糖尿病用フットベッドによる除圧効果のデモンストレーション
a. 通常の靴．
b. 糖尿病用フットベッド装着時．

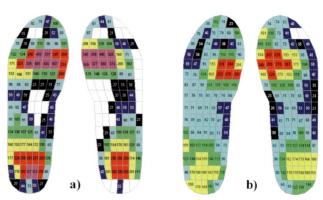

図 19　軟性足底装具による除圧効果のデモンストレーション
Novel 社による靴内計測．
a. 通常の靴内でのリウマチ患者の圧力分布．
b. 足底装具装着時の圧力分布．

第22章 トレッドミル分析と足底圧計測　155

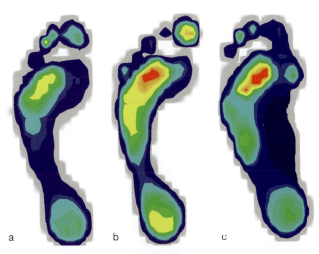

図20　様々な変形による足底圧の変化
GeBioM社：プラットフォームでの計測.
a. 健常足，b. 開張足，c. 開張扁平足.

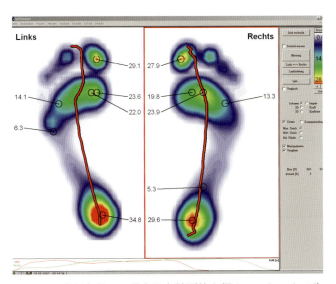

図21　足底部各部での最大圧力計測値と個々のフレームで歩行時，力が加わった部位の軌跡を示した足底圧計測のスクリーンショット
GeBioM社：プラットフォームでの計測.

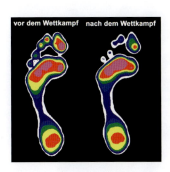

図22　マラソン前（左）と後（右）の足部の荷重の変化
Novel社：プラットフォームでの計測.
（Nagelら，2008）

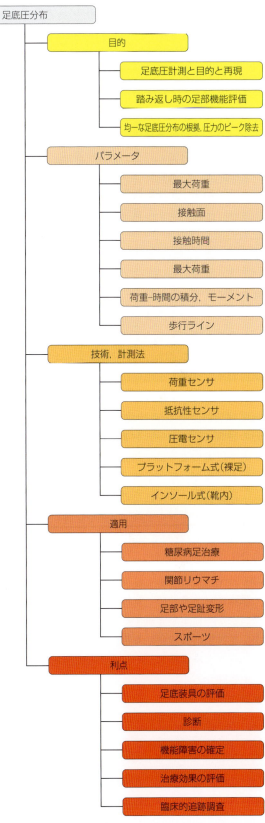

図23　足底圧分布計測の概要

"vebito"屈曲-捻転-インソールシステム

(*T. Stief, A. Vogelbusch, K. Peikenkamp*)

■背景

この整形外科器具の基本的な目的は生理的でない足部負荷を取り除くことにある．これは靴型装具に組み込まれた様々なデザインの器具によっても可能だが，既製靴を補正することによっても達成できる．

例えばロッカーソールの主な機能は，前足部の除圧にある．ロッカーバーのように靴底の形状や硬さを変えることにより，第1中足趾節関節の背屈・底屈の関節可動域が制限され，そこにかかる荷重が減少する．今日，このような靴底の補正は臨床上大きな成果を収めているにも関わらず，ロッカーバーの効果は足底圧分布の計測によって明確に示されてはいない．

■計測システムの開発

ドイツ・ミュンスターの応用科学大学は，"vebito"と呼ばれる持ち運び可能な新しい計測システムを開発した（図24）．この屈曲-捻転-インソールシステムにより，初めて靴内のインソールを用いた多方向の足部への荷重の分析が可能となった．柔軟な測定用インソールに配置された特別なセンサは，第1・5中足骨頭から近位といった重要な部分の屈曲・捻転モーメントを計測することができる．

力や圧力のように，屈曲モーメントは物理的量でありトルクの特殊な形態である．屈曲モーメントとねじれモーメントは材料ばかりではなく，生体構造の変形の本質的な原因となる．例えば中足趾節関節で足趾が背屈した場合，屈曲モーメント（背屈モーメント）が生じ，屈曲モーメントは計算上，力とレバーアームの長さの積として示される（図25）．

靴底にロッカーバーを付けた靴において，歩行中の前足部にかかる荷重を考慮すると，上記のことはロッカーバーが中足趾節関節にかかる最大屈曲モーメントを減少させるということを意味し，それによって中足骨頭を除圧することを意味する．

■適用例

ドイツ・ミュンスターの応用科学大学によって実施された無作為比較試験で，ロッカーバーの前足部荷重に対する効果を足底圧と屈曲モーメントの計測によって分析された．この実験では，14人の被験者がランダムな順番でロッカーバーを施していない通常の靴と規格化されたロッカーバーを施した靴（図26b）とを変えながら，トレッドミル上を歩行した．ロッカーバーの厚さは，標準的な足部の踵から中足骨頭1cm後ろまでを，1cmとした．

足底圧分布の計測では，ロッカーバーの有無で前足部の荷重に違いはみられなかった．

それとは対照的に，ロッカーバーがあるほうが，第1中足趾節関節より近位の屈曲モーメントのピークに統計的に

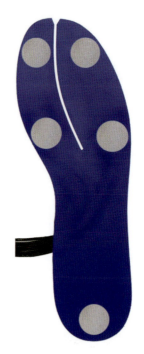

図24　靴内での足部の荷重・屈曲・捻転モーメントを計測するvebito計測システムの右足用計測インソール
つま先，第1・5中足骨頭部，踵骨底面に計測部が付いている．

$$M_b = F \cdot l$$

M_b＝屈曲モーメント(Nm)
F＝力(N)
l＝レバーアームの長さ(m)

図25　屈曲モーメント(M_b)の計算式

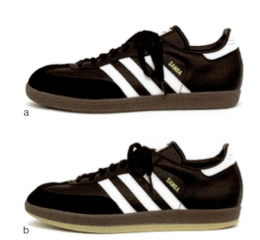

図26　ロッカーバーの有無による靴の違い
a. ロッカーバーの付いていない通常の靴．
b. nora(ルナソフトAL，10mm，SH 52A)で製作されたロッカーバーが付いた靴．

も顕著な減少がみられた．背屈モーメントのピーク（図27, プラスの値）は，靴底の補正を使用したことによって15％減少し，底屈モーメントのピーク（図27, マイナスの値）は56％減少した．背屈モーメントと底屈モーメントのピーク差であるトルクの較差はロッカーバーによって25％の低下がみられた．

後足部のレバーアームを短くするようにロッカーバーの開始線を近位に置くことにより，背屈・底屈モーメントは減少し，トルクの較差は低下する．前足部を後足部方向に変形させる屈曲モーメントが低下したことから，臨床的に妥当な前足部に対する除圧を示したことになる．

個々の屈曲負荷について詳しくみていくと，ロッカーバーの効果はより明白となる（図28）．1歩行周期を基準としたグラフのカーブは以下の条件のものである．
1) 黒線は，ロッカーバーの付いていない通常の靴を履いて歩行した被験者の右母趾中足趾節関節近位での平均屈曲モーメントである．
2) 赤線は，ロッカーバーの付いた靴を履いて歩行した同じ被験者の右母趾中足趾節関節近位での平均屈曲モーメントである．

図をみると，ロッカーバーによって歩行周期中の約50～70％に起こる背屈モーメントが大きく低下することがわかる（この赤線のカーブは黒線のカーブと比較して顕著に低い）．また，ロッカーバーによる補正が予想外の効果をもたらしており，歩行周期の最初の50％で起こる底屈モーメントもロッカーバーによって減少している．

このvebitoシステムは，捻転モーメントの補促にも役立つ．前述の研究の中で，このシステムの応用領域の1つは臨床や研究において装具の効果の証明を支援することにあるとし，それを装具による介入テストに使用し，靴や装具内の足部の屈曲・捻転負荷を改善することができることに言及している．

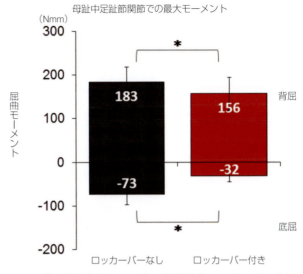

図27 靴の補正を施していない靴（黒）とロッカーバーを施した靴（赤）での最大背屈モーメント（プラスの値）と最大底屈モーメント（マイナスの値）
＊のついている部分で統計的に著明な差がみられた．

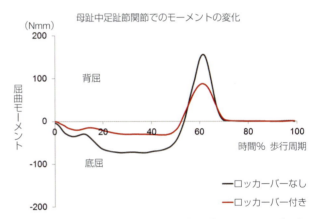

図28 靴の補正を施していない靴（黒線）とロッカーバーを施した靴（赤線）で歩行中の母趾中足趾節関節での屈曲モーメントの変化

第23章 検査法
Examination Techniques

R. Baumgartner, H. Stinus, M. Möller

整形外科疾患は長期的に継続する場合が多く，整形外科的，また一般的な検査を通じて注意深く見守る必要がある．高コストで時間もかかるような精密検査も，整形外科の大手術の際には必要で，適切にカルテに記載しておくべきである．

- 可能な限りの短い時間で全身の検査を行い，発見したことを記録することは検者の技術の高さを物語る．患者の病歴，現在の主訴を聞き，その後検査へと移行するが，重要な問題は検査をするまでわからないことも多い
  ※注意：検査で明らかになったことは日付とサインを入れ，複写可能で明解な記録に残すことが重要である．

23.1 病歴(既往歴)

整形外科的な病歴を聞く
- 「なぜこちらへいらっしゃいましたか？」
- 現在の主訴
  - 徴候(時点，急激なあるいは微妙な)，原因，増強するあるいは緩和する要素
  - 痛みの特徴(一時的，ストレス下の痛み，運動痛)
  - 痛みの質(鈍痛，鋭い痛み，焼けるような痛み，電撃痛，遊走性の痛み)
  - 痛む位置と発散(患者に正確な位置を示させる)
  - 症状の強さ(視覚的アナログ尺度 1～10)
  - 発生する時間帯と頻度(朝，晩，時々，常時，どのくらいの頻度で)
  - 不安定な感じ(めまい)
  - 不安感，運動機能低下
  - 感覚の消失
- 背景
  - 事故の原因の正確な把握
  - 可能性のある機能制限，関節の遮蔽物
  - 歩行能力(時間または道のりで計測した歩行距離，階段昇降，公共交通機関の使用，完全なあるいは部分的なベッド上安静)，運動競技能力
  - 介助の必要性〔更衣，飲食，移動，排便(腸の運動)，排尿〕
  - 補装具(装具，義肢，整形靴，杖，車椅子，屋内や仕事，車中で必要な補助具)

  - 治療歴：手順，進展と結果，家族や雇用者からの追加情報，他の病院や療法士，保険会社からの文書)

一般既往歴
- 個人履歴
  - 出生時の障害，心身の発達
  - 代謝系・循環器系・泌尿器系の障害，精神疾患
  - 外科手術
  - 投薬，アレルギー，アルコールやニコチン，薬物の乱用
  - 妊娠
- 家族歴：遺伝性疾患，腫瘍，代謝異常，皮膚病
- 社会歴：職業(就業中の荷重と姿勢)，運動，家柄，文化環境，学校，教育，就業能力，支給されている年金，収入の減少，健康施設での滞在

23.2 身体(臨床)検査

- 手順
  - 視診
  - 触診
  - 運動機能検査
  - 神経機能検査

視診
■ 注意点
- 着衣の上から検査しないこと！
  (重要：下肢の検査をするときには，下肢の着衣を取ること！)
- 観察(歩容，立位，脊柱の配列)
- 即座に患者の足に触ることは推奨しない
- 詳細な観察であっても，重要な情報を得るのに役立つのは最初の数秒である
- 姿勢，身長，身体の構造，身体の成熟度，体格のタイプ
- 一般的な栄養状態，年齢(最初に推測して，それから尋ねる)
- 下肢の変形，四肢と体幹の変形，とりわけアライメント不良
- 皮膚(色，腫脹，浮腫，傷，瘻，色素沈着，腫瘍，圧痕，

摩擦痕）
- 手術痕
- 筋萎縮，麻痺，切断
- 歩行（⇨ 146, 148 頁参照）
- 装具，義肢，補助具（適合状態，機能性，使用の痕跡）：義肢装具士，整形靴技術者，福祉機器店に聞いてみる
- 靴の使用状況：靴の使用状況から得られる印象はトレッドミル上で撮った写真より重要である．靴と足底装具は，事実上の「万歩計」である．靴底と踵の観察により，総合的な機械的荷重と下肢全体の経験を描き出すことができる．

靴底のすり減りや傷が少ない場合は，機能が高い股義足を装着していても，下肢に荷重がかかっていないことを示す．また，靴内部の観察によって，適切なサイズの靴が選択されているかがわかる．例えば，踵にほこりが溜まっていれば，足が前方に滑り込んでいるなどというような情報が得られる．足底装具の場合も同様で，足の感覚障害を起こしている患者自身では気づくことのできない，縫い目や折り目，裂け目，異物などが靴の検査で発見されることもある（⇨ 170 頁参照）．

■ 触診

触診する際に，検者が患者にアイコンタクトすると，痛みの位置を正確に把握することができる．
- 圧痛（局所的，散在的，最大）
- 滲出，腫脹，浮腫，嚢胞，腱の摩擦音
- 皮膚温，皮膚の表面，湿度，皮下脂肪組織，皮膚疾患
- 硬結，腫瘍，変動（流体的な動き）
- 筋緊張

■ 運動機能検査
- 関節可動域（range of motion：ROM）検査は必ず行う．関節可動域は，身体の 3 平面上で角度を計測する．順序は SFTR 法（sagittal-frontal-transversal-rotational method, 矢状面−前額面−水平面−回旋）で行う（図1）
- 関節の検査と評価は触診中に始まる
- 検者による関節の運動は患者の坐位または背もたれに倒れた状態で行い，他動的な運動を評価しやすいようにする
- 患者が自身で関節を動かす場合，自動運動を観察していることになる
- 麻痺がある場合には，自動運動と他動運動の可動域が大きく異なることがある
- 関節の柔軟性は近隣の関節の肢位に依存する場合がある．例えば，足関節の背屈可動域は膝関節が伸展位にあるか屈曲位にあるかで異なる．この違いは下腿三頭筋の痙性麻痺がある場合の靴型装具製作に重要である（⇨ 234 頁の図 1 参照）

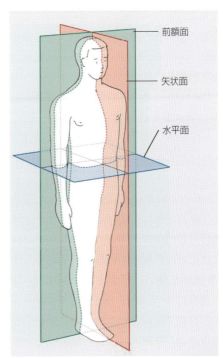

図1　身体の3つの平面

矢状面，前額面，水平面．中間位 0 法によると，立位にある人のすべての角度は足部が平行に位置している状態が 0 肢位である．

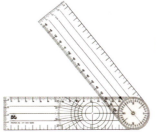

図 2a　M. E. Muller によるゴニオメーター

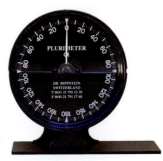

図 2b　Jules Rippstein による角度計

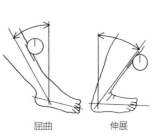

図 2c　角度計を適切な位置に置くことで角度がわかる

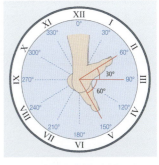

図 2d　角度を推測する際には時計の文字盤が役に立つ

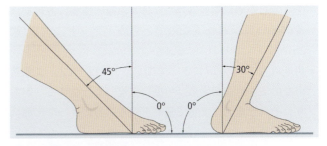

図 3　荷重時の足部背屈と底屈：30−0−45°

- 隣接の関節も検査すること！
- 立位と歩行中の関節の柔軟性の評価は，歩行分析につながる（⇨146頁参照）
- 四肢の長さと周径を計測し，逆側と比較する

■ 角度の計測（ゴニオメトリー）とSFTR法による記述

- SFTR法は1953年に米国整形外科学会によって始まり，国際的な基準となっている．欧州では，内部固定研究協会(AO)のH. U. Debrunner, John Gerhardt, Jules Rippsteinが先駆者である
- SFTR法では定義された中間位（0位置）に基づいた関節可動域を計測する．確認された角度は運動の程度を示すので，自動と他動の可動域を計測する
- 関節の中間位は立位における解剖学的な肢位であり，上肢を下げ，母指を腹側に向け，足部と平行にする（図1）．下腿と足部の角度は0°であり，90°ではない！
- 関節可動域は3つの数値で記述され，中央の数値が中間位と関連する．他の2つの数値は，運動の最大幅を記述する（例：屈曲・伸展）
    - 中間位に達し，それを越える場合には「0」を両端の中心に入れる（例：足関節の背屈・底屈可動域：30－0－50°）
    - 関節可動域に制限がある場合「0」は達成できなかった方向，右または左に位置する（例：尖足の場合の背屈・底屈可動域：0－20－60°）

記述：

- 両端の可動域の記述手順は毎回同じでなければならない〔例：屈曲・伸展，回内・回外，外転・内転〕．結果は常に同じ順序で記録する
- 関節可動域は，イラスト入りのシートに記述する方法がある（GerhardtによるSFTR角度計測システム）

計測法：

- 臨床的には可動域を正確な角度で計測する必要はない
- 数値は同じ方法で計測し，反対側と比較する
- ゴニオメーターが最も簡単で，一般的に使用されている計測器具である．それは角度目盛りの中心で動くように接続された2本のアームからなる．2本のアームには計測の基準となる線が入っている
- ゴニオメーターは，内部固定研究協会のM. E. Mullerにより，X線検査とテンプレートを基に，外科手術の計画を立てるために開発された．日々の臨床検査に有用で，透明かつコンパクトなので上着のポケットに入る（図2a）．
- 角度計はRippsteinによって開発されたもので，より精密な計測が可能である．中央に定規のようなメモリがあり，それが重力によって垂れ下がることによって床面に対する角度がわかる（図2b, c）．
- 最大可動域の両端で撮影されたそれぞれのX線写真は，

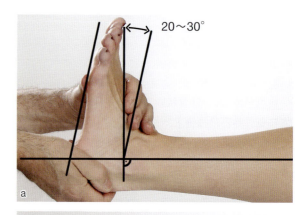

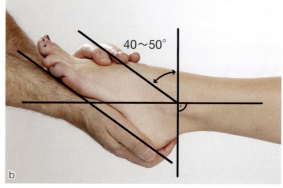

図4　非荷重時の足部の背屈(a)と底屈(b)

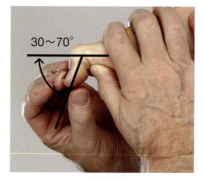

図5　母趾中足趾節関節の底屈

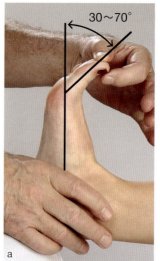 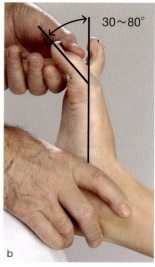

図6　母趾中足趾節関節の背屈(a)と底屈(b)

術前計画やそれぞれ評価のための正確な資料として役に立つ．
- L.A.S.A.R. ポスチャー(姿勢)機器は，正確に身体の荷重線を示す(⇨166頁参照)．
- 経過観察においては，計測器を使用せずに推測で済ませてもよい値もある．垂直と水平は比較的わかりやすいため，90°の半分の45°を推測することも難しくはない．5〜10°の違いを推測するのには時計の文字盤が役に立つ(図2d)．文字盤の1つの数字から次の数字までの角度は30°に等しい(例：足部が5時の方向を向いている場合は，60°の底屈位にある)．

正常値：
- 「正常」であると考えられている平均値は，年齢，性別，人種や使用する教科書によっても，大きな隔たりがある．
- 以下の数値は，Gerhardt(米国)とRippstein, H. U. Debrunner(スイス)によるものである．

■ 足部
矢状面：
- 足関節(距腿関節)：背屈・底屈：30−0−50°
  - 荷重時の足部に対して：検査者の目の高さで行うとよい(図3)
  - 非荷重時の足部に対して(図4a, b)
- 中−前足部：背屈・底屈：5−0−20°
  片手で踵を保持し，もう一方の手を前足部へ．可動域は正確に矢状面上で検査すること
- 母趾：背屈・底屈：30−0−40°：中足趾節関節(図5)，関節末端で0−0−60°(図6a, b)

前額面：
- 注意点：足関節の関節可動域は，下腿の水平面上での回旋位置によって異なる．脛骨稜が内旋している場合，踵の外反が増加し，縦アーチが扁平化し，前足部は外転する．逆もまた同様である
- 回内・回外はまた，外反・内反あるいは外がえし・内がえしと呼ぶ
- 足部のどの部分を意味しているのかを見極め，記録しておくことが大切である
  - 後足部：足関節の動き
    回内・回外：10−0−30°．足部が中間位で保持されている場合，あるいはわずかに背屈している場合には，足関節は固定される．片手で踵骨を保持し，もう一方の手で下腿を保持する(図7a, b)．外側靱帯損傷時の距骨傾斜(内反)テストと混同しないこと！
  - 前足部：足関節による運動を除いた可動域
    外がえし・内がえし：10−0−30°．片手で踵を中間位に保持し，残りの手で前足部を保持して最初に外がえし，その後内がえしをする(図8a, b)．
  - 足部全体：20−0−50°．片手で下腿を保持し，もう一

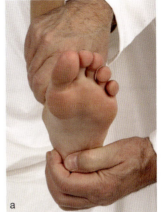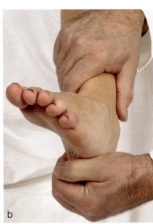

図7　後足部の回内(a)・回外(b)

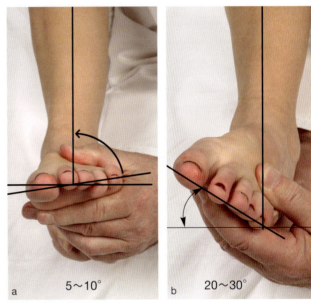

図8　前足部の回内(a)・回外(b)(あるいは外がえし・内がえし)
片手で踵骨を中間位に保持している．

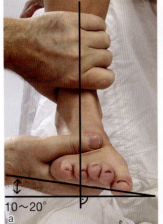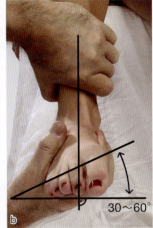

図9　足部全体の回内(a)・回外(b)(あるいは外がえし・内がえし)
片手で下腿を中間位に保持している．

方の手で足部全体を保持する(図 9a, b).

水平面:
- 足部の長軸からの前足部の内転・外転〔例:内転足(内転)と外転足(外転)〕
- 足部の内旋・外旋は下腿との関連がある.坐位の患者を上方から見て,踵は中心に位置するようにすること.対称性に注意を払うこと!

■ 膝(⇨ 126 頁参照)
- 矢状面:屈曲・伸展:140 − 0 − 10°(図 10, 11)
- 関節可動域は,間接的に計測することもでき,cm や横指径でも示すことができる
- 屈曲:踵と臀部の距離は 2 横指である(図 10)
- 伸展:踵と床面の距離は 2 横指である(図 11)
- 引き出し現象:十字靱帯損傷後に,膝関節 90°屈曲の状態で,脛骨を矢状面上で後方,前方に他動的に動かすことができる(前方・後方引き出し)
- 前額面:内側,外側側副靱帯の不安定性を確かめるために,膝伸展時の内反・外反テストをそれぞれ実施することもできる

■ 足の軸
- 前額面では,成人のミクリッツ線は股関節の中心から足関節の中心へ,膝関節の中心を通って伸びる(⇨ 127 頁の図 31, 32 参照)
- 膝関節がこの線から内側に位置している場合,膝関節は X 脚位にある(外反膝).O 脚(内反膝)の場合には,膝関節はこの線の外側に位置する.そのような軸からの変位は,立位で検査する必要がある.記述は角度で記録するだけではなく,X 脚の場合には内果間の距離,O 脚の場合には大腿骨内側顆間の距離でも記録する.足部は中間位で保持する(図 12a, b)

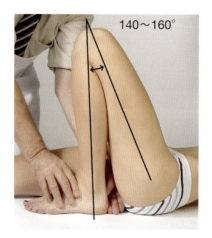

図 10 膝関節の屈曲

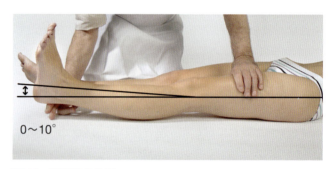

図 11 膝関節の伸展

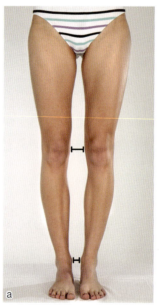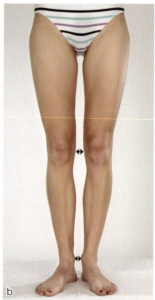

図 12 間接的に計測した立位時の下肢の軸
大腿顆部間と内果間の距離は cm と横指径で計測する.
足部を平行(a),または足部は自然に外旋した肢位(b)で行う.

■ 股関節（⇨ 128 頁参照）

3軸性の関節である．背臥位での検査を行う．

矢状面：
- 伸展・屈曲：10 − 0 − 120°
- 検査者の一方の手を，骨盤をコントロールするために遠位腰椎の下に置く．骨盤の後傾が始まる時点で股関節の最大屈曲に達する
- 股関節の過伸展は側面から検査する．この場合も手で骨盤を保持する（図13a, b）
- 病的な股関節では，両方の指標に制限がある．股関節伸展制限は腰椎前弯の増強によって代償される

前額面：
- 内転・外転：45 − 0 − 35°
- 腸骨稜にある両上前腸骨棘をつないだ線を参照する．検査者は広げた手を触診と同時に骨盤を保持するのに使用する（図14a, b）
- 病的な股関節では，通常は外転から制限される

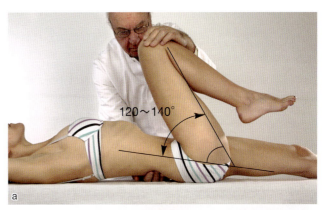

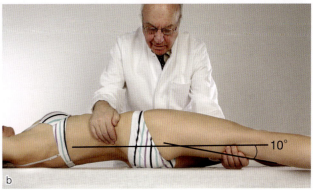

図13　股関節の屈曲（a）と伸展（b）

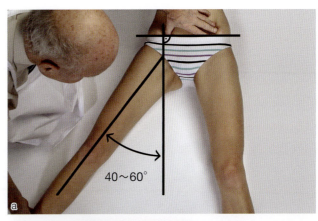

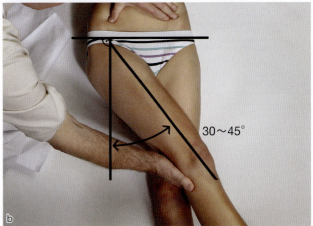

図14　外転（a）と内転（b）
手を両方の上前腸骨棘に置く．中間位では2点をつないだ線が足の軸と垂直に交わる．

水平面：
- 内旋・外旋は，膝関節を垂直に屈曲し，股関節を伸展した状態で計測できる
  ※注意点：足部が外側に回転している場合は内旋．逆の場合は外旋となる．股関節屈曲位での内旋・外旋：30－0－60°(図 15a, b)

腹臥位での検査：
- 股関節伸展位での内旋・外旋：40－0－40°(図 16a, b)

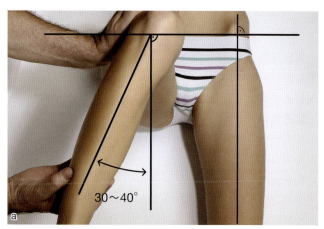
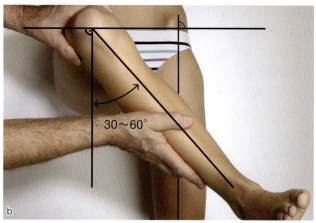

図 15 股関節を 90°屈曲した状態での内旋(a)・外旋(b)
下腿を「時計の針」のように使う．逆の下肢は中間位のまま．

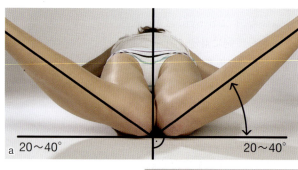
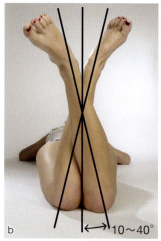

図 16 股関節伸展状態での内旋(a)・外旋(b)

■ 立位での検査

Trendelenburg（トレンデレンブルク）徴候：片足で立った際に，腸骨稜は水平を保つか若干挙上する．逆に立位側から下降する場合は，股関節外転筋の筋力低下，または関節の不安定性を示唆する（Trendelenburg 徴候陽性）．同時に，股関節への負担を軽くするため上体が側屈し，バランスを保つ〔Duchenne（デュシェンヌ）徴候，図 17〕．

■ 脊柱，体幹

矢状面：
- 2 つの S 字カーブ：頸椎前弯，胸椎後弯，腰椎前弯（第Ⅰ巻 129 頁の図 37 参照）
- 前傾と後傾：傾斜・下降．頸椎と腰椎は，胸椎よりも可動性が高い．Shober によれば，棘突起の間隔は最大屈曲位と最大伸展位で計測するべきで，その違いにより可動性がわかる
- 総体的検査：指から床までの間隔：0～20 cm（図 18）

前額面：
- 左右への側屈は対称．胸椎と腰椎で最大

水平面：
- 胸椎と腰椎で左右対称に回旋．胸椎と胸郭は回旋しない

側弯：
- 受動的に代償できない側方への変形は病的と捉える．体幹の非対称性は常に 3 つの平面すべてで起こる（例：側弯と肋骨の膨隆）（図 19）

■ 周径の計測（図 20 a）

- 大腿：成人では膝 MTP より 15 cm と 20 cm 頭側，小児では膝 MTP より 6 cm と 10 cm 頭側，もしくは近位膝蓋骨縁から頭側に計測．計測精度は ±1 cm
- 下腿：膝 MTP より 15 cm 遠位．もしくは，最大と最小周径を計測する（通常，下腿三頭筋の中央とアキレス腱接合部がそれにあたる）
- 足部：ヒールガース（踵とインステップをつなぐ），インステップガース（舟状骨をまたぐ周径），ボールガース（母趾の中足骨頭をまたぐ周径），もしくはその他の計測器具，フットプリントを使用して計測する（⇒ 30 頁参照）

■ 長さ（距離）の計測

- 下肢全体：上前腸骨棘もしくは大転子中央から腓骨顆部（外果）まで．X 線写真を使用すると，mm 単位まで正確に計測することができる（図 20 b, c）
- 大腿：大転子中央から膝関節外側裂隙まで
- 下腿：膝関節外側間隙から腓骨顆部（外果）まで
- 足部：踵の後縁から最長の足趾先端まで
- 解剖学的脚長差は，以下のような間接的な計測方法を使用するほうが容易に発見できる．検査者は，立位の状態にある患者の背後に座り，両手を腸骨稜の上にあて，手背の高さを背景にある水平なもの（家具，窓枠など）と比較する．この方法で 5 mm 以内の脚長差を発見すること

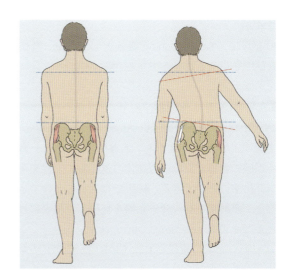

図 17　股関節不安定時にみられる Trendelenburg 徴候と Duchenne 徴候
左：陰性，右：陽性．

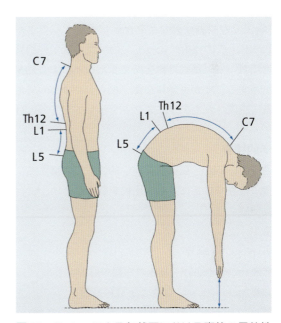

図 18　Shober による矢状面における脊柱の柔軟性の計測

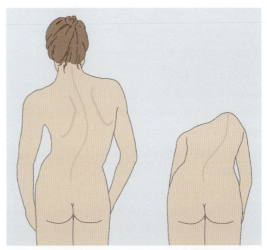

図 19　側弯症では，脊柱が側屈し，胸郭の膨隆が出現する

ができる．
- このときに，Trendelenburg徴候とDuchenne徴候を片足立位で発見することができる（図17）．

L.A.S.A.Rポスチャー機器

　L.A.S.A.R（Laser Assisted Static Alignment Reference：レーザー支援による立位アライメント参照）ポスチャー機器により，正確に素早く立位時の身体の重心線の位置や荷重線を見つけ出すことができる．裸眼では見ることのできない床反力を，照射するレーザー光線を使用して体表に投影することができる（Blumentritt, Ottobock社，1996）．この機器はレーザー光線に接続されたKistler社製の床反力計からなり，ベクトル力を計算することによってリアルタイムに荷重軸を投影することができる．レーザー光線は調整可能であるため，姿位や義肢・装具のアライメントを検査し，患者に直接伝えることができる．例として，内反膝（O脚）の症例での膝軸検査などを正確に実施することができる（図21a）．この技術によって，内反型の変形性膝関節症の症例において，足底外側を高くしたことによる効果を示し，記述することが可能になる．例として3 mm外側を上げた際に達成されたアライメントを示しておく（図21b）．

神経学的検査

　運動機能，感覚，反射は神経学的検査で評価する．
※注意：検査では常に左右の比較を行うこと！

■ 運動機能

用語：
- 麻痺（plegia）：麻痺
- 片麻痺（hemiplegia）：身体の片側の麻痺
- 対麻痺（paraplegia）：体幹と下肢の麻痺
- 四肢麻痺（tetraplegia）：四肢全体と体幹の麻痺（quadriplegia）
- 不全麻痺（paresis）：不完全な麻痺
- 不全対麻痺（paraparesis）：不完全な対麻痺
- 四肢不全麻痺（tetraparesis）：不完全な四肢麻痺
- 萎縮（atrophy），肥大（hypertrophy）：平均より筋が弱く，または強くなること
- 麻痺のタイプ：睡眠麻痺，痙性麻痺，アテトーゼ型麻痺，硬直型麻痺，振戦麻痺，クローヌス（間代麻痺）（⇨232頁参照）
- 筋力の強さは表1の5つの（6つの）段階に分けられる

■ 感覚

- 触覚：触覚が低下，または増強した部分は触診し，皮膚上にすぐにマークする（そして，後に陰性モデル上に転写する）
- 椎間板症（椎間円板疾患）により感覚消失が生じている場合は，神経支配域をもとに評価することができる（⇨116

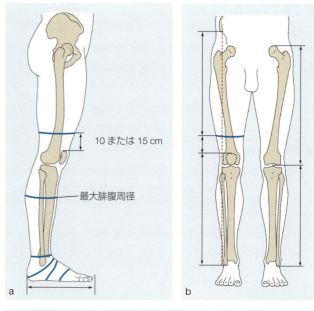

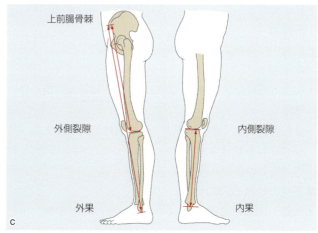

図20　周径と長さの計測
a. 周径，b. 長さ，c. 下肢の長さの計測：臨床的（左），X線像（右）．

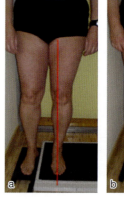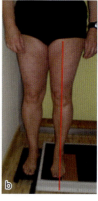

図21　左内反膝
a. レーザー光線が内側に偏っている．
b. アライメント不良を代償するため，足部の外側を3 mm挙上した．

表1 Imhoff, Linke, Baumgartner：整形外科のチェックリスト
(Thieme 2014 より)

力の強さ	評価	検査
5/5	Normal	可動域全域にわたり動かすことができ，強い抵抗に抗する
4/5	Good	可動域全域にわたり動かすことができ，軽い抵抗に抗する
3/5	Weak	可動域全域にわたり動かすことができ，重力に抗する
2/5	Very Weak	重力の影響を除けば可動域全域にわたり動かすことができる
1/5	Almost None	収縮が目視または触知できるが，可動域全域には動かせない
0/5	None	完全に麻痺し，筋収縮は起こらない

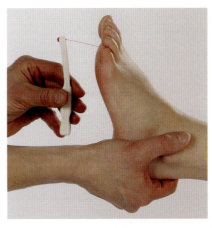

図23 Semmes-Weinstein によるモノフィラメントテスト

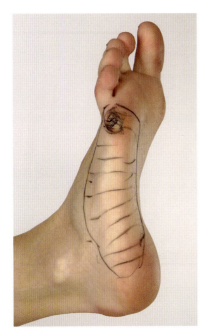

図22a 感覚消失部位を示した例
検査者は感覚が消失または低下した部位を探してマークする．これにより，どの神経接合部で途絶，例として椎間板ヘルニアが起こっているのかがわかる．

図22b 粗大な感覚の違いを検査する簡単な方法
平坦な部分と尖った部分をあて，違いを尋ねる．

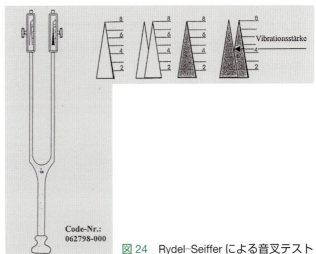

図24 Rydel-Seiffer による音叉テスト

頁の図6参照）
- 痛み：皮膚上に痛む点や部分をマークする
- 2点識別：これは数 mm だけ離れた2つの点の違いを識別できるかを評価する

以上に挙げた項目を最も簡単に評価する方法は，ペーパークリップを使用する方法である（図22a, b）．

Semmes-Weinstein によればモノフィラメントテストはより正確で，柔軟性のあるモノフィラメントを皮膚に対し垂直にあて約1.5秒間押し続け，患者にその感覚を感じるか感じないかを尋ねる．結果は色の付いたマーカーで記入し，写真を撮って記録する（図23）．
- 深部感覚：較正をした音叉を皮膚直下に骨がある部分にあてることで，空間内での足部の現在位置を脳に伝える深部感覚の情報を得ることができる．深部感覚が消失している場合，患者は足がボクシンググローブの中に入っているように感じ，患者の歩容は感覚がにぶくなるため制限される．足部は踏み返し運動をすることなく，その代わりに平らに接地される

Rydel-Seifer による音叉テストでは，音叉を皮膚直下に骨のある部分にあて，振動感覚を定量的に測定，記録することができる．内・外果，第5中足骨底，第1・5中足骨頭に対して患者が振動を感じなくなった時点を告げる．一方，検査者は振動する音叉を監視し，患者が振動を感じなくなったその瞬間，8段階に分かれた目盛

上で三角形が重なっている位置は，どの高さにあるのかを判定する(図24)

- **温度感覚**：足部そのものの温度の意味ではなく，冷たさと熱さを知覚する能力を意味する．神経障害によりこの警告システムが崩壊している場合，患者は焼けた熱帯のビーチや赤熱した炭の上を歩いても何も感じないが，結果として熱傷を負うことになる．ティップサームスティックは，一方の端が合成樹脂製でもう一方の端が金属製の棒状の検査機器で，皮膚の同じ場所にあてると，合成樹脂製のほうが金属製のものよりも暖かく感じるのが正常である(図25)
- **反射**：打腱器を用い，膝蓋腱とアキレス腱で反射の評価をすることは神経学的検査の一部であり，反射の低下や消失は神経障害の徴候である．足底の外側をこすると母指が背屈する場合，それは中枢運動障害のBabinski(バビンスキー)反射サインであり，痙性麻痺のような中枢障害の結果である(図26)

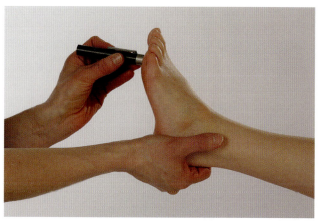

図25　温度感覚を検査するためのティップサームスティック

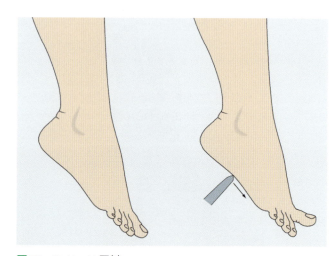

図26　Babinski 反射

血液循環

動脈，静脈およびリンパ系を検査する必要がある．

■動脈

慢性（下肢）動脈閉塞症は下肢の切断原因のうち，80％以上を占める重要な疾患である．血行の低下（虚血）から壊疽まで幅広く，組織の死滅は血液の欠如につながる．虚血痛はとりわけ夜間に患者を悩ませる．間欠性跛行があると，一定の距離を歩くと患者は立ち止まり，血行が回復するまで休まなければならない．

足部と下腿は冷たく，細長く，青白い色をしており，爪は萎縮している．脈は弱いか，完全に消失している．足部の背側には足背動脈があり，長母趾伸筋の腱に沿って触知でき，足趾を自動的に背屈した際に見つけることができる．後脛骨動脈は，後脛骨筋腱と足趾屈筋腱とともに内果の後ろにある（図27a, b）．血圧の計測とDoppler（ドプラ）超音波検査により，客観的で検証可能な情報を得ることができる．超音波検査や動脈造影（動脈内に造影剤を注入して行うX線検査）は動脈循環障害の診断と治療に不可欠なものである（⇨第24章参照）．

Fontaineは動脈循環障害を4つのステージ（重症度）に分類し，Rutherfordは6つに分類した（表2）．

■静脈

静脈は，血液が毛細血管を通った後，心臓に還流する役割を担い，代謝産物の交換に関わる．静脈弁は血液の逆流を防ぐ（⇨105頁参照）．障害が生じると，血流が遅くなり，血塊（血栓）や静脈瘤を生じ，浮腫を起こす可能性がある．

脛骨近位部におけるストッキングや補装具による弱い圧迫によっても静脈やリンパの還流が滞る原因となり，下腿と足部に浮腫を起こす原因となることがある．これにより周径が増加するため，靴型装具には重要である．

皮膚は薄く脆弱になるため，下肢に開放創が形成されると，下肢静脈潰瘍が形成される．表在静脈瘤は通常，患者の立位で皮膚から突出する．小群はくも状静脈と呼ばれる

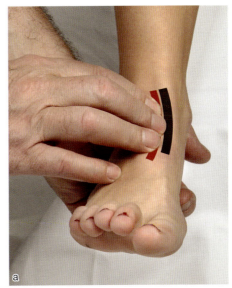

図27 動脈の触診
a. 足部背面に位置する足背動脈（赤：動脈，黒：長母趾伸筋腱）．
b. 内果後方に位置する後脛骨動脈（赤：動脈，黒：後脛骨筋および足趾屈曲筋腱）．

表2 FontaineとRutherfordによる動脈循環障害の重症度分類

Fontaine		Rutherford		
ステージ	臨床徴候	グレード	カテゴリー	臨床徴候
I	なし	0	0	なし
IIa	軽度跛行		1	軽度跛行
IIb	中等〜高度跛行	I	2	中等度跛行
			3	高度跛行
III	虚血性疼痛（休息中）	II	4	虚血性の痛み（休息中）
IV	潰瘍または壊疽	III	5	小さい傷
			6	潰瘍または壊疽

■ リンパ系

リンパは血漿が毛細血管から組織内に滲出することで形成される．細胞間の間隙に流出し，その後，自身の脈管を流れ，最後は左の鎖骨下静脈に吸収される．リンパはレンズ豆〜ソラ豆大のリンパ節，いわゆるリンパ腺を通って流れる．感染や腫瘍が形成された際にはリンパ節が腫れ，触診可能となり痛みを伴う．

足部の外傷後，または足穿孔症による感染はリンパ管を通じて拡散し，命に関わる敗血症を起こす．感染したリンパ管は発赤し（リンパ管炎），膝窩と鼠径部のリンパ節が腫脹し痛みを伴う（リンパ節炎）．

慢性の流出障害はリンパ浮腫につながる．その原因は静脈性浮腫の場合と同様，衣服や装具による絞扼と考えられる．

先天的な絞扼痕は形態不良を伴う慢性リンパ浮腫となり，切断に至る場合もある（⇨第51章参照）．外科的なリンパ節の切除と悪性腫瘍における放射線治療も，リンパ浮腫の原因となる（⇨加圧治療については第16章参照）．

23.3 使用中の補装具の検査

義肢，装具，靴型装具を含む使用中の補装具の検査は，臨床検査の一部と考えることができる．歩行分析の画像以上に，補装具の検査は補装具使用中の長期間にわたる立位と歩行問題を具体的に理解するための手助けとなる．

ヒトの身体と同じように，補装具は上方，底面，前後などいくつもの異なった視点から検査する必要がある．視覚的な検査と同時に，表面の不整，異物，湿気を測るための指先での触診も行う必要がある（図28）．

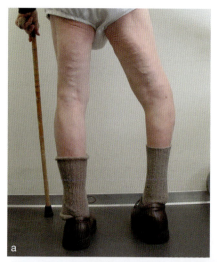

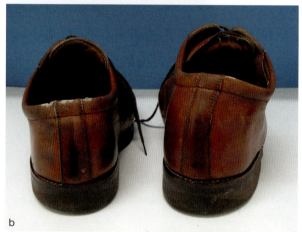

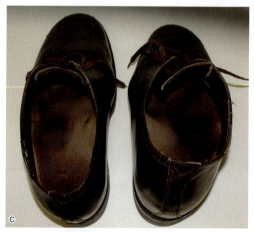

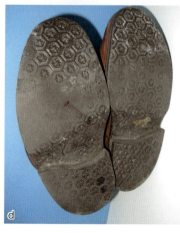

図28 下肢変形と靴の変形，磨耗
a. 83歳患者．幼児期にポリオに罹り両下肢に麻痺が残る．左下肢は矯正したが，左下肢はO脚位（内反膝30°）にある．二次所見：両大腿に静脈瘤．
b〜d. 靴は側面に過大な負荷がかかり，変形している．靴底は外側が減っている．

第24章 画像診断
Imaging Methods

R. Baumgartner

整形外科手術と同様，足装具による治療においても診断のために画像診断は不可欠である．造影を行うことによって，臨床検査(⇨158頁参照)の結果を補完することができるが，画像診断のみですべてがわかるわけではない．

今日，以下のような画像診断が使われている．
1) X線検査
2) トモグラフィ(断層撮影)
　　2.1　磁気共鳴画像(MRI)
　　2.2　コンピューター断層撮影(CT)
3) 骨シンチグラフィ
4) 超音波診断
5) 写真撮影

電離放射線(X線，CT，シンチグラフィ)を使用する際には，患者の放射線被曝をできるだけ最低限にすることが重要である．

すべての造影検査に対し，ある程度の制約は生じるが明確な臨床的かつ放射線学的なインフォームド・コンセントを得る必要がある．

24.1　X線検査

1895年ドイツの物理学者WilhelmRoentgenがX線を発見し，ドイツ語ではレントゲン線と名付けられたが，Roentgen自身はX線と呼んでいる．電離放射線は電磁波であり，照射された組織によって異なる吸収性により，影像がフィルムまたは画面に現れる．X線は皮膚病，関節での急性炎症による痛み，癌の治療にも用いられる．しかしながら，X線は無害ではなく，組織に重度の熱傷を起こすこともある．放射線線維症になり，局所的に血管と神経が深刻なダメージを受け，切断が必要となることもある．また，検査者も予防策(鉛のガウンと手袋)を行い，放射線被曝を少なくすることが優先される．

X線診断

X線診断は，造影法の中で最も重要である．X線診断はすべての組織，特に骨と関節の情報をもたらす．デジタルX線撮影では最初にフィルム上に保存され，それからレーザースキャナーでスキャンされることによって，高解像度

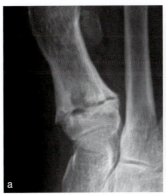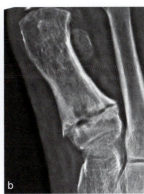

図1　デジタルX線造影により必要な高解像度の画像を低被曝で得ることができる
a. 単純X線像．
b. デジタル化画像．
診断：第1中足骨底での骨切り術後の骨治癒遅延．

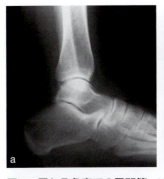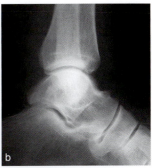

図2　異なる角度での足関節，X線前-後像
a. 脛骨の関節線はよく見えるが腓骨は見えない．
b. 15°内旋，距腿関節の両方の関節線が見える．

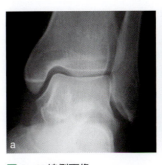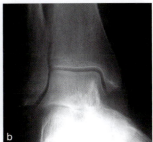

図3　X線側面像
a. 立位での足部の側面像．
b. 足関節の側面像．

のモノクロの映像が得られる(図1a, b).

■X線で診断できる疾患
1) 骨格と軟部組織
2) 体液の蓄積
3) 腫瘍
4) 異物

X線像は影のような二次元像である．物体に光線があたる角度によって異なる影像が得られる．三次元的な印象を得るためには，撮影する位置を90°回転した2枚目の画像が必要になる(図2a, b).

■単純X線像

X線の基本的な設定技術は臨床検査と同様，デカルトの平面と矢状面，前額面，水平面を使用するものである(⇨112頁と159頁の図1参照)．しかし，これらの用語は四肢に適用する際には若干異なる．

矢状面の代わりに外側，または光線の抜ける方向から，内-外，外-内などの用語が使用される(図3a, b).

前額面の代わりに前-後，略してa-pあるいは逆にp-aまたは後-前などの用語が使用される．

水平面の代わりに背-底(d-p)が足部では使用される(図4).

画像は立位で撮影すべきか，あるいは臥位でよいか，足部全体が必要なのか，一部でよいのかなどの指定が常に必要とされる．

種子骨のような例を考慮する際には，逆側の比較画像が重要である．

以下のような追加画像が必要となることがある．
- 骨の重なりを避けるため足部を傾けたもの(図5)
- 骨折や腫瘍の場合，踵骨軸に沿った画像
- 種子骨を撮影する場合，前足部軸に沿った画像

瘻孔造影：術前評価に使用される，瘻の経路と広がりを明らかにする造影剤を使用した，瘻のイメージ(図6a〜c).

手術の開始時，瘻に青い染料を満たし，瘻の広がりを確認する．染料に染まった組織は厳密に除去する必要がある(⇨89頁の図4参照).

動脈造影：動脈も造影剤の使用により，X線像で可視化することができる．

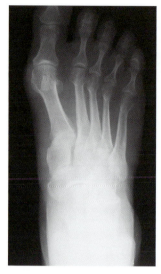
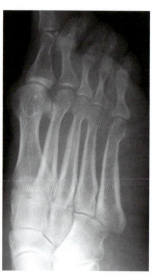

図4 58歳の患者の足部，立位でのX線背-底像
骨密度の違いにより，デジタル化していない画像では，前足部とつま先は露出過多であり，中足部と後足部は露出不足である．

図5 斜めに傾けた足部

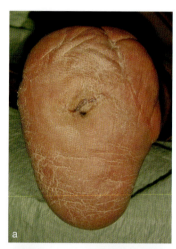
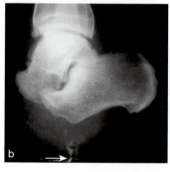

図6 66歳糖尿病患者の瘻孔造影像
足部はショパール関節線で切断されている．
a, b. 足底の中央に小さな瘻(矢印の部分)．瘻の範囲は感染した骨までつながっている．
c. 外科的治療：底部に突出している骨髄炎を起こした骨の切除．同時に，尖足によって起こった機能的な脚長差を矯正した．丸く整形した踵骨により，完全に荷重が可能である．義足によるケアが容易になる．

24.2 トモグラフィ（断層撮影）

トモグラフィは足部外科の臨床診断と評価のために不可欠な方法である．2つの原理的に異なる技術が使用されている．

■ 磁気共鳴画像（MRI）

このコンピューター処理による造影法は磁気共鳴の原理に基づいており，電離放射線は使用されない．MRIは内固定に使用されるプレートのような，金属による磁場の攪乱に敏感である．今日，MRIは軟部組織（浮腫，膿瘍，瘻，腫瘍，神経腫，関節包）を検査する際に一般的な方法となっている（図7）．

■ コンピューター断層撮影（CT）

CTはX線を利用したコンピューター処理による造影法であり，骨折，骨腫瘍や先天性出生異常の詳細な診断に効果を発揮する．Charcot足の例では，CTにより変化の広がりがわかる（図8）．水平面上での軸異常は股・膝・足関節レベルでの3枚の断層像で正確に理解することができる（図9）．

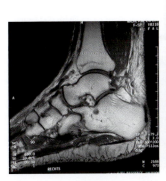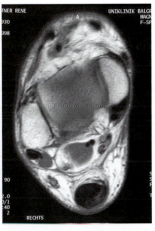

図7 アキレス腱部分断裂を起こした68歳患者のMRI
外側からの断面像は足の中心を通り，横断面像は足関節を通る．軟部組織の優れた描写が可能である．

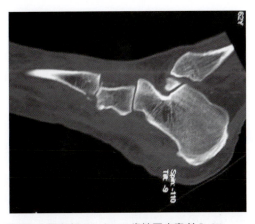

図8 Charcot足を起こした53歳糖尿病患者のCT
踵骨と立方骨を通る断面像：立方骨が底面にずれたことによる，踵立方関節と立方中足関節の亜脱臼がわかる．

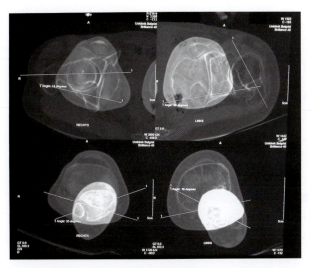

図9 水平面上で下肢と関節の軸を分析するための（CT用）コンピュータープログラム
上：股関節の前傾角，上右：通常では20°，上左：前傾が70°まで増強，下：膝．
（スイス・チューリッヒ，Balgrist大学病院整形外科より，⇨128頁の図35b，199頁の図23も参照）

24.3　骨シンチグラフィ

半減期が6時間の放射性同位元素(^{99m}Tc)が血流内に注射され，ガイガーカウンターを用いて放射能が計測される．最低でも通常範囲の1.8倍に増加された蓄積により，局所的な炎症が起こる．その結果，Charcot足などを例とすると，腫瘍や組織の壊死がはっきりとわかる．逆に，放射能が検出されない場合，その組織は死滅していることがわかる．SPECT-CT法を併用することで，骨髄炎の正確な境界線を探知することができる(図10)．

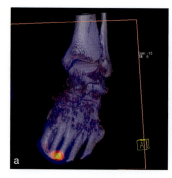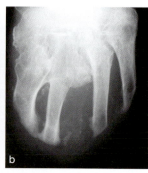

図10　30年前の高電圧外傷後の遠位中足骨切断
a. SPECT-CTでは第3中足骨断端の骨髄炎を確認できる．
　(スイス，Basel大学クリニック／核医学研究所)
b. 第3中足骨底切除術後のX線像．

24.4　超音波診断

超音波を用いた検査は電離放射線を用いず，非侵襲的かつ安価である．足部においてこの診断法は，体液の蓄積，血腫，滑液包，膿瘍の探知に用いられる．それ以上に，Doppler超音波診断は動脈の血行の評価に重要な診断法である．脈動血液流が記録され，聞き取ると同時に，視認できるようになる(図11)．

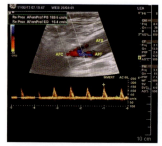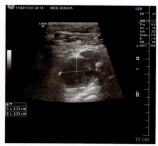

図11　カラーデュプレックス超音波造影法
膝窩レベル(膝窩動脈)での下肢動脈閉塞．

24.5　血管造影

X線における動脈と静脈の造影は血管造影と呼ばれる．血管を可視化するには，ヨウ素をベースにした造影剤が必要である．技術の進歩により，最も細い動脈を最低限の放射線被曝で造影できるようになっている．この造影法を用いて，閉塞した動脈をカテーテル法で開通させることもできる(図12a～c)．

24.6　写真撮影

写真撮影は整形外科と義肢装具にとって重要であり，X線検査と同様に平面の異なる最低でも2枚の写真を撮影する必要がある．上方からの画像は必要ない．接写した写真により，問題点が明確にわかる(例：潰瘍，創)．重要な範囲や線をマークすることで，診断価値が上がる．

フットプリントやフィルムは写真撮影法に含まれる．

■ 写真撮影の必要性
- 品質管理
- 進行状況の記述：術前，術後，かつての新しい治療
- 科学的評価
- 同僚や保険会社への質問
- 法医学的理由(評価)

その他，患者の氏名と年齢，診断と入院，退院の日付，撮影者の記録が必要である．

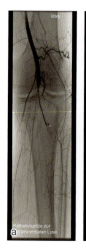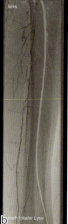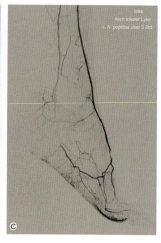

図12　血管造影
a. 膝窩部の動脈閉塞．
b. カテーテル挿入による開通．
c. 膝窩動脈開通後の足部動脈の側面像．

第25章 所見の記録方法
Documentation of Findings

M. Möller

　ドイツ医療製品法（German Medical Products Law：MPG）によると，すべての義肢装具士はそれぞれの患者の所見と足装具による治療を記録することが求められている．記録は患者，外科医，保険会社と義肢装具士の間におけるコミュニケーションのもととなり，最良で経済的にも正当な治療が可能となる．

　所見の記録は，次の3つの基準を基本にする．

1) 生産的であること
2) 広く理解可能であること
3) すべての関連職種の共通認識であること

　以下，それぞれについて解説する．

1) 記録は不完全で，計画された治療と関連性がないことが多い．例えば，ある患者が糖尿病のI型であるか，II型であるかは靴型装具による治療には関連がなく，治療目的を決めることのほうがより重要である．神経障害の有無，患者の年齢や体重は考慮すべき重要な要素である．
2) 義肢装具士にとっては，例えば Levin や Sanders による分類に馴染みがあるが，臨床的には詳細な分類は担当する医師や放射線医学的な所見からの追加情報がある場合にのみ必要となるものである．Sanders による分類は複雑であり，義肢装具士も所見により明確に分類することはできない場合もある．
3) 職種ごとに異なるアプローチをとるので結果として優先順位も異なることになる．合意は多職種の協調によって形成されるため，医師，義肢装具士，理想的には保険会社がともに患者の治療コンセプトを策定する必要がある．

■ 所見記録のポイント

a) 一連の検査（⇨ 158 頁参照）により，関節可動域がわかるため，この情報を用いて治療目標を立てることができる．
b) 立位，皮膚，創傷の状態を把握するため写真を撮影しておくとよい．経時的な進行状態の記録としての役割も果たす．
c) 足底圧分布の計測により圧力の高い部分がわかるため，除圧の可能性につながる．残念なことに，現状では機械のキャリブレーションと操作，あるいは画像の解釈についての基準は存在しない．
d) フットプリントは圧の状態，足の形，軸偏位を把握することができる．記録には欠かせないものだが，解釈の余地はある．
e) 2D スキャナーの情報は，フットプリントに相当する．皮膚の評価はしやすいが，荷重は考慮しない．
f) チェックシューの適合は，骨構造と軟部組織の適合状態を評価し，記録する唯一の方法である．部分的には，容積の変化を mm 単位で計測することもできる．
g) 歩行分析（⇨ 146 頁参照）は非常に複雑だが，運動に関する詳細な記録を提供する．治療目標と治療過程のコントロールは異なった方法で評価することができる．動作分析は，トレッドミル上や三次元動作分析を使った歩行で記録できる．
h) 神経学的な医学所見の記録は，職種により大きく異なる．例えば，糖尿病医は整形外科医とは異なった優先順位があるので，標準的な記録方法の作成は難しいかもしれないが必要なものである．多職種連携は良好な治療目標を達成するための唯一の方法である．

ニュートラル・ゼロ・メソッド─記録用紙

姓	担当医師	日付
名	検査担当者	
住所		
生年月日		

荷重肢　　　　　右　　　　　　　左

	右			左		
足関節 （正常関節可動域の増加）	30-10°	0°	30-80°	30-10°	0°	30-80°
1 距骨下関節 足部外縁の低下・上昇の 範囲（正常関節可動域の増加）	5-10°	0°	20-30°	5-10°	0°	20-30°
2 距腿関節 足部の挙上 膝屈曲：膝伸展	20-30°	0°	40-50°	20-30°	0°	40-50°
3 膝関節 伸展・屈曲	5-10°	0°	120-150°	5-10°	0°	120-150°
4 股関節						
a　伸展・屈曲	10°	0°	130°	10°	0°	130°
b　外転・内転	30-45°	0°	20-30°	30-45°	0°	20-30°
c　外旋・内旋 （股関節 90°屈曲）	40-50°	0°	30-45°	40-50°	0°	30-45°
d　外旋／内旋 （股関節伸展）	40-50°	0°	30-45°	40-50°	0°	30-45°

周囲長

	右	左
足関節	cm	cm
舟状骨の甲部	cm	cm
中足骨頭部	cm	cm
脚長差	cm	cm
足長	cm	cm
靴のサイズ		

計測法の詳細は
第23章，160〜164頁を参照

日付：　　　　　　　　患者名：

医師による所見：　　　　　　　　　　　　　　　　　　　　□ 添付書類　　□ MRSA

注意点：

経過：糖尿病　　□ Type1

　　　　　その他：　　　　身長：　　　　体重：　　　　糖尿病歴：

　　　　□ Type2

臨床所見	左足	右足
振動感覚(D1 MTP)	/ 8	/ 8
知覚検査(中足骨足底面)	□ 有　□ 無	□ 有　□ 無
多発性神経障害	□ 有　□ 無　　　　スコア	□ 有　□ 無　　　　スコア
末梢動脈閉塞症	□ 有　□ 無	□ 有　□ 無
足部の変形	□ 有　□ 無　　□ 高度	□ 有　□ 無　　□ 高度
骨関節症(X線所見)	□ 有　□ 無　　□ 不明 □ 発赤	□ 有　□ 無　　□ 不明 □ 発赤
ペドバログラフィ(足圧分布計)の所見	□ 正常　　　　□ 異常あり □ 健常者を超える最大足底圧	□ 正常　　　　□ 異常あり □ 健常者を超える最大足底圧
足部の状態(例：紅斑，水疱，皮下出血，胼胝，圧点)	□ 正常　　　　□ 下記参照	□ 正常　　　　□ 下記参照
潰瘍(可能であれば足底も確認する)	□ 無　□ 治癒　□ 急性期	□ 無　□ 治癒　□ 急性期
フットケアの状態	□ お手入れ済　□ お手入れ未	□ お手入れ済　□ お手入れ未

糖尿病所見

足背部　　　　　　　足底部

左−外側

左−内側　　　　　　右−内側　　　　　　右−外側

記入するマーク	胼胝　　○	外反母趾　／	皮下出血：　　□	亀裂：		圧点，水疱，紅斑：　↗
	潰瘍(治癒)：＋	鉤爪趾：　✓	潰瘍(急性)：　●	瘢痕　　丰	圧 1=1,000 g/cm² □

整形外科的所見と特記事項

リスク分類			左足		右足
	多発性神経障害なし	足部変形なし	□ Type 0	▶	□ Type 0
		足部変形あり	□ Type I	▶	□ Type I
	多発神経障害，末梢動脈閉塞症あり	糖尿病足症候群	□ Type II	▶	□ Type II
		二次的足底潰瘍	□ Type III	▶	□ Type III
糖尿病あり		足部変形／不均衡あり	□ TypeIV	▶	□ TypeIV
		疼痛（レベルIII）	□ Type V	▶	□ Type V
	二次的切断（中足骨切断）		□ TypeVI	▶	□ TypeVI
	急性発赤性潰瘍（疼痛あり）		□ TypeVII	▶	□ TypeVII

高度な足装具を必要とする基準	
a. 反対側の大きな切断	□
b. 股・膝・足関節の関節症，人工関節置換，機能障害・拘縮を伴う	□
c. 母趾切断・母趾 MT 関節離断	□
d. 運動能力の抑制，片・両肢の不全麻痺	□
e. しっかりとした歩行，立位	□
f. 病的肥満（BMI＞35）	□
g. 透析が必要となる腎不全	□
h. 立ち仕事，外回りを含む職業	□
i. 高度な視覚障害	□
j. 治療の不成功	□
k. 整形外科的症状	□
l. 既製の靴型に適合しない足の形	□
m. 局部最大圧点による足部変形	□

	リスクグループごとの靴型装具（機能的デザイン）				左足		右足
0	既製靴にて適合可能な足			▶	□	▶	□
I	足装具		＋足底装具	▶	□	▶	□
			＋補正		□		□
			＋靴型装具		□		□
II	糖尿病足保護靴		＋ソフトクッションインソール	▶	□	▶	□
		Type A	＋義肢装具士による補正		□		□
III	糖尿病足保護靴と足底装具		＋個々の糖尿病の状態に沿った対応	▶	□	▶	□
		Type B	＋補正		□		□
IV	靴型装具	Type C	＋個々の状態に沿った糖尿病用フットベッド	▶	□	▶	□
V	靴型装具	Type D	距腿関節強化型	▶	□	▶	□
		Type E	足関節強化型		□		□
		Type E+	靴内装具＋腓腹部を覆う靴		□		□
VI	糖尿病足保護靴靴型装具		例：つま先切断	▶	□	▶	□
		Type C	例：母趾切断		□		□
		Type D	例：中足骨第 1〜5 列切断		□		□
		Type E	例：リスフラン切断・ショパール切断		□		□
		Type E+	例：足関節を越える切断		□		□
VII	免荷靴		＋糖尿病用フットベッド，＋補正	▶	□／□／□	▶	□／□／□
	被覆保護靴		＋糖尿病用フットベッド		□／□／□		□／□／□
	仮整形靴		＋糖尿病用フットベッド		□		□
	免荷装具		＋糖尿病用フットベッド（通常）		□		□
	全面荷重型キャスト				□		□

足裏を注意深く見るべし	主任義肢装具士：

第26章 足の運動
Foot Exercises

M. Möller

裸足で歩くことは楽しい！砂，草，雪，自然の上を裸足で歩くと，多くの感覚が刺激され，認知機能は鍛えられる．靴を履いて硬い路面の上を歩くだけでは，われわれの足は退化し，姿勢と骨格筋系も退化する．本章で紹介する足の運動はとりわけこの退化に抗するものである．筋のアンバランスを起こしている患者に対しては，医師と理学療法士による特別な治療を処方する必要がある．

踵を上げ，つま先立ちをする

足を肩幅に開き，つま先立ちをする．内側縦アーチが強化され，筋の共同作用が鍛えられる（図1～4）．

内縁–外縁

足の内縁と外縁を接地して歩くことで，外側の筋群を鍛えることができ，下肢の軸を安定させることができる（図5, 6）．

つま先つかみ

足趾でものをつかむことにより，足部の小筋群を鍛えることができ，アーチの低下を防ぐことができる（図7, 8）．

ダイバー

階段の縁に前足部を載せて立ち，踵を下げると下腿三頭筋をストレッチすることができる．このストレッチによって，下腿三頭筋群の短縮を防ぐことができる（図9, 10）．

踵歩き

背屈筋群を鍛え，下腿三頭筋をストレッチすることができる．この体操は，尖足を防ぐのに役立つ（図11）．

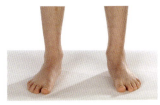
図1　生理学的立位姿勢の前面像

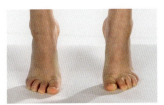
図2　つま先立ちの前面像

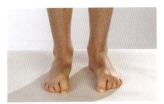
図7　つま先つかみ

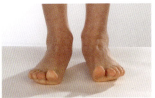
図8　つま先のストレッチ

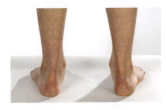
図3　生理学的立位姿勢の背面像

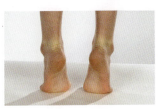
図4　つま先立ちの背面像

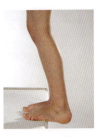
図9　踵を下げたダイバー

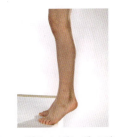
図10　踵を上げたダイバー

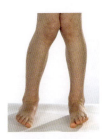
図5　足の内縁で歩く外反膝歩き

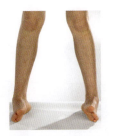
図6　足の外縁で歩く内反膝歩き

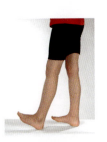
図11　踵歩き

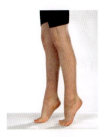
図12　つま先歩き

つま先歩き

下腿三頭筋群を強化し，筋の共同作用を鍛えることができる(図12).

2人組での体操：橋

2人組になり，座ってお互いの足底を押し付けあうことで，小さい，そして大きいアーチのブリッジを作る．2人で息を合わせ，橋を形成する動作をイメージして押し付ける圧を変化させる．足の感覚と筋の共同作用を鍛えることができる(図13).

自転車こぎ

2人組になり，座ってお互いの足底を押し付けて，自転車をこぐような動作をする．この挑戦的な体操をすることで，腹部の筋と共同作用を鍛えることができる(図14).

タワービルディング

踵とつま先を交互に付ける．この体操は高度な共同作用が要求され，とても楽しい(図15).

ロープ上のバランス

ロープの上でバランスをとることで足部の短い筋と長い筋を鍛えると同時に，バランス感覚を養うことができる(図16).

手の押し相撲

向い合った2人が両手掌を合わせて押し付けあう．筋力と共同作用を鍛えることができる(図17).

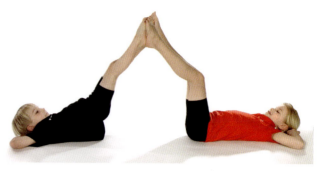

図13　アーチ橋

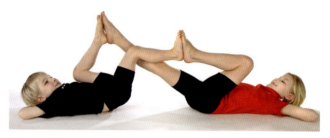

図14　自転車こぎ

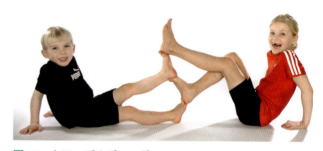

図15　タワービルディング

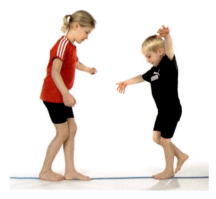

図16　ロープ上バランス

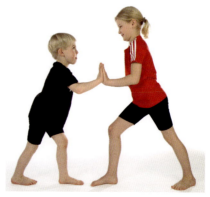

図17　手の押し相撲

紙を引き裂く

2人組になり，足を使って紙を引き裂いてみる．これにより足の器用さを促進し，身体の緊張状態を鍛えることができる（図18）．

スカーフつかみ

つま先を使ってスカーフをつかみ上げる．これによって，筋力と器用さを鍛えることができる（図19）．

ボールをつかんでパス

この体操では，（2人組になり）1人がボールを足でつかみ，ボールが地面に落ちないようにもう1人にパスする．この体操は足だけでなく，全身の高度な使用が求められる（図20）．

様々なものをつかんで相手に渡す動作

異なる素材に対する足底の感覚を鋭敏にする，ロールプレイングゲーム（図21）．

輪っかの交換

足の短い筋と長い筋の力を互いに巧みに共同させることが求められる（図22）．

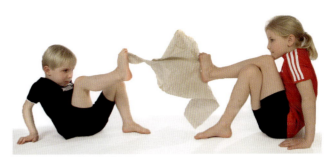

図18　紙を引き裂く

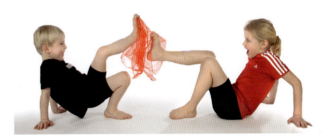

図19　スカーフつかみ

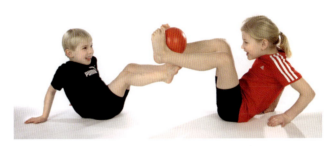

図20　ボールをつかんでパス

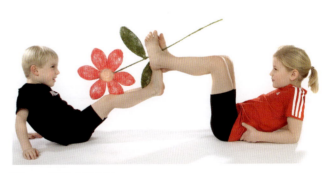

図21　花をください

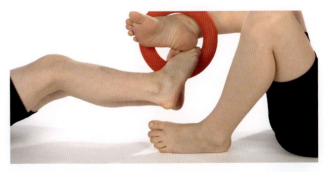

図22　輪っかの交換

ハーフボール上バランス

ハーフボール(半球)の上でバランスをとることで全身の緊張状態と同時に筋の共同作用を鍛えることができる(図23, 24).

小さなものをつまむ

足で小さなものをつまむことで,足の巧緻な動作を鍛える(図25).

棒転がし

棒を転がすことで足裏のマッサージになり,足の関節を柔軟にして感覚を促進することもできる(図26).

ペンで書く

(足を使い)ペンで書くことで,高度な集中力と共同作用を促進する(図27).

足を口まで持ち上げる

この体操は著しい柔軟性を必要とし,足の短い筋と長い筋のよいストレッチとしても働く(図28).

足でページをめくる

大切な本でも,不器用にめくられたらだめになってしまう.よって練習につぐ練習が重要である(図29).

自然の地面

砂の上,草地,泥の上など自然の地面の上を歩くことは,これまでの足の体操に加えると相乗効果が期待できる(図30).

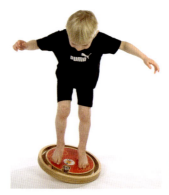
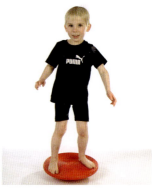

図23　ハーフボール　　図24　ハーフボール上バランス

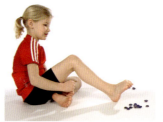
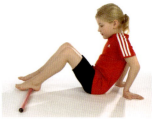

図25　石をつまむ　　図26　棒転がし

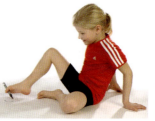
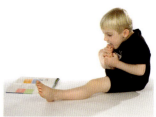

図27　書字　　図28　足を口まで持ち上げる

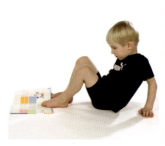
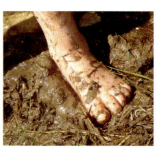

図29　足でページをめくる　　図30　泥地で裸足

第27章　足部の理学療法
Physiotherapy of the Foot

B. Karst, J. Wippert

理学療法と靴型装具の目的は，身体を最良の平衡状態に置くことである．身体を直立した状態で保持するには，足部から多くの刺激がなくてはならない．運動の基本となり立位と歩行を安定させる情報は足底と足関節に伝達され，床面の状況，空間内での身体の位置や重心移動の情報は体性感覚を通じ脳に送られる．その結果，状況に合わせて身体の協調作用を行い，身体の動揺を制御する．

以下，3つの主な視点について述べる．

27.1　糖尿病足に対する理学療法

神経障害を起こしている患者においては，制御メカニズムが損なわれており，感覚知覚障害の結果として起こるのが不安定歩行である（⇨第46章参照）．加えて，常時働く関節位置の補正と足部，つま先の位置の協調作用が欠けることから，歩容が変化する．

糖尿病性網膜症によって失明した場合，足部の感覚と触覚による制御が失われるだけではなく，視覚による制御も失われる．不安定性と転倒へのおそれから，社会的にも隔離された状態に陥ることもある．

したがって，足部の治療と同時に平衡感覚，体性感覚，安定感を鍛えることが重要である．基本的な原理は意識的なコントロールと練習を通じて，感覚と体性感覚の喪失を代償することである．理学療法で行う抵抗，圧力，牽引あるいはストレッチを通じて，受容器を明確に刺激することができる（図1〜9）．

代謝疾患は感覚神経障害を起こすだけでなく，運動神経障害により足部の筋の萎縮，関節可動域の減少やアライメント不良も引き起こす．理学療法を用いた早期の介入が，機能の維持に役立つ．

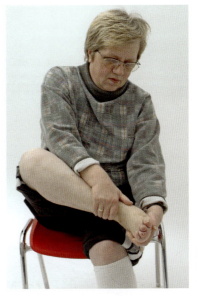

図1　血行と知覚を増加させる足部のマッサージ

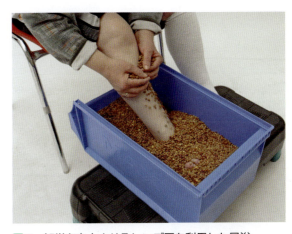

図2　知覚を向上させるレンズ豆を利用した足浴

足に対し，患者の注意を引き付ける

患者は訓練に参加し，教育コースを受けることを義務付けられる．

日常生活の中に以下のような訓練を取り入れることが最も理想的である．

- 朝の習慣としてシャワーを浴びたり，ローションを塗ったりする間に，足をこすり，マッサージするとよい．歯磨きをする間にはつま先立ちをしたり，片足でバランスを取ったりする．またコーヒーができるのを待つ間に，数回足先を付けて踵を上げるなどの工夫が必要となる
- どのような状態でいても，つま先を曲げたり伸ばしたりする．テレビを見たり，本を読んだり，音楽を聴く間も，絶えず足を上げ下げしたり，円を描くように動かすとよい

これらの指導，すなわちフットケアは専門家が行うこと（⇨第15章参照）！

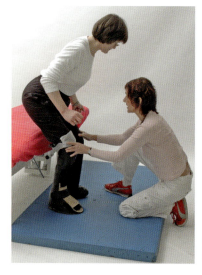
図3 軟らかい床面を使った体性感覚訓練

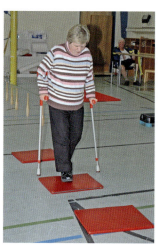
図6a ロフストランド杖を使用した安定訓練

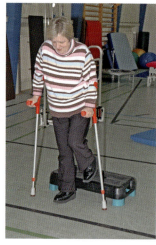
図6b ロフストランド杖を使用した安定訓練

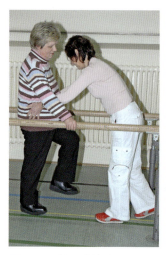
図4a 骨盤の体性感覚を刺激する平行棒内を歩く訓練

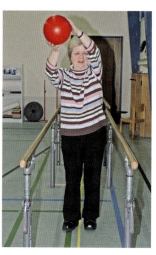
図4b 立位でのバランス訓練

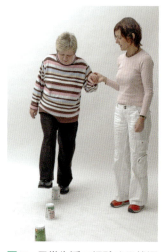
図7 日常生活で経験する状況に対応するための機敏さの促進

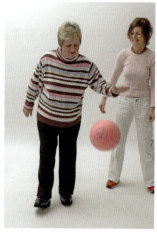
図8 予測と反応訓練

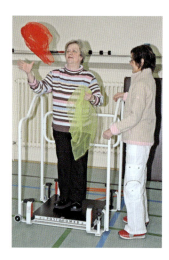
図5 動揺する面を使用した協調と体性感覚訓練

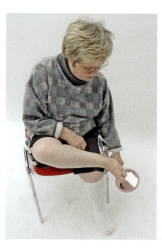
図9 鏡を使用した足部の確認

27.2 足部切断後の理学療法 (➡第32章も参照)

　足部切断のフォローアップを行う際，義肢装具士との協力はとりわけ重要なものである．足底と足関節の体性感覚を持つ足部を切断された患者にとって，計り知れない価値を持つ．

　どのような部位で足を切断した場合でも，感覚情報が損なわれるだけではなく，支持基底面の大きさも減少する．

　視覚あるいは平衡器官の感覚と運動系が失われた患者にとって，できるだけ広い支持基底面を持つことはとても価値が高い．さらにどのような部位で足を切断しても，筋による平衡機能は障害される．

　断端が短くなればなるほど，背屈筋群と回内筋群の"てこ"が短くなるが，底屈筋群と回外筋群は損なわれない．靴型装具による治療や不整路を歩く際の障害となる不良肢位と運動機能制限を予防するため，患者は可能な限り早期に理学療法を受ける必要がある．筋のストレッチと強化，徒手による理学療法は，筋の不均衡と尖足形成による障害を防ぐのに有効である．足部への制限，管理された荷重は，創の状態が許す限り，できるだけ早く許可されるべきである．部分荷重は下腿の"てこ"を強化し，下腿三頭筋をストレッチするため，坐位でも練習することができる．

歩行訓練

　理想的には，足部義足の採型は理学療法士との打ち合わせをした後，理学療法士の立ち会いのもとで，筋が柔軟で，関節が理想的な肢位にある状態で行うべきである．よく適合した義足で歩くことは全く問題がない．立位と歩行中のバランス訓練と同じく，体性感覚と安定訓練も優先させる必要がある．訓練により足部断端の容量は減少するので，断端の適合はゆるくなり，擦り傷を生じ，水疱となることがある．糖尿病患者においては深い創の形成につながり，神経障害があると進行がわからないことも多い．理学療法における要注意事項である．

27.3 小児の足部変形に対する理学療法

　小児における最も一般的な足部変形は，内転足，外反足と踵足である．年少児においては，神経生理学的な理学療法の対象となる．Zukunft-Huberによる三次元徒手足部療法は，軟部組織を動かし，ストレッチし，強化するという遺伝的に決められた正常な新生児の運動発達にその基盤を置いている(図10)．

　基本原理に基づき，ストレッチは強化の前にすべきである．日々の矯正により，足部の不良肢位は改善される．正常な運動パターンが形成されると，新生児は遺伝的に決め

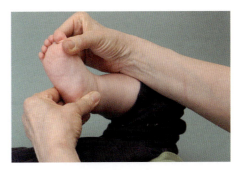

図10　内反足のストレッチ

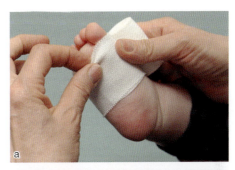

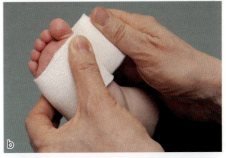

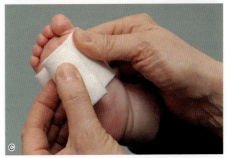

図11　Zukunft-Huberによる包帯手技

られた運動パターンに従った運動を通じて弱い筋を強化することができる．

　三次元徒手足部療法を成功させるためには機能的バンデージ(包帯)を使用し，矯正した足部の固定もポイントである．足部の不良アライメントの原因が髄膜脊髄瘤のような神経学的な問題であるような場合，徒手的な足部療法は二次的なものとなり，BobathあるいはVojtaによる神経生理学的な療法が優先される(図11)．

27.4　スパイラルダイナミクス―足部の三次元的運動と治療概念

　スパイラルダイナミクスの運動，治療コンセプトは医師のChristian Larsenと理学療法士のYolande Deswarteによって，20年以上前に創設された．解剖学を基盤としてヒトの運動を説明し，そこから機能的な変異を発見し，治療に結び付ける方法である．これはただ身体の特定の部分や疾患に特化したものではなく，身体全体を対象とした概念であり，スパイラルコネクション（らせん結合）と呼ばれている．生命原理としての"らせん"はヒトの身体に遍在している（例：DNA）．らせん結合を運動するための構造として考慮すると，その重要性も理解できる．例えば，身体の協調運動単位（例：足部）の結合により荷重した際に安定性を提供するため，骨と結合組織は配置されている．一方，自分が思った方向に動く運動は，筋により，適切に開始され伝達される必要がある．

三次元的解剖学

　足部が互いにねじれ，三次元的な安定性をもたらしていることは，骨，靱帯の構造と筋の走路から推測できる．縦アーチでの踵骨に対する前足部との関係，横アーチでの母趾の中足骨頭に対する小趾の中足骨頭の関係を例にとると，踵骨は横軸に対して後方に，矢状軸に対して外側に，長軸に対して外側に回転する．その一方，筋による張力は母趾の中足骨頭を，横軸に対して前方に，矢状軸に対して内側に，長軸に対して内側に回転させる．この位置において安定装置として機能するよう，骨構造は緊密に連結し互いに力を加え合い，靱帯は背側に引き上げている（図12, 13）．主として後脛骨筋は踵骨の位置を固定し，母趾内転筋斜頭に支持される長腓骨筋は母趾中足骨頭の動きを適応させる．骨性の横アーチは，楔状骨と同様，立方骨によっても形成される．さらに，横アーチは背側と底側の筋によっても形作られる．背側では，中足骨が背側骨間筋と母趾外転筋，小趾外転筋によって各々に広げられる．それに対し底側では，中足骨頭は，母趾，小趾側から内側に，底側骨間筋と母趾内転筋，小趾対立筋と虫様筋により引き寄せられる．

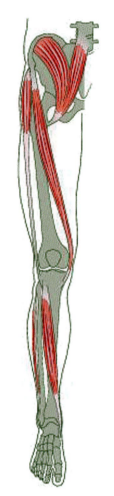

図12　ヒトの下肢の筋構造（Larson, 1995による）

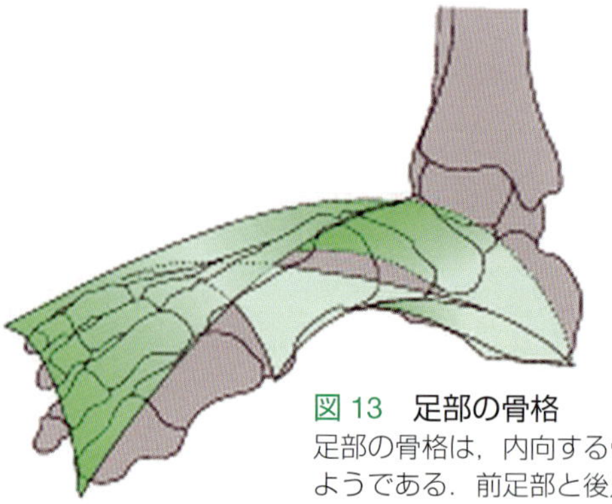

図13　足部の骨格
足部の骨格は，内向する骨で作られた扇のようである．前足部と後足部は，水平に，垂直にそれぞれ構成されている．発展的にいえば，足部は三次元的なねじれのもとにあるといえる．

足部の協調機構

　協調運動の特徴から踵骨は立脚期全体にわたり中心にとどまり，足部は運動全体にわたりねじれた状態にある．それによって足部は前方に向かい，直立歩行ができるのである．衝撃吸収のため，母趾と小趾は同時に床面に触れ，横アーチは柔軟に広がる．この横アーチを形成する筋群の連携により，緩衝システムが形成されるのである．それは，立脚期の開始から終了にかけて，非対称に解放され続け，足部の踏み返しの終わりに引き伸ばされ，吸収したエネルギーを解放し，母趾の中足骨頭による力強い蹴り出しになり，次の一歩につながる．これによって，足部の直立歩行のアライメントは保持される．遊脚期においては，前脛骨筋の運動が踵を正しい位置に戻し，横アーチは再び緩衝に備える．

足部の病理メカニズム

　足部の結合の減少や反転により後足部回外と前足部回外の機能不良の原因となる．踵骨は距骨とともに前傾し外反する．その結果，距舟関節内において舟状骨は回外し，外転位で背側と距骨頭に向かう外向きに強制された動きとなる．内側楔状骨と第1中足骨はこの動きに追随し，母趾中足骨頭による床面に向かう支持も長腓骨筋の機能低下により減少していた場合，矯正されず，効果が強まってしまう．

　この結果例えば，縦アーチの低下，後脛骨筋の過伸展，舟状骨の回外，舟状骨と第1～3楔状骨の関節，第1楔状骨と第1中足骨の関節の底側が開く，同部の関節背側への圧，第1中足骨の回外ならびに外反母趾の形成と同時に中足趾節関節の背屈といった状況も含まれる（図14a, b）．

　距骨の水平位置が失われた結果として，脛骨には外旋位置に導く大きな力がかかり，膝関節を外旋させ，下肢の軸の結合を抑制する．

治療アプローチ

　スパイラルダイナミクスに基づく治療コンセプトでは身体の適切な使用法を指導している．可動化から筋の導入，開放連鎖から閉鎖連鎖へ，非荷重から荷重状態へ，簡潔なものから複雑な運動へ，1つひとつのステップを通じて個々に協調した生理学的運動が再学習されていく．簡単な運動を行うことから日常生活（立つ，歩く，走る）にそれらの運動を取り入れるまでは，それほど長い時間はかからない．

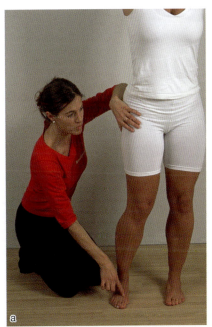

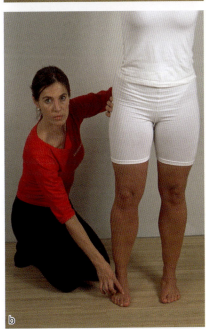

図14　X脚の診断とX脚を矯正する体操
母趾-股関節：下肢の軸と母趾の機能的協調が観察できる．大腿が内旋（a），外旋（b）方向に交互に誘導されている．よって，母趾の位置と床面への接触が観察できる．股関節の回旋は，母趾に伝達される．aの内旋状態では外反足と外反母趾が増強し，bの外旋状態では軸は矯正される．

第28章 キネシオテープ
Kinesio Tape

C. Koch-Günnewig, M. Möller

キネシオテープ（Kテーピング）は，20年以上にわたり，理学療法における補助的な治療，補助的な用品として用いられている．

定義

キネシオテープという名称は運動学（kinesiology），すなわちヒトの運動の研究とテーピング（taping），つまり運動を容易にするために使用するものを合成したものである．

適応

キネシオテープはほとんどすべての医療分野（整形外科，外科，婦人科，小児科）や競技スポーツ，運動療法，また治療後の予防などでも使用できる．

素材

キネシオテープは綿で作られ，伸縮性があり，また耐水性，通気性を持つ．高度な快適性をもたらすのが特徴である．テープ素材の下は波状のアクリルで覆われている．

貼り方

以下に区別される．
- 筋に対する貼り方
- 靱帯に対する貼り方
- 矯正のための貼り方
- リンパ還流（リンパドレナージ）のための貼り方

より詳細な情報については，Brigit Kumbrinkによる『Kテーピング-イラストガイド』（Springer）を参照のこと．

目的と効果

筋機能の改善や緊張状態の調整のために，緊張を増加させる貼り方と緊張を低下させる貼り方が区別される．関節機能を改善するためには，関節を固定する貼り方と関節を動かす貼り方が区別される．加えて，痛みの除去やリンパ還流の目的では，特定の貼り方が使用される．

ここでは足部への3種類のキネシオテープの貼り方を示す．

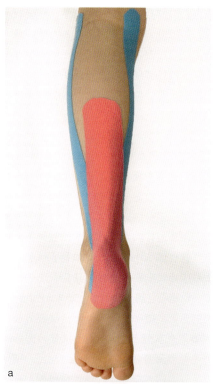
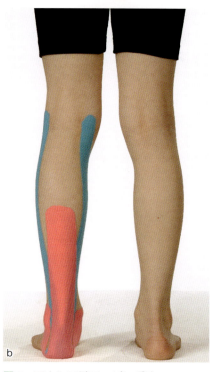

図1　アキレス腱テーピング法

28.1 アキレス腱に対するテープの貼り方

アキレス腱部の痛みや問題として考えられる原因を以下に示す.
- アキレス腱への過負荷と伸張
- アキレス腱痛
- 足部変形の結果
- 変形性足関節症

よって, 目的は以下を通じて筋と腱を解放することにある.
- 腓腹筋の緊張低下
- アキレス腱のための靱帯に対する貼り方(図1a, b)
- 足関節の固定

28.2 足関節に対するテープの貼り方

足関節のねじれの原因は捻転, 捻挫である. よって, 目的は以下を通じて足関節を固定することにある.
- 腹側の関節包に対する靱帯テーピング
- 関節窩周囲に対する靱帯テーピング, ここで内側または外側に対する矯正も可能である
- 外果周囲を8の字に描く, 足関節周囲の靱帯テーピングと外果の高さに始まる2本目の靱帯テーピング(ここで, 足部の外側縁を頭側に引き上げる矯正が可能, 図2a, b)

28.3 縦・横アーチを支える足底腱に対するテープの貼り方

変化の原因を以下に示す.
- 足部の筋群の虚弱
  および, または
- 靱帯の虚弱

よって目的は, 横アーチを支持するための靱帯テーピングを通じて足底腱を刺激することにある(図3).

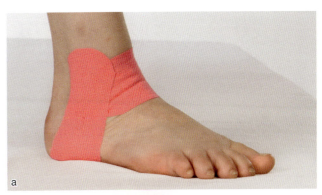

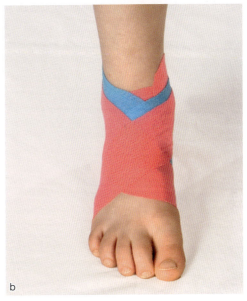

図2 足関節テーピング法

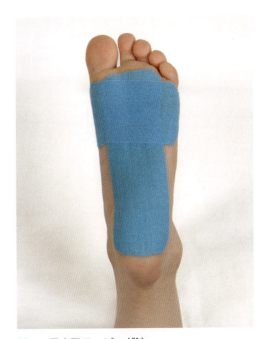

図3 足底腱テーピング法

第29章　整形外科疾患
Orthopedic Conditions and Disorders

R. Baumgartner, M. A. Villiger

整形外科疾患や異常は，非常に稀なものも多い．本章では足部，整形靴技術に関連があるもののみに絞って解説する．

先天的な変形については，⇨309頁の「第51章 先天性肢欠損」で取り上げる．

29.1　非炎症性疾患

1) 先天性骨異常
   1.1 副骨
   1.2 踵舟状骨癒合症
2) 無腐性骨壊死
   2.1 Köhler(ケーラー)病
   2.2 Freiberg(フライバーグ)病
3) 外骨腫
   3.1 Haglund外骨腫(Haglundヒール)
   3.2 中足部外骨腫
   3.3 母趾末節骨
4) 遺伝性多発性外骨腫
5) 軟骨無形成症
6) 骨形成不全
7) Paget(パジェット)病
8) 骨粗鬆症
9) 偽関節−骨治癒の遅延
10) くる病
11) 腫瘍
12) CPRS症候群〔Sudeck(ズーデック)骨萎縮〕
13) Marfan(マルファン)症候群

先天性骨異常(図1)
■ 副骨
副骨は成長の過程で，通常1つの骨を形成する2つの骨化核が融合しなかった場合に起こる．この多くは遺伝性で両側に起こる．骨折とは関連がないが，X線に写るため誤診されることが多い．足部において副骨が皮下に突き出て靴とあたる場合，不快感を生じることがある．そのような場合，当該部位に圧がかかり靴擦れを生じるため，神経障害を起こした足部では重篤な症状を呈する場合もある．

義肢装具においては，次の2つの副骨が重要である．

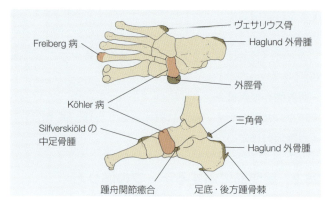

図1　骨の変形と足部の無腐性壊死

① 外脛骨，有痛性外脛骨
ヘーゼルナッツ大の骨が舟状骨の延長上，内側にある．その一種が有痛性外脛骨であり，内側に突出した舟状骨の延長である．足部の内側縦アーチが扁平，後足部が外反位，前足部が外転しているほど，この骨は突出する．

保存的治療：カップ型の外反扁平足用足底装具(⇨246頁参照)と高いヒール．必要な場合には，甲革を部分的に拡張する．

外科的治療：足部の背側を縦方向に切って摘出．舟状骨への後脛骨筋腱の停止付近に注意する．外反扁平足の例では，前脛骨筋腱を舟状骨の下に移植することによって，より強い"てこ"を得ることができ，足部の縦アーチを引き上げることができる(舟状骨巻き付け法)．

② ヴェサリウス骨
バーゼル生まれの解剖学者Vesalにちなんで名付けられた，この副骨は足部外側縁の第5中足骨底に位置する．足部の外形から側方，底側に突き出し，外脛骨と鏡像的な症状を呈する．第5中足骨底の剥離骨折と誤診されることが多い．

保存的治療：正確に骨が突出している部分を窪ませた足底装具の使用と，甲革の部分的拡張．

外科的治療：第5中足骨底を丸く削るようにして摘出する．その際には扇状に広がる短腓骨筋の停止部を保護する，または，中足骨につなげる．

■ 踵舟状骨癒合症
これは先天的な踵骨と舟状骨の癒合で，骨は結合組織，

関節包あるいは骨性の橋によって結合している．そのため足関節とショパール関節の可動域が制限され，最終的に痛みが起こる．類似の異常として，距踵骨癒合症がある．この2つの癒合はX線像もしくはCTによって簡単に見分けることができる．

保存的治療：固定した関節には，皿形の足底装具，SACHヒール，ウェッジヒールとメタタルザルバーを用いる．

外科的治療：橋を切離し，再癒合を防ぐため隙間に脂肪組織を挿入する．

無腐性骨壊死

骨組織への血流が障害された場合に壊死を起こすが，この過程に細菌の感染（腐敗）は関わらない場合に無腐性骨壊死と呼ばれる．壊死を起こした骨は機械的ストレスに耐えることができず崩壊し，関節付近では関節面は合致しない．数週間か数か月後に骨は再生するが，平坦な面が残り関節症を起こす．壊死が進む過程では何らの症候を示さないため，遡及的に発見されることが多い．

青少年期にみられ，最もよく知られた無腐性骨壊死は股関節のPerthes（ペルテス）病と脛骨粗面のOsgood-Schlatter（オズグッド-シュラッター）病である．外傷や疾患の結果としての成人の無腐性骨壊死は他の章で取り上げる．これらの例では，股関節が最も影響を受ける．

青少年期の間では，足部の2つの骨がとりわけリスクが高く，発見者の名前にちなんでKöhler病，Freiberg病と呼ばれる．

■ Köhler（ケーラー）病（図2）

舟状骨は壊死が進むと，骨の直径の半分にまで至ることもあり，足部の内側縦アーチが沈んでしまう．この疾患は稀に両側性に起こり，一般的には3～8歳までの男児に多い．舟状骨の痛みは跛行を起こす．

保存的治療：急性期においては4～6週間の下肢の短いキャスト固定が処方される．よい適合を得るため，石膏モデルから製作された足底装具を使用する．約2年後には，骨は通常正常な形に再生する．治療せずに放置した場合，舟状骨まわりの関節の退行的変化により，扁平足を起こすリスクがある．

■ Freiberg（フライバーグ）病

この無腐性骨壊死はほとんど第2中足骨頭に起こる．加えて，第3・4中足骨頭が関わることもある．10～18歳の女児に最もよく起こる．

大きく開いた骨端成長線は機械的ストレスに耐えることができず，骨頭の背側変位につながる．骨頭は幅広くなり平面化する．関連する中足趾節関節部は変形し，当該骨頭部直下に著しい痛みを生じ，跛行につながる．予後には変形性関節症を引き起こす．

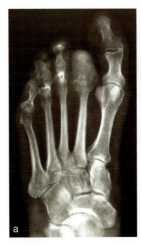
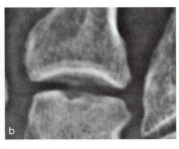

図2　Köhler病発症後，30年経過した例
中足骨頭は平坦になり，関節包は狭小化している．部分的壊死．槌趾手術後，足趾は短縮している．bは拡大図．

保存的治療：急性期においては，キャストまたは下肢装具による固定を行う．壊死した中足骨頭を除圧する足底装具を用いる．加えて，ロッカーソールを用いる．

外科的治療：中足骨頭の再構築のためには骨頭の位置を矯正する楔状骨切り術を用い，関節面を整えるとよい．

外骨腫

靴，仕事，運動，軟部組織と骨の外傷を原因として，それらの経時的な損傷後の反応として，良性の骨増殖が起こることがある．靴に直接あたる皮下のクッションがない骨部位に起こりやすく，障害される部位では，流体クッションとして働く滑液包を皮膚と骨の間に形成することによって修正しようとする傾向があり，皮膚は大きな胼胝を形成する．さらに進行すると複雑な病変を形成し，外骨腫となる．外骨腫としてよく知られているのは，開張足の例で第1中足骨頭の内側に位置する「外骨腫」（⇒第38章参照），踵骨に位置するHaglund外骨腫，それに足部の背側に位置するSilfverskiöldの中足外骨腫である（図1）．

■ Haglund外骨腫

Haglund外骨腫は踵骨の腫脹で，アキレス腱停止部の踵骨隆起に位置する．それが両側性に起こる場合，原因はスキー靴や軍靴にみられるようなブーツタイプの甲革が硬い靴が原因と疑われる．

保存的治療：外骨腫は常に非対称である．月型芯が単純なU字型では，除圧が十分ではない．厳密に，かつ同時に非対称に除圧し，足底装具を併用する．月型芯部の拡張は適切ではない．ヒールウェッジ，クッションヒール，ヒールロッカーを用いる（⇒43頁の図24参照）．

外科的治療：簡単な切離術では，不快感が残ることがあることに注意する．

■ 中足部外骨腫

楔状骨と第1中足骨間のリスフラン関節にかかる足部背側の結節．底屈により増強する．

保存的治療：正確な位置での緩衝．除圧する部分を切り取った幅広いベルト．靴紐は外骨腫にかからないようにする．ベルクロ留めのベルトを使用するとよい．

外科的治療：手術による介入は簡単だが，不快感を残すことも多い．

■母趾背側の外骨腫

末節骨の基部，外側または内側に突出する，小さいが症状の強い外骨腫．

加えて，有痛性の胼胝を形成する．外側にできたものは第2趾にも影響する．

保存的治療：中足骨頭と趾先の位置にあたる靴のつま先と中敷きに凹凸がないかを確かめる．シリコンオーテーゼ（⇨280頁参照），よく適合した靴，ロッカー底を使用する．

外科的治療：背面に小さな切開を入れて切除する．

遺伝性多発性外骨腫

多発する軟骨性の外骨腫がこの遺伝病の特徴である．成長板周辺に，異様な軟骨性の外骨腫がしばしば形成され，侵された関節の正常な発達や機能を崩壊させる．稀に血管や神経を引き入れ，悪性腫瘍へと変異する．すべての大関節が影響されるが，骨盤，肋骨，足部も含まれる（図3）．青年期以降は，それらは通常大きくならない．

保存的治療：変形や下肢の角度，解剖学的脚長差の状態によって靴型装具が必要である．

外科的治療：機能的障害や，神経と血管の圧迫を起こした場合，幅広い，徹底的な切除が必要である．稀にアライメントの補正が必要とされる．

軟骨無形成症

以前，軟骨異栄養症と呼ばれたが，この疾患は骨化の遺伝的異常である．骨の長さの成長は阻害されるが，太さの成長は正常である．身長は100〜120 cmである．下肢は脊柱より短縮が著しく，頭蓋では顔面の骨が小さく，鼻の基部が小さくなる．知能への影響はない．脊柱では，腰椎前弯の増強がよくみられる．成人においては，神経障害を起こす脊柱管の狭小化と椎間板ヘルニア，関節症と内反膝を起こすことがある．

外科的治療：膝関節と股関節のアライメント不良がある場合には，骨切り術を行う．脚延長術も併用可．それによって，上肢と下肢の10〜15 cmの延長が可能である．脊柱管が狭小化している患者では，不完全麻痺や対麻痺のリスクがある場合には，手術を要する．

保存的治療：坐位保持装置，自動車座席，仕事場の改修．内反膝を矯正する装具は無益である．短く丸々とした足が特徴であるため，小人症を代償する差高と靴の高さが必要となる．

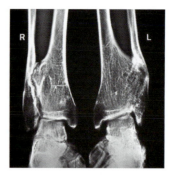

図3　両脛骨の多発性軟骨性外骨腫

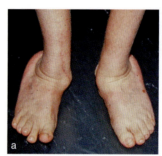
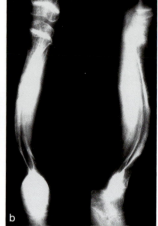

図4　骨形成不全症
a. 固縮した外反扁平足．
b. 弯曲した下肢．

骨形成不全症

脆弱な骨となる疾患．重篤な骨の脆弱性は小児期に始まり，青年期まで続く．長管骨は折れ曲がり，関節は過伸展する．脊柱の側弯と骨盤の非対称とともに，小人症が起こり，低身長である．四肢と身体のねじれと短縮．外反扁平足となりアーチも形成されない（図4a）．

顔面の骨が小さく，前方に隆起した大きな頭蓋となる．知能障害はなく，むしろ知能が高く頭の回転が速い場合が多い．

X線像では，長管骨は非常に薄く，刀のように曲がっている．骨折後には胼胝が形成され，偽関節化する（図4b）．

外科的治療：刀状に曲がった骨幹部の矯正には骨切り術を用いる．骨は身体とともに成長する入れ子式の釘（Bailyの釘）を使用してつなげ，思春期の終わりまで同様の手順を繰り返す．

保存的治療：下肢を保護し，支持する大腿装具を用いる．歩行能力は，青年期にはすでにかなり低下している．電動で高さ調整が可能な電動車椅子がしばしば必要とされる．

断熱性のよい軽い靴．骨折のリスクがあるため，立位の矯正は行わない．患者が歩行可能なら，装具の上から履ける靴を使用するべきである．

Paget 病

変形性骨炎とも呼ばれる．腰椎，骨盤，頭蓋骨，大腿骨と脛骨に起こる．骨の速成の肥厚と変形が特徴である．腓骨には影響がないが，脛骨の弯曲と肥厚が起こることがある．頭蓋が大きくなり，帽子がかぶれなくなる．通常，40歳以上の男性に多い．ゆっくりと進行する疾患だが，進行は自発的に静止する．予後の悪い肉腫病変となる確率が1％程度ある．

外科的治療：重篤なアライメント不良がある場合には骨切り術によって矯正する．骨硬化の遅延はない．

保存的治療：患部の骨を保護し，解剖学的脚長差を代償する装具を用いる．脛骨が変形する症例では，足関節が遊動する短下肢装具(AFO)が必要とされる．

骨粗鬆症

同年代の健常者と比較して骨密度が低下する骨疾患に対する一般名称で，女性により多い．

複数の要因が合併することが多い．

- 閉経，年齢
- ステロイド治療，固定，アルコールやニコチンの乱用
- 関節リウマチ，甲状腺機能亢進症
- 糖尿病，消化器疾患
- 結核，形質細胞腫

骨の脆弱性により，特に椎体の骨折，脊柱後弯，脊柱管狭窄リスクが大きい．

下肢では，大腿骨頸部，脛骨，踵骨と中足骨の特発性骨折(図5)が起こると，痛みの訴えが強い．

保存的治療：軽い，ブーツタイプの靴を用いる．クッション性のある足底装具，SACH ヒール，ロッカー底．中足骨骨折に関しては，⇨208，272頁を参照のこと．

偽関節

骨治癒の遅延，偽関節．骨折もしくは骨切り術後の骨化の遅延または欠落．

肥大化もしくは象足-偽関節(肥厚性偽関節)：継続的機械刺激による，過剰な胼胝の形成．硬い偽関節．

- 骨萎縮型偽関節：骨断端変性．可動性のある，あるいはゆるい偽関節．特に上肢．
- 排膿型偽関節：通常，粉砕骨折に続いて形成される．血行が欠落した骨片が死滅し，骨化を妨げる．
- 骨欠損型偽関節：骨折後の骨欠失による偽関節

脛骨の先天性偽関節については，⇨319頁を参照のこと．

保存的治療：脛骨の肥厚性偽関節は，免荷装具または適切な装具の使用により下腿を固定すれば骨化が起こる．

外科的治療：骨端の刷新，加圧，海綿骨で覆い，剥皮(骨

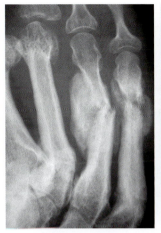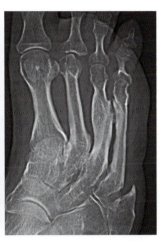

図5　糖尿病性骨粗鬆症
第5中足骨の骨底部での骨折．前足部の内転，回外変形．第2・5中足骨の疲労骨折．2年後に，胼胝はほぼ消失した．

膜剥離)．

くる病

以前，くる病はビタミンDの不足により多くみられた．今日では，骨のミネラルの不足が原因となる，ビタミンD耐性のタイプが多い(骨軟化症，骨の軟化が特徴)．小児期では下腿と大腿，肋骨，脊椎と骨盤など，成長の早い骨が侵される．くる病性扁平足を形成する(図6)．

保存的治療：ビタミンDとカルシウムの投与．重要なのは栄養と健康状態を保つことである．

外科的治療：青年期後に下肢変形を矯正する骨切り術を行う．

腫瘍

骨腫瘍は稀であるが(全腫瘍の5％)，悪性の場合予後が悪い．膝関節と股関節部が侵されることが多い．

■悪性骨腫瘍

- 骨肉腫：骨組織．早期の転移．化学療法への反応は限られる
- 軟骨肉腫：関節包組織．転移は遅い．外科によってのみ治療可能(図7)
- Ewing(ユーイング)肉腫：非常に悪性度が高い．多くは小児に起こる．化学療法の対象
- 多発性骨髄腫，形質細胞腫：高齢の患者にみられる．病的骨折．化学療法の対象

■良性骨腫瘍

- 類骨腫：小さく，骨幹部に起こる
- 骨軟骨腫：関節包を伴う骨結節
- 内軟骨腫：骨幹端中心の石灰化
- 骨巨細胞腫：骨端部，部分的に侵襲的．しばしば再発

足部では骨腫瘍は稀である．ゆっくりと増大し，荷重に

関連した，装具による治療で治まらない痛みがあった場合には，腫瘍がその原因として考慮されるべきである．

■ 軟部組織腫瘍

足部の軟部組織腫瘍はより稀である（滑膜腫）．

複合性局所疼痛症候群（complex regional pain syndrome：CRPS）

反射交感神経ジストロフィー症候群とも呼ばれる．

かつて「Sudeck 骨萎縮」と呼ばれたが，現在では，CRPS という用語を用いる．多くは外傷，感染，手術後，またはきつい包帯による締め付けや痛みを発端とする理学療法後の自律神経の機能障害による．

疾患はいくつかのステージを経て進行する．

1) 炎症：休息中に痛み，動作により悪化する．腫脹，発熱，光沢があり汗ばんだ皮膚．関節可動域の制限があり，検査値は正常．
   - X線像：当初，小さな骨の限られた範囲の骨粗鬆症を示し，最終的には短い長管骨にもみられる
   - 治療：冷却，運動療法，挙上，固定，拘束しない包帯，リンパ還流と痛み，鎮静作用のある投薬（カルシトニン）．関節の他動的運動はしない，加温しない，手術をしない，早計な靴型装具の処方をしない

2) 栄養不良（ジストロフィー）：2〜4 か月後，筋の萎縮に伴い，関節の固縮と拘縮が起こり，体温は低下し，皮膚は青白く土色になる．
   - X線像：皮質骨の減少，骨髄腔の増大，骨粗鬆症の進行
   - 治療：弱い加温，痛みが起こるまでの動的ストレッチ，結合組織のマッサージ，痛みの鎮静化と血管拡張のための投薬を含む．クッション性のある靴に軟らかい足底装具を入れて履く

3) 萎縮：最終ステージ（図 8）．足部は立位のストレスに耐えることができない，あるいは耐える能力が低下している．尖足位での拘縮．軟部組織の萎縮．皮膚は青白く，柔軟で浮腫はない．一般的な骨粗鬆症は起こる．
   - X線像：脆弱化した骨疾患．関節裂隙の狭小化．鉛筆でマークされたような皮質骨が現れる
   - 治療：石膏キャスト，靴型装具，寒さからの保護（保温）

外科的治療：ステージ 3 からのみ可能：アライメント不良と機能障害は骨切り術で矯正する．拘縮を起こした結合組織の分解と関節接合術．予後が確実ではないが，稀に切断を行うこともある．この疾患は断端に起こり得るが，実際には起こらない確率が高い．

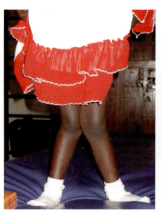

図 6 くる病からくる X 脚
（タンザニア，CCBRT 病院）

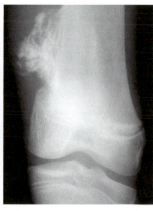

図 7 大腿骨，膝関節に近い位置の軟骨肉腫
非典型的な境界．
（タンザニア，CCBRT 病院）

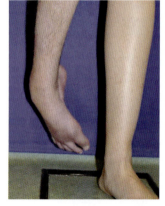

図 8 腓骨靱帯損傷後の複合性局所疼痛症候群
機能がなく，固縮し，荷重に耐えることができず，痛みの強い尖足拘縮．

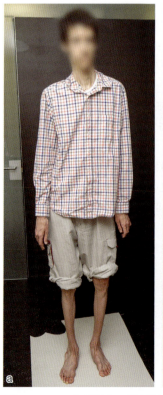
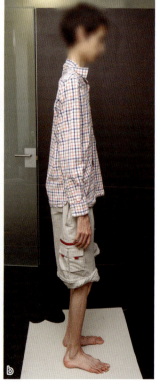

図 9 Marfan 症候群（17 歳男性）
とてもやせていて高身長，クモ状の手足．
a. 正面像，b. 側面像．

Marfan（マルファン）症候群
(*M. A. Villiger*)

この症候群はパリの小児科医 Antoine-Bernard Marfan (1856〜1942) にちなんで名付けられた. 有病率は 1/10,000 であり, 骨格系疾患ではかなり稀なものに属し, 異常なコラーゲン構造と一般的な結合組織異常を起こす.

この疾患は, 循環器系と視覚に変化を起こすという点で他の遺伝性疾患とは異なる. 循環器系の障害に伴い, 平均余命は 32〜35 年. Marfan 症候群のうち 70% の症例では通常の遺伝として発現するが, 30% は突然変異による.

■ 骨格系

クモ指症（文字どおりクモの指）は Marfan 症候群にみられる骨格変化の一般的な特徴である. 手と足はかなり幅が狭く, 細い. "マドンナの手"と呼ばれることもある. 結合組織は異様に柔軟性が高いが骨格筋はとても弱い. 四肢は身体との比率においてかなり長い. 脊柱は弯曲し短縮して, 高度に前弯・後弯しているため, 長い四肢がより強調される.

胸骨は, 漏斗胸または鳩胸に変形している.

関節は不安定で, 脆弱な結合組織による徴候であり, 肩関節と膝蓋骨の習慣的脱臼が起こる. 膝関節は過伸展しており内反変形を起こす（図 9a, b）. やがては重篤な垂直距骨を起こす. 結合組織の脆弱さは骨格のみに影響するわけではない.

目のレンズは支持性をなくし, 「亜脱臼（下垂）」と呼ばれる, 水晶体（上方）脱臼が起こり, 近視の原因となる.

循環器系では, 心臓弁の機能不全が起こり, さらに症状が進むと, 大動脈の拡張, 大動脈瘤と大動脈破裂となることもある. 最終的には, 横隔膜ヘルニアを起こす.

■ 下肢

本症に特有の靱帯弛緩は重篤な垂直距骨の原因となる. 踵骨は完全に外反位に折れ曲がる（図 10）. 立位では, 中足骨も完全につぶれ, 舟状骨が床面に触れる. 前足部は外転位に沈み込む. 足趾はこの位置に固定される.

患者は短期間でこの外反位を自身で矯正することができるが, 約 20 分後には疲労により矯正位を保つことはできなくなる.

保存的治療：原則を以下に示す.

- できる限り支持を少なく, 必要な部分だけに限る
- 軽く, 見た目にアピールするもの
- 直立, ただし強すぎず, 受動的なものに

矯正の選択肢：後足部は内反位に矯正することもできるが, アキレス腱と下腿三頭筋の短縮により, 中間位にすると尖足になる. アキレス腱の延長術は推奨されない.

中足骨は, 舟状骨の圧を逃がすために立てることができる. 中足骨は外転位にあり, わずかに中心方向に動かすこ

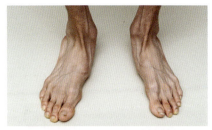
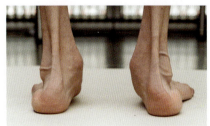

図 10　細く外反位に折れ曲がった踵骨

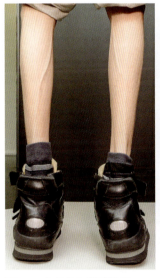
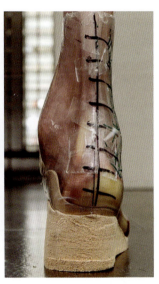

図 11　古典的な靴型装具
この靴では後足部の外反変形を矯正することができず, 加えて重く, 見た目もよくない.

図 12　立位でのフォイルテスト

とができるだけである. 足部には自然なクッション性が欠けている.

■ 高圧点を避ける

リスクの高い部位は, 内果部と舟状骨の突出部である. 靴型装具は, 支持とクッション性を付与すると同時に, 不均衡の代償を行うべきである.

かつて製作されていた陽性モデルはアライメント不良矯正の役には立たず, 高圧点を発生させてしまう（図 11）.

■ 重量

素材はできる限り軽いものを使用する. 体重が軽く, 活動度も低いので, 靴にかかる負荷は最小限であるため, 軽い素材で安定性を得ることができる. 機械的な考慮は最低限でよく, 表底には軽い素材で十分である.

■外観
見た目をよくすることも重要である．

■製作（採型）
患者に坐位をとらせ，膝を完全伸展させる．足部は非荷重にする．

石膏キャストを巻き付ける採型方法とし，ねらったアライメントでの矯正肢位で採型する．

患者の採型をする間はアキレス腱の最大長となるような姿位をとる．しばしば下肢を引っ張りすぎることがある．手は前足部の位置を後足部に対し内転位に矯正するために使う．

■靴型（木型）
陰性モデルを剥がした後，陽性モデルをさらに修正するべきではない．前足部が靴のつま先の方向を向いていることが重要である．圧を生じる可能性のある部位には，靴を軟らかくする素材を付加する．

■フォイルテスト（チェックシューによる適合）
フォイルテストは，容量の管理，差高の選択と後足部が内反位にあることを確かめるために必要である．外反扁平位にある足部は，チェックシューの薄板によってのみ直立位に保持されている．この確認により，靴の構造は十分なものであり，さらなる支持は必要ではないことがわかる（図12）．

■足底装具（footbed）
主な条件は外足部の位置であり，両側を第5中足骨頭の位置まで伸ばす．踵は適合がよく，クッション性の高いものにする．足底装具の内側は内果の上までかかるようにすることによって，クッション性を付与するとともに，内足部の支持面を増やす（図13）．

■甲革のデザイン，形状
多くの年齢層に適切なデザインは通常，靴紐とベルクロ留めを併用したスポーツシューズとなる．

甲革に軽いカーフの革を使用することが適切である．クッション材を使用することで，クッション性を付与するとともに容量を大きくすることもできる．

■表底（アウトソール）のデザイン
強すぎる月型芯の使用はできるだけ避ける．薄いネック革でできた内側のBerliner capで十分であり，その他の素材もできるだけ軽くする．

前足部が踏み返ししやすいよう，後足部はねじれに耐久性のあるものがよい．

■結語
一般的に注意を要する疾患で症状がある場合，患者ができる限り動けるようにするべきであるが，その際にはより強い矯正を望むことはできない．

青年期に手の込んだ靴型装具を作製するのは，必要な矯正にかかるコストを考えると疑問が残る．しかしながら，

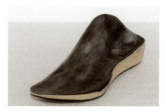 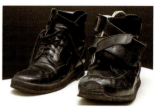

図13　足底装具（フットベッド）内側の引き上げ（壁）　　図14　古典的なもの（右）と新しい（左）靴型装具の比較

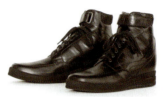 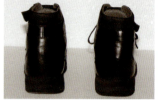

図15　整形外科的靴型装具

患者は機能的に制限されるべきではないし，外観も受け入れのよいものである必要がある．

適切な支持と形態を持つ，サイズ40（約25 cm）からの大きさの靴を提供することは，特殊靴を除いては難しい（図14, 15）．

29.2　炎症性疾患

典型的な炎症の徴候は，腫脹，疼痛，発熱と機能制限であり，常に細菌が原因であるとは限らない．広い意味では，痛風，リウマチと有痛性骨萎縮症（上記参照）も炎症性疾患といえる．関節リウマチは⇨ 294頁を参照のこと．

- 骨髄炎，骨炎
- 結核
- Hansen（ハンセン）病
- 痛風
- 乾癬性関節炎

骨髄炎，骨炎

骨髄炎は，骨組織の炎症だけでなく，骨髄の炎症も含む．骨炎という言葉のほうがより適切であるが，一般的に「骨髄炎」が用いられている．急性骨髄炎は，命に関わる敗血症を起こす重篤な疾患である．

高用量抗菌薬の投与に加え，膿排出と感染源の除去のために外科手術も必要となる．

急性期に続き慢性骨髄炎が起こることもあり，広範な外科手術をもってしても治癒するとは限らない．慢性的な瘻孔は，悪性腫瘍となることもある．細菌は血流（血行性）を通じて，また直接皮膚の創を通じて骨に侵入する．軟部組織と皮膚の損傷を伴う開放骨折が原因となることが多い．

また人工関節置換後の骨髄炎も気を付けるべきである．稀ではあるが，切断を必要とすることもある（図16a～c，17）．

耐性菌にも注意が必要で，MRSA（メチシリン耐性黄色ブドウ球菌）は病院内でのさらなる汚染を防ぐため，厳重な衛生処理を行う必要がある（医療用マスク，使い捨ての上着，滅菌グローブ，器具の消毒，靴，補助器具，⇨26頁を参照のこと）．

結核

50年ほど前まで結核は流行病であり，患者は山の中や海岸沿いのサナトリウム（療養所）に隔離され，そこで数か月，あるいは数年間も過ごすこととなった．しかし，今日では衛生状態，栄養状態と生活状態，投薬の改善のおかげで，結核はあまり大きな問題にならない．しかしながら，発展途上国においては結核はいまだ流行しており，先進国への移民もあり，この疾患は少しずつ回帰してきている．

Robert Kochによって発見された結核菌は，ほとんどが肺に感染するが，他の組織や骨組織にも感染が起こりうる．ポリオによる感染と同様に，骨結核は20世紀の中ごろまで，整形外科医にとってよくみる病気であった．乳幼児では手指や足趾に，青年では脊柱に感染する．結核性脊椎炎（カリエス）は脊椎を空洞化し癒合させ，脊柱の重篤な後弯に導く（Pott病）．脊髄の圧迫により，不全対麻痺や対麻痺が起こる．関節に感染が起こると，椎間円板が破壊され，関節は硬くなり（強直），股関節は屈曲，外転位になる．

足部では，足根骨が感染の好発部位である．

足部を温存するため，感染源を外科的に取り除くが，感染した骨だけを取り除くため足趾が残る「内部切断」となる（⇨219頁参照）．

Hansen（ハンセン）病

結核同様，かつてHansen病は世界全域にわたる流行病であった．患者は隔離され，Hansen病療養所に収容された．ノルウェー人に特に感染者が多かったが，ノルウェーに生まれたHansen医師によりこの病気が遺伝性ではなく，らい菌による感染であることを証明された．そのため，らい病は，Hansen病と呼ばれるようになった．今日では効果的な投薬が安価で可能であるが，ハンセン病は発展途上国とインド，ブラジルのような新興工業国においていまだに流行病であり続けている．

この疾患は手，足部，顔面の欠損（変形）を起こし，最終的に手と足部は失われる．さらに感覚も消失し，手と足の感覚が失われると外傷や熱傷のリスクが高まる（⇨215頁の図5参照）．英国の整形靴マイスターのW. H. Tuckは，1970年，ウガンダでHansen病患者用のサンダルを開発した．彼は金物店で，石炭の直火で140℃加熱できるポリエ

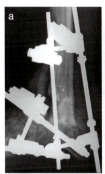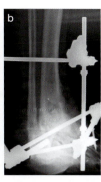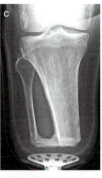

図16　足関節全置換術後に感染した脛骨の慢性骨髄炎
a, b. 人工関節は摘出され，脛骨の骨構造は崩壊した．瘻孔．外固定による救済措置．
c. 感染部位の直上での下腿切断．腓骨は断端末で完全に骨折している．

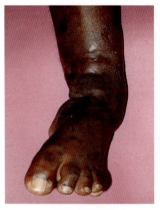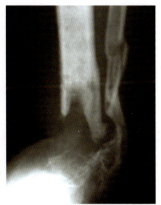

図17　足関節開放骨折後の慢性骨髄炎
感染により，関節は完全に破壊された．

チレン発泡樹脂素材を発見した．この特殊な断熱性により，足患者に熱傷を起こすことなく，足形を発泡素材の上に残すことができるようになった．これがこの保護サンダルの製作方法であり，後にこの発泡素材はプラスタゾートとして知られるようになった．

痛風

足部の痛風は足部痛風（podagra）とも呼ばれ，手の痛風は手痛風（chiragra）と呼ばれる．痛風は血中の尿酸過多（高尿酸血症）により引き起こされ，尿酸の産生が過剰か，尿酸の排出が低下しているかのどちらかが原因である．一般的に前者は後者よりも稀であるが，尿酸過多は古くから知られている疾患である．

痛風は突然起こり，1つの関節，もしくは複数の関節に強い痛みを引き起こす．関節の内部や周囲に尿酸塩結晶が形成される（痛風結節，図18, 19）．

足部では中足趾節関節が最も頻度が高く，指関節や膝関節，股関節にも生じる．

急性の症例では，関節が発赤，発熱し，非常に痛む．治

療は，挙上，固定，冷却と投薬である．
　慢性期では，関節が腫脹し，関節可動域が制限される．再発を防ぐため，余分な体重を減らし，低プリン体食事療法〔内臓，豆果(豆科の植物の果実)，アルコールを控える〕を行い，加えて尿酸の産生を抑える投薬を受ける必要がある．
　外科的治療：適用があれば結節の切除．関節症では，関節の再構築．
　保存的治療：侵された関節への圧力を防ぐため，慢性腫脹への空間を確保した軟らかい甲革を用いる．

乾癬性関節炎
　乾癬は皮膚疾患であるが，肘関節，膝関節，足関節などの大関節にも感染する．重篤な場合，数年のうちに完全に関節を破壊してしまう(図20a〜c)．

29.3　筋疾患

1　先天性多発性関節拘縮症(arthrogryposis multiplex congenite：AMC)

　AMCは，神経，筋，結合組織を侵す成長期の障害である．出生時にすでに関節拘縮が起こることがあるが，関節は部分的または完全に固縮するが，様々なタイプがある．
- 上肢：母指と小指球の対立を伴う手の変形．肘関節と肩関節の固縮
- 下肢：内反尖足，尖足または扁平足につながる固縮．膝関節の可動域制限．股関節の亜脱臼もしくは脱臼(図21)
- 脊柱：肋骨膨隆が固定した側弯．肺活量の低下．知能への影響はない

　治療：保存的・外科的治療を用い，立つ，歩く能力を達成，維持することを目的とする．障害された部位を矯正するため，手術後はできる限り早期に患者を動かすことが重要である．
　青年期が終わるまでに，多くの患者は電動車椅子を使用するようになる．さらなる支援は日常生活活動と職業で，障害者を受け入れやすい職場の選定，オーダーメイドの坐位保持装置，運転，書字，食事と排便の支援が必要となる．
　保存的治療：寒さと傷害からの足部の保護．上肢に重篤な障害を負った患者でも，介助なしに脱ぎ履きができる，ベルクロ留めの軽い靴．

2　Duchenne型，Becker型筋ジストロフィー
　遺伝性，X染色体短腕の欠陥でほとんどは男児である．Duchenne型の症状発現は0〜3歳，Becker型では5〜15歳．
- Duchenne型筋ジストロフィー：歩行，把持，発話を含

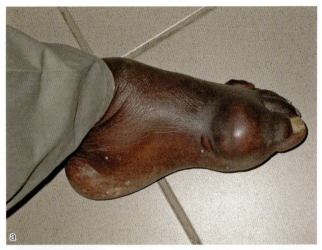

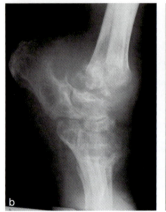
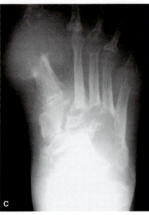

図18a〜c　60歳の痛風患者
後足部，前足部の骨と関節の結節と広範なダメージがある．中間位での外固定による足関節接合術を行った(タンザニア，CCBRT病院にて)．関節接合術は完全ではない．ブーツタイプの整形靴．

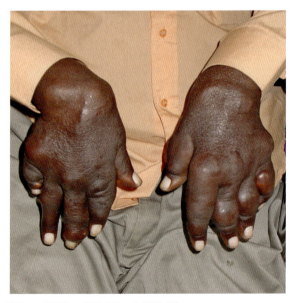

図19　両手の痛風(図8と同患者)

む運動発達が遅れる．小児期には，自身の手を大腿にあて，（何とか）立位を保持する(図22)．
- Becker型筋ジストロフィー：5〜15歳で発症し，骨格筋の脆弱化が進行する．

両タイプともに，心筋も侵され，それが予後を決める．
治療は残念ながら対症療法しかなく，治癒例はない．弱っていく筋力を維持し，肥満や変形などさらなる問題が起こるのを避けることが原則である．

外科的治療：4〜7歳の間に拘縮の矯正を行い，歩行能力を維持する．筋力を維持するため，できる限り早期に動かすことが重要である．逆に固定することが，病状の進行を早めることになる．

- 患者は早期から，電動車椅子や日常活動を支援する器具に頼ることになる
- 膝関節を安定させる長下肢装具．軽いデザインのもので，靴を含む
- 当初は車椅子（手動）でもよいが，後に褥瘡防止のシートの付いた電動車椅子に変える
- 食事，書字，排便の介助，通話装置(PA)の付いた電動ベッド，呼吸補助治療

3 ポリオ（急性灰白髄炎）

ポリオによる麻痺は，ポリオウイルスが運動神経の途絶を起こすことで発症する．小児だけではなく成人も感染し，脊髄灰白質の運動細胞（前角細胞）だけに特異的に感染する（ギリシャ語 polio＝灰色）．結果として，運動麻痺，関節拘縮と脱臼が起こる(図23)．麻痺に伴い血流が低下し，成長速度が遅くなるが，麻痺のタイプにより変形，拘縮，下肢の短縮などが起こる(⇨170頁の図28参照)．

ワクチン接種により，過去50年間先進国においては新しい患者は現れていない．また，発展途上国においてもポリオはほぼ撲滅されている．

後遺症：今日，後遺症を持つ患者の多くは60歳以上である．麻痺による血流低下と一般的な身体能力の低下により，血液循環が悪化し，筋萎縮が進行している．そのうえ，廃用性骨粗鬆症が発生し，骨折のリスクが高まっている．これをポリオ後症候群（ポストポリオ症候群）と呼ぶ．

保存的治療：整形外科と靴による支援において主に注目すべき点は，安定性と安全性である．両専門家は，チームとして連携しなければならない．固定した膝関節に装着する装具では，安全性はもちろん重量も最小限にとどめる必要がある．初期の革と金属でできたものは使用されておらず，軽量で見た目もよいものに置き換わっている(⇨99頁参照)．靴もまた，非常に軽く，見た目がよく，それでも歩行と装具からの摩擦に耐えるものがよい．寒さを防ぐ断熱性も重要である．

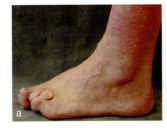
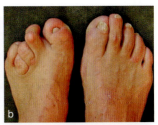
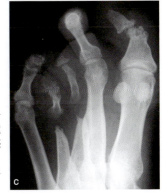

図20　前足部の乾癬性関節炎
a, b. 足部背側と下腿の乾癬．
c. 第3，第4中足骨の遠位3分の2は崩壊している．母趾遠位趾関節と第5末節骨も感染している．
（スイス・チューリッヒ，H. P. Kundert による）

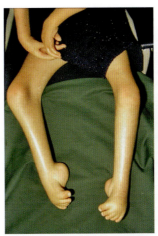
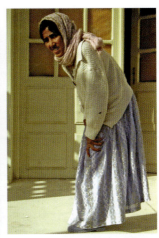

図21　12歳少年の関節拘縮症
手部，膝関節，足部が拘縮している．

図22　筋障害（ミオパシー）
少女は，前方に倒れないよう，自身の手を大腿にあてて支えにする．

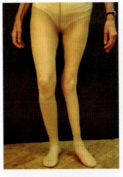
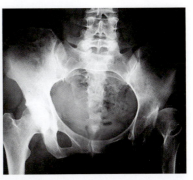

図23　65歳患者のポリオ後遺症
左下肢の広範な麻痺，股関節脱臼，外反膝，下垂足．

第30章　整形外科手術
Orthopedic Operations

R. Baumgartner

　足部に対する外科的治療の目的は，患者への装具療法のレベルを軽減したり，リハビリテーション的な治療自体を終わらせたりすることにある．そういう意味では，義肢装具士の仕事を奪うことになるかもしれないが，理想的な結果を得るためには整形外科医と義肢装具士の協力が必須であり，多くの足部外科医が異論を唱えることはないであろう．そのため，義肢装具士も手術適応や術式，合併症に親しんでおくことが重要である．

30.1　歴史

　1741年に「整形外科」という用語を作り出し定義したフランスのNicholas Andryと，スイス・オルブに最初の整形外科医訓練所を設立したAndre Venalという2人の医師によって整形外科は確立された．しかし，当時は，理学療法と装具療法を用いて小児期と青年期の弯曲した足部，下肢と脊柱を強化することが唯一の方法であった．しかし，学校，職業訓練と社会参加こそが実際の目標であり，それは今日に至っても変わりない．

　最初の整形外科手術はフランスのDelpechにより施術された．1816年に，彼は先天性内反足を矯正するためアキレス腱を皮下で切断したが，その結果は芳しいものではなかった．

　無菌操作と消毒法に関する知識がなく，創は感染を起こした．また，腱を切除する際，今日では低侵襲の手技として一般的な，腱の横から挿入する小さな弯曲したメスを使用することはなかったため，理想的な創治癒を得ることができなかった．

　手術療法の確立は，1836年にStromeyerがドイツ・ハノーバーで彼の英国の同僚William John Littleに対する手術に成功するまで待たねばならず，それ以降，国際的に普及するようになった．

　骨格筋系に対する外科手術は，全身麻酔，無菌操作と消毒法，それにゴム手袋と石膏キャストが発明され，それらを組み合わせることによって，幅広く使用されるようになった．特に石膏キャストは，適切な固定を提供することで治癒に至る確率の向上に貢献した．ベルギーの外科医Lambotte（1903）による外部固定は，石膏キャストに対する最初の代替品であった．

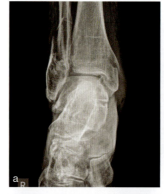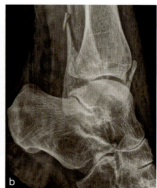
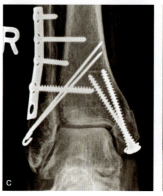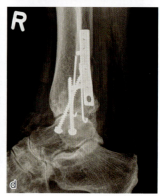

図1　内固定に使用するプレートとスクリューの一例
a, b. 75歳患者の両果部骨折．内外両果部での骨折，脛骨，腓骨間の関節窩（靱帯結合）破砕．
c, d. 骨折解剖学的に正しく整復後，プレートとスクリューを用いた腓骨の骨接合術．脛骨の果部は2本のスクリューを用い，関節窩には2本のKirschner鋼線．骨折は後遺症を残さずに治癒した．
（スイス・セントクララ病院外科，D. Weberによる）

　戦争で受傷した患者に対する治療は，外科と整形外科の進歩に大いに貢献した．手部を失った後に尺骨と橈骨を利用して把持鉗子を形成するKrukenberg手は，第一次世界大戦の際に発案された．また同時期にSauerbruchは義手の随意的運動を目的とした運動成形切断法を開発し，さらにSauerbruchは筋皮弁を付けた運動形成切断法，大腿骨の慢性骨髄炎に対する回転形成術を開発した．

　第二次世界大戦中には髄内釘が開発され，発明者にちなんでKüntscher髄内釘と呼ばれた．ペニシリンは連合国側では使用されていたが，ドイツではサルファ薬が使用された．当時，そうした投薬は創の感染に対する新しい奇跡的な治療法であった．

実際の整形外科手術の適応が拡大されていったのは，第二次世界大戦後である．

Maurice Müller, Hans Willenegger と Martin Allgöwer による，スイス内固定研究協会(Swiss Association for the study of internal fixation：ASIF)の創設は画期的であった．それまでの骨折に対する治療には，1週間にわたるベッド上での安静，もしくは石膏キャストでの固定が必要であったが，彼らにより解剖学的に正しい位置に戻すことで，安定した骨接合が得られるようになった(図1)．

もともと時計製造業の技術者であった Robert Matys は，それまでにない非常に優れた，多目的に使用でき，交換可能な新しい骨接合素材を開発した．初期においては，大きな骨と関節にのみの適用であったが，すぐに手と足外科にも使用できる素材が開発された．

Moore は，ほぼ同時期に米国において大腿骨頸部骨折を治療するための(体内)人工股関節を発明した．英国では，Charnley が股関節の人工関節全置換術を行っている．前述した Müller はこの概念を，さらに発展させた．

スイスの外科医 Hoffmann は外固定の発明により，それまでとは完全に異なる方法を取った．Hoffmann の器具は改良され，現在でも使用されている．

それ以降，様々なシステムが発明されたが，最もよく知られているものはロシアの Ilizarov によるリング状固定具であろう．彼の器具は，骨折した部位をまたいで取り付けられ，骨の表面を継続的に押し付けたり，あるいは引き伸ばしたりすることができ，また重篤な軟部組織の創も固定できる(図2)．

さらに，形成外科と血管外科の知見が加わることによって，四肢を温存することができるようになった(⇨図12〜14)．

30.2 骨手術

骨切り術

■ 定義

軸アライメント不良に対する矯正を目的とした，骨の切断である．

通常，空気圧または電気を力源としたバイブレーションカッターが使用される．アプローチは通常，皮質骨と比較して接着面との治癒傾向がよい海綿骨部で行われる．アライメント不良の程度に合わせた楔の除去後，両切断面を互いに合わせ，ネジ，プレート，クリップまたは外固定具によって圧を加えて固定する．交差する Kirschner 鋼線は不安定であり，石膏キャストを用いた固定を追加する必要がある．成長板に対する傷害を防ぐため，特に小児に適応される．治癒の遅れ，偽関節，感染，切断などの合併症が起こることがある．

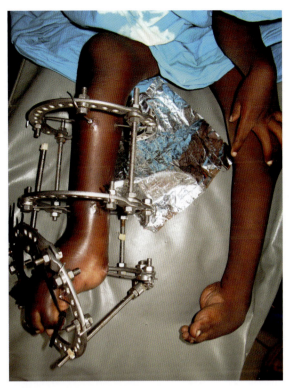

図2　内反尖足の段階的矯正のために Ilizarov によるリング状固定具(タンザニア，CCBRT 病院)

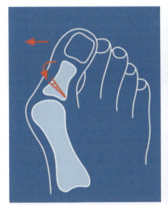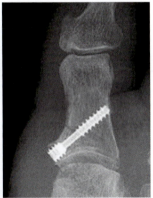

図3　Akin 骨切り術を用いた母趾基節骨の矯正

■ 足部の骨切り術

足関節窩直近での果上骨切り術：内反尖足，踵足，尖足，回旋不良への適応(⇨268頁の図7参照)．

台形状をした楔を除去する中足骨切り術：凹足への適応(⇨256頁の図11参照)．

外反母趾矯正を目的とした中足骨切り術(⇨277頁参照)．
- 近位第1中足骨切り術(Lapidus による術式)
- 骨幹部第1中足骨切り術(Scarf による術式)
- Chevron 骨切り術

母趾近位趾節骨切り術：Akin 骨切り術(図3，⇨278頁も参照)．

■ 膝の骨切り術

脛骨頭を通る顆下骨切り術．内反膝関節症に対する楔状外反骨切り術は，膝関節置換術の代替案として優れている．

大腿骨顆部を通る顆上骨切り術は，下腿軸に対する矯正（反張膝，屈曲膝，内反膝，外反膝など）の適応となる．

■ 股関節の骨切り術

角度板を用いた大腿骨頸体角矯正を目的とした転子間骨切り術（外反股，内反股，股関節亜脱臼，変形性股関節症）がある．

関節接合術，固定術

関節接合術の背景には，「固定」という概念を伴うのであまりイメージがよくないかもしれない．それにも関わらず，関節接合術は形態，機能向上に重要で，痛みを伴う不安定な動きよりも，痛みのない安定のほうがよいと考える．

- 適応：肢位不良，麻痺，痛みが強い変形性関節症
- 技術：バイブレーションカッターを使用して関節面を切除．肢位不良に対しては楔状に取り除く．切除した面を矯正位で接合し，ネジ，プレート，クリップ，外固定具または Kirschner 鋼線によって圧を加えて固定する

関節面を切除することで長さが減少する．足関節では下肢は 1～2 cm，汎距骨固定術では 5 cm 程度まで短縮する．対策として，骨盤から海綿骨を移植するが，骨形成術にはさらに時間がかかる（⇨ 304 頁参照）．

合併症として，偽関節，壊死，感染がある．

■ 足部の関節接合術

- 足関節，距踵関節，ショパール関節．単体または複合（注意：二・三関節接合術相互における違いは明確ではない．よって関係する関節の解剖学的な名称を使用するほうがよい）
- 距踵関節＋ショパール関節＝三関節固定術〔フランス語圏では二関節固定術でショパール関節は単関節とみなされているため（図 4）〕
- 距踵関節＋距舟関節＝二関節固定術（ドイツ語，英語圏，図 5）
- 足関節＋距踵関節＋ショパール関節＝汎距骨固定術（フランス語圏では三関節固定術，⇨ 120 頁の図 15 参照）
- リスフラン関節単体，もしくは全列で．多くは 1～3 列
- 母趾 MP 関節：差高の高さにより 5～10° 背屈位で

第 2 趾長が相対的に増加することを避けるため，海綿骨を移植することが可能である（図 5b，⇨ 278 頁の図 8a, b 参照）．

■ その他の関節接合術

膝関節は 5～10° 屈曲．股関節は 30° 屈曲，内転・外転 0°，20° 外転位．椎体（脊椎固定）．手指，第 2 中手指節関節と

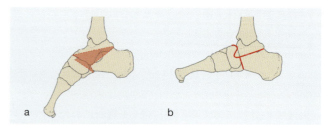

図 4　Lambrinudi 関節固定術

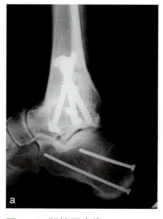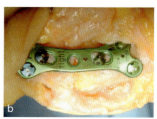

図 5　二関節固定術
a. ラグスクリューを用いた足関節の関節固定術と踵骨骨切り術．（スイス・チューリッヒ，H. Zollinger による）
b. チタン製プレートとスクリューを用いた母趾近位趾節骨の関節固定術．（スイス・チューリッヒ，H. P. Kundert による）

遠位指節関節，手首，肘関節，肩関節．

短縮骨切り術

- 適応：脚長差調整
- 欠点：軟部組織は短縮されない．

筋の空間を確保し，コンパートメント（筋区画）症候群を防ぐために，筋膜切離術が必要とされる．

- 下腿：脛骨骨幹部から短縮分にあたる骨片を切除する．脛骨近位骨切り術．3 cm までの短縮が可能
- 大腿：転子下 Z 状切離．5 cm までの短縮が可能．角度プレートによる内固定が必要

骨延長術

- 適応：脚長差調整．良好な症例では大腿と下腿を合わせ 10～15 cm 延長が可能．逆側に対し短縮骨切り術を併用できるが，装具による対応も可能（⇨ 302 頁参照）
- 原理：銘柄にもよるが，長軸方向に 1～4 本ネジ穴をもつ外固定を取り付ける．毎日ネジを回転させることにより骨端同士を引き離し，約 1 mm 脚長を延長することができる．同様の方法を用いて肢位不良を矯正することも可能である．必要な脚長に達した後，軸方向に対する荷重を増やすことで固定を活性化する．これにより骨再生

が刺激される（図2）
- 治療期間：3〜6か月
- 合併症：固定具除去後にピン位置で感染．隣接する関節で可動制限．尖足が生じた場合にはアキレス腱延長術を必要とする

30.3　関節外科

人工関節置換術

　今日，股関節と膝関節に対する人工関節置換術は標準的な治療法である．適応患者の年齢によって，人工関節をセメントで接着するか，接着させないかを使い分ける．セメント接着する場合，術後数日で荷重が可能である．セメントを用いない人工関節では骨と金属が接合するのにもう少し時間がかかる．上肢においては肩関節，肘関節，手関節，中手指節関節に対する人工関節置換術が用いられる．

　足関節の人工関節置換術は，非常に高度な技術であるうえに，荷重制限と耐久性はまだ限られている（⇨305頁参照）．母趾趾節間関節の人工関節置換術はいまだ不完全なため，このような症例に対しては関節接合術がよりよく，長期間使用できる解決策である（⇨279頁参照）．

関節切除術

　片方，あるいは両方の関節面が切除されると，偽関節が人工的に形成される．足趾での不良アライメントを矯正するための関節包，靱帯，滑液包といった軟部組織は骨の間に位置する．最もよく知られた切除術式は，Keller–Brandes（⇨第44章参照）による外反母趾手術と第2〜5趾，近位，中間趾節骨間での（近位趾節関節で切除）槌趾矯正である．

　この術式には下記のような欠点がある．
- 足趾が短縮し，強度が失われ，よって機能性が低下する
- 神経性骨関節症による足関節の変性後には，遺物の剥離により偽関節が形成される
- 継手のないAFOから側面に支持を受けた状態で荷重することで，骨片は互いに引き寄せられ，摩擦を起こす

　このようにして新しく形成された関節にはいくらか可動性があり，創治癒後すぐに荷重が可能となり，神経障害があるため完全に痛みはない．その代わりに関節接合術を行った場合，治癒に数か月かかる（⇨288頁の図16参照）．

滑膜切除術

　関節リウマチを起こした症例においては，侵された滑液が過剰に産生され，関節と腱の破壊へと導く．滑膜切除術と靱帯復元術，延長術は，関節リウマチに対する整形外科手術において，足部と同様，手部にもよく用いられるもの

である．適用頻度が高いのは，中足趾節関節である．脱臼やアライメント不良を伴う重篤な症例においては，Claytonによる術式で関節を完全に摘出する（⇨294頁参照）．

内固定技術

■ Kirschner鋼線

　ハイデルベルクの外科医Martin Kirschner（1897〜1942）にちなんで名付けられた，この尖った鋼線は1.0〜2.5mmの周径をもつ．今日でも幅広く使用されている．

　外傷治療において最もよく知られているのは，Kirschner鋼線による牽引である．横方向に踵と結合された鋼線は，横木に接続され，張力が加えられ，骨折した下肢の牽引に使用される．

　足部外科においてKirschner鋼線は内固定として，交差，あるいは平行して挿入されて用いられる．この鋼線は折り曲げ，あるいは外部に突出した部分を切り取って，留置，または突出した部分を残し，一時的に目安に使用することもできる．

　より大きな外力を必要とする場合には，4〜5mm厚のSteinmann牽引釘が用いられる．皮質骨では熱による壊死を防ぐため，あらかじめドリルにより穴を開けておかなければならない．

■ プレートとスクリュー（ネジ）

　目的とするところはプレートやスクリューを用いた内固定によって，しっかりとした内固定をすることである．骨折や骨切り術にて緻密に整復した後，内固定としてプレートやスクリューを使用する．可能なら骨片に圧力をかけるべきである．足部外科用に特殊な骨接合素材が開発されている（図6, 7）．特に皮質骨においては，事前に穴を開け，ネジ山を切る必要がある．足部においては，自動ネジ切りネジが一般的になってきている．海綿骨用スクリュー（キャンセラス・スクリュー）は皮質骨用スクリュー（コーティカル・スクリュー）と比較してネジ山の幅が広く，ピッチも大きい．すべてのネジ頭は，ネジ留めした表面より下に沈めることができる．スクリューを適切に用いることで骨片を加圧することもできる．特に今日の足部外科においては，アンギュレーテッドプレートが使用され，より安定性が高い．

■ 締結術

　単体，もしくはKirschner鋼線との併用のみによる鋼線締結は内固定の方法論として最も古い技術である．足部では第5中足骨底の骨折にテンションバンドが用いられるようになっており，重要なものとなっている．骨片整復後，中足骨近位から2本のKirschner鋼線を平行に挿入し，締結鋼線を8の字を描くように配置して完成する．同じ術式は，膝蓋骨骨折の際にも用いられる（⇨210頁の図6も参照）．

■クリップ

Blountにちなんで名付けられたクリップは，2つの全く異なる役目を果たす．第1に，骨切り術と関節接合術後の骨の表面を保持する．加えて，新しい形状記憶素材は術後において加圧し続けるのに役立つ(図6).

第2に，それらは膝関節部の成長板(骨端板)の成長を遅延させ，停止しさえする(代替案は同じ目的を達するために，成長板をかき取ることである).

■髄内釘

この釘はKuntscher髄内釘として知られ，発明者にちなんで名付けられた．これはSIGN髄内釘の現代版といえ，骨を髄腔内で固定する．横止め髄内釘は固定性を向上させるために髄内釘にある穴を通して横方向に取り付けられるスクリューである(図7).

■外固定具

外固定具は皮膚，軟部組織および骨を通じてまたは骨内に取り付けられたスクリューまたは鋼線(ピン)を架橋して骨を固定するものである．それらはロック，リングやバーによって互いに連結している(図8).

最も古く多用途の外固定具は1936年に開発され，発明者にちなんで名付けられたHoffmann装置であり，三次元的に調整が可能な唯一の外固定具である．しかしながら，最もよく知られた外固定具はロシアのIlizarovによって発明されたリング式固定具である(図2)．外固定具は骨の表面を加圧したり，牽引したりすることができる．それはそれぞれの位置にある感染部位，骨，壊死した軟部組織をつないで架橋し，それによって形成外科が可能となる．さらに，足部の変形性関節症の早期や軟部組織が少ないときに足部を固定することもできる(⇨ 288頁の図16参照).

関節鏡

足部では足関節に関節鏡を用い，治療することができる．その例として軟骨，滑膜の評価や離断性軟骨症(離断性軟骨炎)に対する治療が挙げられる．この疾患ではレンズ豆大またはソラ豆大の軟骨や骨が，関節の表面に形成されるがほとんどの例で10歳以上の思春期に起こる．軟骨・骨片は関節面から剥離することがあり，関節石灰沈着として関節可動域を制限する．関節石灰沈着を起こした下の部分に線維性軟骨組織が形成されると，関節は完全荷重することができなくなる(図9).

今日，関節鏡を用いて結合している関節石灰沈着を定着させることが可能であり，関節鏡を用いて切除することもできる．

関節鏡の利点は，組織に対する侵襲が最小限にとどまることにある．開放手術のように数cmにわたって切開する必要がなく，関節鏡検査では2点，1cm大の切開で済む．

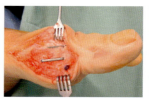
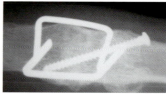

図6 クリップとラグスクリューを用いた母趾近位趾節骨の関節固定術(スイス，H. P. Kundert による)

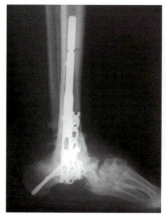
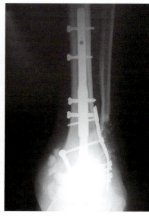

図7 脛骨内の横止め髄内釘とCharcot足整復のためのプレートとスクリュー(ブラジル，M. Guedes による)

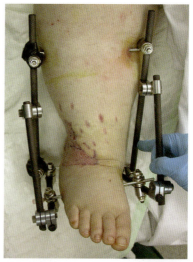

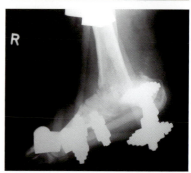

図8 距骨壊死後の足底固定術のための外固定具(スイス，H. Brunner による)

30.4 軟部組織外科

標準化された整形外科的術式を用いて，筋における不均衡やそれに関連した足部での不良肢位を改善する．成長が阻害される危険性がある骨に対する手術療法とは対照的に，この術式は成長期にも適用可能である．腱は手術的に延長，短縮，移植，整復することができる．

腱切り術

■ アキレス腱，皮下腱切り術

これは最も古い整形外科的手術であり，今日でもPonsetiによる術式が，内反尖足に対する治療，あるいはショパール関節離断後における筋均衡の向上に用いられる．

■ 足底腱膜切開

この術式はSteindlerによるもので，初期のポリオ患者に適用されることが多い．この手技は上昇した縦アーチを低下させるために用いられるが，間接的に長趾屈筋延長につながり，足趾の変形をきたす．今日では稀にしか適用されない．

腱延長術

例を以下に挙げる．

- アキレス腱のZ字状延長術
- 全体または外側2/3での前脛骨筋延長術．移植する腱は第3楔状骨に固定する
- 後脛骨筋腱の骨間膜腹側への移植．John D. Hsuによる術式
- Sherbによる，中足部屈筋腱の固定：長拇趾伸筋腱の第1中足骨頭への移植
- 長母趾屈筋腱の内側半分の近位趾節骨基部への移植
- 外反母趾矯正のための外側剥離

腱整復，腱形成術

腱の部位によっては関節リウマチや術後壊死において代替物となり得る（アキレス腱）．細い長足底筋腱は代替物として最良である．また，腸脛靱帯または半腱様筋，薄筋からの帯状の筋膜も，前十字靱帯の再形成に用いられる．

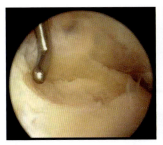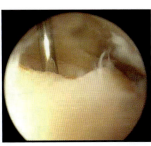

図9　内側コンパートメントの足関節関節鏡像
内側距骨滑車にある軟骨の広範な損傷が観察される．骨壊死部はカミソリとドリルを用いて排出された．
(Pridie Drilling：ドイツ，H. Stinusによる)

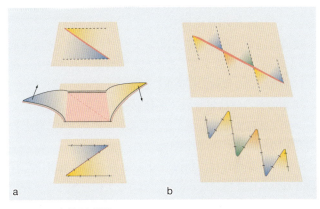

図10　Z字状形成術
硬い創組織に対する単Z字状形成術(a)の使用または，複Z字状形成術(b)の使用により，創は柔軟性を持つ．

30.5 皮膚形成術

皮弁

足部における皮膚欠損は，皮弁を用いて整復するが，2～3 cm 幅までの表在する創であれば自然に治癒するため皮弁は用いない．治癒までには数週間を必要とするとはいえ待つだけの価値はあり，感覚が完全に保持され，傷は収縮し，その数か月後には通常の皮膚と同様となる．

より重篤な欠損に対する方法は，メッシュ状に切り込みを入れた移植片をネット状にして広げることにより非常に大きな軟部組織の欠損を覆うことができる（例：擦過傷の瘢痕，⇨ 214 頁の図 4c 参照）．

皮膚は通常，鼠径部や大腿からダーマトーム（皮膚採取器）を使用して採取する．その利点は簡易であること，欠点は感覚がなく機械的に荷重に弱いことである．

単体のあるいは複数の Z 字状形成術により，長い創をジグザグ状にすることができ，長軸方向に伸縮する創となる（図 10a, b）．

Reverdin 移植片は，楕円形で 1 cm 長の局所麻酔下で採取された真皮片で，それにより小さな欠損を覆うことができる（図 11a, b）．

有茎皮は広範な欠損に対して理想的であり，足部の神経支配を残した移植を可能とする．足部背側にある皮膚が理想的であり，底側は部分的に貧弱であるため，適さない．

様々な術式：切開の方向による皮弁（T-L 弁，Y-V 弁），バイザー弁，回旋皮弁（図 12）と島状皮弁（図 13a～c）．

遊離筋皮弁：マイクロサージャリーの普及により，例えば足部に皮膚を移植する際，身体の別の部位の皮膚と筋を血管とともに切除することが可能となった．血管は後脛骨動脈と静脈に接続する．

この術式は通常の皮膚移植と比較して多くの利点があるが，手技は非常に複雑で感覚刺激伝達は消失する．短期間でより良好な結果を得るには，骨と皮弁の部分摘出を行ったほうが簡単である．

さらに，腸骨稜から取った骨は，保存しておいた血管柄とともに切離することができ，それを足部の骨格と血管に血管外科を用いて接続することができる．

30.6 敗血症に対する外科

敗血症に対する外科は，感染した創の治癒に関わり，外科的な処置がすべて必要になる．

「膿があればすべて排除すべき」(Ubi pus, ibi evacua) という言葉があるように，化膿した排出物の早急な排除は長年の最優先治療であり，今日においても変わっていない．抗菌薬の投与，挙上（上昇），冷却，検温を行うだけでは不

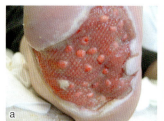
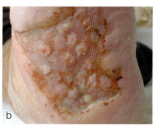

図 11 創の欠損を補う Reverdin 移植片
a. 術後．b. 2 か月後．
（ドイツ，A. Koller による）

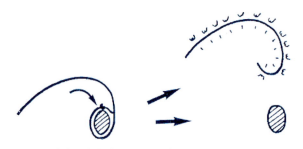

図 12 皮膚の欠損（例：前足部）を塞ぐための回旋皮弁

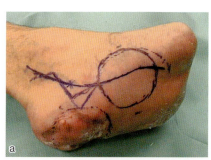
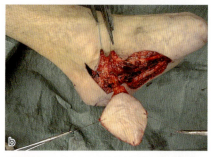
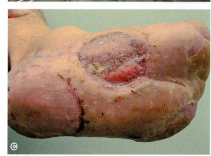

図 13 縦アーチ内側底面からの皮膚を用いた，圧迫潰瘍置換のための島状皮弁
a. 手術の計画．
b. 外科的に準備された血管，神経付きの島状皮弁．その後，皮弁は事前に切除された踵の潰瘍の上の皮膚に移植される．
c. 皮弁は皮膚の上で治癒する．皮膚を採取された部位は，皮膚移植片で覆われた．
（ドイツ，M. Steen による）

十分である．処置の環境が整わず，ポケットナイフしかないような場合でさえ，外科的な排出が望ましい．排出後，創は分泌物が出なくなるまで，つまり創の治癒が示唆されるまで開放した状態であるべきである．通常，感染は軟部組織と骨に損傷を引き起こすので，創は外科的に清掃し鋭利な器具を用いて創傷清拭しなければならない．健康な組織と感染した組織の境界を見分けることは容易ではないため，実際の手順を行う前に，創を青く染色しておくとよい（⇨89頁の図4参照）．

さらに感染した組織を排除しなければならず，とりわけ感染しやすいのは血管で栄養されることのない栄養緩徐組織，例えば腱，腱膜や関節である．長い腱に沿った腱鞘が感染し，下腿にまで広がるのはよくみられることで数時間内で進行する．この際にはパニックを起こして緊急切断という方針をとるのではなく，腱鞘を大きく開き，腱を切除して，創を開放しておくべきである．開放した創は治癒するまで縫合しない（図14a, b）．重要な運動機能は損なわれるが，足部は装具を用いて歩行可能となる．

＊

すべての足部感染が劇的に進行するわけではない．創の壊死組織除去（デブリドマン）が終わった後，抗菌薬に浸したスポンジを用いることで感染の悪化を防ぐ．創の治癒後，スポンジは除去する．創の分泌物は吸引シールを使用した閉鎖吸引ドレインを通して排出する．

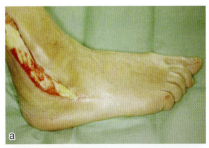
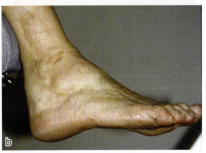

図14 糖尿病の罹患中に急激に進行した感染による腓骨筋腱の曝露
大きく開放された滑膜鞘（a），創の壊死組織除去，固定，縫合を行わず治癒した（b）．

第31章　足部の外傷
Traumatology of the Foot

Th. Randt, H. Stinus

足部外傷の装具によるケアは，以下のような理由で処方される．
1) 損傷した，痛みのある関節の固定：クッションヒールや立脚期の支持など，下肢装具を用いた代償．
2) 軸アライメント不良：解剖学的原理に基づいた代償．
3) 形態，長さ，幅や高さ変形に対する代償．
4) 足底装具による，置き換えや改善．
5) 部分的，全体的な除圧．

装具によるケアは，傷害を受けた足部にのみ適用されるのではなく，損傷を受けていない健側にも適用される（例：脚長差調整など）．

最終的に外傷後に必要とされるすべての治療に加え，靴の一般的な使用目的について考慮しておくことも重要である．また，さらなる傷害を受けること，寒さからの保護もさることながらできるだけスリムな外観を保持することも大切である．

31.1　前・中足部の外傷

足趾外傷は直接的な外力を原因とすることが多く，通常外科的な治療は用いない．関節に関連した骨折に対する場合のみ，中足趾節関節，特に母趾に対し，痛みの強い骨強直を防ぐために，小インプラントを用いた外科的治療が行われる．その際，踏み返し中に中足趾節関節にかかる圧を減少させるため，既製靴にロッカーバーのような調整を施す必要もある．

種子骨骨折と中足骨骨折は，直接的な外傷の結果として起こる．または，長期にわたる負荷による結果として疲労骨折としても起こる（図1, 2）．治療は保存的なものが優位であるが，著明なアライメント不良がある場合，短縮が起こった場合には，外科的な矯正の適応となる．

下肢装具では足底装具を使用し，負荷が高い部分に対し圧を再分配することを目指す．除圧は中足骨パッドや母趾，足趾の中足骨頭でのクッショニングなどを用いるが，場合によって中足骨パッドは除圧ではなく，より強い圧の原因となってしまう．その際には，圧を分散させるため，関連する部分でクッショニングを追加する必要がある．立脚期でより大きく除圧するため，中足ロール，関節ロール

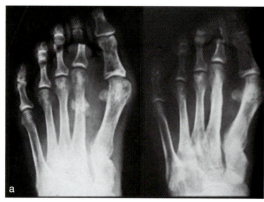
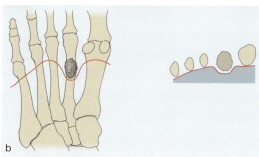

図1　未訓練の62歳患者における第2中足骨骨折（開張足あり），第2・3趾の槌趾手術を実施
a. 左：骨折後の2〜4週以内に，大きく圧に敏感な胼胝が形成された．
　右：2年後，胼胝は消失した．
b. 足底装具に付けたパッドは，胼胝を圧迫しないよう注意した．

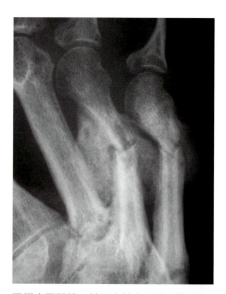

図2　第2足根中足関節の糖尿病性変形性関節症（50歳女性）
大きな胼胝と骨片の内側と背側への転位を伴った疲労骨折（⇨193頁の図5も参照）．

のようなロッカーバーを強化した靴底と組み合わせて使用する必要がある．

第5中足骨底部において変位した剥離骨折は，骨折が骨底と立方骨にまで拡大する可能性があるため，締結術もしくはスクリューを用いて整復し固定する必要がある．これはJones骨折と呼ばれ，様々な考え方があるものの，第5中足骨底の反復的な微小外傷の結果生じる骨折であるとされている．骨折線は，骨幹端と骨幹部の移行部分である結節遠位部にできる（血行が少ない部分である）．骨髄内スクリューによる観血的整復法を行っても，治癒までには20週間というような長期にわたることは稀ではない（図3）．

31.2 後足部骨折

ショパール関節やリスフラン関節での脱臼骨折は，全足部外傷の約4％にあたる．機序は，基本的に後足部と前足部間での捻転による外傷である．それらの外傷の内訳は，交通事故が約50％，スポーツに関連する外傷が約30％であり，増加傾向にある．足部における他の外傷を合併することも一般的である（約30〜40％）．

重篤な足部外傷後にはアライメント不良や機能傷害が起こり，コンパートメント症候群に至る物理的な軟部組織外傷も一般的である．関節線を整復しない場合，関節強直を起こす割合はほぼ100％である．このことから，外科的関節適合整復は，標準的な治療法である（図4）．非観血的，経皮的介入では正確な固定と保持を得ることは困難であるため，多くの場合，切開手術が施術される．通常，手術はスクリューまたは貫通ワイヤ（小児に対しては）のような小インプラントを用いて施術される．関節接合術を必要とする症例では，角度を付けたプレートシステムも使用されることがある．

舟状骨，楔状骨または立方骨骨折の治療目標は，精緻に関節面を整復し，内側，外側の軸方向において足長の減少を防ぐことにある．重篤な損傷のある症例では，距舟関節または踵立方関節，あるいは楔状骨と舟状骨間の関節固定術を施す．

脱臼骨折または中足部骨折の後は，外傷後関節症，内がえし，特に外がえし変形，前足部の外転・内転などの合併症を防ぐため，固定を目的としたクッション性のある足底装具を処方する．足部は極力痛みがなく，内側縦アーチを支持され，第5列を減捻されたカウンター（対抗）支持を受けた，矯正位になければならない．足根骨骨折後には，通常アッパーの高いウィングキャップ，SACHヒール，中足部ロッカーと足部固定のための靴底の強化とクッショニングを付けた靴型装具（長靴）を処方する．

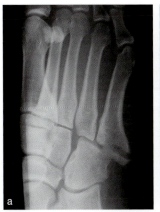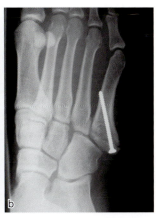

図3 第5中足骨底の剥離骨折
a. 事故後のX線像．
b. 観血的固定とスクリューによる骨接合術．

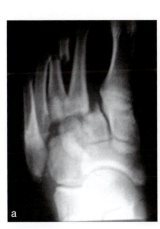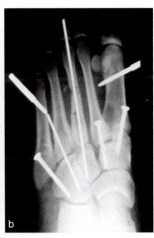

図4 リスフラン関節脱臼
a. 事故後のX線像．
b. 整復と締結ワイヤーとスクリューによる骨接合術後．

31.3 踵骨骨折

踵骨骨折は通常，高所からの落下によって軸方向に加えられた力の結果である（図5）．踵骨粉砕骨折は通常，踵骨の高さが減少する結果となり，相対的踵足位と足関節，中足部関節の過負荷に至る．そのため，通常，相対的な脚長，足長の短縮，5〜10°踵内反位（患者による自発的矯正は不可能），さらに踵骨の幅の拡大に至る．症例によっては圧縮により，内果後面を走る腱と脛骨神経の機能的欠陥につながることがある．距骨下関節が横方向に動いた際に痛む，外傷後関節症が形成されることがある．これは典型的には，関節適合性が失われた結果によるものである．そのため，適応禁忌（例：慢性動脈閉塞症，ニコチン乱用）が存在しない場合，踵骨の形状整復，足関節の適合を目的とした手術的介入は，今日においては至適基準とされている．プレートを用いた観血的骨接合術と同様，経皮的，関節鏡

下でのスクリューが使用される.

装具の適用がある場合には，サンドイッチ工法を使用した軟らかい発泡材によるクッション性のある足底装具を用い，圧力に敏感な部分の除圧を提供することを目的とする．足関節を外傷前の高さに上げるため，ヒールパッドを使用し，失われた高さの代償も重要である（半踵骨切除術，⇨ 221 頁の図 18 参照）．内反足不良を呈した症例においては，踵骨を包み込むカップ状の足底装具が最もよく適用される．既製靴は外側を延長した月型芯の強化と，外側フレアヒールによる補正を必要とする．

31.4 距骨骨折

距骨骨折は全足部骨折の 3〜5% を占める．受傷機序は，軸方向に対する圧縮，足関節の過度な背屈，足根骨回旋による受傷である．症例のうち 20% までが開放骨折である．骨折の大多数は頸部（〜50% まで）であり，20〜25% は距骨体と距骨末梢骨折にそれぞれ分布する（図 6a, b）．疫学的には高所からの落下が症例の 50% と最も一般的で，交通事故（30%），距骨外側の剥離骨折である「スノーボードアンクル」などのスポーツ外傷（20%）がそれに続く．

距骨は下腿と足部の間にある「中央切り替え要素」として機能しているので，生体力学的構成要素の厳密な整復（距骨表面の約 80% は関節軟骨で覆われている）が原則である．そのため，距骨骨折の外科的治療がカギであり，脱臼していない骨折は単に保存的治療のみとなる．通常，小インプラントを用いた観血的スクリュー固定が施され，この場合より非侵襲的な（関節鏡による）手順が用いられる．

足関節の骨壊死または関節症のリスクは高いものの（重篤に脱臼した距骨頸部骨折においては，55% までが骨壊死を発症し，50〜70% が関節症を発症する），早期の手術的介入により壊死率は顕著に低下する（⇨ 第 49 章も参照のこと）．

31.5 果部骨折

果部骨折は通常，関節窩に対する距骨の脱臼または脱臼を伴う回外または回内外傷によって起こる（図 7）．脱臼骨折を起こした症例においては，外科的治療により解剖学的に正確な整復と関節機能の復元が行われる．関節軸や回旋率，もしくは不整な関節面に存在するわずかな逸脱であっても，関節軟骨表面における荷重の増加につながり，痛みや固縮した外傷後関節症の原因となることがある．標準的な治療法は外果でのプレート骨接合術で，内果骨折，またはいわゆる後方 Volkmann（フォルクマン）骨折（脛骨後端の剥離）を起こした症例においてはスクリューによる固定の併用である．

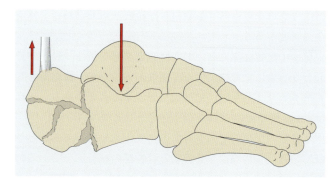

図 5　高所からの落下時の踵骨骨折の機序

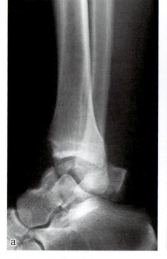 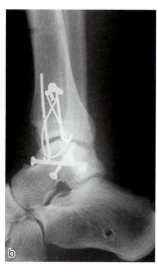

図 6　距骨体骨折
a. 外傷後の X 線像.
b. 観血的締結と内固定後.

距骨と果部骨折の症例における整形靴による治療は，通常，足関節（距舟関節）の関節症のような二次的損傷を予防することを目的とする．そのため，装具にはウィングキャップ，SACH ヒール，運動を制限するまたは足の完全固定をするための足部の踏み返しを補助する靴の補正付きのブーツタイプの靴型装具を用いる．また，既製靴に調整をつけたインナーシューを入れることも可能である．

31.6 アキレス腱断裂

アキレス腱は腓腹筋群（下腿三頭筋）による力を踵骨へと伝え，逆もまた同様である．そこでは 500 kg 以上の牽引力となる．

アキレス腱痛または**腱症**は，腱における慢性の荷重に依存した痛みを指す．**腱炎**とは対照的に炎症ではなく，両疾患は慢性的な過負荷，または不適切な靴によって引き起こされる．アキレス腱がヒールの高い靴に順応してしまうと，ヒールの低いスポーツシューズでは過緊張状態にな

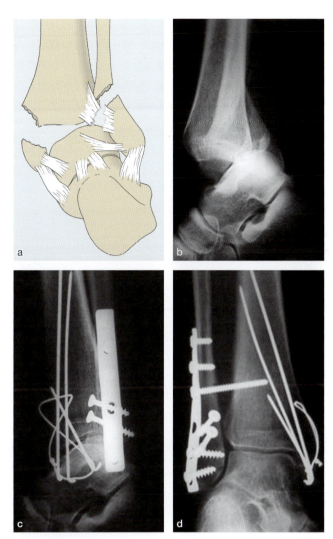

図7 足関節両果部骨折
a. 模式図.
b. 外傷後のX線像.
c, d. 観血的締結後.

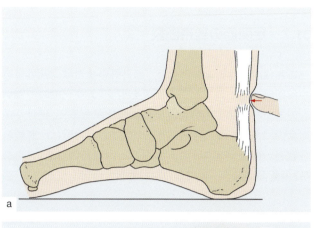

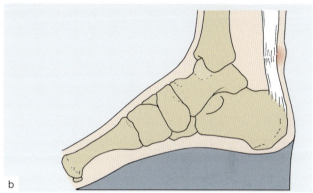

図8 アキレス腱断裂
a. 診断.
b. 保存的治療.

り，腱は運動中に痛みを起こす．

　アキレス腱完全断裂は，スポーツ外傷においては最も一般的なものの1つである．しかしながらこの外傷は，とりわけ高齢者において日常においても増加している．断裂は踵骨から3～4 cm離れた腱に起こる症例が97％を占める．付着部において，Haglund外骨腫による圧が腱を弱めることがある．間接的断裂は，踵が突然穴に落ちた場合などで起こる．直接的断裂は，サッカー選手のような緊張下にある腱へのキックなどの外的損傷の結果として起こる．

　慢性的な過負荷と同様，年齢にも依存し，投薬(ステロイド)によっても誘発される腱線維の変性は微細な慢性断裂につながることがある．

■ 診断

　完全断裂の症例の場合，腱は退縮する触診可能な一横指幅の陥凹を形成する(図8a)．つま先立ちはもはや不可能であり，アキレス腱反射は消失する．

部分断裂の症例においては，腱は腫脹し，断裂部で圧に敏感となる．

　詳細は造影法によって観察できる(⇨173頁の図7a参照)．

　慢性と同様，急性断裂においても状況により(断裂時の年齢，患者の協力レベル，底屈時の腱断端の適応挙動，図8bなど)，外科的治療，または保存的治療を用いて治療が可能である．急性・慢性症例とも治療期間は約8週間であるが，腱置換術を必要とする高齢者における断裂ではより長くかかる．治療期間中，腱は装具(ウォーカー)またはそれに特化した靴によって固定する必要がある(⇨75頁参照)．腱は初期において腱断端の引っ張りを防ぐため，尖足位におかれなければならない．健側にはこれに対する代償も必要とされる．4～6週間後に中間位へと移行させる．

31.7　足関節の靱帯断裂

　これは内果骨折を合併した，回外外傷または高速外傷時の前距腓靱帯と踵腓靱帯の断裂を指す（より一般的でないものとして，第3の靱帯，後距腓靱帯がある）．脛骨，関節窩内にある距骨にさらに外旋力が加わった際は，脛腓結合靱帯の断裂が起こることもある．内側側副靱帯（三角靱帯）の断裂は通常，足関節の脱臼骨折と合併して起こる（図7）.

　外側靱帯断裂の治療は一般的に，機能的装具を使用した保存的治療である．外傷の再発を防止するため，6週間にわたって機能的装具を装着する．脛腓結合靱帯が断裂した症例においては，特に不安定性がある場合，縫合または調整スクリューを用いた外科的治療が必要とされる.

　軽症例と重症例における慢性外側靱帯不安定性に対してのよい対処法は，外側を 2 mm 上げ，可能なら機能的 AFO と組み合わせて用いることである（⇨ 88 頁参照）.

第32章　切断と義肢
Amputation and Prosthetics

R. Baumgartner, M. Möller, M. Schäfer

定義

切断は身体の完全性を失うことである．

切断による身体の一部の喪失は外科的な方法や最先端義肢技術によっても復元することはできない．そのため，損傷を最小化し，その代償を試みることが最も重要である．

切断は独立した診断というよりも，むしろ疾患や外傷の結果として常に存在する．

一方の先天性奇形は実際上，切断とはいえない．その理由は，もともと存在していない四肢の欠損であるためである．これについては⇨第51章で詳しく述べる．

「切断」という用語には，以下のような理由からいまだ否定的なイメージが強い．
- 肉体的・心理的障害
- 痛み
- 第三者への依存
- 生活の質の低下
- 社会参加の低下

切断が必要な場合，切断部位はできる限り末梢にすべきであり，痛みがなく完全荷重可能な断端を形成する必要がある．通常，数回にわたる手術介入を必要とし，さらに血行が貧弱で創に感染がある場合，創治癒に長い期間を要することがある．足部部分切断後におけるリハビリテーションの成果は下腿切断または大腿切断後と比較して格段によいため，多少のコストや時間がかかっても必要十分な対応をすべきである．

最良の結果を出すには，外科医と義肢装具士の緊密な連携が必要である．義肢装具士は外科医が行った診断と切断術を理解しなければならない．その一方，外科医も義肢についての最低限の知識を身に付けておく必要がある．

※注意：すべての症例で創治癒過程において，創浮腫が消退し，軟部組織は萎縮する．断端は次第に短く細くなる．早期断端末荷重はこの過程を促進する．そのため最初の6か月の間はトータルコンタクトソケット（全面接触式ソケット）を常に調整しなければならない．その一方で断端はできる限り早期の義肢適合を必要とし，状態がよい場合は4週目で開始される．

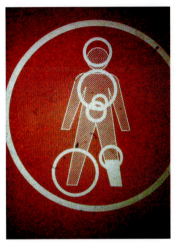

図1　慢性動脈閉塞症に侵された複数の重要器官

32.1　（切断）原因

下肢切断に至る原因は多種多様であるが，主に以下の6つに分類できる．
- 慢性動脈閉塞症，糖尿病
- 外傷
- 感染
- 腫瘍
- 先天性奇形による切断
- その他

1　慢性動脈閉塞症，糖尿病

慢性動脈閉塞症には，進行と予後が異なるいくつかの病型がある．一般的な動脈硬化症，糖尿病，閉塞性血栓性血管炎とリウマチ性血管炎は重要なものである．慢性動脈閉塞症は心筋梗塞，脳卒中やさらなる組織の傷害につながることがある．組織の血行が数時間にわたって途絶すると，組織の死（壊死）や炎症につながる（図1）．

血流の低下は原因の1つに過ぎず血行不良を起こした皮下直下に骨が存在する部分に外的圧力が加わることも重要な原因である．いったん皮膚による保護シールドが破壊されると細菌が身体に侵入し，感染，足穿孔症，慢性潰瘍の原因となる（足穿孔症：図2a, b，⇨第46章も参照のこと）．

切断とリハビリテーションは慢性動脈閉塞症の対症療法

にすぎず，根本的治療ではない．そのため，片側切断の後，健側も切断が必要になることも多い．切断者は多くの場合，両側切断に至ってもADLを維持することができる．最低でも片側の膝関節が残されている限り，歩行も可能である．しかし，両膝を失ってしまうと，ほとんどの患者は車椅子が唯一の移動方法となる．

末梢切断に至った患者の平均余命は，慢性動脈閉塞症患者で大腿切断者のうち7年後に生存している者が5％，それに対し下腿切断者が33％である．

切断部位の選択は原因疾患に依存するだけでなく，手術から義肢に至るまで治療の質にも依存している．

一般的な動脈硬化症では，足部の一部を温存することができるが，断端は低体温で，薄く，圧に敏感となる場合が多い．

対照的に糖尿病の症例では，通常足部内での切断も可能である．しかし，糖尿病の病状が透析またはすでに腎移植を受けている場合，創の血行が臨床的に良好であっても創治癒の遅延もしくは衰弱が起こる．このような症例においては，最初から下腿切断を選択するほうがよい解決策となるであろう．

また糖尿病では，視覚障害，失明に至る網膜症（網膜変性）のような重篤な合併症が知られている．糖尿病性神経障害性関節症（Charcot足）は短期間のうちに足部を完全な崩壊に導くこともあり，これは血流が維持され低下していない場合にも起こる（⇨282頁，第46章参照）．

閉塞性血栓血管炎（Buerger病）の患者ではより重篤で，ニコチンへの依存症が血管壁の腫脹の原因となり血栓による閉塞が起こる．足部切断の成功率は非常に低く膝関節が温存できれば不幸中の幸いであり，両下肢が連続的に侵され指から手部へと続くことが多い．

リウマチ性血管炎の症例で小さな外傷も皮下出血の原因となるが，時に自然発生的に起こることもある．潜在的な疾患と付随的なステロイド療法によって，皮膚は紙のように薄くなっているためである（図3）．

2 外傷

ほとんどの事故はその発生機序から考えると足部切断に結び付くことになるが，切断自体は事故損傷による一次的な結果として起こるのではなく，数日後，時には1年後の二次的損傷によって生じる（図4）．対人地雷による損傷は例外であり，足部と下腿を破壊することが多く，直接的な外傷後の損傷に通常感染が起こり，敗血症の治療方針に則った対応を必要とする．

熱傷（電気的熱傷，化学薬品による熱傷も含む）と凍傷も段階的な治療が必要となる（⇨第46章参照）．

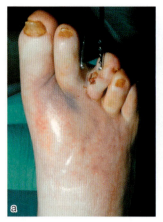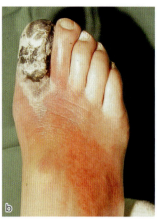

図2　急性・慢性壊疽
a. 足趾間の皮膚の擦過傷による急性炎症．炎症は血行を通じ近位に拡散する皮膚は青黒く変色し，腫脹している．これは緊急事態である．
b. 慢性的な母趾のいわゆる乾性壊疽．動脈閉塞．母趾はすでに数日間壊死状態にあり，生きた組織との間に境界ができている．創の感染はリンパ系を通じて拡散し，足背の発赤と腫脹が観察できる．母趾の離断が必要である．

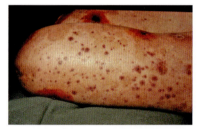

図3　リウマチ性血管炎
両側下腿切断．皮膚は新規と既存の点状の血斑に覆われている．いくつかの部分では，それらは皮膚潰瘍を形成している．

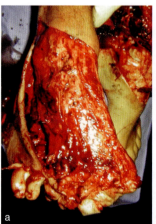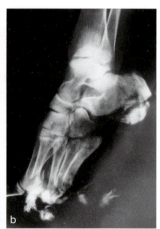
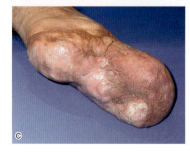

図4　鉄道事故による損傷
a, b. 皮膚の剥離，踵骨，前足部の複合骨折．
c. 良好な整形外科治療のおかげで，軟部組織の欠損と広範な傷痕があるにも関わらず，足部は35年後においても必要な機能を満たしている．

3 感染

皮膚による保護バリアを破壊する損傷はすべて細菌の侵入を許すことになり，外因性の感染を起こすことがある．細菌が血流を通じて足部に侵入する（血行性）．内因性の感染はすでに一般的ではなくその例は100年前には切断の主な原因の1つであった結核による（特定部位の）骨髄炎である．現代においても切断を避けるために感染した骨のみを選択的に摘出することはある．

発展途上国においてはHansen（ハンセン）病とそれに伴う神経障害により，重篤な顔面，手部，足部の欠損に至ることがあり不幸にも社会的隔離につながってしまっている（図5）．

特殊な症例として肺炎球菌感染症または髄膜炎菌性菌血症による細菌塞栓症後の四肢壊疽があり，このような例では足部の一部でも温存できることは稀である．

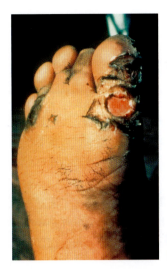

図5 Hansen病
感覚の消失と足穿孔症がある．

4 腫瘍

足部における軟部組織，骨の悪性腫瘍は稀である．切断の範囲は腫瘍の悪性度によって異なり，抗がん薬（化学療法）と放射線治療による後療法は，運動，義肢治療やリハビリテーションによる回復を遅延させる．

5 先天性奇形による切断

今日の整形外科技術の発展のおかげで，切断術を用いたり四肢の多くの部分を切断したりすることは少なくなった．足部において問題となることは，脛骨，または腓骨の欠損があるか否かであり，欠損がある症例では足部が機能することはない．足部を固定するため下肢に外科的治療が施され，足部は温存される（⇨第51章参照）．

6 その他

ポリオ，脊髄空洞症や二分脊椎などの神経疾患の結果としての切断もあるが，稀である．精神疾患（身体完全同一性障害）患者による自傷行為からの切断も稀である．

32.2 切断部位の選択

外科医にとって切断部位の選択は手術手技そのものよりも困難を伴うものである．切断する高さは局所所見に依存するだけではなく，外科医の能力，環境，義肢技術にも依存する．

足趾先端に始まり，目標はできるだけ多くの部位を温存することにある．また，断端は水平面上に位置していなければならない．断端の先端と底部はけり出し期において基部がその役割を引き継ぐため，完全荷重が可能でなければならない．

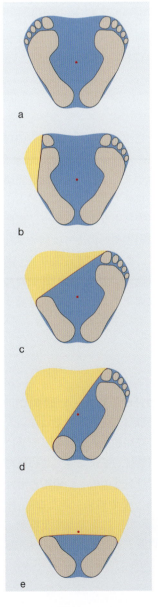

図6 切断範囲と支持基底面
切断により支持基底面は減少する．義肢によるケアは機能的な，外観的な回復を担う．縦切断（b）は，横切断よりも支持基底面の減少が少ない（c〜e）．

■ 足部の切断と関節離断

「切断」は骨自体の切り離しであるのに対し，「離断」は関節での切り離しを指す．解剖学的状況に従い，足部においてはその両方が適用される．

両側切断を施された後足部断端で完全荷重可能な場合，下腿断端の部分荷重のみが可能な場合と比較して計り知れないほどの価値がある．足部切断における義肢の重要な機能は，残存する荷重面を用いて機能を回復することにある（図6）．

一方，切断部位は組織の損傷の広がりによって決定されるが，解剖学的状況も考慮される．中足骨骨幹部を残した切断端は，先端が細くなることがあり，けり出し期に靴底を傷めやすい．

骨底部への移行部まで完全に骨幹部を切離してしまうことにより，このようなリスクを低下させることができる．創が感染している症例（足穿孔症）では，細菌は骨幹部の髄腔にとどまりやすいため，海綿骨での切断が絶対適応である．したがって細菌は骨幹部を海綿骨の基部まで切離することによってのみ除去することができる（⇒第17章参照）．

切断の種類は，横切断，縦切断，内部切断の3つに区別することができる．横切断と比較して，縦切断のほうが支持基底面の減少が小さい（図6）．

横切断

横切断後，断端先端と底面を使用可能な足底面からの皮膚で覆う必要がある．足底面にある長い皮弁を断端先端に巻き上げ，足背部の皮膚と縫合する．この方法は足趾先端にも適用し，さらに股関節関節離断であっても同様である（図7）．骨断面は互いに長さが等しくなるよう並べ，底面はソリのように丸く整える．擦過傷や熱傷後では同じ方針をとることが難しい場合があり，断端をできる限り長く温存することのほうが優先順位は高い．そのため，義肢装具士により断端のクッション性欠如をクッション素材で補う（図4c）．

32.3 切断部位

切断部位は関節線をもとに名付けられている（図8）が，必ずしも切断は関連する関節の解剖に従うわけではない．

断端短縮はすべて，背屈筋と底屈筋，内転筋と外転筋における平衡状態を損なう．背屈筋は切断によりてこの原理が働かなくなるが，アキレス腱は足部の著しい短縮の場合を除き完全に機能を保ち続ける．その結果，新たな「平衡状態」である足部の内反尖足変形が生じることになるが，あらかじめ予測される変形を代償することのできる外科的治療を選択するべきである．

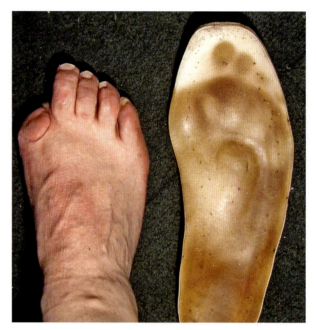

図7 悪性黒色腫による母趾の関節離断
丸く整えられた骨断端が足底の皮膚に覆われている．創は足部背側に位置している．足底装具に残る汗の跡から，第1列はその機能の半分を満たしているに過ぎないことがわかる．第2列は代償的に高負荷となっている．

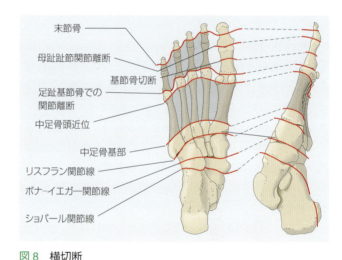

図8 横切断
灰色の部位での切断は，よい断端が形成されないことから好ましくない．

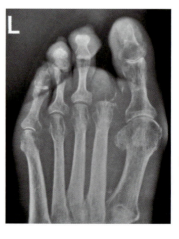

図9 空間を埋める足趾
母趾関節離断後，隣り合った足趾が自然に間隙を埋める．第2趾の欠損により，母趾は代償的に外反位となる．

■ 足趾

母趾では，趾骨の部分切断または趾節間関節での関節離断の場合，顆部が丸く整えられている限りよい断端となる．しかし，第2～5趾では完全に異なり，足趾が背側に向かって上がるため，突出して圧痛点となる危険性があり機能を失う．そのため，第2～5趾に対しては末節骨のみの切断を行うか，即座に完全な関節離断を行うほうが望ましい．しかしながら，基節骨の底部が残存することがあり，これが背屈し突出することがある．

個々の足趾を切断した場合，隣り合う足趾が切断によってできた空間を埋めようとする傾向がみられる（図9, ⇨ 131頁の図1も参照）．母趾のみが残存した場合，母趾は90°まで外反することがある．中足趾節関節の関節接合術は足趾を自然な肢位で固定し，支持面を増加させる（⇨図11a, b 参照）．

可能であれば，つま先は切断しないほうがよい．それは，つま先が立位の安定にとても重要であるためである．いわば"つま先は人間のアンテナである"（Baumgartnerによる）．

横切断

■ 前足部と中足部

中足骨骨底部とショパール関節間での切断においても，原則は同じである．足底面にある長い皮弁を丸く整えられた骨端に巻き上げ，荷重域外にある足の甲で縫合する（図8, 10a～f）．足底部にある皮弁の大きさが不十分である場合には，足の甲にある皮膚をその代わりとするが，足底特有の機械的特性には欠けており，完全荷重には適していない．

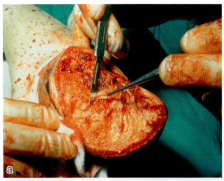
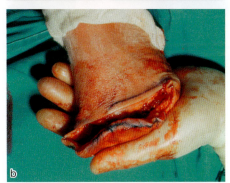
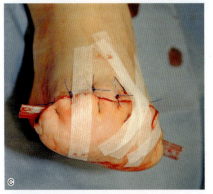
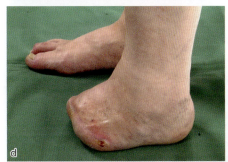
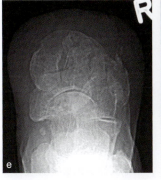
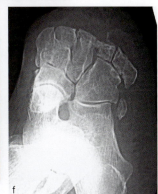

図10 横中足切断
a. 長足底靱帯の短縮．
b. 張力のかからない足背，足底の皮弁は可能か？　不可能なら骨を短縮する必要がある．
c. 閉鎖：24時間の対角ドレイン，皮弁はゆるい縫合とsteristrips®に適合する．
d. 2か月後，60歳の糖尿病患者は完全荷重可能な断端を獲得した．Bellmann義足の適応がある．
e, f. 異なる平面における横切断のX線像．

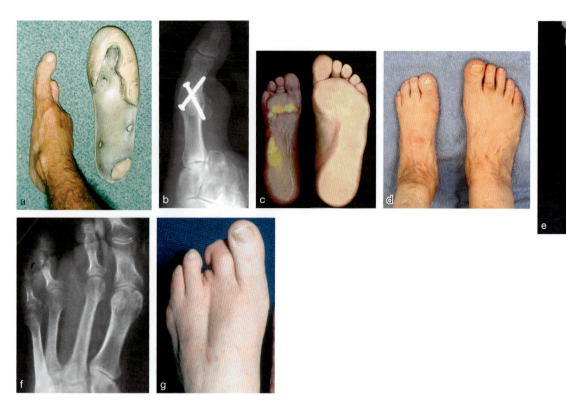

図 11　縦切断
a, b. 第 2～5 列の部分切断．母趾のみが残存している場合，母趾は外反位になる．中足趾節関節の接合術により，正しい位置に固定することができ，内縁にはこない．靴中心のボール状のクッショニング．（スイス・リースタル，P. Ochsner による）
c, d. 芝刈り機事故．小児期の第 5 列と踵骨の切除により，足部と下肢が短縮（⇨ 268 頁の図 7 も参照）．
e. 義肢の適合．（スイス・チューリッヒ，整形靴技術者 S. Friemel による）
f, g. 糖尿病による第 3 列の横中足切断．

縦切断

　罹患していない部位を犠牲にせず，支持基底面を減少させることなく，足趾にある個々の列に沿った切断が可能である症例も少なくない．

　内側では第 1 列のみを残すことが可能であるが，足趾が外反位に屈曲することを防ぐため中足趾節関節での関節接合術が必要とされる．足趾は靴の中心に位置し，義肢内縁に位置しないことが重要であり，足趾には三次元的にクッションを施す（図 11）．垂直に立った 2 つの壁に挟まれた，窪みに押さえられているだけではいけない．外側では，最低でも第 4 列と第 5 列を温存しなければならない．

　この術式を小児期に適用すると，足部と下肢の成長が遅延する（図 11c～e）．中間列のみを個々に摘出することもできる（図 11f～g）．

　縦切断では，残存する列に生体力学的な過負荷がかかるため，基礎疾患，運動の欠乏により骨粗鬆症を起こしているような症例では特に病的骨折のリスクが上昇する（⇨ 193 頁の図 5 参照）．

　靴型装具により，切断された足部形態の代償，パッド，ロッカー技術を用いた残存する足部列への除圧を提供することができる．

内部切断

およそ100年前の骨結核の時代には，すでに外科医は感染した骨のみを切除し足趾を温存するアイデアを持っていた．Baumgartnerは30年ほど前に同じアイデアを思いつき最初は外傷後の感染した中足骨に，その後はCharcot足（糖尿病性骨関節症）に，さらに足穿孔症に適用した．内部切断は個々の列やすべての列に対し，中足骨底からショパール関節まで適用できる（図12, 13）．

機能的に内部切断は外部切断と同等とされるからケアの簡単な古典的断端にするため，使用しない足趾を切除することはなぜよくないのかという質問は繰り返し上がる．それでは，患者は内部切断の利点からくる利益を得ていないのだろうか．最も重要な点は心理的な面であり，患者は足部がどれだけ短くなっていても足趾が残存しているために自分が切断者であるとは感じない．さらに心理面以外にも多くの利点があり，内部切断では神経は損傷または切断されないことから断端痛や幻肢痛はない．残存する間隙は数週間のうちに他の足趾によって埋められ，それらは「再連結」により活動的に動きさえする．

靴型装具により足部の切断線の下にロッカーバーの起点を置くことができ，足部の踏み返しの際に足趾を接地させ，最低でも3～5 cmになる足部短縮に対する代償とすることができる．特に高齢患者には足関節を覆う靴型装具を用いることでより大きな支持性を付加することができ，切断部位がリスフラン関節よりも近位にある場合には必須となる．すべての切断と同様，足部の容量が最終段階に達するには最低でも6～24か月かかるため，最終的な義足を製作する前に一時的に石膏キャストを数回巻く必要がある．

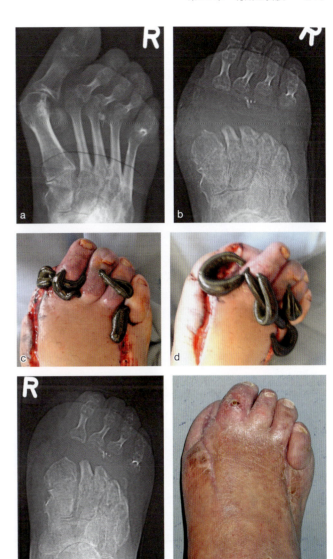

図12 横中足内部切断：重篤な関節リウマチ患者
a. 開張足，外反母趾と第2～5趾の脱臼．中足部基部を通る切断線のマーク．
b. これにより，足趾に空間ができ，矯正位に戻る．術中に予想以上に血行状態が悪化していることがわかり，母趾を温存することはできなかった．
c, d. 術後3日目．静脈血栓症により足趾が青黒く変色したためヒルを用いた治療を行った．ヒルの配置（c）．20分後（d）．この方法により血行が回復し，足趾を温存することができた．
e, f. 2か月後．傷は治癒した．足趾の間の孔と切断線は小さくなり，足部は短縮した．

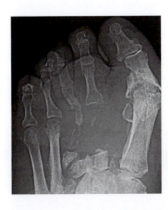

図13 糖尿病Charcot足の第2・3列での横中足部分切断
骨関節症により，中足趾節関節は破壊されている．

後足部

後足部切断ではなく，下腿切断をすべきであると提案する外科医も多い．後足部切断は創治癒の困難さ，切断後の変形や義肢適合の問題から避けられる傾向にあった．しかし，19世紀以降，骨結核の流行により数多くの外科術式が開発された．

優れた後足部断端は，下肢切断端と比較して多くの利点がある．それは完全荷重が可能で，てこの原理も働き，切断者は義足を装着せずに歩くこともでき，最低でも義足なしで両足で立つことができる．われわれの治療目標は義肢適合を容易にし，外観のよい断端を形成することにある．

後足部切断がうまくいけば，自ずと義肢適合の質も高まる．最高水準の機能性と外観のよさを兼ね，既製靴に入れることができる義足を組み立てることへの挑戦は，Pierre Bottaのような多くの義肢装具士にとって名誉である（⇨ 222，229頁参照）．

基本的に以下の3つの異なる技術に区別することができる（図14）．
1) ショパール関節での関節離断．
2) Pirogoff-Spitzyによる距骨と距腿関節の切離，踵骨と脛骨の接合．
3) Symeによる距腿関節での足部関節離断．

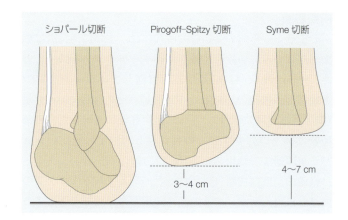

図14　後足部での切断

■ ショパール関節での関節離断（図15a〜c）

このショパール断端でのみ，距腿関節は温存される．可動性は極端に制限されているとはいえ，足部断端が上下に動くことには多くの利点がある．さらに下肢長は同じままに保たれる．

しかしながら，ショパール断端では，足底部の離断の後に足部が必然的に内反尖足位に変形するという問題が起こるため，荷重面は断端の外側縁に集中し下肢は機能的に1〜2cm長くなる．

筋の平衡状態が深刻に損なわれるため，断端を垂直軸の中に収め内反尖足位に変形しないような手術手技を選択すべきである．内反尖足位と距骨を丸く整えること，踵骨をソリのような形に整えることに留意する．必要ならば，断端をある程度期間を置いた後に，垂直軸に合うよう手術的に矯正することもできる（⇨ 172頁の図6a〜cも参照のこと）．

■ Pirogoff-Spitzy（ピロゴフ-スピッツァ）切断

この手技は，19世紀のロシアの陸軍外科医Pirogoffにその起源をもつ．オーストリア・ウィーンの外科医Spitzyとともに，Frenchman Camilleri（2003）を含む多くの人々が改善を考えている．

距骨と同様，脛骨の距腿関節面，踵骨の距踵関節面を切除し，残存する面を互いに積み重ね，内固定，外固定を使用して，関節接合術と同様にそのまま成長させ，強く，完

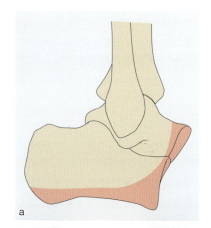

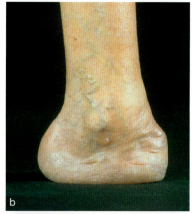

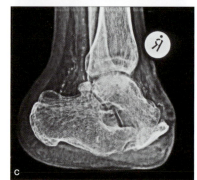

図15　55歳糖尿病患者のショパール切断
a. 手術ダイヤグラム．
b, c. 結果：断端は，垂直アライメントに沿って位置しており，裸足時にも荷重が可能である．1年後，逆側にも同じ手順を施した．Bottaによるフレーム義足を用いた治療．

全荷重が可能な後足部断端を形成する手技である.

この手技は,骨強化が遅延する,もしくは起こらないことがあるため,糖尿病患者に用いるべきではない.

義肢によるケアを容易にするため,距腿関節の両関節面を切除することは利点がある.踵骨を距骨軸上に位置させることが重要で,矢状面上において,踵骨は同じ位置に,術前より少し上方に位置する.その上,前額面上では,踵骨を外反位に数mm外側にずらすことが重要である.最後に水平面上において踵骨は,切断前よりも外旋位に置かなければならない.両関節面が完全荷重可能になるためには6〜8週間を必要とする.義肢の適合はショパール関節切断よりもこちらのほうが容易である.距骨を切除しているため下肢長は3〜4 cm短縮するので,構造的な高さが低い義肢足部を挿入することが可能である.

断端は洋ナシ様の形状をしており,完全荷重が可能である.前面に脛骨の角があることからこれが稜となり,下腿の横断面は三角形をしていることから回旋は制御可能である(⇨229頁の図45b参照).

■ Syme(サイム)切断

アングロサクソン諸国においては,スコットランドのSymeによって開発されたこの手技は非常に一般的で,血流障害の患者や糖尿病患者にも適応がある.

距腿関節での足部の関節離断後には足底の皮膚のみが残存するが,Syme断端は完全荷重が可能である.

踵部での褥瘡潰瘍の例など足底の皮膚を使用できない症例では,他の方法を用いることが可能である.足の甲の皮膚に覆われた断端は耐久性が低いため,代替案はSteenによる前進皮弁であり,足底全体の皮膚を断端の下から背部に移植する.血管と神経は完全に温存される(⇨206頁参照).

初期の状態で脛骨の下にある足底の皮膚が横滑りしないことを確認することが重要でこの段階で横滑りがあると裸足や義足を装着した状態で断端に荷重がかかった場合にも続いてしまう(図16).

■ 踵部での切断(図17)

踵部にのみ損傷がある場合,即座に下腿で切断するのではなく,前・中足部を温存できるすべての選択肢を考えるべきである.

最も一般的な原因は,血行不良と神経障害,または高所からの落下後の開放骨折により,骨深部まで達した踵部における壊死である.

張力をかけることなく皮膚の縁を合わせられるように,褥瘡潰瘍と必要なだけの骨を除去することが最も簡便な手技であるが,この際には踵骨の感染した部分も除去する.

アキレス腱停止部の維持を試みるのがよいが,もしアキレス腱停止部を完全にまたは部分的に除去,あるいは部分的に切断するほかに可能性がないとしても,良好に機能す

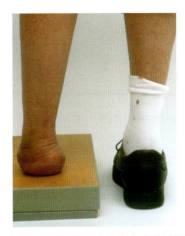

図16 Syme断端は,裸足時でさえ完全荷重が可能である
荷重時には足底の皮膚が内反方向に移動する.下肢は4 cm短縮している.

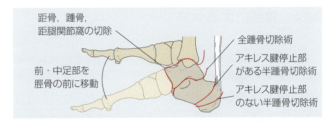

図17 踵部での切断

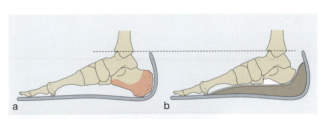

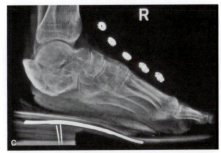

図18 半踵骨切除術
半踵骨切除術後,足部は整形外科技術を用い,正しい解剖学的位置に上げられ,踵骨が欠けた部位は,踵接地が遅くなりすぎないよう代償された.

る足部は温存できる．しかしながらその場合，整形外科技術を用いて解剖学的に正しい高さまで距腿関節を持ち上げることにより代償されなければならない（図18a～c）．

後足部と中足部における骨性接合は距舟関節のみ残存するため，踵骨の全摘出により前足部は不安定になる．そのためこの関節の接合術を施術し足部を安定させる必要がある．

損傷が広範に及んでいる場合には，踵骨と距骨，距腿関節窩を除去することも可能であり，前足部は脛骨の腹側に接続することができる．Syme切断と同様，足底部は脛骨と腓骨の底面に直接位置し，足部の接地面全体が温存される．5～6cmの下肢短縮は整形靴技術により代償可能であり，過負荷のかかる前-中足部を安定させるため整形外科的靴内靴（インナーシュー）を必要とする（図19a～c）．

32.4　義肢によるケア

義肢装具学は足部断端に対し最もよい義肢と足装具を製作するために進歩してきたといえる．しかし，最近では整形外科技術は義肢技術を上回っており，差高が変化しなければ調節をする必要なく，多種多様な既製靴に適合するような義足を患者に提供することが義肢装具士に与えられた課題である．

義肢装具士はこの分野において，Pierre Botta，Dieter Bellmann，Michael Schäferなど，先駆的な仕事を成し遂げてきた．彼らは自身の技術を秘密にしておくことはなく，自身の知識と経験を多くの義肢装具士や靴技術者と共有した．彼らの足義足における成功は，義肢技術に対する挑戦でもあった．彼らの伝統的技術はドイツにおいてはいまだ健康保険で完全に賄われているが，もはや現代の義肢とは比べものにならない．足趾切断後に処方される靴型装具や中足部切断用の紐留めによる足義足は，もはや時代遅れである．

しかしながら，スイス・チューリッヒのBruno Friemelやドイツ・ミュンスターのMichael Müllerなどの整形靴技術者はいまだカタログにBellmann義足を載せている．すべての整形靴技術者がこれを実施しているわけではなく，義肢装具士がBellmann義足と呼んでいるものが，すべて本当にオリジナルと同じものとはいえない．同様に，BottaとSchäferの技術でも同様である．ある種の断端は靴型装具によってのみ適切にケアすることができるため，その一例については後ほど紹介したい（⇨図31～38）．

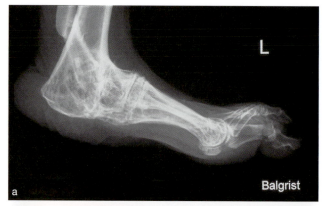

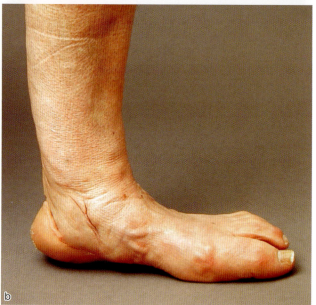

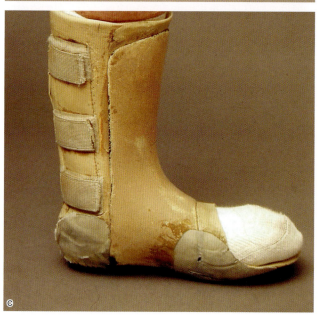

図19　高所からの墜落
距骨，踵骨の感染した開放骨折．踵骨，距骨と果部を切除し，中足部と脛骨前面の骨癒合を行った．
a. 32年後のX線像．
b. 足部．
c. 装具．（スイス・ビエル，Botta & Sonsによる）

32.5 移動能力グレード(モビリティグレード)
(ドイツ・ドルトムント, ドイツ整形靴技術大学)

　義肢の処方に際しては, 過剰な, あるいは過小なケアを避けるため, 移動能力を5つのグレード(階級)に分けている. 処方時には, 最初に足部と膝継手が選択されるので, 足義足においては後足部切断のみが対象となる. しかし, これらの移動能力グレードは義肢に対する視野を広げ, 前足部の強度をはじめ, 一般的な義肢の機能とそれに対応するグレードの適用などを知る上で有用である.

移動能力グレード0:歩行不能
　肉体的, 心理的状態により, 補助を受けても, 義肢を装着して歩くことができずにベッドからそのまま車椅子に移乗する切断者. 患者の外観を向上させることを目的とした装飾用義足が適切.
　治療目標:患者の外観を向上させ, 移動は車椅子で行う.

移動能力グレード1:屋内歩行者
　平らな床面をゆっくりと移動する目的で義足を使用することができる, または使用する可能性がある切断者. 歩行する時間や距離は, 患者の状況により限られている.
　治療目標:屋内での患者の立位, および歩行の能力を向上させる.

移動能力グレード2:制限のある屋外歩行者
　義足を使用してゆっくりと歩行する能力, または歩行する可能性があり, 縁石, 段差や不整地のような小さな障害物を越えることができる切断者. 歩行する時間や距離は, 患者の状況により限られている.
　治療目標:屋内および屋外での患者の立位, および歩行の能力を向上させる.

移動能力グレード3:制限のない屋外歩行者
　義足を使用して中程度から速いスピードで歩行する能力, または歩行する可能性があり, ほとんどの障害物を越えることができ, どのような場所も歩くことができる切断者. 義足に過大な負担をかけることがないので, 職業的, 治療的, その他の様々な活動に参加することができる.
　治療目標:屋内および屋外での患者の立位, および歩行の能力を向上させる.

移動能力グレード4:特に要求の高い制限のない屋外歩行者
　義足を使用して, 制限なく健常者と同様の歩行する能力, または歩行する可能性がある切断者. 加えて, 高い衝撃, 負荷からくる高い機能的要求に応えることができる. 歩行時間や距離に制限はない.
　治療目標:屋内および屋外での患者の立位, 制限のない歩行能力を達成させる.

32.6 治療の基本原則

　一般的に残された足部が短くなるほど, 義足の適合が難しくなる.
　基本原則は以下のようなものである.
1) できる限り早期の着手:手術の直後に治療のスケジュールを立てる. 入院期間は短いほうがよいが, 保険でカバーされる義肢のリハビリテーションは必要十分な期間を認めるべきである. 外科医の管理により, 術後の経過は安定する.
2) 安全第一:義肢の適合は二重装具, 歩行補助具またはキャストで開始するのが合理的である. この方法により, 創口のダメージがなく, 断端のコンディションが保たれる. 包帯について考慮することも重要である. わずかな絞扼も起こさない, 弾性または部分弾性の包帯または加圧ストッキングを使用するべきである.
3) 断端容量の変化:手術直後は足部断端の周径は治癒後の状態より大きい. 容量の変化は特に透析患者では大きい. 加圧ストッキングは選択肢の1つである.
4) 加圧療法:靴の選択は基礎疾患と創の状況に基づくが, 加圧ストッキングによって一定した容量と滑らかな形状が得られ, 組織に負担をかけない適切な義足の適合を得るために必要とされる. 断端の状態が安定し容量が一定した時点で締め付けるバンドのない靴下やストッキングで覆うことができる.
5) 神経障害:損傷や痛みがあり, 患者への適用が不可能な場合には安全性が優先されるべきである.
6) 断端に残存する可動性はできる限り温存すべきである. 膝, 距腿関節, 距踵関節に可動性があればあるほど, 血行の回復や筋の発達はよい.
7) 正しい立位:機能上, 垂直なアライメントが必要とされ, 膝, 股関節, 腰部は関節面が解剖学的に互いに整列していることが大切である.
8) 移動能力グレード:アスリートレベルの若年のショパール切断者には, Bellmann型義足が問題なく適合する. 軟部組織が多く活動的な患者には高い負荷に耐えるよう下腿装具を併用するべきである. 活動的ではない, もしくは高齢者には靴型装具の使用が推奨される.
9) 説明と同意:患者が状況について理解し, 協力するほど義肢ケアのより高い目標を追求することができる.
10) 技術力:義足適合の技術は, 義肢装具士の技術的能力

に依存する．

Bellmannによる前足部義足（図20〜26）

1987年，スイス・チューリッヒの義肢装具士Dieter Bellmannは非常に軽い前足部義足を開発した．エルコフレックスという素材を使用して製作され，ウェットスーツのようにピッタリと適合する．カーボン繊維や発泡樹脂のような付加素材は，患者に高レベルの機能，運動性，外観をもたらす．距腿関節と距踵関節は温存されたままの長さにあり，自由な運動が可能であることによって，足部と下腿の筋の良好な運動と血行が得られる（⇨313頁の図5cを参照）．

■ 必要条件：
1) 完全荷重が可能な断端．
2) 断端の容量変化がわずかであること（必要なら，加圧ストッキングを処方する）．

■ 陰性モデルの製作（⇨30頁参照）

採型前に臨床評価を行うことは非常に重要で，膝を屈曲した状態で足部の柔軟性と，断端の表面を詳細に確認する必要がある．高い圧にも耐えることができる部分があっても，創，骨突出部のような部分は非常に敏感である．採型を行う際，切断者は個々の断端に合わせて形づくられた袋，または適合した縫い目のない加圧ストッキングを装着する．患者は着座し，足部をラップで巻いてcutting surfaceの上に置く．その後，12cm幅の石膏キャストを足部に巻き，足関節までを採型する．母指と示指を用い，膝関節を最大背屈位にするために足部の踵骨隆起の上とアキレス腱の側面に圧をかける．この工程間，足部をわずかに引っ張る．陰性モデルを製作した後，樹脂製の陽性モデルを作製し，仮合わせ用のソケットを準備する（⇨61頁と比較）．

荷重部の跡としっかりとした踵の絞りを利用し，義足の軸を定め，記録する．完成した足部の陽性モデルは，採型樹脂治具にネジ留めする．その後，エルコフレックスを2枚の丸い円板の間に挟んでネジ留めする．移動能力グレードと荷重により，エルコフレックスには9mmと15mmの厚さのものがある．材料をオーブンで加熱した後，表面を滑らかに整えた陽性モデルの上に，材料を真空成型する．

冷却した後，陽性モデルとエルコフレックスを取り外し，マルチフォーム製の下部構造を製作する．ここで差高と踏み返しのアライメントを確認しておくべきである．すべての断端は外側に向かい内反する傾向があるため，義足の垂直軸はそれを考慮に入れるべきである．カーボン繊維製のスプリングは，カーボン繊維を4層に重ねて，80：20の比率でBFKアクリル樹脂を含浸させて製作するか，より好ましいものとしてはイージープレッグ®を用いて製作する（⇨22頁と比較）．

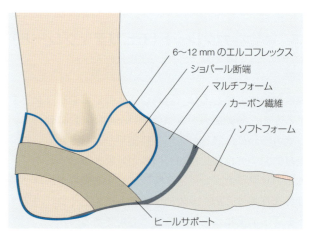

図20　Bellmannによる前足部義足

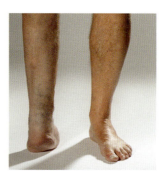

図21　立位でのショパール断端

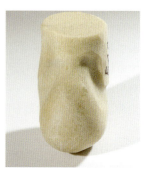

図22　解剖学的に配置されたヒールカップを付けた陽性モデル

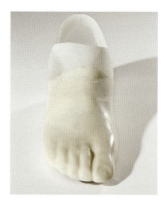

図23　カーボン板バネを取り付けたBellmannによる前足部義足

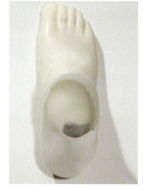

図24　Bellmannによる前足部義足
断端は常に全面荷重の状態にある．

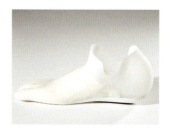

図25　内側に回外ウェッジを付けたBellmannによる前足部義足

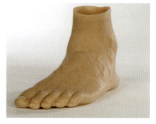

図26　シリコン足部
シリコン足部は健康な足部と全く同じ色にできる．ソケットの近位部は軟らかく，足に吸い付く．必要ならば足関節の下で切り取ることもできる．

このカーボン繊維強化プラスチック製のスプリングは，前足部にかかる圧を防ぎ足部全体に均一に分散する．Bellmann が推奨する前足部の補綴物は 10 mm 厚のマルチフォームを 45°傾けて層状に接着して製作する．その後，ヒールカップを装着する（Baumgartner R, BottaP：Amputation und Prothesenversorgung. p291 Thieme, 2015, http://www.bellmann.ch より）．

その他の製作技術として，健足側の精密なモールド型を取り，それを鏡像反転させて陽性モデルを作製し，そこから陰性モデルを製作するというものがある．これによって，正確に健足側にある足の形を切断側に写しとることができる．ここまで記述してきた方法では，マルチフォームを使用して製作するのではなく軟性発泡樹脂を用いる．材料のショア硬度は，患者の体重と移動能力グレードを用いて決める．体重が軽い場合や高齢者には，軟らかい発泡樹脂を用い，それに対して体重の重い，屈強な場合はより硬い発泡樹脂を用いる．

ヒールカップを補強するストラップはカーボン製のスプリングの下に接着することにより踵の支持性が得られる．付加的な踵部カップは高度な装飾性を求める患者や低活動者には用いない．よって，前足部義足はより軽くより繊細になる．

■ 特徴
1) 余計な特徴を加えないことで義肢が大きくならず，装飾的な靴を履くこともでき，スポーツ中の高度な要求に応え，加えて水中でも装着できるという利点がある．
2) 前足部義足を肌色に塗り，足趾に爪を付ければ，サンダルを履くこともできる．しかしながら，非常に傷つきやすい．
3) 肌色のシリコンカバーを付ければ，競技にも，ファッションシューズにも，サンダルにも使用できる（スウェーデン，Centri 社，⇨ 227 頁の「シリコン技術―足部と足趾の義足」項も参照のこと）．
4) Bellmann による義足は，高活動者向けの Basko 社の ToeOFF 装具と組み合わせた，軽く機能的な競技用デザインも採用している（図 27～30）．

靴型装具による対応

Bellmann による義足やシリコン義足が常に使用できるとは限らない．その例として，11 歳の少女の症例を以下に示す．

2 歳のころ，彼女は足部と下腿に深刻な熱傷を負い，両側の前足部と踵部を切断．現在，足部断端と下腿の広範な傷痕があり，距腿関節と距踵骨関節には拘縮がみられる．断端はかろうじて脂肪組織に覆われている（図 31, 32）．

われわれの施設には 4 歳時に初めて受診したが，その時点で下腿を覆う変形を代償する下肢装具と靴型装具を履い

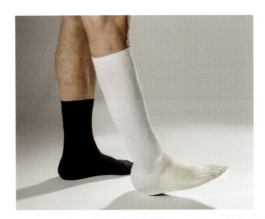
図 27　自由可動の足関節を持つ Bellmann による前足部義足

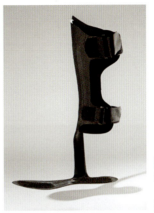
図 28　Basko 社の踏み返し装具
Bellmann による前足部義足の延長レバーとして理想的である．前足部の圧が減少する．

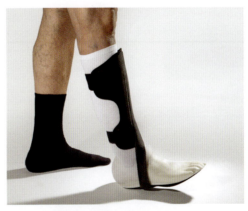
図 29　踏み返し装具を取り付けた高荷重時の（スポーツ）Bellmann による前足部義足

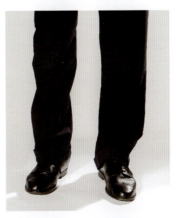
図 30　外観上，義足は見えない

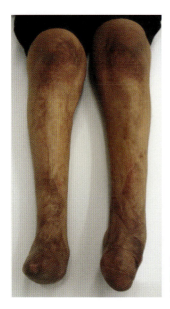

図31 熱傷後の前足部および踵部切断後の靴型装具による治療

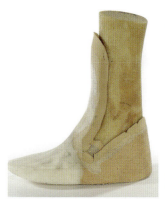

図35 外側から見た左足の靴型
代償用クッショニング,足背フラップ,カーボン補強とアライメント不良の矯正付き.

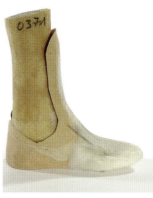

図36 内側から見た左足の靴型
代償用クッショニング,足背フラップ,カーボン補強とアライメント不良の矯正付き.

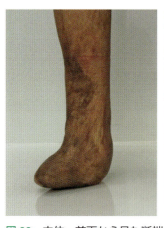

図32 立位,前面から見た断端

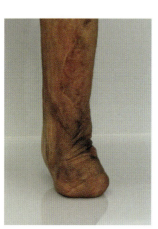

図37 靴型,外側への高度なクッショニング
右よりも左のクッションが多い.

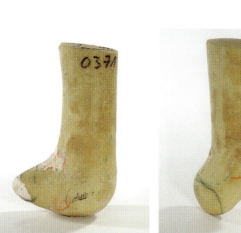

図33 右足の靴型

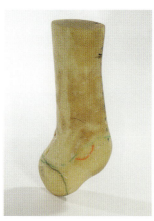

図34 左足の靴型

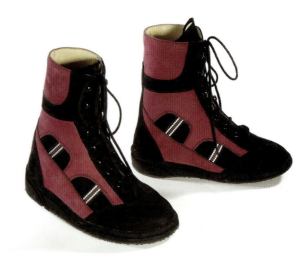

図38 両果部キャップを付けた靴型装具

ており，この種の治療は当時行われていた標準的なものであった．患者の移動能力は高く断端の状態も良好であったため，治療は変形を代償する足底装具となったが，年齢を重ねるにつれ，熱傷による傷からくる痛みは増加し，断端を覆う軟部組織は減少した．

Bellmannによる前足部義足を装着することで，続く数年間は快適かつ安全に歩行することができたが，身長が伸びるにつれ彼女の垂直軸は悪化し，Bellmann義足では荷重面の中でアライメントをとることができなくなった．

最終的には，靴型装具により，垂直軸の中にアライメントを収め，十分な運動能力をもたらすことができている（図31〜38）．

シリコン技術—足部と足趾の義足
（Michael Schäfer）

足趾，足部切断後のシリコン義足は，最小限のケアとして考えられる．

■目標
1) 断端に対する，可能な限り最良な，痛みを減少させるクッショニング．
2) 足部の支持面喪失を回復．
3) 切断された足部形状を回復．
4) 既製靴装着の可能性．
5) 義肢による高度に機能的な特徴を妨げることなく，靴による装飾美性を活かす．

■技術
室温で架橋結合するものや高温で架橋結合するシリコンまで，様々な組み合わせが可能である．素材の高い粘着力と優れた皮膚への耐性により，シリコンは断端への全面荷重と柔軟性のあるクッショニングが提供される．断端と義足間における偽関節のような好ましくない動きは最小限に抑えられ，患者にとって大きな利点となる．在来型の義足と比較して，シリコン義足は身体に対して，よりよい誘導，適合と結合を提供する．

シリコン技術を用いて有効な治療を行うためには，断端と患者のニーズに即した個別のデザインを考慮することが重要である．そのため，義肢装具士にとっては通常と異なる調整方法や適合を習慣として初めて，患者の要求を満たすことができる．

残念ながら，シリコン義足はいまだわずかな義肢装具製作所で使用されているに過ぎない．シリコン義足の作製には，高価な器具を備えた，一般の製作所から隔離されたクリーンルームでの厳密な製造工程を必要とするからである．また，シリコン素材の使用と製作工程についてはわかりやすいマニュアルがなく，シリコン素材の使用を普及するためにはまだ時間がかかりそうである．

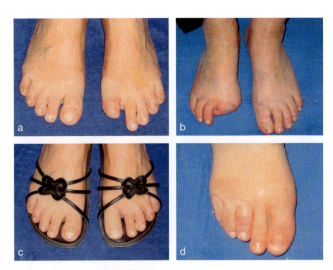

図39　シリコン製足趾義足
a, cは部分切断，b, dは中足部からのガイド付き．

■足趾義足
足趾切断後の義肢によるケアの目標は，切断レベルと断端の状況によって異なる．

中足趾節関節を温存できた症例においては，シリコン義肢がよい審美的な代替物となりうるが，断端が圧力に敏感であり代償のために歩容が変化しているような場合は除外される．このような症例においては，義肢に組み込まれたゲル状の面が疼痛部の除圧に役立ち，患者は正常な歩行を回復することができる．特定の円形の部分に足趾義足を装着しているような単趾のみ切断している断端の症例では，伸縮性のあるシリコンソケットを使用することができる（図39a, c）．

複数の足趾が完全に欠損している場合，シリコンのデザインに中足部を組み入れる必要がある（図39b, d）．このような症例で，残存している足趾は負荷の増大とストレスにより屈曲拘縮を起こしていることが多い．義肢はたとえそれが最初は長すぎると思えるようなものであっても，正常な長さに合わせて調整されるべきである．長期的には，義肢によって代償的なアライメントの不良が自然に矯正されることが期待される．

中足長のシリコン義足は，歩行中に生じる力を代償し，断端に摩擦力が伝わるのを防ぐため，中心が軟らかい足趾の構造をとる必要がある．

■足義足
足義足には高度な機能性が必要であるが，断端と義肢のしっかりとした結合が得られるためシリコンによる接着は理想的な機能である．

個々の断端形状に合わせた義肢デザインの調整が不可欠であり，断端長により異なったショア硬度やタイプの異なるシリコンを組み合わせて使用し，義肢の構造に様々な固定機構を組み入れることができる．

縦切断や列の離断をした切断者は，安定性やバランスが失われたと感じることが多い．残存した列は通常，正常な関節可動域を維持するため足部の適切な踏み返し運動を補助することができる．そのため，義肢による代償はこの運動を考慮し，可動域を維持する必要がある（図40）．容量を調整した硬い足底装具，または靴型装具を使用した縦切断後の足部の治療は，足部の機能性を大きく損ない，患者の生活の質を低下させる．

義肢による治療の目標は，切断した断端に対し容量を満たし，負荷を分散し，足部の踏み返しを温存した，クッショニングを提供することにある．複雑な症例においてさえ，既製靴の使用は可能である（図41）．

足部の短断端にシリコン義足を用いる際には，本体重量の減少，踵の安定性とシリコン前足部義足の側面の伸張を防ぐことを考慮しなくてはならない．

そこで必要な場合，シリコン発泡材，アラミド繊維，ナイロンあるいはシリコンゲルなどの付加要素を義肢の高温架橋結合シリコンに組み入れることができる（図42）．

ボナ-イエガーまたはショパールによる後足部切断の治療も，多くの症例においてシリコン義肢の使用が可能である．ここでは，適切な脛骨装具の使用により患者の長距離の歩行と運動能力が向上されることを考慮する必要がある．この構造により不断な高い圧を低下させることができ，患者の関節可動域は増加する．適応性のある装具は通常カーボン繊維で製作され，より軽く，歩行中の動きを補助する構造が可能となる（⇨図47 参照）．

これらの様々な可能性を通じ，網状移植を行った断端や軟部組織の多い断端のような複雑な断端状況においても，適切にクッションを付与できる．

シリコン義足における様々なクッショニング技術に加え，様々な審美的な調整も可能である．患者の個々の要求に合わせて，薄い構造で，様々な硬さに調整できる素材はほかには存在しない．

ここにおいて審美的とは単に外観のことを意味するのではなく，義肢を既製靴に入れて履くことができる，可能な限り薄い構造をも意味している（図43）．

■ 後足部切断用の義足

スイスの義肢装具士 Pierre Botta は，最高の機能と外観を兼ね備えた義肢を提供している．

彼の後足部切断用の義肢は以下の目的を満たしている．
1) 切断者からの要求と断端に残存する能力に合わせた機能．
2) 高度な快適性．
3) 強いサポート．
4) 紐やベルクロ留めを使用しない．
5) 継手を用いない．
6) 装着，脱着が容易．

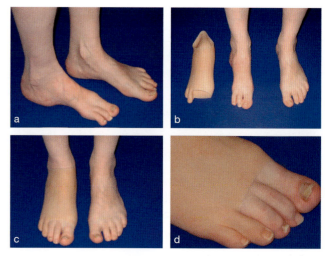

図40　第4・5列の縦切断後のシリコン足部義足

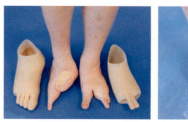 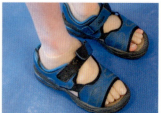

図41　裂足症用のシリコン足部義足

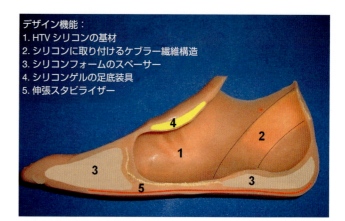

図42　シリコン足部義足の種々のデザイン

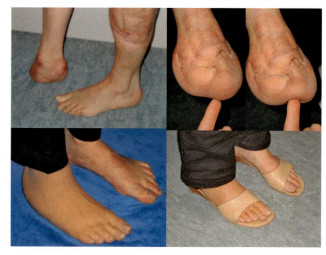

図43　網状移植を行った，軟部組織の多い単断端へのシリコン足部義足（義肢装具士 M. Schäfer による）

7) 卓越した外観.
8) 軽量.
9) 衣服の着用が増加しない.
10) 何らの調整を必要とせず，既製靴を履ける.

■ 原理

　後足部断端は内反する傾向があり足部の外側縁への負荷が増加するだけでなく，ショパール断端は尖足位に変形する傾向もある．そのため，義足のソケットと垂直アライメントはこの傾向を是正するようにしなければならない．陰性モデルは，断端が最大の回内位，最大の背屈位にある状態で採型を行う．その後，下腿の横断面を円形ではなく，三角形に整形することが重要である（図 44, 45b）.

　さらに，陰性モデルは距踵関節の位置で分割し外反位に矯正する必要があるが，これだけでは十分とは言えず，距腿関節の高さで陰性モデルの前方と側方を楔状に切除し断端をさらに強く背屈させる．この人工的な「アライメント不良」抗力により，足部の外縁の荷重傾向を代償する（図 46a～c）.

　これらの矯正は関節のない後足部断端にも必要で，これにより義足足部は外側にシフトし踵は外反位にならなければならない（図 45a）.

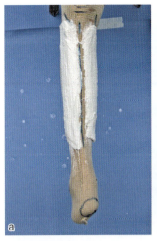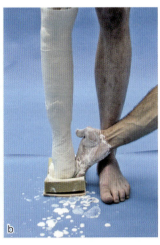

図 44　陰性モデル
a. 下腿の三角形の断面に沿った脛骨部の延長.
b. 断端は採型時には最大回内位にする.

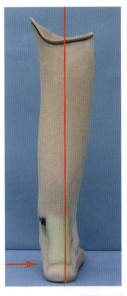

図 45a　Syme 義足の垂直アライメント

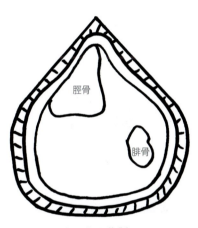

図 45b　ソケットの作製
ソケットを作製する際には，脛骨横断面の三角形の形状を考慮に入れる必要がある．これが痛む圧や脛骨稜の潰瘍を防ぐ唯一の方法である．これにより，Syme 義足の回旋を防ぐこともできる（⇨ 125 頁も参照のこと）.

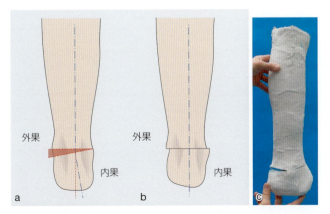

図 46　陰性モデル
陰性モデルは，断端を外反（a, b），背屈（c）位にするため，ウェッジを入れる.

■ ショパール断端用フレーム義足

ショパール断端は，可動域は限られるものの距腿関節が温存され自動的に運動が可能であるという利点がある．そのため，義肢に機能的な関節固定を求めるのではなく，この利点を生かすべきである．

フレーム義足はこの利点を断端に残し，切断者は距腿関節を自動的に 10° まで動かすことができる．紐やファスナーによる留め具はなく，踵接地時においてソケットの縁は脛骨から 1～2 cm 離れ，踏み返し時には脛骨に強く押し付けられる．ウェッジにより断端が足部に結び付けられ，活動度の高い患者では力の返りのよい硬い足部を選択することもできる．両側切断者は，とりわけバイオメカニクス的な機能による利点が大きい．

フレーム義足は活動度の高い糖尿病患者にも適する(図 47a～e)．

■ 後足部離断のない断端用義足

この義足は外観に対する高い要求を満たすだけでなく関節可動域に制限のあるショパール断端の患者にも製作される．Pirogoff-Spitzy 切断，Syme 切断患者には外観の要求に応えるだけではなく機能性にも優れている．また紐留めの必要がなく，血管，リンパ系の絞扼を防ぐことができる．

側面に取り付けられた軟らかい壁が，断端の形状を洋ナシ状から円筒状に変化させる．

重要：ソケットの基部は骨の外縁に正確に適合していなければならない(例：Pirogoff-Spitzy 切断の踵骨断端，Syme 切断の脛骨，腓骨の切断面に平行な断端)．この方法によってのみ，軸方向の荷重を均一に分布させることができる．軟部組織で形成された基部は軟部組織の容量が小さくなるとすぐに褥瘡を形成する(図 48a～e)．

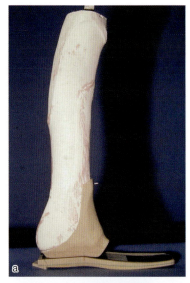
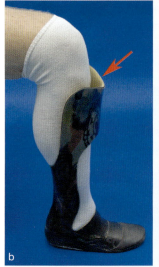
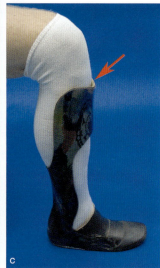
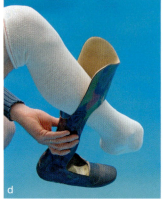
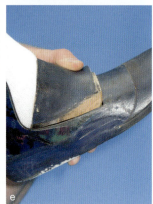

図 47 50 歳糖尿病患者の Botta によるフレーム義足
a. 足部のデザイン．
b, c. 断端が底屈した際には，脛骨上端は離れる．逆もまた同じである．
d. 後面からの義肢の装着．
e. ウェッジによる閉鎖．

図 48a〜d　Syme 断端用義足
a. 軟らかい発泡樹脂製ソケット．
b. 後面のジッパー．
c. 機能的，外観的に満足のいく結果となった．
d. ソケット底面が軟部組織を圧迫することによる解剖学的適合．断端は完全荷重が可能なため，1 年後には皮質骨性の"ふた"が形成される．
（P. Botta による）

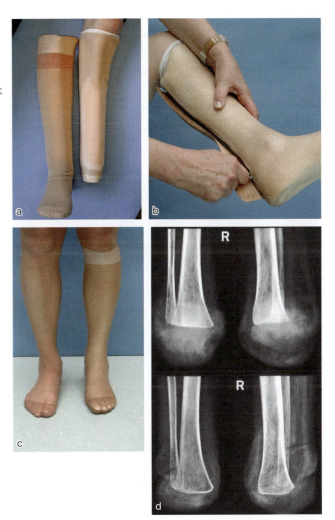

図 48e　ソケットの断端末
ソケットを作製する際に，骨が水平面状に（そして軟部組織のように半球状ではなく）成型されることを厳密に考慮される場合にのみ，断端末は完全荷重が可能になる．
Ⅰ．非荷重時の断端．
Ⅱ．半球状の底面は，縁に高圧点を生じる．軟部組織内に浮腫を形成する．
Ⅲ．骨の末端は義足ソケットに平行に走っている．この場合，軟部組織に均一に圧が分布する．
（Baumgartner による）

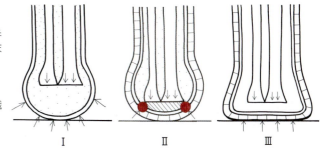

■ Frank Schievink による後足部断端用仮義足

完全荷重が可能な後足部断端のある切断者は，足部のない義足の使用でも快適に過ごすことができる．切断者によってはこのような「棒義足」を自宅で使用する．整形靴技術者 F. Schievink による義足は，切断手術後の容量の変化に容易に対応できる．足部が存在しないため，アッパーを下腿の中間まで引き上げるだけでよい（図 49）．

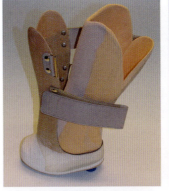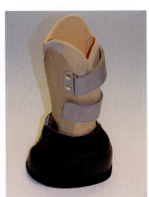

図 49　後足部断端用の仮義足（ドイツ・ハノーバー，整形靴技術者，F. Schievink による）

第33章　脳性麻痺
Cerebral Palsy

U. Hafkemeyer, M. Möller

定義

脳性麻痺(cerebral palsy：CP)は脳の恒久的な障害・傷害を指す一般用語である.

小児脳性麻痺(infantile cerebral palsy：ICP)は胎児期の脳に対する傷害を原因とする(訳注：わが国における定義とは異なる).

脳性麻痺は脳の特定部位が機能しないことにより, 患者の運動能力や精神状態に影響を及ぼす.

脳性麻痺の程度は個々に大きく異なり, 障害の位置と広さにより推測される.

軽度脳性麻痺という用語は通常, 協調運動がわずかに障害されるだけの運動障害を指す.

一般的な医学用語として, 痙性対麻痺, 四肢麻痺や不全片麻痺がある. 逆に痙性単麻痺や三肢麻痺は一般的ではなく, 様々な手足に現れた障害を指す臨床用語である.

さらに, 痙性, アテトーゼ, 運動失調, 過緊張, 低緊張といった用語を含む. 不全麻痺は通常, 麻痺と同じ意味で使用されるが, 臨床においては弛緩性と痙性の麻痺が区別される. 麻痺という単語は弛緩性の麻痺に使用し, 不全麻痺は痙性麻痺に使用される.

- 単不全麻痺　：単肢の障害
- 双不全麻痺　：両下肢の障害
- 三肢不全麻痺：通常, 上肢の片方と両下肢の障害
- 四肢不全麻痺：両上肢と両下肢の障害
- 片側不全麻痺：片側の上下肢の障害

WHO のガイドラインによれば脳性麻痺は障害の位置により分類され, いわゆる臨床用語, "不全"と"麻痺"は障害された四肢により定義される. したがって, 左・右半側脳性麻痺という用語は, "単"と"両"側不全, あるいは"片"と"両"側麻痺との対比として使用される. 左・右半側脳性麻痺は双不全麻痺または四肢不全麻痺と呼ばれ, 両下肢または四肢の麻痺につながる病型である.

日々の臨床においては臨床症状に言及する用語を用いることが多く, 中枢のどの部位が障害されているかがわかる. この方法により, 単に"片"あるいは"両"側脳性麻痺という用語を使用するよりも, より詳細な障害部位の推測が可能となる.

33.1　症状

前述した痙性, アテトーゼ, 運動失調, 過緊張, 低緊張といった用語は臨床の現場において日常的に使用される.

単不全麻痺, 三肢不全麻痺

これらにおいては, 単肢または三肢がそれぞれ障害される. EEG(脳波検査)において神経学的に, 双肢または三肢不全麻痺という臨床像を確認できるかもしれない. しかしながら, 障害された四肢の間では左右の違いがあり, 実臨床では三肢不全麻痺のうちの一肢の障害は比較的軽度である. その逆に, 単不全麻痺においては一肢のみが特に大きく障害されている.

双不全麻痺, 四肢不全麻痺

痙性双不全麻痺においては通常, 両下肢(両半球または両側)が障害され, それに対し痙性四肢不全麻痺においては両上肢と両下肢が障害される. これは中枢神経系の両側の損傷が存在するためである.

不全片麻痺

痙性不全麻痺は, 中枢神経系の単側(単半球, 右または左側の)または片側の損傷に存在し, 身体の逆側に位置する単上肢と単下肢が障害される(対側性).

痙性

典型的痙性では, 肩甲帯と上肢よりも骨盤帯と下肢のほうがより大きく障害される(脳性不全麻痺). 痙性は(筋)トーヌスと固縮の増強によって特徴付けられ, 通常, 体幹は低緊張が優位であるにも関わらず, 四肢を障害する.

アテトーゼ

アテトーゼとは筋トーヌスの大きな変動であり, 痙性とは対照的に骨盤帯と下肢よりも, 肩甲帯と上肢が大きく障害される. 数秒のうちに過度の筋トーヌスが低緊張に変化することがある. また, 次の瞬間, 筋緊張は逆方向に切り替わり, このサイクルが絶えず繰り返される. 患者が運動を行おうとするだけでもこの過程を完全に逸脱し, 患者に

平衡運動機能の欠乏が表われるため，患者は自身の姿勢を維持することも制御することもできない．

運動失調

運動連鎖と協調を制御する部分である小脳に損傷が存在した場合，運動失調が表われる．常にバランスを維持しようと試みるものの，調和の取れていない動作の連鎖，筋の調整による運動調整の欠如，振戦（震え）とぎこちない動きが運動失調の典型的な徴候である．

低緊張，過緊張

四肢だけではなく体幹も障害する著明な低緊張は，臨床現場で見かけることが多い．不明瞭な低緊張の症例は，妊娠41週を超えての出生児に多いことが示された．

低緊張，過緊張は単独で起こることはなく，いくつかの異なる症状が合併する場合が多い．広範な検査をしてみなければ，平衡運動機能の欠乏を起こす原因を特定することができない．

リハビリテーション技術や整形外科技術，整形靴技術を用いた治療目標を設定する際には，患者の体温，筋トーヌス，関節のアライメント不良などの測定は着衣を脱いだ状態で適切に行われる必要がある．

33.2 治療原理

整形外科的な検査を進める際には，上肢および下肢の運動分析を含む包括的アプローチを用いるのがよい．脊柱の評価は主要な臨床的問題の的を絞る前に行うべきである．主要な臨床的問題だけに注目してしまうと，障害の複雑さにより全体像がわからなくなってしまうことがある．

症状の多様性は中枢神経の障害部位により重症度が異なることで引き起こされるが，とても評価が難しい．例えば足部を矯正位に保つためには，痙性の強さを考慮に入れ，制御しなければならない．この場合，義肢装具士にとって重要な情報は，使用する材料のタイプ，安定性を付与するいくつかのパターンとともに，障害のある患者が日常生活で長期にわたり自分で装着できるよう快適性を付与すべきかどうかである．成功のためには非常に正確な陰性モデルを採型する必要があり，陰性モデルは精巧な靴型装具，靴内靴（インナーシュー）や後足部を最大矯正位に保持する足底装具のもとになる．後足部は足根部や中足部をさらに矯正するためのカギとなり，適切で目標にかなった治療を提供するためには骨と関節，筋の位置と関節機能などの知識が不可欠である．また，装具を処方するにあたり，低矯正とともに過矯正を避けることも大切である．

1人の患者に複雑で多様な症状が現れるため，異なるすべての治療法を患者に適用することが難しい場合もある．

片足に重篤な後足部内反を伴った尖足を呈しているにも関わらず，もう片足が重篤な後足部外反を伴った尖足を呈しているような症例は稀ではない．その場合には，圧の集中と剪断力を避けるため，足底の全面接地と最良の足圧分布を可能にする個々人に応じた治療計画を立てなければならない．

矯正を低下させることなく，どの程度関節可動域を個々の関節に持たせるべきかという問題は非常に難しい．可動性がなく高度に固定された治療法により代償運動ができなくなり，患者は立ったり歩いたりすることもできなくなってしまうかもしれない．完全な矯正は，運動性だけを追求するのと同様で正しくはない．

発育中で幼い（小児脳性麻痺）患者に矯正を伴わず，可動性を重視しすぎてしまうと長期的な予後は確実に悪化する．整形靴技術，整形外科治療，理学療法，足病学，神経学を含む様々な専門職種からの情報により，包括的な治療コンセプトを実現するにあたり重要である．義肢装具士は，治療の成否に重要な役割を果たすが，処方を行う医師も治療の質に大きな影響を及ぼす靴型装具について適切な知識が必要となる．適合検査は処方をした医師によって，靴型装具の処方後に行われなければならない．

小児脳性麻痺分野で治療を成功させるには，医師が新しい知見を学び，柔軟に対応できなくてはならない．四肢の変形を「保存する」だけでなく，矯正の選択肢も視野に入れて治療をすすめるべきである．

中枢運動障害のある患者の平衡運動機能の発達によい影響を与えるため，刺激を高めるいわゆる知覚連動エレメントの使用など，新しい治療法を矯正による治療と同時に考慮に入れる必要がある．しかしながら，低矯正や過矯正を避けるため，この治療概念の可能性と限界を認識する必要がある．脳性麻痺患者に対するカスタムメイドの標準治療は様々な症状や解剖学的徴候を説明することができないため，適用される症例はかなり少ない．そのため，患者の運動能力や解剖学的状況に合わせた新しい治療を開発しなければならない．

33.3 足装具治療

重症度に基づいた以下の6つの段階のそれぞれを区別する必要がある.
1) 装具療法なし.
2) 足底装具.
3) 足底装具と固定靴.
4) 靴内靴(インナーシュー)と既製靴.
5) 靴型装具(整形靴).
6) 装具と靴型装具.

1　装具療法なし

平衡運動機能が正常に発達した小児でも継続的な観察は必要だが,治療の必要はない一時的な足部変形が存在することはよくある.典型的な例として,後足部外反がわずかに増強しているが,内側縦アーチ低下には及ばない,小児期の外反扁平足の発達もこれに含まれる.非荷重の状態では足部は完全に解剖学的矯正位にあるが,立位の荷重状態では母趾を挙上すると内側縦アーチも上昇する.さらに,後足部の外反はつま先立ちの状態では自動的に矯正される(図1).このような例においては,足底装具は不要であり,治療を行う必要はない(⇨130頁も参照のこと).

2　足底装具

足底装具による治療は,変形した足部を矯正することが筋トーヌスにより難しい場合に必要とされる.しかしながら,足部は非荷重の状態と同様,荷重状態においても矯正可能とする必要がある.通常つま先立ちの状態では,後足部の外反角は部分的に矯正されるに過ぎず,荷重時には顕著に増加する.加えて,アライメントの矯正と内側縦アーチを挙上するために,舟状骨内側に圧を加える必要がある.立位荷重時の母趾最大伸展位は,それだけでは内側縦アーチを完全に形成することはできない.

このような患者に対する足底装具は,つま先までの全長タイプであり,顕著なカップ型でなければならない.さらに外側リップによるサポートが必須で,内側においては載距突起と舟状骨部の支持を保証する必要がある(図2a).

前足部の位置により,わずかに回内,または回外した支持が必要となることもある.足底装具は靴にしっかりと適合し,また靴は正確に調整され足に適合していなければならない.

筋トーヌスの状況により,適用可能となる受動的な矯正足底装具として,いわゆる知覚連動(求心性信号増強)インサートがある.個々のモデルに従って,必要な加圧パッドをフットプリント上で配置し,カスタムメイドで製作する必要がある(図2b).内側の求心性信号を刺激した結果,

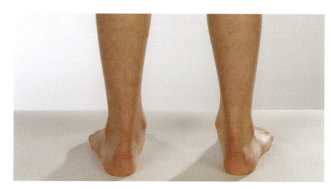

図1a　立位時の健常足部

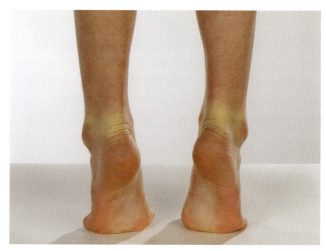

図1b　つま先立ち時の健常足部

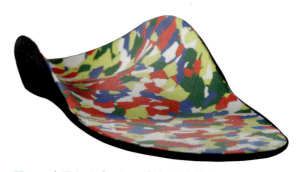

図2a　全長タイプ,カップ型の足底装具

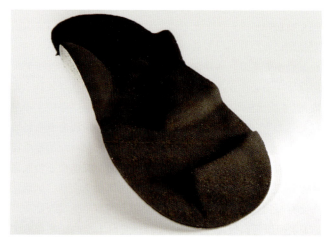

図2b　知覚連動インサート

内側縦アーチは上がり後脛骨筋が活性化される．後足部外側での入力は腓骨筋群を刺激し，足趾での加圧パッドは足部内在筋によるトーヌスを変化させる．中足部パッド（骨頭近位）D2～D5 は下肢の回旋軸に大きな影響を与えるが，特に中足骨パッド D5 が決定的な要素である．中足骨頭は中足骨パッドと足趾パッドの間にあるつながった溝にはまり込み，後足部内側，外側パッドはその起点において，足底筋膜に干渉しないよう製作しなければならない．

3　足底装具と固定靴

　処方された足底装具（矯正あるいは知覚連動インサート）とは別個に，足底装具に適合した靴は不可欠である．最低でも靴にはしっかりとした月型芯があり，履き口が足関節部まであるか，足関節を覆うものでなければならない．特に5～7歳までの小児では，靴による治療を優先する必要がある．

　より年齢の高い児の症例ではアンクルブーツ（チャッカ靴）の使用が可能であるが，最低でもしっかりとした月型芯を持ち，足にしっかりと適合している必要がある．そうでないと，足と靴と足底装具の3つが機能単位として働かない．

　加えて，靴は前足部が軟らかく，柔軟性のある靴底をしている必要がある．靴はいくつかの靴幅を用意し，軽く（材料の選択），痙性麻痺を起こした足に靴を履くときに余計な筋トーヌスの増強を起こさないよう大きな開きを持つ必要がある．特に難しいのは足趾の屈曲を避けることであり，靴を履いた後は履き口のトップラインの位置が高い靴では足趾の位置を調整することはできない（図3）．

4　靴内靴（インナーシュー）と既製靴

　整形外科的靴内靴は，足部に最初から構造変化がある場合，矯正の際に筋の緊張状態が変化し物理的なてこや力を使用してのみ足部の矯正位がとれるような場合に使用される．そのため，足部に加わる矯正力は疾患の状況により十分なてこの長さと抗力を必要とする．さもないと足部が装具を変形させ，治療目標とは逆の結果となる．

　靴内靴は陰性モデルと靴型（ラスト）を用いて製作される．痙性が重度な場合，前足部が踵の面よりも下にあるにも関わらず足底全体が中間位で接地する際にはそれを考慮に入れ，踵が接地していないからといって尖足と混同するべきではない．したがって，尖足を支持するヒールウェッジは必要がない．

　整形外科的靴内靴は既製靴と組み合わせて使用することができ，夏期には既製のサンダルとも組み合わせることができる（図4～6）．

　既製靴の靴底は支持面が広いことが重要で，さらに靴底の外縁はしっかりとエッジが立っている必要がある．支持

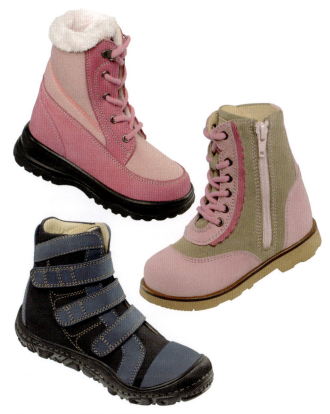

図3　Shein 社製の固定靴

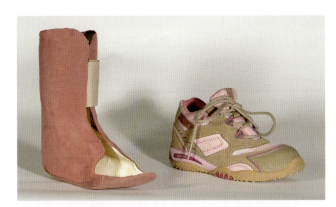

図4　足関節を覆う既製靴と靴内靴（インナーシュー）

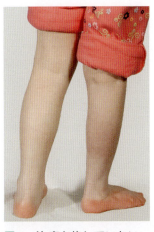

図5　治療を施していない，痙性両不全麻痺の外反扁平（踵）足の足部

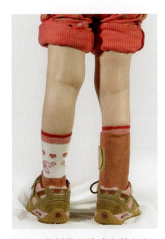

図6　非対称な治療を施した，痙性両不全麻痺の外反扁平（踵）足の足部

基底面が無駄になり，児がバランスを取れるように確実な支持を提供するという点でとても重要なものである．今日よく用いられているような足根部で大きくカーブしたアウトソールは内側の支持が欠けていることで外反を起こすことから，矯正効果を打ち消してしまう．

5 靴型装具（整形靴）

足関節を覆い，高い位置までのアッパーをもつ靴型装具は，短下肢装具に代わる，とても効果的で費用効果の高い選択肢である（図7a〜e）．使用できる素材の発達により，快適で患者の受け入れもよく，様々な素材を用いることで詳細な部分ごとの除圧を提供することが可能である．また，痙性を考慮し，異なったてこの比率（アッパーの高さ）を用いて個々の筋トーヌスの状況に影響することもできるが，矯正位を確実にし補償するようなてこの強さを選択しなければならない．

完璧な矯正は困難なこともあり，矯正の程度と肢位不良の許容範囲のバランスは，患者が補助なしに立ち，歩くという機能的目標をゴールとするべきである．肢位不良が完全に矯正できても，疾患のパターンや精神-心理的健康状態によっては，むしろ完全な矯正が患者にとって「意味のない」ものとなるかもしれない．この背景には，数年来の肢位不良自体が患者の平衡運動肢位や運動プログラムに組み込まれてしまっており，足関節，距踵関節，内側縦アーチと後足部の完全な解剖学的調整にはそれ以上の年月がかかったり，全く不可能であったりすることもある．それぞれの患者において最良の矯正位を見つけ出すため，一歩一歩進めていく必要がある．

重篤な外反扁平足を呈しているような症例（図7）では，足関節の内側を覆う足底圧分散を目的とした足底装具（インソール）が必要である．それに対し，後足部の内反変形を呈した内反尖足の症例では，足関節の外側を覆う足底圧分散を目的とした足底装具（インソール）が必要である．足底装具（インソール）は装具を導入しやすくするため，足圧の集中を避ける力の吸収と分散の役に立つ．

足関節の自由度が必要で有用であると考えられる患者には，両果部足関節装具が適用される（⇨72頁参照）．両側足関節の完全な固定を行った症例においては，典型的な関節固定キャップを使用しなければならない（図8）．低い，場合によっては非常に低い履き口により，強く変形した足部の痙縮を刺激することなく靴の中に入れることができる．足背を支持するタン（舌革）にはクッションを入れ，患者の機能障害によっては足部の体温低下を防ぐためにラム革で覆うことも考慮する．後方に踏み返しを下げたロッカーソール，トゥピッチの増加，クッションヒールと内側または外側の靴底補強などの補正を施した保護靴は，荷重時の下肢アライメントを矯正するための付加要素である．

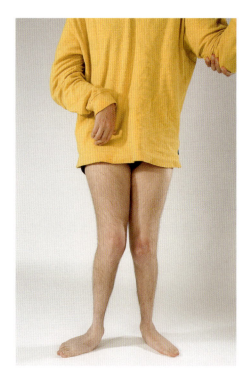

図7a　右側が麻痺した痙性四肢不全麻痺

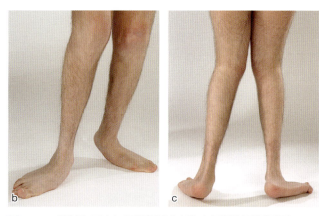

図7b, c　顕著なアキレス腱短縮を呈した両側外反扁平足

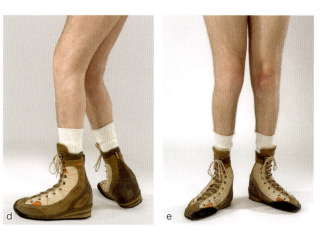

図7d, e　荷重性を向上させた靴型装具

このような「微調整」は高度に個別的な対応となるため，患者とその歩行を詳細に分析し，治療に関わるすべての人々がチームとして参加することが必要である．

また靴の機能においては，いわゆる「多ければ多いほどよい」のではなく，「できるだけ少なく，必要な分だけ」とすることがポイントである．患者からの要求が多すぎても，少なすぎても治療にとってよくない．

足部の形状が靴の形状に影響を与えているような場合には，靴が足部の矯正位を保つのに十分な機能を果たしていない．患者がカスタムメイドの靴型装具によるしっかりとした矯正なしには歩けないような場合，あるいは歩容の質に大きく影響しているような場合，その靴は大概，過矯正となっている．オーダーメイドで製作された靴型装具の治療目的は，存在する足部変形を避けることにある．新しい装具を支給する場合には，破損による交換であれ，新しい所見や成長による交換であれ，矯正や固定を増加させるための「長いてこ」位置の検討やサイズの見直しなど，処方を詳細に振り返るべきである．また，選択した靴型装具の差高を低くするべきか，高くするべきかを検討することも重要である．

靴型装具の処方は，多数の障害を抱え歩くことができず，車椅子を使用する患者にも必要とされる．車椅子に乗っている間の矯正位，足底装具を用いた痙性による圧を分散，褥瘡の予防，立位訓練などでのアライメント保持などのために必要とされる．

6　装具と靴型装具

装具と靴型装具の組み合わせは，靴型装具だけでは必要な矯正力を得るための甲革の高さや材料の強度が十分ではない場合に処方される．また，甲革の高さの制限によりカーボン繊維で補強された関節固定キャップでも十分な矯正が得られない場合に用いる．この場合，矯正をかけられるレバーアーム(足部)は矯正するレバーアーム(下腿)と不釣り合いなので，例として痙性により下腿のてこの腕が安定した矯正を保証することができない場合，患者が立ったり，動いたり，歩いたりするために必要な重心のバランスを得るための「安全な支持基底面」を確保できないこともある(図9)．

33.4　装具療法

脳性麻痺児の治療を成功に導くため，全包括的アプローチの視点に立って，スプリント支持装具，上肢・下肢の装具，車椅子や坐位保持装置などが必要とされる．また，立位保持装置，ウォーカー，リハビリテーション用自転車は訓練目標や治療目標を達成するために有用であろう．数多く存在する治療方法について，すべてを本書で詳細に取り

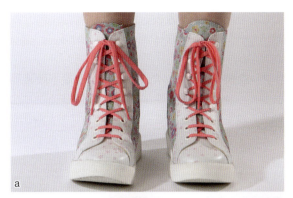
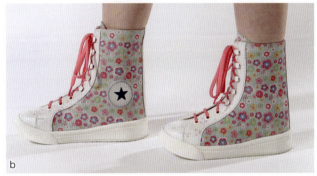
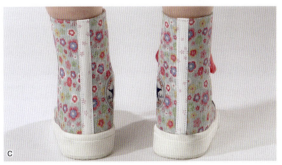

図8　背側支持ストラップ，石膏モデルから作ったクッション足底装具を付けた，履き口の広い関節固定長靴
a. 前面像，b. 側面像，c. 背面像．

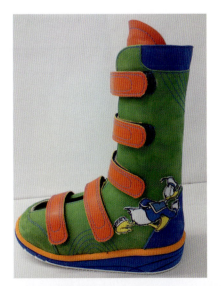

図9　短下肢装具を入れた履き口の広い靴型装具

上げるのは不可能である．数ある装具治療を代表して，ここでは以下の3つの治療方法について取り上げる．

1 プリプレグ技術を使用したダイナミック短下肢装具

この装具は，足関節，距踵関節，内側縦アーチと後足部を解剖学的に矯正（中間位）する全面荷重型の足部支持と脛骨果部サポートを持ち，非常に軽く，足底部と果部をつなぐ動的なカーボン繊維製スプリングを持つ．足部と下腿間の回旋運動は可能で，立位時と歩行時には短縮傾向がある腓腹筋群（下腿三頭筋）は引き伸ばされる．この装具は動的な拘縮予防として働き，患者の固有受容感覚を改善し，立脚期の終わりにはカーボン繊維製の板バネがエネルギーを返す．在来型の装具との比較においてダイナミック短下肢装具はかなり軽く患者も受け入れやすいため，使用が増加し利点も多い（図10a～f）．

2 Monique Baise と Kurt Pohlig による距骨リング装具

この装具は距骨を解剖学的な矯正位に固定するための後足部装具であり，痙性を呈した小児の外反扁平足を伴う典型的な尖足を矯正する．この装具の製作は技術レベルが高く，経験豊富な義肢装具士によって製作された場合にのみ，素晴らしい矯正用装具となる．この装具を正しく製作するには多大な経験と技術を要するが，患者の親もこの装具による治療を成功に導くためには，適切な取り扱いと装着訓練に習熟しなければならない．

内側，遠位に転位した距骨は，装具の助けを借りて転移が減少し解剖学的な矯正位に保持される．さらに，内側が平坦，または内側縦アーチの支持が欠けているにも関わらず上昇し，後足部は中間位に戻され距踵関節は安定し足関節は自由に動く．前足部も開放された状態にあり，よって固有受容の知覚を助ける（図11a～d）．

3 尖足予防装具

この装具の目的は，矯正し，その結果を保持し，筋トーヌスに影響を与え，夜間の使用の結果として成長を促す．

■ 製作例

ポリプロピレンで製作された背側夜間下腿固定装具は，足部を底面から下腿を背側から保持する．足部は痙縮をできるだけ広い面で分散するために，なるべく全面荷重するべきである．足部背側に配置された1本のベルクロ留めでは，多くの場合「絞扼」につながり，足部の完全な解剖学的矯正位は保証されない．

「サンドイッチ」構造（二重殻型）を使用した下腿固定装具は全面荷重の原理に従い，足部と下腿がそうであるように内側と外側に分割された石膏キャストのように背側と腹側を取り囲む（図12a, b）．二重殻構造の下肢装具は，外側

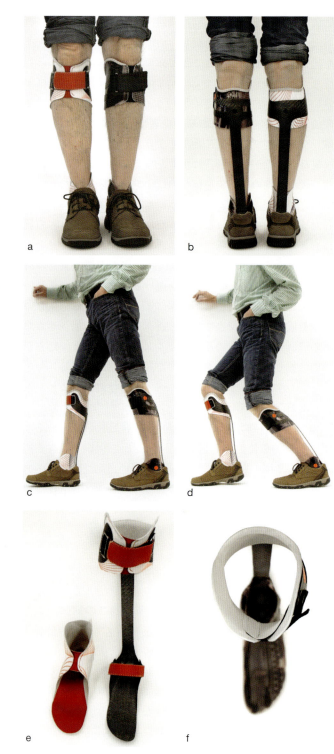

図10 プリプレグ技術を用いたダイナミック短下肢装具

支持型夜間下肢スプリント(ポジショニング装具)を用いた矯正治療としても用いられる．その効果は，背面，足部，足裏の正しい位置にする．外殻は，全面支持により足部を解剖学的に正しい位置関係にすることに作用する．背面の外殻と下肢が密着することで安定性が得られ，足部を三次元的に正しい位置に戻すことで，成長を促し，調子を整える．

軟らかいソケット付きの内側から装着する外側支持型の夜間下腿固定装具は尖足治療の1つの選択肢である．

足部と下腿に対するクッション付きの甲革は，装着が簡単なように内側の開いた陽性モデルを使用して製作される．クッション付きの甲革は足部を三次元的に固定し，解剖学的な矯正位で全面支持する．クッション材により特に足背の圧力集中は最小化され，固い「外殻」の効果により足部は矯正位に保持される．外殻はクッション付きの甲革の上に外側から簡単に装着でき，内側に配置されたベルクロ留めにより確実に固定される．

33.5 治療の選択肢

脳性麻痺患者に足装具を使用した治療では，結果を最適化し，足部機能を向上させるためにできる限り治療オプションを持つことが重要である．この目的達成のためには，後足部の完全な矯正が必要である．また，個々の前足部と踵の差高の原因をつきとめ，両果部キャップ，足関節固定キャップの使用などを考慮する必要がある．さらに，どのようなクッション性のある足底装具(インソール)の使用が快適性のために必要であるかなどを考える．足底装具(インソール)は矯正のためと，筋緊張の抑制や筋の刺激が必要な場合には加圧パッドの組み合わせによっても製作できる．「知覚連動」と矯正は互いに対極にあるわけではなく，組み合わせによって成功が得られる．このようなケースでは，「経験に基づいた」というのは「根拠に基づいた」と等しい．

足部に対する過矯正の結果，可動性が低下したとみられる場合には，これまでに述べたような足部の肢位における「妥協点」を見つける必要がある．この妥協点は医学的に認められたものであるべきで，患者に長期的な合併症を引き起こしてはならず，患者の移動能力にも根本的な影響を与えるべきではない．

しかしながら，新しい治療オプションを導入する際には，変更がよい結果に結び付くかどうかを検討する必要がある．特に小児ではよくあることだが，成長のみではなく，新しい所見により状況はとても変化しやすく，新しい靴型も用意することが必要となる．

「どうしても動かしたい」と同時に「どうしても矯正したい」という考え方は，中枢性運動障害の患者には不向きで

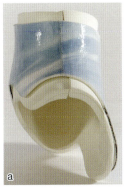
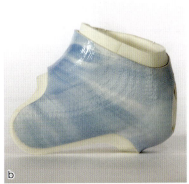
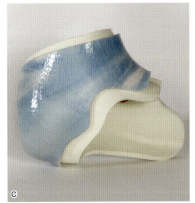
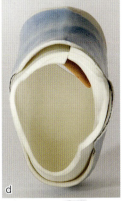

図11 距骨リング装具
a. 前面像，b. 内側面像，c. 外側面像，d. 上方から見た像．

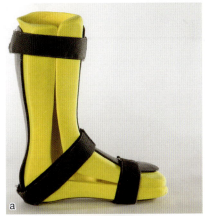
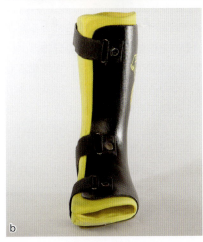

図12 軟性ソケット付き夜間矯正装具
a. 内側面像．
b. 前面像．

あり，どちらの治療法も得策ではなく，避けるべき処置不足もしくは過矯正になりがちである．

足装具による治療は，医療用具として認可を受ける前に使用されるため，すでにその用具が日常生活でテストされていることになる．

また，個々の治療概念の成功のためには，理学療法，関連する治療法〔システム的な筋緊張を低下させる投薬，部位を特定したボツリヌス毒素（ボトックス）の使用〕といった，多職種での協力が不可欠であり最終的には医療制度など社会環境に依存するともいえる．

どのような治療であれ両親の積極的な関与が必要で，彼らはカギとなる「共同治療者」である．彼らの存在なしには治療目標を達成することはできない．両親の献身と健常な兄弟は障害のある児の全体的な状況に対しとてもよい影響を与える．健常な兄弟の存在は，障害児のいる家庭の日常生活に安定をもたらす．

介助者のストレスを減少させ，健常な兄弟に時間的，空間的猶予を与えるために，障害児の特別施設での短期的なケアと宿泊も必要となる．障害のある児の生活が，障害のない他の家族に悪い影響を与えるべきではない．

解決すべき重大な問題は，将来のために可能となる選択肢の議論するために速やかに扱うべきである．

障害のある児に対する治療の開始時期は，神経生理学的な理論に基づき，十分な理学療法を行うべきである．理学療法によって平衡運動機能を維持，発展させ，合わせて精神的にも影響を与えることができ，互いに分離することはできない．

1950 年代に神経学者 Karel Bobath とその妻 Berta Bobath（理学療法士）によって開発された手法は，過去数十年にわたって絶えず更新を施され，教育学的にも大きく影響を受けた．初期においては，病的パターンの「抑制」と生理学的運動の導入が重要であったが，今日においてはゲームや模倣を通じた運動「学習」を注目している．現状での小児の運動連鎖を観察，「モデル化」して，それに対する支持や安全性が確保される．小児は運動連鎖の経験を得て，運動へのおそれを低下させ，目的意識を持って，どのように「ふるまうべきか」を学ぶ．Bobath（ボバース）療法による初期の原理とは対照的に，その児に選択肢がない場合には，いわゆる病的な運動パターンも許される．「代わりになるものを提供できなければ，その子から何も取り上げるべきではない．そうしないと，運動の可能性を喪失することになる」．

Vojta（ボイタ）法は，筋，骨刺激を利用して特定の複合運動連鎖のきっかけを作り，先天的複合運動を起こす神経運動学的治療概念である．強度，方向，位置の異なる刺激を用いて反射運動を活性化し，反射反応により，刺激の強度，方向，位置が正しく選択されたかが推測できる．この手法は非常に単純であり，簡単に両親に教えることができるため，1 日に何度も施すことができる．

われわれも Vojta 法が 2〜3 歳の幼児に好ましい治療法であると考えているが，それ以後は Bobath 法のほうがより利点が多い．しかしながら，両親，児と理学・作業療法士が何を目的として治療法を選択したかであり，小児の平衡運動機能の発達を促すために適用されるべきであると考えている．徒手療法からイルカ療法まで理学療法を補足するような確立された治療方法は数多く存在する．しかしながら，われわれはそれらが理学療法の代替法にはなりえないと信じている．

理学療法を円滑に進めるため，治療器具（装具，靴型装具など）の受容を向上させ，装着時間を長くするため，筋トーヌスの亢進に対する**ボツリヌス毒素**の使用は効果が高い．

この療法ではボツリヌス毒素を筋内に注射するが，ボツリヌス毒素は拡散により筋内に浸透し，筋の神経からの電流の入力を途絶させる．生化学的にはアセチルコリンエステラーゼが抑制されることによって，運動神経終末板への入力が妨げられ，痙縮した筋のトーヌスが抑えられるが，麻痺したわけではない．この緊張抑制効果は治療の可能性を広げ，自動運動能力が持続，向上し，早すぎる拘縮を予防し，重篤な患者のケアを容易にする．各部分の問題（例：尖足）の治療を助ける逆向きの治療なのである．

ボツリヌス毒素は最も強力な天然の毒素であり，嫌気的な条件下でバクテリア（*clostridium botulinum*）により産生される．たった 1 g で約 100 万人を殺すことができる．臨床上での使用は微量であり，使用による副作用は最小限であることが国際的に 3,000 以上の研究により証明されている．ドイツにおいて最も一般的なボツリヌス製剤は，Botox®，Dysport® と Xeomin® である．

33.6 粗大運動能力分類

小児脳性麻痺児の運動機能分類(Gross Motor Function Classification System：GMFCS)は，坐位(体幹の制御)と歩行について注目し，患者が可能とする運動レベルをもとに分類している．5つのレベルの分類システムを開発するにあたっては，それぞれのレベルが臨床的にどのような意味を持つかが重要であった．

レベルは1997年にPalisanoらによって，カナダ・ハミルトンの小児期障害センターで開発された．

このシステムにおける各レベルの違いは機能障害と(ウォーカー，前腕支持具，杖などの)歩行補助具を含む保護器具，車椅子の必要性をもとに決められており，運動の質は単に条件的に考慮されている．

レベル1は，わずかな運動障害があり，機能制限は最小限であるような小児(例：以前に「最小中枢運動障害」と診断された児)が含まれる．

レベル1とレベル2の違いは，他のレベル間での違いほど明確ではなく，特に2歳以下の児に適用する．レベル分類を行う際にはどのレベルがその児の現在の運動能力と制限を反映しているかを決める．このとき，運動機能の評価は家庭や学校など児のいつもの環境で実行されるべきである．レベル分類は児の平均的な状況をもとに決められるべきであり，最高状態の能力をもとに決められるべきではなく，予後に関する評価も考慮に入れるべきではない．目的は児の運動機能の現状を評価することにあり，将来の発達に関する可能性や質を評価することではない．

5つのレベルに対する定義はかなり一般的なものであるが，小児の運動機能すべてを含むことはこのシステムの目的ではない．例えば，不全片麻痺の児が腕と膝を使って這うことができなくても，レベル1の記述に当てはまればそのままレベル1に分類される．このシステムでは個々のレベル間にある間隔が一定ではない序数スケールが用いられるため，脳性麻痺児の5つのレベルに対する分類は通常のものとは異なる．

各々のレベルのチェック項目は，6〜12歳までに獲得すると予想される運動の範囲を示している．運動機能は，特に小児期においては年齢による差が生じることが知られている．そのため，各々のレベルに年齢群に基づいた予想される運動能力の記述がある．それぞれの年齢群での機能的な可能性と制限はガイドラインとして提供しているが，総合的なものではなく標準的でもない．早熟な乳児の場合，補正した年齢は2歳まで使用されるべきである．

GMFCSは小児の運動能力に注目するよう試みたものであり，障害に注目するものではない．ある児の運動能力が特定のレベルに達していれば，そのレベルに分類される

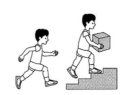

GMFCS Level I

レベル1：運動制限なし：走行，跳躍，障害物を乗り越える

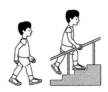

GMFCS Level II

レベル2：運動制限あり：歩行補助具がないと慎重に歩く，補助具(例：手すり)を使って障害物を乗り越える

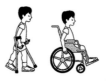

GMFCS Level III

レベル3：強い運動制限，屋内での歩行補助具を利用した歩行，屋外では車椅子を必要とする

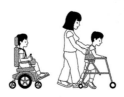

GMFCS Level IV

レベル4：屋内，屋外ともに車椅子を必要とする．監視下では歩行／移乗ができる．「治療歩行者」

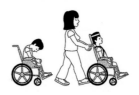

GMFCS Level V

レベル5：完全に外部の援助に依存する．車椅子での自動的な運動なし，電動車椅子の操作ができない

か，それ以上のレベルかであるということが一般的な原理であると考えられる．逆に，あるレベルの運動能力に合わない児は1つ下のレベルに分類される．

第34章 対麻痺
Paraplegia

R. Baumgartner

定義
- 損傷を受けた脊髄の位置よりも遠位に起こる，圧迫を原因とする麻痺
- 傷害された部位以下（損傷レベル）の感覚，運動，植物性機能の消失
- 完全な麻痺：麻痺
- 部分的な麻痺：不全麻痺
- 四肢麻痺：四肢（ギリシャ語＝tetra）すべてと体幹の麻痺
- 四肢麻痺：対麻痺＝40：60，男性：女性＝70：30
- 多くは事故による：脊髄圧迫を伴う脊柱骨折
- 事故：自動車事故（40％），労働災害（16％），スポーツ（8％），疾病（17％）

二分脊椎と脊髄髄膜瘤も「先天性対麻痺」として扱われるが，受傷による対麻痺と多くの類似性があるものの，通常は非対称性であり，脊柱と下肢の変形を伴う．

麻痺の経過
急性期：ショックへの対症療法．

損傷レベル以下の知覚鈍麻または知覚麻痺．初期には，弛緩性，低緊張の筋，膀胱，腸の麻痺．

体位交換と関節の他動的運動，カテーテルによる膀胱の訓練，褥瘡予防．

慢性期：数週間にわたって，筋の知覚連動反射亢進による痙性対麻痺が形成される．膝蓋腱とアキレス腱のクローヌス（間代性痙攣）が起こる．Babinski（バビンスキー）反射が陽性となる（⇨168頁の図26参照）．

治療
除圧，褥瘡予防，理学療法，作業療法，装具，自助具，職業訓練，社会的資源の活用など．

損傷レベルと損傷範囲により予後を予測し，必然的な治療と職業的，社会的参加の可能性を探るが，患者の負担も大きい．

電子制御による刺激を使用して対麻痺を克服するという目覚ましい研究報告もあるが，いまだ実用段階には至っていない．

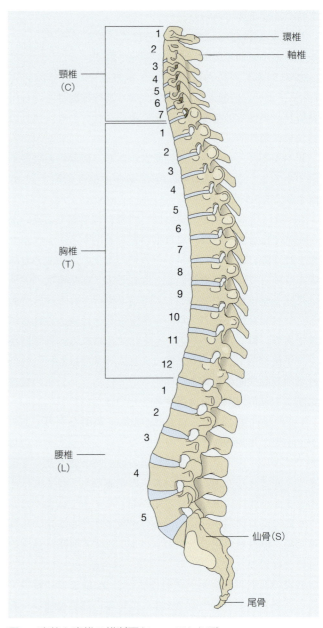

図1　脊柱と脊椎の横断面（⇨129頁も参照）

損傷レベルに応じたリハビリテーションの可能性（図1）
S＝仙椎，L＝腰椎，T＝胸椎，C＝頸椎

■ 腰椎
L5～S2：
- 完全自立
- 感覚障害と足部の不全麻痺，筋萎縮がある
- 足底装具，長靴，靴内靴（インナーシュー）が使用可能．車椅子は不要．杖歩行．パワーアシスト式の自動車の運転ができる

L2～L4：
- 屋内，屋外での完全な自立
- 車椅子は不要．短下肢装具による歩行が可能．受傷後6年目以降は足継手付き，必要なら背側スプリング付き短下肢装具に変更．SACHヒール，中足部ロッカーバーが使用できる
- 靴型装具の作製．杖歩行の可能性も考慮する
- 上肢操作による自動車運転

T12～L1：
- 長下肢装具を用いての完全自立
- 受傷後6年目以降は足継手付き，背側固定，スプリング付きに変更．固定可能な膝継手，坐骨バーなし．杖，クラッチ，4点杖．平地での振り子歩行は可能である．坐位保持装置を備えた車椅子が好ましい
- 車椅子スポーツの参加可能．上肢操作による，車椅子用の空間がある自動車の運転

■ 胸椎
T3～T11：
- 完全自立．肺活量はほんのわずか，あるいは減少しない
- 歩行可能だが，不整地では狭い歩幅でしか歩けない．長下肢装具，もしくは固定式または可動式の立位補助具により立位が可能．電動または自走式の車椅子が必要
- 上肢操作による自動車の運転．車椅子用の空間，車椅子リフト
- T1～T2では，肺活量が低下する．運動機能に関してはC7～T1と同様

■ 頸椎
C7～T1：
- 日常生活はほぼ自立．肺活量の低下あり
- 短距離においては自走式，長距離においては電動の車椅子を使用．長下肢装具，もしくは固定式または可動式の立位補助具により，立位が可能
- 歩行は不可能．上肢操作による自動車の運転は可能

C6～C7：
- 日常生活は部分的に介助が必要．肺活量の低下あり
- 短距離においては支持装置付自走式，長距離においては電動の車椅子を使用．前腕と手に対して把持装具
- 上肢操作による自動車の運転は可能

C5～C6：
- 日常生活はほぼ要介助．肺活量は減少
- 手の把持力は電動もしくは空圧式の装具で補い，残存した頭部，頸部の筋により操作できる
- 受動的な運動へのサポートとして，背もたれの調整，ヘッドレスト付きの車椅子．電動車椅子も可能．症例によっては，上肢操作による自動車の運転も可能

C1～C4：
- 全介助．呼吸は完全に麻痺
- C1/2間に位置する横隔膜神経（n.phrenicus）の損傷では，呼吸装置またはペースメーカの使用．下あご，口または呼気によって操作する
- 受動的な運動へのサポートとして背もたれの調整，シートクッション，ヘッドレスト付きの電動車椅子

長期的リハビリテーション
対麻痺患者では4～6か月，四肢麻痺患者では9か月．
損傷レベルにより異なるが，可能な限りの自立，社会への再参加を目指す．

整形外科技術
靴型装具と装具は感覚麻痺と軟部組織での萎縮を考慮する．皮膚と筋も萎縮しており，下肢と足部は単に「皮膚と骨」によって構成されているに過ぎないため，慢性的な痙攣により装具や靴型装具による擦過傷などを引き起こしかねない．中枢運動障害の患者と同様，筋痙攣は靴型装具と下肢装具により低下あるいは完全になくすことができ，歩行，立位の能力のない損傷レベルの高い患者にも適用できる．膝継手を固定できる長下肢装具と杖を使用することにより，胸椎レベルでの対麻痺患者は立位をとり振り子歩行することができる．振り子歩行時に下肢が地面を引きずるような場合には，靴のつま先の補強が必要である．靴型装具は，車椅子使用者ではやせて，冷たくなった下肢と足部を考慮し，特に軽いほうがよい．

第35章　踵骨外反扁平足，外反扁平足
Pes Planovalgus Calcaneus, Pes Planovalgus

H. Stinus, M. Möller, R. Baumgartner

定義

足部は踵骨の外反変形により外反足の要素を示す一方で，同時に，内側縦アーチの扁平化による扁平足要素も示す．

外反扁平足では，以下の現象が起こっている．
- 踵骨は荷重時に外反（回内）位に倒れる
- 距骨は踵骨に対して傾いて横乗りし，下に滑り落ちる
- それにより前足部は外転し横にずれる
- 第1列は回内し，背屈する
- 縦アーチは低下し（図1），以下の3段階に分かれて扁平化する
  (1) 縦アーチは扁平化しているが，観察可能（踵骨外反扁平足）
  (2) 縦アーチは観察不可能である
  (3) 縦アーチが押しつぶされ，凹んでいるのではなく突出して見える（ロッカーボトム足）
- 最終的に，足関節窩は内側に倒れ，患者は「自分の足の隣に」立っているように見える（図2）

外側と背側-底側のX線像は，距骨長軸の踵骨に対する角度が通常の30°に比べ，45°以上となる．縦アーチが完全に扁平化しておらず床面に触れていない場合は踵骨外反扁平足と呼ばれ，外反扁平足に移行する可能性がある（図3）．

踵のみが重度に外反変形している場合は外反足と呼ばれる．

これらの用語は形状をもとにしたものであり，それらの状況に導く原因は他の足部変形と同様に多様である．

われわれが定義する正常像との違いを理解してもらうことはとても難しい．外反扁平足の足部は遺伝的な特徴かもしれないし，ある家族や人種によってはそれが典型的な場合でさえあるかもしれない．それらの足は整形外科的治療を施さずとも，いわゆる「正常」と判断される足と同様に機能するのかもしれない．

幼児にみられる外反扁平足は生理学的なものと考えられ，成長の過程で乳児は回外インソールや「歩行を学ぶための靴」があろうとなかろうと立つことを学ぶ．この発達は遅くとも，その児が2歳くらいまでに現れるが，そうでない場合には「正常な小児の足」という視点で再評価し，病的なものであるかどうかの検査をしなければならない（⇨

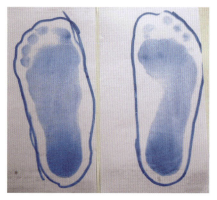

図1　左踵骨外反扁平足のフットプリントと右健常足のフットプリントとの比較

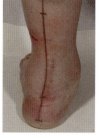
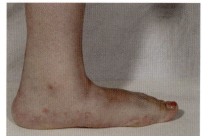

図2　踵外反アライメント不良
足部内側縦アーチが扁平化している．

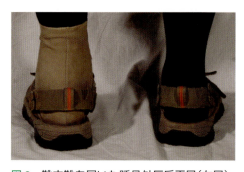

図3　靴内靴を履いた踵骨外反扁平足（左足）

130頁参照).

外反扁平足が柔軟(flexible)なものか,硬い(rigid)ものかを見分けることが重要である.

治療の必要のない生理的扁平足は踵骨角により矯正される(踵のX角).

- 成人＜10°
- 小学生(8～12歳)＜15°
- 未就学児(2～5歳)＜20°

35.1 柔軟(flexible)な外反扁平足

柔軟な外反扁平足は,力を使わずに矯正が可能である.しかしながら,立位の状態では,足部は前述したような逸脱を示す.これは,小児でも成人でも起こる.

「筋肉の多い」タイプでは,アキレス腱による牽引の結果として,つま先立ちの状態で踵が外反から内反位に移動する.同時に強い縦アーチの形成が起こり,扁平足は消失する.また,足部を床面に付け荷重した状態で下腿を外旋させると内側縦アーチが上昇し,逆を行うと逆のことが起こる(⇨ 130, 134頁参照).

外反膝では,膝中心から床面に対する垂直軸が足部の内側に落ち,踵は強制的に扁平足の状態となる.筋と靱帯がこの力に対して十分に抗しきれない場合,縦アーチは扁平化する.

特に小児においては,踵骨外反扁平足が病的なものなのか,生理的なものなのかが問題となる.そのような場合には小児をつま先立ちにさせ検査する必要があるが,関節のバイオメカニクスにより後足部は常に持ち上がるので小児の最大つま先立ち位は重要ではない(図4c).

その一方,機能的つま先立ちにある状態で足部アーチが持ち上がらなかった場合,6歳になった時点で足底装具による治療を検討する必要がある(図4).この検査を実施するに際しては,アキレス腱の短縮と,足部の柔軟性も合わせて検査するべきである.

症候性の柔軟な外反扁平足に対する足底装具の適応は,足部の内側に痛みがある足根洞症候群で荷重時に耐久性が低下する場合,歩行に変化(チャーリー・チャップリン歩行)がある場合,距骨が顕著に突出しており踵に痛みがある場合に必要とされる.

「筋肉が弱い」タイプの外反扁平足では,能動的にアーチを上げた状態にするために必要な筋力がない.関節靱帯は引き伸ばされ,距骨は踵骨に対して横乗りになっている.距骨はより内側に曲げられると滑り落ちてしまい,これがドミノ倒しのような効果を起こしすべての他の外反扁平の徴候の原因となる.

1) 踵骨が外反位に変形する.

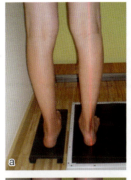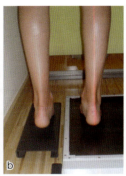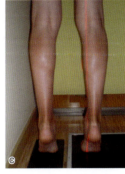

図4 柔軟な踵骨外反扁平足
a. ベクトル力が外側に移行した,典型的な踵骨外反扁平足.
b. 機能的つま先立ちの状態では,内側縦アーチは十分に上昇しない.
c. 最大つま先立ちの状態では,足部の内側縦アーチは単に後足部の幾何学的構造により(横足根ロック),上昇する.

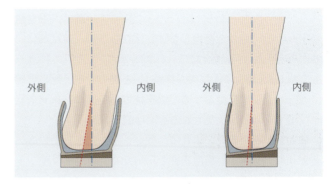

図5 足底装具と靴を試用した柔軟な踵骨外反のサポート (Caillentによる)
左:内側ヒールウェッジのみでは,外反の矯正には不十分である.
右:踵骨を保持する場合にのみ,目的が達成される.

2) 距舟関節が背側,外側に移動する.
3) 縦アーチの扁平化と前足部の外転が起こる.第1列は高くなり,回内する.極端な症例においては縦アーチが逆になり,外反扁平足がロッカーボトム足部になる.
4) 第1列の回内と背屈が起こる.

整形外科的治療

小児期における装具療法は,常に装着され,検査され,半年ごとに調整または修理されなければ成功しない.自然な成長は抑えるべきではなく,それらは筋を刺激する.

初期の目標は外反の矯正で,踵骨を立てることにより,内側,底側に移動してしまった距骨頭をもとの位置に戻すこととなる.縦アーチと前足部外転の矯正の重要性は二次的なものである.

足底装具と靴型装具の処方は,以下のような場合である.

1) 痛みがある，柔軟な外反扁平足．
2) 立位での内側縦アーチの消失．
3) つま先立ちで機能的にアーチが挙上しない．
4) 片足立ちをした際に不安定性がある．
5) 筋や靱帯に一般的な緊張低下がある．

足底装具

典型的な足底装具は，硬い素材で製作された踵回外ウェッジと内側縦アーチサポートを付けたハーフ型のものである．ウェッジは踵の平らではない場所に位置する．直立した位置を保持するため，踵骨はカップ型をした足底装具，もしくはしっかりと適合したヒールカップにより覆われる（図5）．

カップ型足底装具は，継ぎ目なく移行するという利点がある．しかしながら，「カップ」という言葉を文字どおりに解釈するべきではなく，バスタブと比較するほうがより適切である．踵は水平面にぴったりとした支持面を必要とするが，カップ状をした足底装具とヒールカップの移行部分には，通常凹んだ部分が形成され，それは靴が履きつぶされるに従い大きくなる．足に合った質のよい靴は，不自然な窪みのない適合を提供しなければならない．前足部に回外が残存している場合には，Hohmannによる斜めにカットを施した「減捻タイプの足底装具」を処方する．足に正確に適合した形状を得るため，矯正位での足部の三次元形状を採型することが推奨される（⇨44頁参照）．

最近行われた研究によれば，硬いシェル型をした足底装具よりも，軟らかい発泡素材を用いた知覚連動インサートは利点があるのではないかとされている．

知覚連動デザインを採用した足底装具では，足根部にある骨に適した隙間を作るため，内側と外側にあるサポートは非常に厳密に配置される（⇨52頁参照）．扁平足に対して知覚連動インサートを適用することは，内側にあるサポートを用い後脛骨筋と腓骨筋群を活性化することにより可能である．階段状の中足骨頭近位サポートは，外反扁平足と関連して起こるアキレス腱短縮によい影響を与えることが多く，腓腹筋の筋緊張を低下させる効果があるといわれる．

脳性麻痺に合併する外反扁平足には，他の調整を加える必要がある（⇨232頁参照）．

靴の補正

内側トーマスヒールまたは，および内側ウェッジで補正する（⇨第7章参照）．

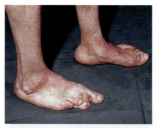
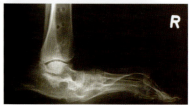

図6　先天性内反尖足の硬い外反扁平足への変化
距骨が低下し，縦アーチは裏返る．舟底足．

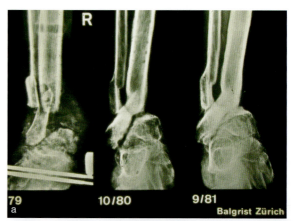
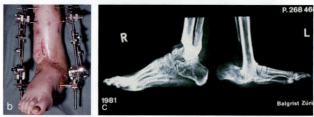
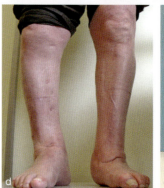
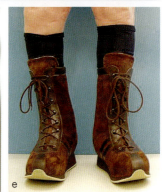

図7　グライダー事故による開放粉砕骨折
a. 右：脛骨の欠損は腓骨により置換．
b. 4か月にわたる外固定．
c. 右：足関節と距踵関節の関節接合術．左：粉砕した距骨除去後の底側固定術．
d. 30年後．足部は完全に荷重可能である．
e. 靴型装具．
（スイス・チューリッヒ，U. Feldmannによる）

35.2 硬い(rigid)外反扁平足

硬い外反扁平足によるアライメント不良は外力をかけなければ矯正できず，後足部の関節可動域は制限されている．特に距踵関節は回内位(外反位)で固定しており，足部は外側に押し出されている．脛骨中心線は足底中心に落ちるのではなく，足部内側縁やもっと内側に落ちることさえある．

原因

1) 先天的形成異常(先天奇形)．
    1.1 距舟関節癒合または距踵関節癒合(骨癒合)．
    1.2 (先天性)垂直距骨．距骨が踵骨の隣に，ほぼ垂直に位置する．矯正は外科手術のみにより可能．
    1.3 先天性腓骨欠損．腓骨の欠損，しばしば足部外側列の欠損を伴う．内果に拮抗するサポートが存在しないため，後足部全体が外反方向に倒れる．継手なしの短下肢装具により，足部を中間位に保持する．下腿と足部の成長は阻害される．
2) 骨形成不全症，骨粗鬆症(⇨192, 193頁参照)．
3) 麻痺(⇨232頁参照)：思春期において弛緩性または痙性麻痺により筋平衡状態が崩壊した場合には，腱延長とGriceによる距骨下関節固定術(足根洞への骨移植)を施術することにより，足部を矯正位で保持することができる．今日では，距踵関節とショパール関節線の関節固定術(二または三関節固定)により，この矯正を継続させることができる(⇨第30章参照)．
4) 未治療状態にある内反尖足：先天性内反尖足は硬い扁平足にもなり得るし，成長期に不適切な整復や手術が施された場合，舟底足にもなりうる(図6)．
5) 外傷後扁平足：高所からの転落による踵骨粉砕骨折後に，硬い扁平足になることがある．症例により，外科的整復や靴型装具がそれぞれ個別にまたは両方が処方される(図7a〜e)．また，距骨頸部骨折後の骨壊死により，扁平足を呈することがある．
6) 後脛骨筋腱の断裂(⇨図9)：後脛骨筋は拮抗筋である腓骨筋群とともに後足部回外「あぶみ」としての重要な役割を持つ．事故，疾患や年齢による変性からこの腱が裂けた場合に機能喪失が起こり，踵骨は外反位に倒れ前足部は外転し膝関節も外反する(⇨123頁参照)．
   後脛骨筋腱は舟状骨に幅広く停止しており，内側縦アーチを安定させる主要な筋となっている．長年にわたり機能不全が続くと，距舟関節包にある関節包靱帯と底側踵舟靱帯の機能不全が起こる．距骨は距骨下関節上で内側および底側に「横乗り」状に動くことによって，踵骨は回内し外反位になる．外反扁平ではよく起

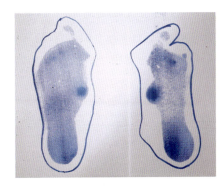

図8a 硬い外反扁平足

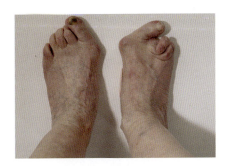

図8b 背側からの外反扁平足

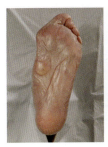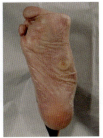

図8c 底側からの外反扁平足

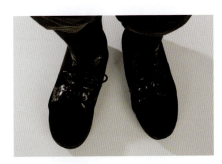

図8d 靴型装具

こるが，アキレス腱が短縮している症例では踵骨がさらに外反位に引き上げられる．外反位が重篤な場合には，腓骨端陥入により，足根洞の問題も起こることが多い．これは，過負荷，または関節リウマチに関連して起こる滑膜炎にその原因がある場合が多い．外傷を原因とするものはむしろ稀である．

裂け目は通常，内果付近の屈曲部に位置するが，1989 年に Johnson と Storm は以下のように分類した．
- ステージ1：足部内側での痛みと腫脹．強度は減少しているが，つま先立ちが可能
- ステージ2：明白な強度減少を伴う腱機能不全．片足立ちは不可能－柔軟で肢位不良はほとんどない
- ステージ3：アライメント不良を起こした一部分は硬く，後足部は回外位，前足部も回外位にある
- ステージ4：距骨変形と足関節退行変性を伴う硬い外反扁平足

腱は再建可能である．旧式の治療概念では，脛骨と踵骨の矯正骨切り術により，平衡状態を再構築するよう試みていた．

足装具治療（図8）

繰り返し言及していることではあるが，硬い外反扁平足は装具療法により矯正することはできない．そのため，足部での正しいクッショニングを用いて荷重面を増やし，高い圧を低下させ，足部踏み返しを容易にすることが目的となる．クッション性がある足底装具，内側方向に幅を広げたクッション性があるウェッジヒール，内側を補強したヒールカップ，メタタルザルバーを用いるべきである．

重篤な症例では，足関節を越える高さの整形靴や靴内靴を必要とする．舟底状足部を呈した症例では，踵部の延長と足底全体まで延長された足底部補強が必要である．

外科的治療

アライメント不良と不十分な構造に注目し，後脛骨筋断裂の症例においては長趾屈筋腱の後脛骨筋停止部への移植が施術される．踵骨の外反変形は踵骨内側移行骨切り術が必要となる．外転変形は踵骨延長骨切り術が必要となる（例：Evans による術式の使用）．これらは変形性関節症の状態が考慮され，重度である場合には距骨下関節接合術と距舟関節接合術の組み合わせ（二重接合術），さらに踵立方関節接合術を組み合わせる（三重接合術，図9a～e, 10a, b）ことにより除圧可能となる場合が多い．

小児期における柔軟な外反扁平足の場合，関節接合術がよい結果を残しており，過度な回内を防ぐため関節固定スクリューや踵骨固定スクリューを用いる（図11a, b）．

骨切り術，関節固定術に続く6週間にわたるキャスト固定後の治療のよいオプションとしてクッションヒールを付け，中足ロッカーバーを近位に移行させた靴内靴を3～6か月間使用するというものがある．これによりよい手術結果が保証され，患者はこの期間中に歩くこともできる．

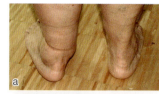
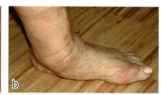
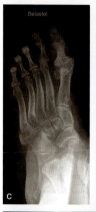
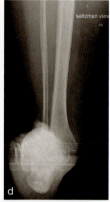
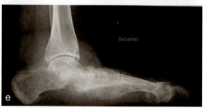

図9　後脛骨筋完全断裂による重篤な外反扁平足
a, b. 完全に内側縦アーチが消失した左足外反扁平足．
c～e. 距舟関節と距踵関節の距骨亜脱臼を伴う同じ足部の X 線像．
（d：Saltsman 像による画像）

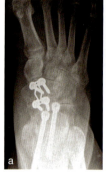
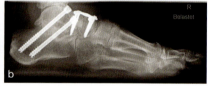

図10　距骨下関節と距舟関節を固定した二重関節接合術

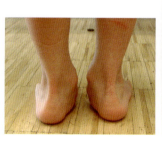
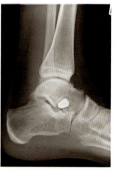

図11a　小児の外反扁平足　　**図11b　ProStop スクリューを使用した関節症後の荷重 X 線像における直立歩行アライメント**

第36章 尖足
Pes Equinus

R. Baumgartner

定義

尖足は底屈位にある足部を中間位である0°(初期では90°)を超えて背屈できない状態を指す．

すべての症例で，進行する可能性がある．最も軽度で見過ごされがちな形態は単に足底全体を接地した際に生じるが，足部長軸が下腿の延長線上に直接位置する，あるいはそれよりも後ろにある場合は特に重篤である(図1a〜d)．

36.1 診断

1) 足関節の関節可動域は底屈方向に制限されている，または完全に不良肢位で固定している．背屈は不可能である．
2) 2つの基本的に異なるタイプを区別することができる．
   - 2.1 下垂足：足部を他動的に力を使うことなく，膝伸展位の状態で手あるいは床面に接地することにより中間位にすることができる場合，下垂足と呼ばれる(例：背屈・底屈 0-0-40°)．このアライメント不良は，足底接地調整を施した下垂足装具の使用が理想的である(⇨91頁の図9, 10参照)．
   - 2.2 硬い尖足：膝伸展位の状態で足部を中間位まで背屈することができない場合，それは硬い尖足と診断される(例：背屈・底屈 0-30-40°)．このタイプは足底接地調整を施した下垂足装具の使用には適さない．
   - 2.3 機能的尖足：痙性麻痺において坐位では足部を中間位にすることができるが，運動中は硬い尖足位になる．W. Marquardtはこれを機能的尖足と名付けた(図2)．
   - 2.4 舟底足：舟底足の足部では踵骨のみが尖足位にあり，前足部は踵足位にある．荷重は頂点の外縁にある(⇨288頁の図15参照)．

36.2 後遺障害

- 重篤な形状では，縦アーチが上がり尖凹足となる(⇨254頁の図5参照)
- 対照的に痙性麻痺では，しばしば足部は前足部の外転を伴う扁平凹足となる

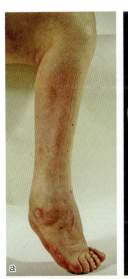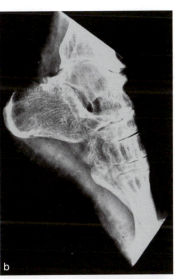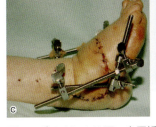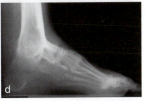

図1 ポリオによる硬い尖足矯正のための足底関節接合術
a. 術前の外観，b. 術前のX線像，c. 外固定による骨接合，d. 4年後の足底関節接合術部位の骨梁架橋．

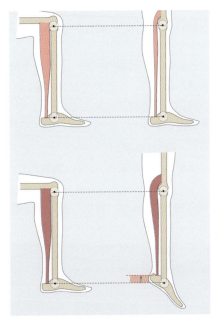

図2 健常な状態(上)と腓腹筋の短縮または痙性麻痺によって形成された機能的尖足(下)．
(W. Marquardtによる)

- 麻痺により踵骨は内反位に変形するが，外反位もありうる
- 尖足を呈したすべてのタイプで，下肢長は長くなる．しかしながら，踵骨は上昇しわずかに短縮する（図3）
- 健側（逆側）の脚長差調整が必要な場合，立位で評価する．さらに患者が歩いた後のほうがよい
- 尖足足部において，荷重は中足骨頭部と足趾に集中し，支持面は減少する
- 歩行中では踵が接地する前に中足骨頭部が接地する
- 尖足足部には戻りてこ効果があり，膝を安定させる
- 膝周囲が麻痺している症例では，膝関節が過伸展（反張膝）することがある

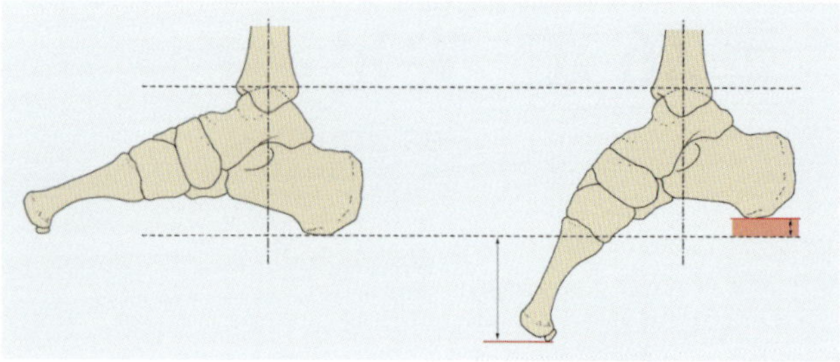

図3　尖足位は下肢を延長するが，踵骨は短縮する(W. Marquardt による)

36.3　原因

尖足位に至る原因は非常に多様であり，治療に考慮を要する（以下の"あり""なし"は感覚の消失の有無を示す）．

1) 先天性変形……なし
   1.1 治療された内反尖足，通常距骨の低下と踵回外の残存：舟底足
   1.2 腓骨欠損症（腓骨の完全な，もしくは部分的欠損）
2) 神経原性尖足
   2.1 脳
      2.1.1 脳性麻痺，先天性または獲得性……あり
      2.1.2 脳卒中，脳出血後の片麻痺……あり
      2.1.3 頭蓋脳部外傷……あり
      2.1.4 腫瘍……あり
   2.2 脊髄
      2.2.1 脊髄空洞症（先天性の脊髄形成異常）……あり
      2.2.2 二分脊椎，脊髄髄膜瘤……あり
         先天性の脊椎と脊髄の形成異常，「先天性不全麻痺」とも呼ばれる．先天性水頭症を併発することもあり脳性麻痺に至る
      2.2.3 ポリオ……なし
         非進行性で運動のみの弛緩性麻痺．患者の年齢と麻痺の大きさにより，下肢長や足長の違いや肢位不良，拘縮や脊柱側弯が起こる．
         加齢により血流が悪化し，骨粗鬆症となり骨が脆弱化する（⇨199頁参照）．
      2.2.4 事故または疾患後の腰椎麻痺（⇨242頁参照）……あり
      2.2.5 筋萎縮性側索硬化症（ALS）：緩徐に進行する運動機能消失……あり
      2.2.6 多発性硬化症：運動・感覚機能の消失，膀胱，腸の筋にも影響……あり
   2.3 末梢神経
      2.3.1 腰椎椎間板ヘルニア，脊柱管狭窄症による足部背屈筋不全麻痺による下垂足……あり
      2.3.2 坐骨神経麻痺（注射麻痺，外傷性麻痺）……あり
      2.3.3 腓骨神経麻痺（外傷後 ⇨ 262頁の図5参照，術中麻痺，圧迫麻痺）……あり
3) 筋疾患
   3.1 筋障害（ミオパシー）：筋の麻痺，進行はタイプにより異なる……なし
   3.2 先天性多発性関節拘縮：関節の固縮，筋萎縮……なし
4) 外傷後
   4.1 足関節骨折：外傷後関節症……なし
   4.2 軟部組織：熱傷，酸熱傷，凍傷……なし
5) 代謝性疾患
   5.1 糖尿病性神経障害……あり
   5.2 神経障害性関節症（Charcot足）……あり
6) CPRS症候群（Sudeck病 ⇨ 194頁参照）……あり

36.4　検査項目
（⇨ 158頁の「第23章 検査法」も参照）

- 足底の胼胝
- 足底装具，靴，装具による摩擦
- 足部，膝，股関節の関節可動域
- 筋力
- 血流
- 表在，深部感覚
- 立位時の脚長差
- 歩行
- 付加的に必要な場合，画像診断

※注意：感覚障害がある場合には，圧の高さと擦過痕があると危険性が増す．患者は靴のきつい部分を感じることはできない．

36.5 治療

原則：
1) 床面と下肢長軸との間で，「靴と足部の実体」は直角をなさなくてはならない（＝中間位）．わずかに残存した尖足は，許容できる（膝のてこのためには必要であることもある）が回内足の過矯正は許容できない（⇨第41章参照）．
2) 最大背屈位（例：変形性足関節症など）で痛みが出る場合，矯正は10°減少させてもよい．
3) 中足ロッカーを後方にずらす．
4) 健側に付ける機能的脚長差の調整は，健側のほうが「長い」場合には必要がない（例：片側ポリオの症例など）．

36.6 整形外科技術と整形靴技術

1　弱い尖足（0～20°）
- 踵を上げ，後ろにずらした中足ロッカーバー
- 下垂足：短下肢装具（⇨91頁参照）
- 健側に踵を上げた高さ分の脚長差調整

2　中程度の尖足（20～45°）
- 下垂足：短下肢装具
- 代替治療：神経刺激
- 硬い尖足：短下肢装具または靴型装具
- 踵は「滑り落ち」ないよう水平な面の上に置く
- 両方の動く方向に，動くことのできる空間を作らなくてはならない（W. Marquardt）
- 外面，中足ロッカーバーに向けて翼状ヒール
- 健側にヒールと靴底を使用して脚長差調整を付ける

3　強い尖足（＞45°）（図4a～g）
靴型装具または短下肢装具
- 靴内で足が滑り落ちることは防げないか，部分的に防げるのみである
- 下腿前面と足部背側を利用した，広範囲な矯正サポート
  ※注意：サポートは解剖学的にしっかりと適合している必要がある．この部分にある皮膚は非常に敏感である
- 靴の甲革は，最低でも下腿半分まで延長する
- 脛骨頭での除圧はしない
- さらに靴型装具にはクッションヒール，3.5 cmの短縮への調整と中足ロッカーバーが必要である

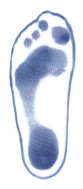 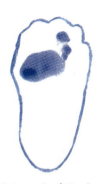

図4a　左，健常足，右，尖足のフットプリント

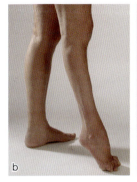 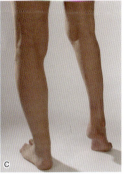

図4b, c　外側，後方からみた尖足

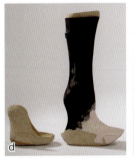 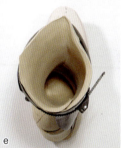

図4d, e　足底装具（footbed）とカーボン製の挿板

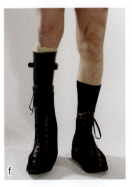 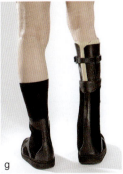

図4f, g　短下肢装具を組み合わせた靴型装具

36.7 矯正手順

- アキレス腱延長，足関節後方関節包の温存の有無（⇨ 205 頁参照）
- Lambrinudi による二重固定術（⇨ 202 頁の図 4）
- 重篤な症例では足底固定術：完全な距骨切離と踵骨，脛骨と舟状骨との間での関節固定術（図 1）

36.8 理学療法（⇨ 183 頁参照）

能動的治療と受動的治療がある．

部分的な代償は整復に有利である．自重により一歩ごとに足部が背側に押し上げられる．副作用〔例：膝の反張（過伸展）〕に注意．

第37章 凹足，鉤足（歪曲足）
Pes Cavus, Claw Foot

R. Baumgartner, M. Möller, H.Stinus

定義

凹足は，後足部は中間位または内反位にあり，縦アーチが明白に上昇しており，それによってわずかに踵と前足部だけが床面に接地する状態である．

凹足は以下の構成要素により特徴付けられる．

- 縦アーチ上昇：外側縦アーチでさえ，床面から離れている
- 第1中足列上にある外骨腫（鉤足）
- 接地面は踵と中足骨頭部に限られる
- 足部は短縮している
- 前足部の幅が広い
- 前足部は回内し，後足部よりも低い
- 鉤爪趾，鷲爪趾，外反母趾
- 踵骨は急角度に立っており，内反位にある
- そのため足関節は外側方向に対して不安定である
- 通常，足関節可動域は減少している
- アキレス腱は短縮している

■ 考えられる合併症
- 尖凹足
- 踵凹足
- 外反凹足
- 開張凹足

37.1 診断

凹足を簡単に表現すれば，縦アーチ全体が床面から持ち上がり，向こうが見える状態といえる（図1）．接地面は踵と中足骨頭部に限られており，足長は短縮し前足部は幅広い．後足部が中間位にある場合，踵骨は上昇し前足部は数cm低い．凹足を「2階建て」の足とすれば後足部が「1階」に位置し前足部は「地下室」にあたり，高さの差は3～4cmである．この典型的なタイプは，開張凹足とも呼ばれる（図2～4）．

足装具による適切な治療を行うため，靴は前足部と後足部での差に基づいたヒールピッチが必要である（⇒図8, 9参照）．

支持面は減少し，距踵関節は内反，前足部は回内する傾向がある．踵骨は外反位にあるため，足関節の側副靱帯が過伸張していることが多い．これにより，関節包と靱帯の

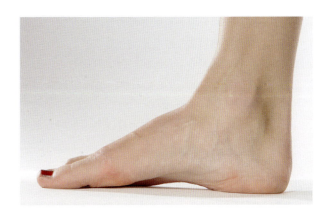

図1 矢状面からみた凹足
向こう側が見える．中足部は床面に接地していない．

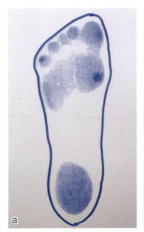 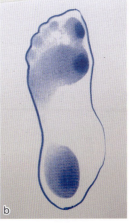

図2 凹足(a)と外反凹足(b)

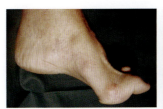 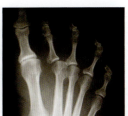

図3 「2階建て」の凹足
足長は短縮し，中足骨頭部は幅広い．高さの差は3～4cmある．長趾伸筋腱により，床面から持ち上がっている．母趾中足骨頭に広範な胼胝の形成，加えて外反母趾と槌趾がある．

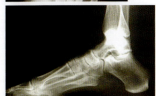

図4 50歳患者の開張凹足
踵骨の傾斜が強い．開張足と第2・3足趾の亜脱臼．

痛み，過負荷からくる腓骨筋群腱鞘炎を伴う外側方向への不安定性が生じる．足関節関節可動域は通常，制限されている．

足部第1列背側に，いわゆる中足外骨腫が形成されることがあり，鉤足と呼ばれる．

長趾伸筋腱は短縮し前足部と足趾接合部で床から持ち上がり，槌趾と鉤爪趾の先端部は床と接しない．中間にある関節に胼胝を形成する．

中足骨頭部足底面は分厚い胼胝で覆われ，とりわけ母趾中足骨頭は前足部回内により最も重篤となる．

足底腱膜は緊張しており，長趾屈筋腱は短縮している．

最も重篤な凹足変形は尖凹足であり，足部の長軸は直接，下腿長軸延長線上にある（図5）．

その全く逆の変形として，踵凹足と呼ばれるものもある（⇨ 267 頁の図1参照）．

コールマンブロックテスト

コールマンブロックテストは，凹足が柔軟なものか硬いものかを見分けるために使用される．

後足部を最低でも 2 cm の厚みを持つ硬い平らな面（板または本）の上に斜めに置く（図6a〜d）．前足部はその縁にかかり，空中に浮く．第1中足骨によるてこがなくなったために内反が矯正される場合には柔軟な凹足であることがわかる．柔軟性が残っている場合には足部に最大限の矯正を行うべきである．

37.2　原因

先天性内反足とは対照的に，凹足はそのほとんどが先天性ではなく出生時に診断されることは稀で，後々診断されることが多い．

いわゆる特発性凹足は成長期後半まで出現することはない．わずかに高まった内側縦アーチが凹足に移行するかは，症例による．特に害のない遺伝的特徴である場合が多いが，すべてではない．重篤な凹足は症状のみを治療することができる神経学的遺伝性疾患と診断されることがあり，最もよく知られた例は Friedreich（フリードリヒ）運動失調症である．アキレス腱反射が低下または消失し Babinski 反射が陽性で，痙性麻痺を示す．さらに，感覚消失と下腿三頭筋群の萎縮が起こる．この疾患は緩徐に進行することが多く，後退することは絶対にないが，数年にわたって症状が安定することもある．

稀な神経疾患は Charcot–Marie–Tooth（シャルコー–マリー–トゥース）病である（神経障害の Charcot 足と混同しないように注意）．これは神経原性筋萎縮，遺伝性運動性感覚性ニューロパチー（HMSN）である．

以前は凹足の最も重要な原因であったポリオは，現在で

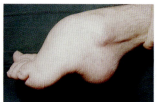

図5　下腿軸の直接の延長線上にある，尖凹足

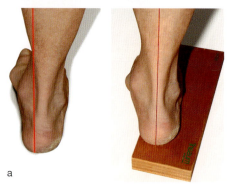

図6a　凹足の柔軟性診断のためのコールマンブロックテスト

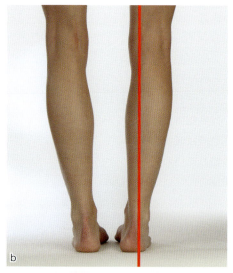

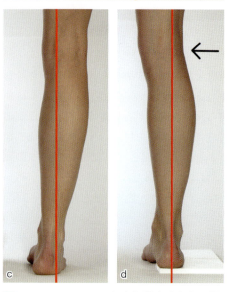

図6b〜d　L.A.S.E.R. により検査された凹足（⇨ 166 頁参照）
b, c. 荷重線が顕著に内側に偏った，内反を伴う柔軟な凹足．
d. コールマンブロックテストの利用．第1中足骨を上げると，後足部が正しい位置となる．

は克服されているといえる．事故による足底筋群のコンパートメント症候群から凹足になることもある．

37.3　足装具治療

凹足は，古くから靴型装具の適用がある分野である．以下を考慮する必要がある．
1) 前足部と後足部の間の高低差の代償．後足部の内反と前足部の回内の矯正．
2) 中足骨頭部の除圧．
3) 足趾を接地させる．
4) 幅広くなった中足骨頭部と変形した足趾に必要な空間を作る．
5) クッションヒールとメタタルザルバーによる靴底の補正．

凹足にアーチサポートを付けた足底装具は必要なく，足部は自身を支えるので，そのものの高さとする．横方向の足底装具は足底にある軟部組織を広げ，中足骨頭部の除圧ができる（図7a, b）．足趾末端は接地している必要がある．

踵骨を中間位に矯正することができない場合，高さの違いに応じた差高調整，外側フレアを付け，幅を広くしたクッションヒール，そして側面を強化したヒールキャップなどの対応策が必要である．さらに10°以上の外反位が残存した場合には，靴は踵以上の高さを持つブーツである必要がある．中足骨頭後方に位置をずらしたメタタルザルロッカーも処方すべきであろう．短縮した足部に対し，ロッカーの位置はあまりに近位に位置するべきではない（図8）．進行性の症例に対しては，靴型装具が処方される．

靴型装具には以下の構成要素を含むべきである．外側リップ，外側方向に幅を広くした外側ウィングステップと中足骨頭，第5中足骨底にクッションを付加した足底装具．靴のタン（舌革）は足部の甲が高くなっているため，幅広くしクッションを付加するべきである．加えて，前足部回内変形を代償する必要がある（図9a～h）．

コールマンブロックテストによって後足部に柔軟性があると判断された場合には，5 mm程度までの外側ウェッジを付けた足底装具による治療が必要となる（図10）．この方法により後足部は直立し，直立状態を達成するために第1列は低下する．

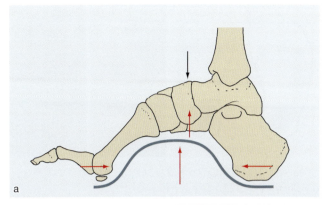

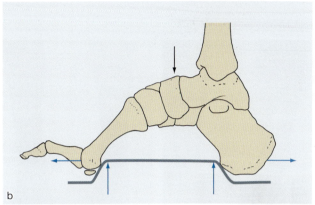

図7　足底装具と靴
a. アーチサポートの付いた足底装具は，凹足をさらに高く押し上げる．
b. 長いステップ型の足底装具は，アーチサポートの付いた足底装具とは対照的に足底の軟部組織を広げる．特に，中足骨頭近位を横断するサポートは，中足骨頭を除圧する．さらに，メタタルザルロッカーとヒールウェッジにより，前足部の除圧を達成することができる．

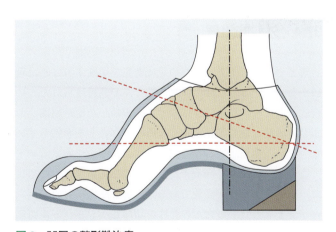

図8　凹足の整形靴治療

256

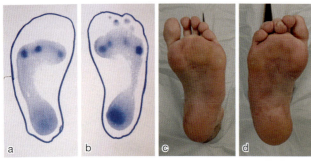

図 9a〜d　左右足部のフットプリント(a, b)と足底の写真(c, d：コールマンブロックテストによる)
柔軟な凹足では，内反した踵が持ち上がる．

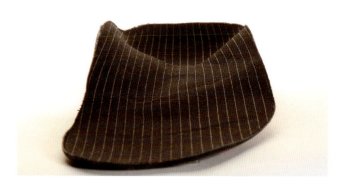

図 10　45 mm 外側ウェッジを付けた足底装具

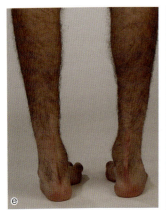

図 9e　下腿の軸と踵骨の内反位変形

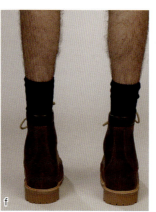

図 9f　コールマンブロックテストによる靴型装具
踵骨と膝の軸が矯正されている．

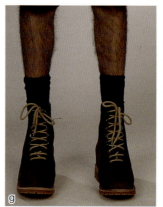

図 9g　前面からみた完成した靴

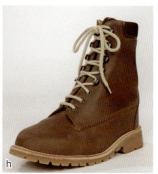

図 9h　前足部と後足部の間に 3 cm の差高を付けた，完成した靴型装具

37.4　外科的治療

縦アーチを低下させるため足底腱膜を切断することは理にかなっているが，Steindler にちなんで名付けられたこの術式は縦アーチが低下することで，短縮した足趾屈曲，および伸展筋と腱の緊張が強くなるということを考慮していない．この結果，いわゆる鉤爪趾はより強くなる．

このような結果に陥ることなく足部を直立させるためには，中足骨切り術が必要である．重篤な症例においては，舟状骨と立方骨から台形の骨片を切除し，ショパール関節の固定術を施術する必要がある．内反位矯正には，距踵関節での楔状切除と関節固定術が必要とされる．重篤な症例では，踵骨の骨切り術のような後足部手術が処方される（図 11）．

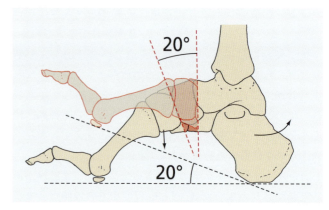

図 11　凹足を 20°矯正のため台形に楔を切除した，中足部の骨切り術

第38章 開張足
Pes Transversoplanus, Splay Foot

R. Baumgartner

定義

開張足は第2〜4中足骨頭低下によって足底圧が上昇することにより，中足骨が遠位方向に向け広がり前足部の幅が広くなることが特徴である（図1）．開張足には，踵骨外反扁平足，外反母趾，槌趾との合併がしばしばみられる．

開張足に付随する症状は以下のとおりである．

- 前足部の幅は広い
- 横アーチは底側に押し出されている（図2）
- 第2〜4中足骨頭への過負荷
- 影響を受けた部位の皮膚に胼胝形成（図3）
- 胼胝により痛むこともある
- 足底での皮膚と筋の萎縮
- 高い圧と靴による摩擦からくる滑液囊と外骨腫
- 第1種子骨は外側方向に亜脱臼，または脱臼する（図1）
- 一般的に足趾の二次的変形が起こる：外反母趾，内反小趾，槌趾と鉤爪趾（⇨ 274 頁参照）
- 神経障害を合併している場合，足穿孔症のリスクがある（図4，⇨ 282 頁の第46章参照）
- 次の合併症が起こることが多い：踵骨外反扁平足（⇨ 244 頁参照），開張凹足（図3，⇨ 253 頁参照）

中足痛症は通常，開張足状態によって引き起こされる，中足部に起こる痛みを指す一般用語である（⇨ 272 頁参照）．

踵骨外反扁平足と同じように，臨床的に「正常」とされる足部と開張足への推移はゆるやかである．このことから，アングロアメリカ（英米）系の国々ではドイツ語圏の地域のようには開張足を変形と考えない．

開張足では中足骨頭間距離の増加がみられるが，均一ではない．第1・2中足骨頭間，第4・5中足骨頭間の側方に近いものほど空間が広い．第1中足骨長軸は，内側方向に10〜30°もずれることがある（第1中足骨内反）．第1中足骨が中心軸から内側にずれるのに対し，伸筋腱は母趾を外側方向，さらに長軸回内方向への回転が加わり外反位に傾く．腱とともに種子骨は，部分的にあるいは完全に中足骨頭下にある解剖学的な溝から離れて外側に脱臼する．足幅が広くなる結果として，さらに中足骨頭は足部外縁から内側，外側に突出する．この部分では単に皮膚で覆われているに過ぎないため，靴からくる圧力と摩擦運動によりすぐに胼胝や滑液囊が形成され，水圧クッションとして機能す

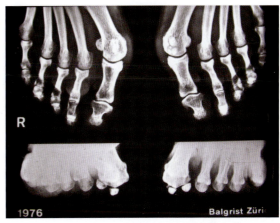

図1 背-底（d-p）と長軸方向の開張足のX線像
横アーチは幅広くなり，拡散している．結果：外反母趾，内反小趾．種子骨は，右側では外側に完全に脱臼しており，左側では亜脱臼している．そのため，内側種子骨が中足骨頭底側直下に位置し過負荷が起こる．
（スイス・チューリッヒ，Balgrist 大学病院による）

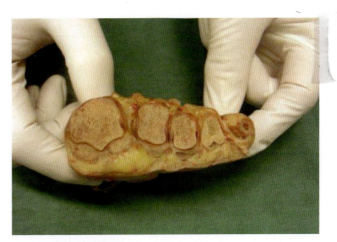

図2 開張足の横断面

る．また，骨は機械的な力に対応するため隆起を形成し，「外骨腫」と呼ばれる（足趾変形については ⇨ 274 頁を参照のこと）．

加えて，リスフラン関節において，周辺の列は中心にある列よりも動きやすいことから上昇し，第 2〜4 中足骨頭での慢性的な過負荷につながる．

開張足において中心に位置する中足骨頭での疲労骨折は非常に一般的なもので，以下のような原因が考えられる．

- スポーツによる過負荷
- それらの機能に影響する足趾手術
- 加齢による骨粗鬆症
- 糖尿病のような不活発もしくは代謝性疾患（図 4a, b）

38.1 原因

ヒトは開張足で生まれるわけではない．しかしながら，過去にハイヒールを履いたことがなくても，高齢の女性では頻繁に開張足がみられる．一般的に経年変化として筋と靱帯が弱くなってしまうために，足部が広がるのが開張足を起こす原因と考えられる．また家族的な背景が関連していることもある．

その一方，現代社会にある傾向も大きな原因である．「滑りやすい靴」であるハイヒール，すなわちつま先が細く底が軟らかい靴は踏み返し時に前足部と足趾を潰す．日本における統計では，西洋式の靴導入後に，足部変形が増加したことが示されている．

また，尖足と凹足による過負荷も開張足につながり，麻痺の結果として最もよくみられる．

最も重要な疾患による原因は関節リウマチで，踵骨外反扁平足との合併も多い．後足部にある関節の柔軟性は低下し完全に硬直していることもある．一方で，第 2〜4 中足趾節関節は背側に脱臼している（⇨ 274 頁参照）．

38.2 治療

完全に正常な形と機能にまで回復させることは不可能である．整形外科的・外科的治療により，以下の結果を得ることができる．

- 疼痛管理
- 変形の矯正
- （特に踏み返し時の）機能向上

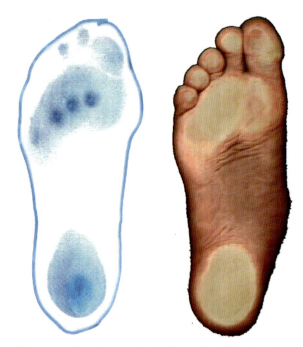

図 3　中央部の第 2〜4 中足骨頭の部分的過負荷を示す開張凹足のフットプリント（左）とフットスキャン（右）

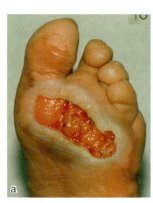 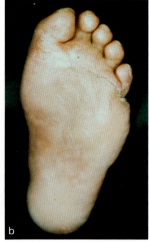

図 4　負荷がかかりクッションが貧弱な第 2〜4 中足骨頭にみられた糖尿病性神経障害患者の足穿孔症
すべての中足骨頭の遠位 2/3 切除後，創は治癒した（b）．足趾はもとの位置に戻った．足部は 3 cm 短縮している．機能的には，中足部切断と同等である（⇨ 219 頁参照）．

38.3 足装具治療

柔軟でゆるんだ開張足と，硬直した開張足は区別されている．

柔軟な開張足においては，低下した中足骨頭は単に圧をかけることで上げることができ，槌趾と鉤爪趾変形は他動的に矯正可能である．適切な靴に挿入した足底装具により，同じ矯正効果が得られる．

軽度な例では，中心列に配置したハート型の中足骨パッドで十分である．しかしながら，大きすぎるパッドを選択すると，内側と外側に位置する列が持ち上げられ，それらはさらに離れてしまう(Grifka)．

標準的なパッドは通常ほとんどの症例に適用できるが，骨長が標準的なサイズと異なることもある．また，中足骨頭痛，または疲労骨折により胼胝が形成されていることもある．そのような場合，少しでもパッドで持ち上げてはならない(⇨ 272 頁参照)．

蝶型踏み返し(⇨ 40 頁参照)によって中心にある中足骨頭を除圧するという，逆からのアプローチによって好ましくない結果が生じることもある．この場合，開張足を呈した足部が柔軟であれば，横アーチのたわみによりさらに中足骨頭が広がることになる．

Bählerによれば，重篤な症例においては，すべての中足骨頭を横断する中足骨近位除圧を使用するべきである．彼はドアの敷居に裸足で立ち，最良な除圧が可能な位置が見つかるまで，敷居の縁から前足部を前後に動かすことを勧めている．

母趾を背屈したときに，長母趾屈筋腱が足底外郭線の外側にみられる場合の除圧には，厳密に形作られた溝が必要となる．正しい位置を見つけるために，マーカーを使用して印を付けることが推奨されている．

中足骨パッドによる前足部と足趾の挙上は必要最小限のみでよい．また，その効果が軟らかすぎる靴底によって打ち消されていないかをしっかりと確かめ，足趾が動けるだけの十分な空間も必要である．

フレアを付け，靴底を補強したメタタルザルロッカーとクッションヒールにより，靴型装具による治療を完了することができる．そのような靴に施す補正は既製靴の外観を損なうことなく可能である．もちろん木材や皮革により完全に補強した靴底や，特に高いトゥピッチを持つ靴は，より効果的である．このような靴はメタタルザルロッカーという言葉ができるずっと前から，それが靴に組み込まれていた．

硬い開張足の場合，横アーチの矯正は困難であるため，足底にあるクッションの萎縮を補う足底装具が処方される(図5)．第1中足骨頭と種子骨や中心列のような疼痛部位

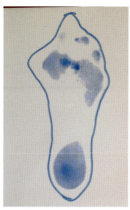 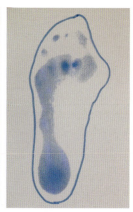

図5a 第2・3中足骨頭下の完全な軟部組織萎縮を呈する開帳凹足(右足)　図5b 第2・3中足骨頭下に圧の集中する踵骨外反扁平足(左足)

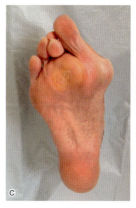 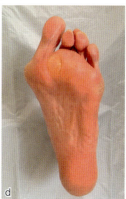

図5c, d 底側からみた開張足

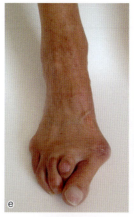 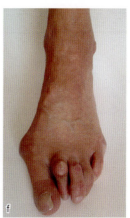

図5e, f 背側からみた開張足

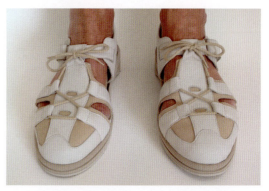

図5g 母趾中足骨頭部に「余分に空間」を設けたカスタムメイドの靴型装具

を選択的に除圧する必要があり，柔軟な開張足とは対照的に W. Marquardt による蝶型踏み返しを使用することも考慮する（⇨ 40，294 頁参照）．

38.4　外科的治療

患者自身の靱帯やその他の素材を用いて中足骨頭を互いに引き寄せる移植術は成績が悪かったため今日ではもはや使用されていない．

Weil による中足骨頭遠位斜状骨切り術は，初期に使用されていた Helal による逆方向に施す骨切り術にとってかわっている．治療抵抗性を示す中足骨頭痛には，この方法は良好な術式である．床面とほぼ平行に位置し，中央の中足骨頭を短縮し背側に上げる縮小骨切り術の使用は除圧と疼痛軽減に効果がある（図 6）．

硬いリウマチの開張足においては，近位趾節骨骨底の切除を併用した第 2～4 中足骨頭の部分切除により，前足部を除圧し，足趾の変形を矯正することができる．これらの手術による大きな介入は，非常に重篤なリウマチ性開張足の場合にのみ適用される選択肢である（図 7）．

開張足に用いられる最も一般的な手術は，足趾変形の矯正である（⇨ 274 頁参照）．

開張足手術を行っても，装具による治療を続けなければならないし，実際には，足装具による治療は術後にするほうが容易である．

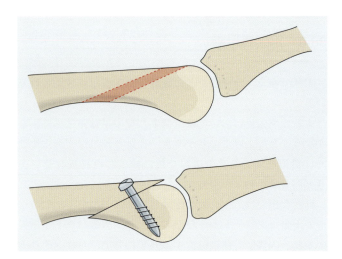

図 6　重篤につぶれた中足骨頭を矯正するための Weil による骨切り術
中足骨頭と骨幹部の移行部を 2～3 mm 程度斜めに切除したことにより，中足骨頭は上がり，わずかに短縮している．下図は加圧スクリューを用いた内固定．

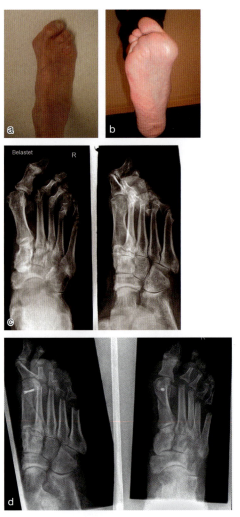

図 7　第 1 列の遠位整復手術（Austin 骨切り術）と Tillmann 術式による第 2～5 中足骨頭の切離を用いた重篤な治療抵抗性中足痛症があるリウマチ性開張足治療のための外科的治療

第39章 内反尖足，（先天性）内反足
Pes Equinovarus, Clubfoot

R. Baumgartner

定義

内反尖足は，以下の6つの要素により特徴付けられる．
1) 尖足．
2) 踵骨内反．
3) 回外（内がえし）．
4) 前足部内転．
5) 下腿と関節窩の内旋．
6) 下腿三頭筋萎縮．

39.1 原因

「内反足（clubfoot）」という用語は，単に足部形態について言及しているに過ぎない．原因により，診断，治療，予後は全く異なる．

① 先天性「特発性」内反尖足は，欧州における最も一般的な先天性足部変形である．1：1,000，男女比：2：1，50%の症例は両側性で，10%に他の変形との合併がみられる（例：股関節形成不全）．麻痺は存在しない．筋と骨に欠損はない（図1, 2）．

② 先天性脛骨無形成症では，脛骨が欠損し腓骨のみが存在しているため，足部の形態は正常だが内反足に変形している．外科的に腓骨を膝と足部の間に配置し脛骨の役割を担わせるが，膝は不安定なままなので装具により保持しなくてはならない．成長は遅滞する．下腿の切断もしくは膝離断が必要となる場合もある（⇒第32章参照）．

③ 脳性麻痺では，先天性もしくは疾患または外傷により，内反足変形を起こすことがある．この場合には理学療法と装具療法を併用する．痙性外反扁平足に対するBaiseとPohligによるリング装具を用いるが，内反足においては逆の機能を求めて使用する（⇒第33章参照）．

④ 二分脊椎と脊髄髄膜瘤による内反足は，保存的治療により矯正することができない．感覚消失，麻痺による筋萎縮と重篤な拘縮により，変形は手術によってのみ矯正可能である．距骨切除は温厚な手術介入の選択肢である．最近では，患者は小児期の間は車椅子の使用を好む（図3）．

⑤ ポリオは，脊髄前角の運動ニューロンの細菌感染であり，弛緩性運動麻痺が起こり，四肢，体幹の拘縮と変形に至る．ポリオの経過に伴う内反足は典型的なものである．理学療法，装具療法，手術は，数か月から数年にわた

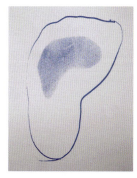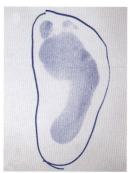

図1 踵の接地がない重症の内反足（左足，図12も参照）と部分的に矯正された内反足（右足），前足部外側の過荷重

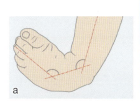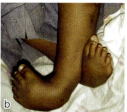

図2a, b 幼児の先天性内反足の例

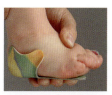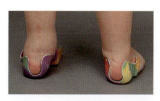

図2c 先天性内反尖足を呈した幼児の足部

図2d 典型的な先天性内反足変形
尖足と踵骨内反，前足部内転に加えて下腿と関節窩の内旋がある．

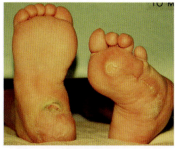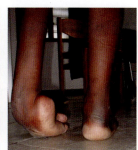

図3 二分脊椎の患者
左：内反足，右：踵足．非対称な感覚障害を呈した「先天性麻痺」．その結果，足底の様々な荷重部に胼胝と足穿孔症の形成．

図4 「新しいポリオ」症例
不適切に施行されたマラリア予防の臀部キニーネ注射による，坐骨神経麻痺後の内反尖足（タンザニア，CBRT病院，2008）

る治療の三本柱をなす(⇨ 199 頁参照).

⑥ **対麻痺**：事故または疾患後の両下肢脊椎対麻痺は，内反足変形を呈することがある．二分脊椎と同様，感覚刺激伝達が障害される．遠位腰椎不全麻痺の症例では，患者に立位をとらせるのに必要な安定性を付与するため，装具，靴型装具，靴内靴などが処方されることがある(⇨第 34 章参照).

⑦ **脊髄空洞症**は，対応する足部や手部の変形を伴う，運動，感覚神経の途絶を起こす先天性の脊髄神経形成異常である．外科的な手技によってのみ矯正が可能である．下肢は装具により支持し，適切な靴によって保護する必要がある．硬い拘縮を起こした症例においては，靴型装具が必要とされる．

⑧ **筋萎縮性側索硬化症**(ALS)は通常，加齢に伴い現れ，緩徐に進行するが，不全麻痺を呈し，足部変形も現れる．麻痺は部分的に弛緩性で，他の部分は痙性があるため，非常に治療が難しい．新たな麻痺が発症すると，装具療法はより難しくなるか，不可能となる．

⑨ **末梢神経病変**：L4/L5 間と L5/S1 間の腰椎椎間板症や坐骨神経，腓骨神経の麻痺や外傷により，内反足変形や感覚途絶に陥ることがある．ウガンダにおいて，注射針が坐骨神経を傷つけ不適切に施行されたマラリア予防の臀部キニーネ注射に起因する内反足を起こした「新しいポリオ」の報告がある(図 4).

⑩ **筋疾患**は，急速な尖足や内反尖足を導くことがある．しかしながら，患者の立位，歩行に必要な処置はすべて対応できる．外科的，理学療法的，装具療法的な治療計画を適用し，治療期間を通じて調整することができる(⇨ 198 頁参照).

⑪ **多発性関節拘縮症**は，関節が固縮する全身性疾患である．足部は通常，内反尖足位になり，膝関節と股関節は屈曲拘縮を起こす．筋疾患と同様，患者(通常，非常に機敏である)の立位，歩行に必要な処置はすべて対応できる．車椅子を使用の患者では，整形靴技術の役割は内反している足部を寒さ，外傷から守り，足部を保護することにある(⇨ 198 頁参照).

⑫ **神経性骨関節症**後の舟底足は常に，足の内反尖足位変形により，外縁に過負荷がかかる傾向にある．外科的矯正後，または外科的矯正の代替案として靴型装具が処方される(⇨ 288 頁の図 15 参照).

⑬ **外傷後内反足**は，直接外傷，熱傷，凍傷または神経の機能不全からくる間接的な結果など多くの原因により起こる(上記参照).創の状態が難しい症例や血行不良例では，靴型装具は重要な代替案である(図 5).

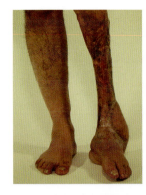

図 5　外傷後内反尖足
下腿がトラックのタイヤに轢かれた症例．

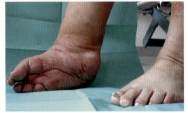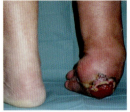

図 6　未治療の先天性内反尖足，50 年後の状況
足部は内側にほぼ 90° 倒れており，尖足位にあり，内側に回転している．慢性的な踵部潰瘍があった部分に，悪性皮膚腫瘍が形成されている．

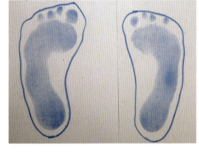

図 7　内反尖足のフットプリント
右足に比べ，左足のほうがより著明である．

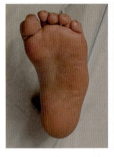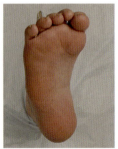

図 8　胼胝のない内反足足底

39.2　治療と予後

以下の注意点は**先天性**，いわゆる特発性内反足にのみ適用される．

治療が出生直後に開始され小児期まで続く場合，矯正の機会は十分にあり，完全な矯正が達成されるだろう．未治療の場合，足部は 90° あるいはそれ以上に回外し，足部外縁あるいは足部背側に荷重がかかる(図 6).

幼児期と小児期

新生児の先天性内反足は，力をかけずに中間位に矯正できる場合，無害の内反位である（図7, 8）.

陽性先天性内反足では，中間位を得ることはできない．現在，このような場合の主要な対応は保存的治療である．早期の外科的矯正は，再発，創と過矯正により，長期的によい結果を得ることができない．Ponseti は，治療目標は一歩一歩，再整復を繰り返すことで得られるべきものであるとしている．整復位状態で大腿まで石膏キャストを巻いて1～2週おき，その後，同じ過程を繰り返す（図9）．尖足を除いた先天性内反足は，以下の順序でゆるやかな，目的を持った足部に対する手技で整復し，その整復位を石膏キャストで保持する．

1) 内転：足部は距骨下で回外位にある．加えて，前足部は外に向けて70°外転，外旋している．母趾は距骨頭の上に位置し，拮抗的なサポートを提供する．
2) 踵骨内反矯正は，前足部内転が完全に矯正された後にのみ達成される．
3) 足関節での尖足位矯正は，足部に装具を装着し，60～70°外旋させた後にのみ適用すべきである．
4) 最終的な尖足矯正は，治療の最後に達成される．通常，アキレス腱延長術と最後の石膏キャスト矯正を併用することが必要とされる．
5) 最終的な矯正位を Denis Browne（デニス・ブラウン）装具で保持する．両足部を70°外転状態の矯正位で保持する．最初は常時3か月，その後，夜間のみと昼間の短時間，3～4歳まで装着する（図10）．

2歳までに治療が開始されれば，完全な矯正を望める．すでに200年前には Andre Venel により「Venel のサボ（木靴）」を使用して，矯正に成功している（図11, 12）.

小児期全体において矯正された尖足は，「内反足になるようプログラムされている」．この期間にはいつでも再発するリスクがあり，テーピングや装具の装着で得られた矯正位を保持することが可能かもしれないが，さらに矯正を進めるのには役立たない．古典的な内反足用足底装具（➡44頁の図1b 参照）や内反足矯正靴（➡77頁参照）は中等度の症例には有効である．再発した場合には，新しい石膏キャストを使用した矯正，歩行用装具，手術などによる治療が必要である．

現在スイス・チューリッヒの Balgrist 大学病院整形外科で Exner, Tschanz らが開発した，内反足の機能的治療用の歩行装具が用いられることが多い（図13a）．さらに達成された矯正位を保持するために装具は求められる機能を完全に満たす必要があるが，そのためには足部の矯正位で採型した陽性モデルを使用することが必要で，ショパール関節の再配置と長軸の形成がとりわけ重要である．

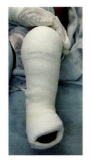

図9　膝関節を90°に固定した，下肢矯正石膏キャスト

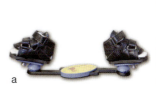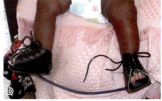

図10　矯正された内反尖足の足部の後療法のための，Denis Browne または Ponseti 装具
a. 一般的なもの．
b. 自作のもの．（タンザニア，CBRT 病院）

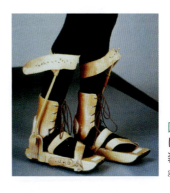

図11　A. Venel（1740～1801）によるダイナミック内反足矯正装具（スイス・チューリッヒ，Balgrist 大学病院整形外科による再現）

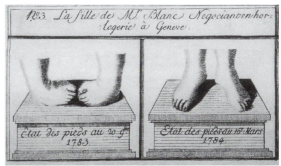

図12　A. Venel による6か月児の内反足治療の歴史的記録

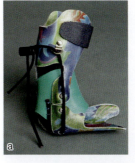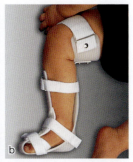

図13　内反足の機能的装具
a. Tschanz によるダイナミック内反足装具．
b. 装具が足部矯正位を保持している様子．（Schein 社）

装具はカーボン繊維ラミネーション技術を使用して製作する．取り付けられたフラップ(ベルト)が尖足変形に抗して踵骨を押し下げる．Tamarack足継手を足底部と下腿部の間に取り付ける．より軽度な場合の選択肢は，Shein社により製作された既製品であるスプリントを使用する方法である(図13b)．

外科的治療

小児期には，腱と関節包の延長，移植と切除といった軟部組織に対する手術手技には限界がある．早期に手術をするほうがよりよい矯正が得られるが，創突出，ケロイド，再発のリスクがある．早期のアキレス腱切除(腱切り術)またはZ字状の延長術は必須である．前脛骨筋腱の外側方向への部分移植は，特に回内筋が過度に働く麻痺性内反足矯正に役立つ(⇨201頁参照)．

時機を逸した症例に必要な治療は，段階的リング固定具を使用した内反足の矯正である(⇨201頁の図2参照)．骨成長を阻害しないよう骨に対する手術介入は，成長期の終わりまですべきではない．典型的な術式はLambrinudiによる関節固定術で，距骨下関節とショパール関節を立位で固定する(⇨202頁の図4参照)．

成人期における重篤な症例に対しては，汎距骨関節固定術のみによって内反足を中間位に保持できる(⇨249頁の図1参照)．

予後

200年以上も前から，Andre Venelのように小児整形外科は先天性内反足に対して，素晴らしい予後を得ることに成功している．しかしながら，足部が短縮し中足骨頭部が幅広いものの，すでに変形はなく機能は正常な足と同等であるという下腿三頭筋萎縮は残存する．足部の加齢は患者自身の加齢よりも早く，機能が低下し特に足関節と舟状骨周囲の関節に関節症を起こす(図14)．最終的には柔軟性が低下し，足部の疼痛が発生する．ストラップにより上昇した足部の背側を押し込むことができる．矯正が不完全な内反足は状態が悪い(図15〜17)．

Regenspurgerは，「安定した」足部と「倒れた」足部を区別し，第5中足骨頭と骨底が股関節から降ろした垂線の外側に位置するものを安定した内反足として分類した．この場合，足部は床面からの反力により部分的に矯正されているが，足部の外縁がこの垂線の内側に位置していた場合，身体の荷重により足部が回外し，急速な悪化のリスクがあり，「倒れた」内反足が形成される．中年あるいは高齢な患者に外科的な矯正を施すことは可能であるが，加齢や変形の程度により術式のリスクは増し，求める結果を常に得られるとは限らない．手術によって装具療法をより容易にすることはできるが，不要となることはない．

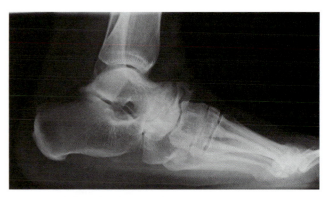

図14　50年後の内反尖足の外側X線像
舟状骨遠位，近位両関節の重篤な関節症．距舟関節はほとんど見えない．

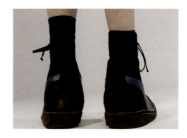

図15　内反足用の靴型装具
両側の靴が外側に偏位しており，右より左の靴が強い．

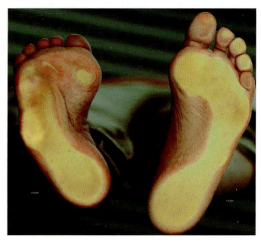

図16　部分的に矯正されたある成人の内反尖足
足部外縁の過負荷，前足部の内転，足部の短縮．ピドスコープ像．

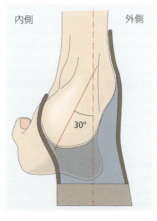

図17　足装具療法の原則
(Krausによる)

第40章　中足骨内反（内転中足症）
Pes Metatarsus Varus (Metatarsus Adductus)

H. Stinus

定義
1) 前足部は内側方向に曲がり，重度の内転位にある．
2) 通常，内側縦アーチは低下している．
3) 後足部は外反している（図1a, b）．

40.1　原因

　内転足の病因は不明確である．男女比は約1.5：1．遺伝的要素については現在議論されているが，子宮にある空間が限られていることが主な原因であると考えている研究者が多い．多くの内転足の症例が脛骨捻転の増強，下腿内旋と股関節外旋低下と合併して起こるという事実から，空間の不足が病因として主要であるとみなされている．

　後足部外反位のほとんどは第1楔状骨発達時の骨核崩壊によるものであるため，距骨頭は底側，内側方向に落ち込む．また，神経と筋の不均衡が内転変形を助長するものと考えられ，母趾外転筋の短縮が起こる．さらに，前脛骨筋の起始部が遠位方向に変位している症例も多く，回外要素が強まる．第1楔状骨に起始を持つ前脛骨筋の変位も，内転増強に導くことがある．この変形の結果として，長短腓骨筋は過度に伸張され弱化する．

40.2　治療

　中等度の内転足を呈した症例は1日に数回行う徒手矯正で十分であり，場合によっては前足部を外転させる方向にテーピングをするだけで十分である．

　内転位からの矯正が不可能か，難しい内転足のみ，キャスト矯正を行うべきである．前足部と後足部は互いに拮抗するように保持するべきで，前足部は立方骨の支点を越えて外転位に矯正されるべきである．しかしながら，後足部では距骨は直立位まで変位し，内側，底屈方向に向いているものを外側方向，回外位にしなければならない．このとき，内側部では石膏キャストは母趾中足趾節関節まで延長し，外側部では足部が外転するのに十分な空間を残すため足根中足関節まで開放する．

　出生直後にキャスト矯正を施し，キャストは定期的に交換すべきである．中等度の症例や重度の症例においては，矯正用装具と，可能であれば神経生理学に基づいた理学療

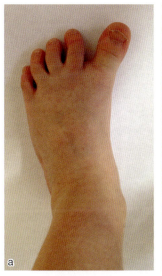
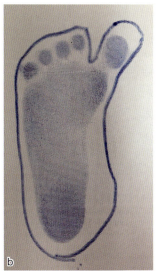

図1a　小児の内転足　　図1b　フットプリント

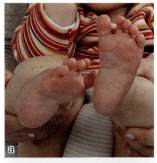
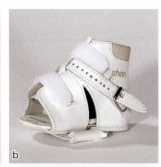
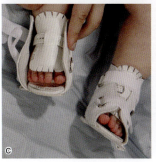
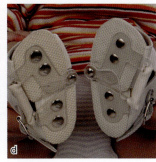

図2　幼児と小児用の内転足用装具の例
a. 生後6か月児の内転足．他動的には完全に矯正可能である．
b. 矯正用装具．(Shein 社)
c. 装着過程：最初のストラップをしっかり締める必要がある．
d. 足底の両パーツを，関節を中心からずらして外側縁で合わせる．
　　内側では，バネが足部を外転させ，足部を矯正する．

法の運動を用いた後療法が推奨される(図 2a～d).

膝回旋変形が合併している場合には，膝関節 70°屈曲状態で下肢を最大外旋位に矯正する下肢キャスト固定が適用されるべきである.

外旋可動域は 20°に過ぎず，内旋可動域は 50～70°あることが多い.

40.3 装具療法

患児が歩き始める前に石膏キャストによる矯正療法を行うと同時に，高い再発リスクを考慮して夜間装具による治療と，三点固定の原理に基づいた矯正用足底装具が推奨される(図 3a, b, ⇨ 44 頁の図 1b も参照のこと). 内反足矯正と同様に，力は踵骨，第 1 中足骨，立方骨に加えられ，足底装具は内側では踵骨と第 1 中足骨頭に接し，外側では第 5 中足骨底近位にそれに抵抗する圧力が加えられる. 内反足の三点固定を利用した足底装具とは対照的に，内転足治療には踵骨が外反し内側縦アーチが低下していることから，載距突起内側底面に最大効果の直立，回外サポートを付ける必要がある. 安定性を確保するため，いわゆる回外ウェッジ(内反足用足底装具に使用される回内ウェッジとは逆)が推奨される. 足底装具前方，第 1 中足骨頭部に取り付けるリップは，中足趾節関節まで延長せず，母趾の運動を制限しないことが重要である. ここまで説明してきた三点固定に基づく矯正用足底装具は，Volkmann による三点固定足底装具，あるいはシェル型の足底装具として製作することができる.

シェル型足底装具に使用する推奨素材は，熱硬化性樹脂により補強されたコルクレザーまたは Plexidur(プレキシドール)，Ortholen(オルソレン)のような熱可塑性のプラスチック素材である. 軽く，安定性があり簡単に適合する熱可塑性素材の特性を踏まえると，金属製足底装具はもはや小児用の靴に使用されるべきではない.

靴と足底装具の一体化も重要で，理学療法士または義肢装具士は，足底装具が正しく靴に適合しているかを確認するべきである.

中等度の症例では，前足部の内転は内反足矯正靴で治療できるが，このような靴には足底装具は入っていない(図 4, ⇨ 77 頁も参照).

小児内転足の治療には，知覚連動インサートが非常によい結果を残す(図 5).

成人期の治療には，クッション性のある足底装具の使用が推奨される. 後足部と前足部の変形の症状により，踵外側への拡張，ウィングステップ，靴底への方向ロールなど既製靴への補正を処方することができる. 重篤な硬い内転足は足底装具と既製靴への補正によっては治療できないが，足底装具，甲革の適合，靴のヒールや靴底の補正を施

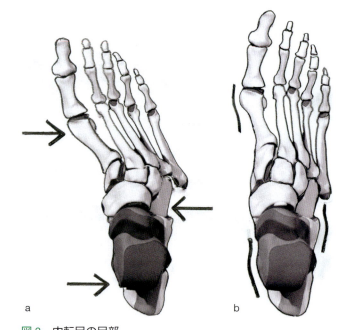

図 3　内転足の足部
a. 矯正前. 三点固定の原理による矯正用キャストを使用した治療.
b. 矯正後.

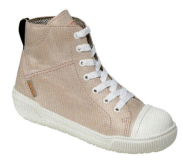

図 4　内反足矯正靴
(Shein 社製)

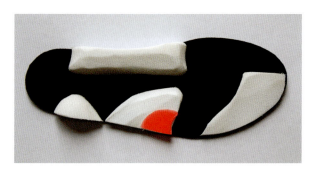

図 5　知覚連動インサートを使用した，内転足の治療

した整形靴の使用によって治療が可能である.

硬い内転足の矯正は手術によってしかなしえない. 小児期には軟部組織外科によって達成できるが，引き続き成人期になってからの手術は必要とされる.

第41章　踵足
Pes Calcaneus

R. Baumgartner, M. Möller, H. Stinus

定義

　踵足を呈した足部は，背屈位から中間位である0°（初期の定義では90°）まで底屈することができない．底屈は不可能であり，背屈は極端に増加している．重度な症例においては，足部は脛骨に接するまで折れ曲がり，ポケットナイフのようである．逆方向に対しては，踵足足部は中間位に達することはなく，**踵凹足**の場合にある程度可能である．この場合，足部は踵骨が直立した状態を中足部と前足部の関節を底屈させることで代償しようとする．

　踵足の足底接地面は踵骨底面のみに縮小しているため，機械的荷重の増加により，踵幅は広くなり胼胝が形成される（図1〜4）．義足とは対照的に，最終的には不安定になる．

　踵足の歩行は，歩幅が狭く足踏み状態で，非常に不安定で激しい動作となる点に特徴がある．つま先立ちは不可能である．足部で離地するときには，足関節の運動が遅いか存在しないため，膝のてこの効果は全くない．それを代償するため，膝は過伸展し，股関節は屈曲位になる．この代償と安定を得るため，アライメントは後方に移動しており，下肢の機能的短縮が起こる．

41.1　原因

　踵足は，底屈筋と背屈筋の平衡状態が崩壊した結果として起こる．底屈筋が働かないため，背屈筋が足部を抵抗なく上に引き上げる（⇨図7a〜i 参照）．

　幼児においては足部背屈が亢進していることが多いが，外力をかけずとも中間位を得ることができる．この**踵足位**は自然に矯正され，治療を必要としない．しかし，中間位を得ることができない場合には，先天性内反足と同じように（しかし逆の方向に），診断された初日から治療が必要とされる．

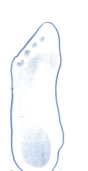

図1a　右足踵足のフットプリント　図1b　踵足

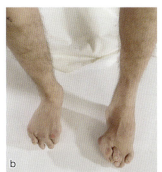
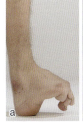
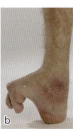
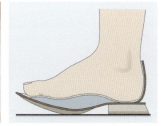

図4　踵足の矢状面像　　図5　治療原理

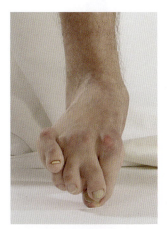
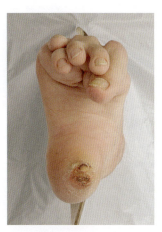
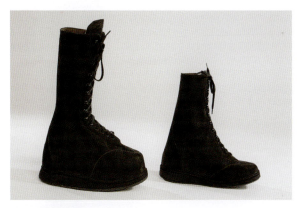

図2　踵足の前面像　　図3　踵足の足底　　図6　靴型装具

麻痺

先天性踵足は通常，脊髄髄膜瘤を起こした二分脊椎の結果として起こり，通常膝関節，股関節と脊椎の麻痺と変形が起こる．感覚による警告システムはもはや機能しておらず，キャストによる整復や矯正用，装具を使用するべきではない．

また，脳性麻痺（⇨232頁参照）により踵足を起こすことがあり，アキレス腱延長術による過矯正の結果として起こることもある．

以前は，ポリオが踵足の最も重要な原因であった．

外傷，腫瘍

外傷や腫瘍による踵骨の切除は，アキレス腱と足関節間後方の平衡状態を破壊する．この関節がもはや機能しない場合，距舟関節が代償する．ヒールの後方フレアとロッカーバーでは十分ではなく，甲革が高い靴型装具や靴内靴を用いることで，整形靴技術は足部を中間位で安定させることができる（図5, 6）．

様々な術式（腱移植，骨切り術）を用いることで，踵足を矯正し安定させることができるが，後に残存する下肢と足部の脚長差調整のために装具が必要となることもある（図7a～i）．

41.2　靴型装具

ヒールの後方フレアは踵足の治療として典型的なものであるが，重篤な症例においては足関節を覆う甲革を使用する．それにより，背側に伸びる筋を後方に延長し，踵接地を早期に起こさせ，接地面を拡大することができる．加えて，メタタルザルロッカーを使用すべきである（⇨34頁の第7章参照）．

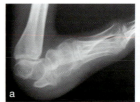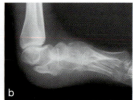
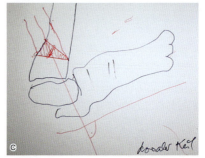
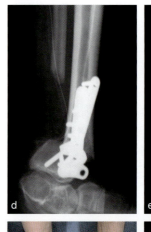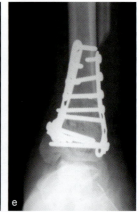
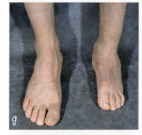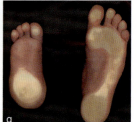
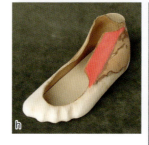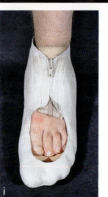

図7　踵足とその治療例
a, b. 3歳時の芝刈り機による外傷：踵骨，距骨，第5中足骨の切断．成長は，後足部ではほとんど停止している．関節面が扁平化したため，足関節はその機能を失った．距舟関節が背屈の役割を引き継いでいる．：その結果，関節可動域50-5-0°の踵足となった．
c～e. 18歳時に，40°屈曲する果上骨切り術を施術：手術計画（c），プレート固定（d, e）．（スイス・チューリッヒ，H. P. Kundertによる）
f, g. 現在の関節可動域は10-0-30°である．足部は，十分な蹴り出しの力がないため，単に中間位に接地するに過ぎない．
h, i. 下肢と足部の脚長差調整は靴内靴（インナーシュー）で行い，それを既製靴に挿入して使用する．（スイス・チューリッヒ，整形靴技術者Freimelによる）

第42章　踵骨棘，足底腱膜炎
Heel Spur, Plantar Fasciitis

H. Stinus, R. Baumgartner, M. Möller

踵骨棘は発症位置により，底部踵骨棘と後部踵骨棘に分類される．

定義
■ **底部踵骨棘**
1) 外側足底神経の絞扼性神経障害（図1）．
2) 踵骨隆起に停止する足部内在筋腱による骨棘の形成（図2）．

■ **後部踵骨棘**
踵骨隆起にあるアキレス腱停止部での骨棘形成（図2〜4）．

■ **足底腱膜炎**
足底腱膜炎は踵骨停止部に起こる足底腱膜の炎症反応を伴う過負荷症候群である．足底腱膜炎は踵骨外反扁平足や凹足に合併して起こることが多い．

42.1　原因

底部踵骨棘は脛骨神経の分枝である外側足底神経における絞扼性神経障害であり，足底腱膜を通過する際に圧縮されるため痛みを起こす．さらに，底部踵骨棘はとりわけ外反扁平足や凹足のような足部変形に合併した停止部腱障害によって起こることがある．

足底腱膜炎は足底腱膜での非細菌性炎症反応であり，通常，過度なトレーニングや硬い床面の上に継続的に立つことによる過負荷症候群として発症する．外反扁平足での過回内や凹足では，アキレス腱短縮や足部内在筋の張力増加が起こることが多い．

後部踵骨棘は下腿三頭筋の短縮と合併した停止部腱障害として特徴付けられ，アキレス腱停止部の骨棘形成の原因となる．後部踵骨棘は Haglund ヒールとは明確に鑑別することができる．

42.2　臨床

底部踵骨棘を発症したほとんどの患者に，足部底面，底側正中縁に段階的な圧痛の発症がある．また，朝の運動開始時，走行，跳躍の開始時に運動痛がある．中年の活動的ではない肥満した患者が70%を占める．

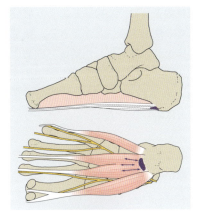

図1　足部内在筋起始部の底部踵骨棘と腱障害

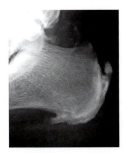

図2　付帯的な所見
70歳患者の完全に痛みのない，前部および後部踵骨棘．

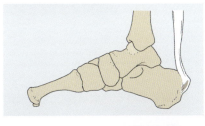

図3　アキレス腱停止部に生じた後部踵骨棘

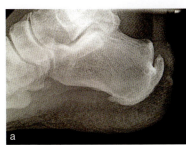
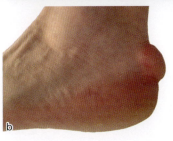

図4　後部踵骨棘
a. X線像．
b. 臨床像．

さらに，足底腱膜内側を走る外側足底神経は通常，圧力に敏感である．足底腱膜炎は，足底腱膜の圧痛と同様，下腿三頭筋群を伸張したときの伸張痛としても特徴付けられる（図5）．

後部踵骨棘は，踵骨アキレス腱停止部が発赤し，硬く，圧に敏感な結節と合併して起こることが多い．

画像診断

通常，底部踵骨棘の慢性的進行は，X線診断により底側足内筋起始部の骨棘として，検出することができる．後部踵骨棘では，アキレス腱停止部の石灰化した構造を観察することができる（図2, 4）．

※注意：X線により発見される骨棘は付帯的なものが多く，常に不快感を伴うとは限らない！

底部踵骨棘は不快感を起こすこともあるが，常に不快感があるとは限らない．骨棘がない場合でも，腱停止部に痛みが発生することさえある．このような場合は，足底腱膜起始あるいは停止部炎であると考えられる．

鑑別診断

- 足底腱膜断裂
- Haglund ヒール（⇨ 191 頁参照）
- Ledderhose（レダーホース）病：慢性的に進行する足底腱膜の腫脹，手部の Dupuytren（デュピュイトラン）拘縮と類似
- 踵骨疲労骨折
- 足底脂肪組織の萎縮
- 踵骨下滑液包炎
- 神経腫
- S1 神経根への刺激
- Bechterew（ベヒテレフ）病のような，血清陰性脊椎関節炎にしばしば付随する

42.3 治療

一般的に整形靴技術も用いた保存的治療が最も効果的である．90% の患者は 12〜18 か月後には治癒し，外科的治療は 5〜15% の症例に適用されるに過ぎない．

整形靴技術

■ 底部踵骨棘，足底腱膜炎

疼痛位置を正確に特定した後，位置をマーカーなどでマークし，フットプリント上に記録する．形はしずく型で丸ではないので，通常使用される丸抜きでは十分ではない．

足底腱膜の走路の間，深く掘り下げて軟らかいクッションを入れた，ベースの長い，当該部分のクッション足底装

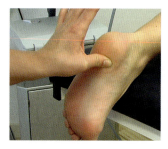

図5 踵骨棘症候群による典型的な圧痛は足部の正中背側縁に位置する

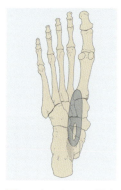

図6 クッション足底装具のくぼみの位置と形状

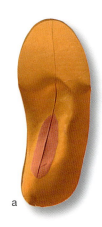

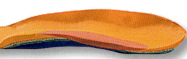

図7 骨棘の位置に合わせ軟らかいクッションを用いた踵骨棘用足底装具
a. 上方から．b. 外側から．

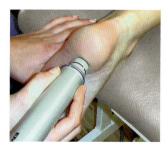

図8 足底装具による治療での改善がみられない場合，衝撃波療法を用いることで手術を回避できる

具を用いる（図5〜7）．

両側に差高を高く付けることで，腱による牽引を低下させ，疼痛を緩和することができる．ヒールロッカーとクッションヒールを併用することで，高い圧と踵にかかる衝撃を低下させることができる．結果として，歩容はより滑らかになり，疼痛回避的な立位は改善する．また，後方にスタートラインを下げたロッカーバーにより，足底腱膜の牽引を緩和し，踏み返し時の除圧をすることができる．

■ 後部踵骨棘

前部踵骨棘に対する整形靴技術は後部踵骨棘にも適用でき，ヒールカップを加え，正確に，腫脹し疼痛を持つアキ

レス腱停止部に適合させる（⇨43頁の図24参照）．位置を赤ペンなどでマークする．

専門家によると，足部を5°背屈させた状態で固定する夜間装具の使用が推奨される．

その他の保存的治療の選択肢

- 疼痛に対する投薬と非ステロイド性抗炎症薬（NSAIDs）
- 外側足底神経走路と足部内在筋起始部での部分的侵襲（踵骨棘，⇨図1参照）
- 加えて，ステロイドの使用（注意：断裂のリスクがあるため，腱へのコルチゾンの注射はしない）

- ボツリヌス毒素や部分麻酔の注射
- 体外からの放射または集中的衝撃波療法（図8）
- 電気療法
- 理学療法：スパイラルダイナミクス，ストレッチ
- X線刺激療法

外科的治療

- 足底腱膜のくぼみを利用した外側足底神経の除圧術
- 除神経を含む，踵骨に起始を持つ足部内在筋の部分的腱切術
- 骨棘の切除

第43章 中足痛症
Metatarsalgia

H. Stinus

定義

中足痛症は様々な症状の複合体であり，前足部の変形からくる中足骨頭下，前足部における疼痛を意味する場合が多い．

43.1 原因

① 静力学的変化

一般的な原因は，凹足，開張足，外反扁平足による第1列回内上方屈曲に伴い，中足骨接地状態が変化し，荷重ストレスに耐えられなくなることである．

リウマチ足の症例では，基礎的疾患により，外反母趾，背側に脱臼する槌趾や鉤爪趾のような前足部変形に至る（⇨ 274 頁参照）．

② 腱の線維性クッションの喪失

通常柔軟性の低下した高齢の患者にみられ，開張足による圧力の上昇と摩擦によっても起こる（⇨ 257 頁参照）．

③ 足底筋膜の断裂

足趾中足趾節関節に起こり，通常，第2～4中足骨が長いことと関連がある．

43.2 診断

以下に，中足痛症の徴候を示す．
- 既往歴：荷重による前足部の疼痛
- 視診：前足部の幅が広い（開張足）
- 触診：足底脂肪組織の萎縮，機械的ストレスの増加による第2～4中足骨頭下の胼胝（図1a, b）
- 機能検査：横足根靱帯の過剰運動性，足関節または中足趾節関節の可動域制限，下腿三頭筋の短縮

43.3 画像診断

X線検査を行う場合，足部に荷重した状態で2～3方向から撮影すべきである．Maestro の報告のように，前-後方向からのいわゆる前足部放物線が非常に重要である．中足骨頭部でのストレス反応や疲労骨折により類似の疼痛徴候が出るため，治療抵抗性がある場合（3～6か月以上）にはMRIまたはCTの使用を考慮する必要がある（⇨ 208 頁

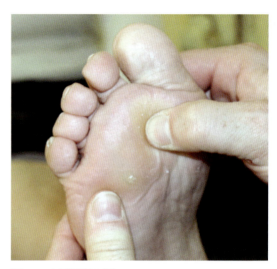

図1a 中足骨頭の圧

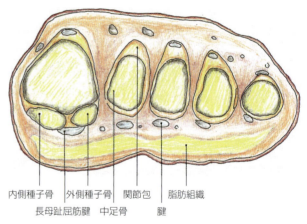

内側種子骨　外側種子骨　関節包　脂肪組織
　　長母趾屈筋腱　中足骨　腱
図1b　背面から底面に向けての中足骨頭部での解剖学的横断面

の図1, 2参照）．

43.4 バイオメカニクス

中足痛症における症状の複合体を理解するためには，足部の踏み返しをバイオメカニクス的に分析するのがよい．Jacob によれば，負荷の約80％は第1～3中足骨にかかるため，第1列の機能性がより重要であることは明白である．母趾に荷重がかかる際には体重の30％が屈曲筋を通して伝わり，第2・3中足骨頭には立位の状態で最大の荷重がかかる．足底の皮下脂肪組織は第2中足骨頭下で最も

強い．開張足により機能が低下している場合，すでに大きな負荷がかかっている第2・3中足骨頭により強い負荷がかかる（図2）．

43.5 足底装具

基本的な問題は，整形靴技術により解決できる．

パッド

中足骨に柔軟性が十分にある症例では押し上げテストによって検査可能であるが，ソラ豆型またはハート型のパッドで治療することが一般的である．中足骨頭除圧のため，パッドは第2～4中足骨頭のちょうど近位にくるよう配置する．外側列を上げると開張足が悪化してしまうので，パッドは幅広すぎてはならない．

すべての中足骨頭が痛む場合には全幅型の中足骨パッドを用いるが，パッドの形状は解剖学的構造を反映してすべての中足骨頭の形に正確に適合していることが重要である．すべての中足骨頭を触診し，マーカーなどで印を付けておくことが役に立つ．

中足痛症の症状の複合体に対する治療は，足底装具とメタタルザルロッカー，または蝶型踏み返しを使用した靴底の補正を併用することで達成できる．しかしながら，蝶型踏み返しの使用は最終手段とすべきであり，その際には第2・3中足骨頭が低下することで中足骨頭全体が低下し長期的には患者の予後を悪くするため，必ずパッドと併用すべきである．Drerupは，10人の健常な被検者に足底圧計を用いて検査を行ったが，陽性モデルを用いて製作された足底装具とメタタルザルバーの併用により，速いまたは遅い歩行の両方で中足骨頭部での60%の最大圧力の低下がみられることがわかった．

43.6 Morton（モートン）神経痛

Morton神経痛は，固有底側趾神経の硬化性腫脹（神経腫）と日常の荷重や反復性の微小外傷による，横足根靱帯間の空間の欠如に関連して起こる．この場合，通常は第3・4中足骨頭間に中足痛症に似た疼痛が生じる（図3a, b）．

手術は保存的治療や足装具による治療が不成功に終わった場合にのみ行われる．局所麻酔の適応を事前に確認しておく必要がある．通常，背側から深横中足靱帯を切除するが，再発の場合にのみ，底側（足底）からアプローチし，底側趾神経のガングリオンを切除する．

43.7 臨床実践的考察

前足部変形に原因のある疼痛の軽減は，陽性モデルから

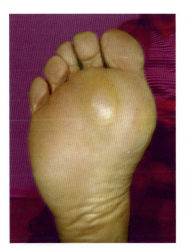
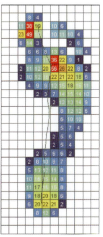

図2　足底圧計測
第2・3中足骨頭部の過負荷が明確に観察できる．

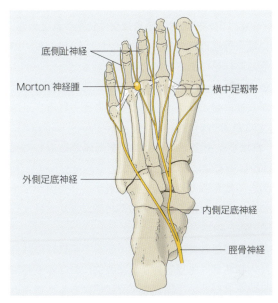

図3a　Morton神経腫：解剖学的位置

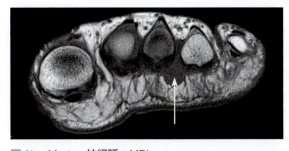

図3b　Morton神経腫：MRI
MRIでは濃い灰色として観察できる．第3・4中足骨頭間にある，明確な結節．（スイス・チューリッヒ，Balgrist大学病院整形外科 M. Zanettiによる）

製作された個々の足に適合した足底装具とメタタルザルロッカーやその他のバーを使用した既製靴補正，クッショニングと付加要素を併用した整形靴技術により達成することができる．

第44章　外反母趾，強剛母趾，小趾変形
Hallux Valgus and Rigidus, Little Toe Deformities

H. Stinus

44.1　外反母趾

大規模研究によると，成人の約40〜60%に何らかの足の問題があるとされ，そのうち90%は前足部に問題があると報告されている．

外反母趾は最も一般的な前足部変形（人口の12〜14%）であるが，80%以上の外反母趾手術は女性に施されている．

疫学的には，外反母趾はきつい（きつすぎる）靴を履く中年女性に起こる疾患であると考えられている．

原因は多因子的ではあるが，結合組織の遺伝的脆弱性は外反母趾が女性に起こりやすい原因だと考えられる．足趾変形に対する最も古い理論は1791年にPetrus Camperによって，「靴は足趾を変形させ，胼胝を形成させるものに過ぎない」としてすでに定式化されている．今日でもこの考え方は大きく変わってはいないが，遺伝的な要因が含まれるようになった．母趾にある筋の不均衡により，外反母趾が起こる（図1, 2）．

長母趾伸筋と短母趾伸筋，第1列の屈筋と同様に母趾外転筋と母趾内転筋は，生理学的な足部肢位における不連続な母趾外反位を含むという繊細な平衡状態にある．踏み返し時の回内増加により，床反力は第1列を背側に押し上げ，前足部外がえしを起こし，第1列内がえしと背屈を起こす．長母趾伸筋は外側方向に伸張され，母趾外転筋が底側に伸張されるため，母趾は外側に引き出され外反位となる．母趾外転筋と短母趾屈筋外側部が働くため，第1中足骨に対し母趾は内旋，種子骨は外側に変位する．第1中足骨の背屈位と内がえし位は母趾中足趾節関節の背屈を妨げ，母趾中足趾節関節の背側への亜脱臼を起こす．

それ以上の進行は，結合組織強度にも依存する．関節包外側部は短く硬くなるのに対し，内側部はかなり弱く幅広い．加えて，横足根靱帯の不全もある．

中足骨間角度拡大により，ストレスへの不全は第1列への不適切な荷重へとつながり，第2・3列に負担がかかる．これは，荷重移動中足痛症と呼ばれる（図1）．

原因
■遺伝
遺伝的要因が関与する主な病因は多趾症や裂足のような

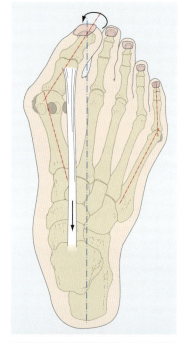

図1　開張足を合併した外反母趾
内反小趾も合併し，前足部は三角形状の形態をなしている．屈筋腱と伸筋腱による牽引により，母趾は長軸方向に対し，外反，内旋している．種子骨は外側に脱臼している．

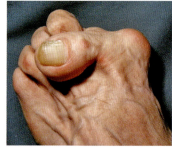

図2　隣接した足趾に乗り上げ，完全に傾斜した外反母趾
底側に位置する場合もある（⇨図10a参照）．

他の変形との合併である（⇨314頁参照）．
■外傷
不適切な肢位で治癒した中足骨の骨折，隣接した足趾の切断などの手術の結果として生じる（⇨218頁参照）．
■炎症
関節リウマチ患者の85〜95%が外反母趾を発症する．考えられる要因は以下のとおりである．
- 第1足根中足関節のゆるみ
- 中足趾節関節の崩壊
- 中足趾節関節の脱臼

■神経原性
痙性対麻痺あるいは距踵関節の外反位による麻痺，母趾内在筋に生じた不全麻痺による筋平衡状態の喪失．

■ 特発性

特発性外反母趾は最も一般的なものである．遺伝的な要因も含む多因子的な発生と，特に女性のきつすぎる靴やハイヒールが原因と考えられる．

保存的治療

■ Thomsen による夜間装具

稀な症例である先天性外反母趾の場合には，変形進行を防ぐために小児期の間，夜間装具を使用する．

この装具は成人にも推奨されることが多い．夜間装具は実際変形を矯正するが，それは装着している間だけであるため，成人では手術後の固定にのみ使用される．8 の字に巻くテーピングにより同じ効果が得られ，簡単で安価である．

■ 整形靴技術（図 3）

疼痛がある症例，足趾の変形がある症例では，既製靴の先芯部分を拡大する必要がある．疼痛のある偽外骨腫は，靴を拡大する保存的治療により治療できる．この手順単体，もしくは適切なパッドを付けた足底装具やメタタルザルロッカーと併用することにより，足趾間の圧痛を軽減することができる．

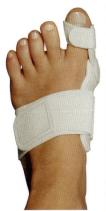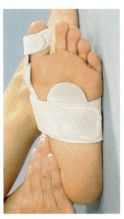

図 3　Thomsen による新型の外反母趾夜間装具(Hallufix 社製)

外科的治療（⇨ 276 頁の「足趾変形の外科手術」項参照）

44.2　強剛母趾

強剛母趾（= 硬い）は疼痛を発生する母趾中足趾節関節硬直であり，通常，骨関節症により起こり，変形はない（図 4）．

■ 原因

内側列の不安定性を伴う，第 1 中足骨にかかる力の不均衡である．

- 第 1 中足骨が長いこと，または母趾基節骨が長いことによる，第 1 中足骨または基節骨への機械的過負荷
- 関節面への外傷
- 骨頭の阻血性壊死
- 第 1 中足骨過剰可動性
- 第 1 列の過剰運動性
- 炎症（リウマチあるいは化膿性）

外反母趾とは対照的に主に男性が罹患する．母趾中足趾節関節が強直することにより，患者は足部を内転させ，外側方向に踏み返す代償動作をする．母趾中足趾節関節は腫脹し，圧や運動に敏感となる．

強剛母趾は以下の 3 段階に分類される（Coughlin, 1999）．

ステージⅠ：いわゆる制限母趾．関節可動域終末のみに起こる，疼痛のある可動域制限．伸展・屈曲 35 − 0 − 20°．

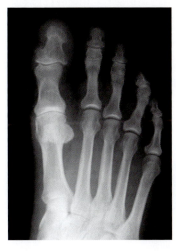

図 4　強剛母趾
外反を伴わない母趾部分強直．隣接した足趾と比較すると，関節裂隙の著明な狭小化がわかる．（スイス・チューリッヒ，H. P. Kundert による）

痛みは足部の踏み返し時に発生する．X 線像では背側に骨棘の初期徴候がみられ，関節裂隙がわずかに狭小化している．

ステージⅡ：中程度の関節可動域制限．関節可動域は，伸展・屈曲ともに 20° に制限されている．X 線像では重篤な骨棘の徴候が特に背側にみられ，中足骨頭と基節骨の扁平化がみられる．

ステージⅢ：関節の肢位不良と可動域制限がみられ，関節可動域は伸展・屈曲ともに 10° に制限されている．X 線像では重篤な骨棘がみられ，関節裂隙は消失し，強直と遊離した骨片までもがみられる．

保存的治療

ステージと疼痛の強さにより，投薬（抗炎症薬），理学療法，母趾中足趾節関節への浸潤などを使用した保存的治療が処方される．

足装具治療としては，強剛母趾ロールを用いる中足骨頭全域にわたる除圧を施し，最も疼痛の出ない肢位で母趾を保持する，つま先まで芯のある足底装具がある．

外科的治療（⇨ 276 頁の「足趾変形の外科手術」項参照）

44.3 足趾変形

足趾の変形では，ハンマートゥ，鉤爪趾（クロウトゥ），槌趾（マレットトゥ）が区別される．最も一般的な原因は，またも不適切な靴である（図5）．

外反母趾，Morton 趾や第1中足骨のマイナス変位との合併もある．その他の原因は，足部筋群の不均衡や，踵骨外反扁平足，外反扁平足のような後足部変形からくる足部外来筋の張力増加である．

定義

ハンマートゥでは，基節骨は過伸展し，中節骨は硬く屈曲し，末節骨は中間位にある．足趾の末端は接地している．

鉤爪趾では，基節骨はさらに過伸展し，多少に関わらず逸脱している．中節骨と末節骨は強く屈曲している．

槌趾では，基節骨と中節骨は中間位にあり，末節骨のみが屈曲している．

足趾変形の原因は運動要素間の不均衡にあり，長趾伸筋や長趾屈筋と同様に虫様筋や骨間筋のような足部内在筋にもある．通常，踵骨外反扁平足や外反扁平足の合併がみられる．足関節の過回内により足部を安定させるため，屈曲筋は前足部の立脚期により長く収縮するが，遊脚期においては伸展筋が収縮の増加を発揮する．これが足趾基節骨に停止し，中足趾節関節を屈曲させる骨間筋と虫様筋の不均衡を起こす．凹足，痙直，神経疾患（例：Friedreich 運動失調症），外傷後に特に当てはまる症例である．

その他，きつすぎる靴により足趾変形が起こることもある．

診断と治療

臨床検査では，足部変形の診断と病因を特定するだけが重要ではなく，徒手検査も重要で，押し上げテストを用いることで変形が柔軟なものか，硬いものかを特定することができる．母指を使って中足骨頭近位に圧を加えることでパッドの効果を再現し，アライメント不良が柔軟なら，矯正できることを確かめられる．これはまた，整形靴技術でも用いられるアプローチである．柔軟な変形に対しては，中足骨パッドを用いた骨頭近位を支持する足底装具が必要とされる．足趾に余計な圧をかけないため，靴には十分な容量と高さが必要とされる．ハンマートゥでは，中節骨を覆う軟らかい胼胝が形成されていることが多い．鉤爪趾と槌趾では，胼胝は末節骨部に形成されている．そのためそれらの部位に先芯のクッショニングを施す．

圧力に対する保護具は役に立つことが証明されている（⇨ 280 頁参照）．

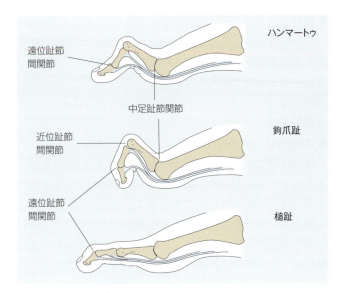

図5　3つの小趾変形

44.4 足趾変形の外科手術

最近の足部疾患機序の解明と麻酔技術の進歩により，一部の患者には前足部外科も日帰りで施術されるようになった．

「痛み」は前足部に対する手術適用の指標であるため英米では「痛みがなければ手術なし」とされている．既製靴を履いている際に痛みが出る場合にも手術は適用されるが，この原則はヒールが高く幅の狭い靴には適用されない．その他の手術の適用条件は，槌趾による中節骨の圧痛や外反母趾の中足趾節関節（中足部から前足部への移行部位）の圧痛，または保存的治療に反応しない治療抵抗性のある中足痛症（中足骨頭部での痛み）である（⇨ 272 頁も参照）．

外反母趾への手術は，特に痛みの再発により母趾中足骨頭に滑液包が形成される場合に適用される．そのほか適用となる例としては，第1中足骨頭下，種子骨からくる痛みがある場合である．一般的ではないが，神経原性足部変形，先天性変形，Morton 神経腫も手術適用である（⇨ 273 頁参照）．

■ 術前診断

前述したように，足部の臨床検査が重要で，母趾と足趾の肢位変形，さらに，腫脹，発赤，胼胝を確認する．そうすると，足部のタイプや足部変形と歩行分析を利用した機能特性も理解できる．患者の全体的な印象も見過ごしてはならない．必要な場合，神経学，血管学，皮膚科学，放射線学など他の分野の詳細な検査も求められる．

■ 画像診断

足部の荷重中の前-後方向と外側からのX線診断が最も重要である（⇨ 171 頁参照）．この検査により，いわゆる外反母趾角，中足骨間角，中足骨関節域角と中足骨指数がわかる．加えて，骨関節炎，骨粗鬆症，骨壊死や骨関節症の

診断に必要な骨と関節の構造がわかる．MRI，CT，シンチグラフィのような他の画像診断も必要に応じて併用する（⇨ 171 頁参照）．その他，床反力計を使用するペドグラフィは，治療により詳細な情報が必要な場合に役立つ（⇨ 152 頁参照）．

外反母趾

保存的治療が不成功に終わった場合，外科的治療が適用されるが，最近の前足部整形外科は再建術，関節温存技術を用いる．以下，それら手技の基本と考慮に入れるべきこと，適用と手技を選択する際の治療指針について述べる．

外反母趾の症例においては，母趾と第 2 趾が X 字状に重なり，第 2 趾がより外側に押し出されることもある，いわゆる「歪んだ足趾」がある．

■外側解離術

外側解離術は軟部組織に適用される手技で母趾内転筋を外側種子骨と母趾基節骨から分離，また必要に応じて，深横中足靱帯の分離を行い，さらに外側関節包を縦方向に分割する．この手技は，母趾基節骨に不適合がある際に適用される．足底への介入としては，外側解除は中足骨間角が 10° までの症例においてのみ有用である．通常，この手術はシェブロン骨切り術，基部骨切り術や足根中足関節の関節固定術（Lapidus 関節固定術，⇨図 10）と併用して施術される．

■シェブロン骨切り術（図 6）

シェブロン骨切り術は，中足骨間角が 14° まで，外反母趾角が 40～45° の症例に適用される．第 1 中足骨頭は V 字状の骨切りにより，中足骨間角を減少させるために外側に寄せられる．この手技は，Austin により 1967 年に紹介され，Johnson によりシェブロン骨切り術の名称で一般化された．この角度は約 60° であり，外側への移動は中足骨頭の幅 1/4～1/2 まで達する．関節が不適合な症例においては，この種の手技は常に外側解除と併用して施術される．

■Scarf（スカーフ）骨切り術（図 7, 8）

Scarf 骨切り術は，中足骨間角が 15～20° の症例に適用される．この手技は，第 1 中足骨の Z 字状の長軸方向の分割を含み，分割する長さにより大小の肢位不良を矯正することができる．本術式は，3 平面上すべての方向の矯正が可能である．第 1 中足骨は底屈方向（足部の底面に向けて）に移動し中足骨関節部の角度が矯正され，骨切りの長さにより足趾の移動は骨頭部の幅の 3/4 にまで達することがある．通常，この骨切り術は，偽外骨腫の切除と外側解除と併用される．骨を分割する前に，外側種子骨と母趾基節骨から母趾内転筋腱を切離し，必要であれば，深横中足靱帯の分離を施しておく．Scarf 骨切り術は，2 本のスクリューで固定し，安定した内固定を形成する．通常，術後すぐに，足部の全面荷重が可能である．

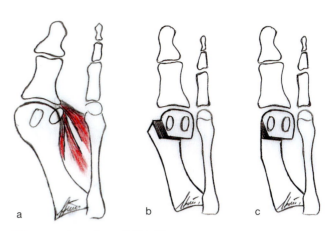

図 6a～c　シェブロン骨切り術（写真は H. Stinus による）
a. 適応．
b. 第 1 中足骨骨幹部から骨頭の移行部での V 字状骨切り．
c. 矯正の結果．

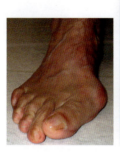 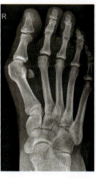 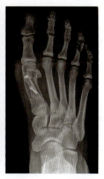

図 7a　著明な外反母趾術前像

図 7b　増大した中足骨間角と外反母趾角を示す術前像

図 7c　外反母趾を矯正した術後像
2 本の Barouk スクリューを使用した Scarf 骨切り術による固定．

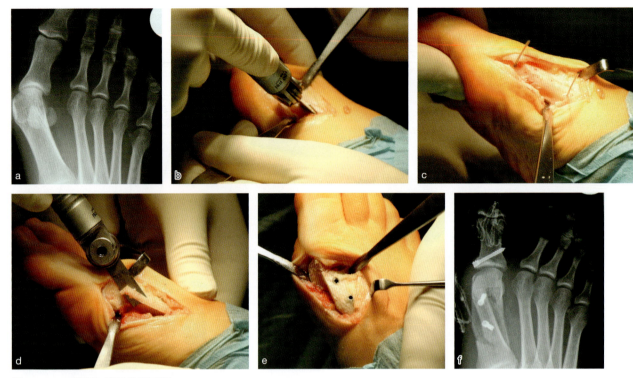

図8　Scarf 骨切り術の施術工程

■ 基部骨切り術

近位骨切り術または基部骨切り術は，より大きな肢位不良の矯正が可能な手技である．R. A. Mann によれば，中足骨間角が 14° 以上あり外反母趾角が 20～25° を超える症例に適用される(図9)．

基部に近い骨切り術は，特殊な丸のこ歯を使用し，外側基部の骨を楔状に切除することにより施術される．固定は，Kirschner 鋼線または角度の固定されたプレートを使用した骨接合術に加え，カニューレ処理されたスクリューを用いて施術される．

新たに推奨されている方法は，開放楔状基部骨切り術である．この術式は，Referdin Green Laird による，角度の固定されたプレートを用いた中足骨頭角度の矯正手術と併用されることが多い．

中足骨間角が 20° を超える症例では，第 1 足根中足関節が不安定であるため関節包を除去した後，外側の開放矯正骨切り術を施術する(図10)．これによって，中足骨間角を正常にし，内固定により関節を支持する．足底を接地するまで 6 週間の安静期間をとる．必要に応じて Referdin Green Laird による中足骨頭角度の矯正を追加する．リハビリテーションの期間は長期にわたるにも関わらず，第 1 列が安定することにより患者の満足度は非常に高い．

■ 母趾趾節間変形

母趾基節骨と末節骨の間のように肢位不良が非常に遠位に位置している場合，母趾趾節間外転と呼ばれる．選択肢となる術式はいわゆる Akin 骨切り術である．母趾中足骨頭の偽外骨腫を切除した後，母趾基節骨の基部に内側に開放した楔状切除を施す．骨切りの固定は伸張バンド原理を適用し，貫通鋼線，スクリューもしくは特別なクリップを用いて行われる．これらの矯正を目的とした関節温存術は，母趾基節骨に明白な関節症がない場合にのみ用いられる(⇨ 201 頁の図 3 参照)．

■ 切除関節形成術

切除関節形成術は，外反母趾を合併した基節骨の著しい骨関節炎のような稀な症例が適用となる．Keller と Brandes により記述された術式とは対照的に，1/3 の母趾基節骨が切除され，関節包の介在(関節包の関節線への縫合)と同時に，屈筋腱の末節骨にくっつけたに過ぎない(腱固定術)．

60 歳以下の患者に対しては，基節骨の関節接合術を施術したほうがよい(図11)．

強剛母趾

強剛母趾を呈した症例に対しては，骨関節炎，運動時痛，関節可動域の重症度や患者の年齢に応じて，以下の 3 つの手術法を使い分ける．

1) ステージ 1・2(中程度の基節骨の骨関節炎)の患者と，可動域制限を伴った著明な骨関節炎を起こした若い患者はカイレクトミー(唇切除術)を用いる．
2) 機能的な肢位による母趾基節骨の関節接合術．
3) 基節骨の義趾．

第44章 外反母趾，強剛母趾，小趾変形　279

　カイレクトミー（唇切除術）は，制限母趾（特に背屈方向に痛みがある関節可動域制限を伴う中程度の骨関節炎）に対する基部からの骨棘の除去である．この術式では，母趾基節骨と特に種子骨複合体の完全な関節解離（癒着の切除）が非常に重要である．

　著明な関節症を伴う症例に対しては，**関節接合術**，基節骨の接合が好ましい方法である（図11）．関節を15°背屈位，10°外反位に調整することが重要である．母趾基節骨の調整は，第1中足骨頭と基節骨基部の骨切り術により施術される．内固定は，スクリュー，クリップや足部外科に使用される特殊なプレートシステムを用いて行う．

　母趾基節骨義趾は中期的な視点では期待するような予後は得られない．関節のゆるみや亜脱臼により，義趾交換と足趾間関節固定術を施すことになることが多い．間隙を埋めるためには，腸骨稜から採取した骨移植組織を挿入する．

足趾変形

　槌趾の矯正は，以下の計画に沿って進められる．

　鶏眼（胼胝）の切除と同時に，バイブレーションカッターを用いて基節骨頭切除（関節顆切除術）を行う．この方法で変形が完全に矯正できない場合（押し上げテストにより判断），基節骨の関節包切離術・関節解離術（癒着の切除）と，必要であれば，屈筋腱移植（長趾屈筋）を使用した牽引を合わせて施術する．

　足趾基節骨が脱臼した症例に対しては，第38章で述べたWeil骨切り術のような中足骨頭を短縮する手技を用いる（⇨ 260頁）．

■ 術後ケア

　術後すぐに，滅菌包帯を用いる．2〜3日後，創を検査し，X線像を撮る．5日目には，患者を退院させることができる．その後，創を検査し，必要なら理学療法を行うため，外来通院するべきである．通常，十分なロッカー底が付いた，靴底を補強した特殊な術後靴を用いる．2本の松葉杖と20kgの部分荷重をする足底接地は通常の術後ケアと同時に，生物学的な理由に基づいている．手術後10日目に，抜糸する．その後，患者は術後3週間経ってから，内固定素材が適切な場所にあり，完全荷重ができることを確認するために，X線検査を行う．基部骨切り術の症例では，通常6週間目以降に荷重を増加させる．ほとんどの患者は，6週間後には通常の靴を履くことができる．しかしながら，最初の半年間はクッション性のある柔軟な発泡素材製の足底装具を装着するべきである．必要な場合，運動療法としての理学療法を続ける．また，腫脹が著しい症例では，リンパドレナージを実施する．

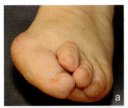

図9a　重篤な外反母趾と第2中足趾節関節の過伸展と脱臼を伴うハンマートゥ

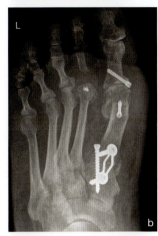
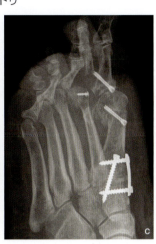
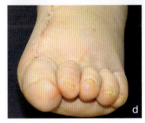

図9b〜d　第1列に対するLapidus矯正関節固定術，Referdin Green LairdとAkin骨切り術，第2列に対するHohmann，Stainsby，Weilの外科手術を用いた，複合前足部外科手術後像

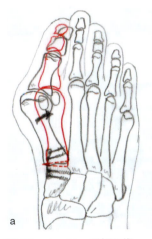
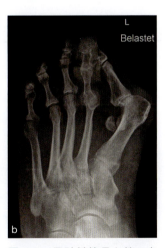

図10a　Lapidus骨切り術　第1リスフラン関節の矯正と関節接合術．（H. Stinusによる）

図10b　母趾基節骨と第2中足趾節関節のほぼ完全な脱臼を伴う重篤な外反母趾変形

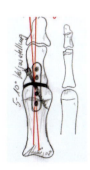

図11　母趾基節骨関節固定術の手術図解
（H. Stinusによる）

第45章 シリコン製足趾装具(オーテーゼ)
Silicone Toe Orthoses

M. Möller

定義
シリコン製足趾装具は高品質のシリコン混合素材によって,オーダーメイドで製作される.

適応
1) 足趾の矯正〔すなわち伸展(straightening)〕.
2) 除圧用装具.
3) 切断後の補綴.

歯科領域で開発されたシリコンは,通常2材を混合することにより室温で重合することができ,素材や配合によって異なるショア硬度のものがある.

状態(症状)
事前に足部と足趾を検査しなければならない.

■ 足趾伸展装具
徒手矯正が可能な足趾にのみ用いる.外反母趾と鉤爪趾の症例では,足趾は継続的により強く矯正することもできる.装具により,圧力を加えなければならないが,痛みや傷害を起こしてはならない.

■ 除圧用装具による足趾のサポート
圧が集中する部位が,① 足趾に痛みを起こす場合,② 足趾を傷害し潰瘍を起こす場合,③ 足趾変形がさらに進む場合に適用される.

■ 切断後の補綴
足趾切断後に切断した部位の中足骨も切除した場合には,その間隙は自然にうまく埋まる.しかし,足趾のみを別個に切断された場合,隣接した足趾がその間隙を埋めようとする.

この場合,隣接した足趾が異様な変形を起こし,さらなる問題につながることがある.

この技術は整形靴技術者のKarl Turkによって開発されたが,非常に複雑で,高価である.

素材の取り扱い
2材型シリコン(A&B)-RTVシリコン.

■ 手順
1) 素材を練り合わせる.
2) 足趾を整復し,矯正位にする.
3) シリコンを取り付け,足趾の形に適合させつつ固める.

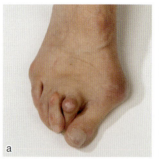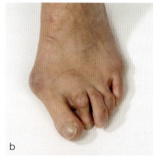

図1a, b 槌趾,鉤爪趾を合併した外反母趾

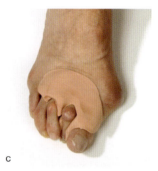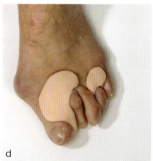

図1c, d 除圧と位置の矯正を目的としたシリコン製足趾装具を用いた治療

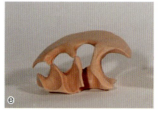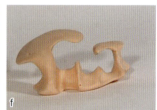

図1e, f シリコン製足趾装具

4〜10週間後,以下の基準に基づいて外科医による再検査を行う.
1) 治療目標は達成されたか?
2) 装具は定期的に装着されていたか?
3) 装具は快適か?圧の高い場所はないか?
4) 素材は均一に製作されているか?
5) 素材に割れや素材疲労はないか?
6) 衛生的か?
7) 明確な手順が観察されなければならない

治療例(図1〜5)

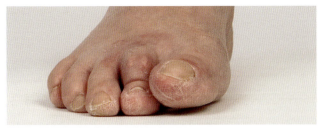

図2a 強い痛みを訴える,第1・2趾の脱臼を起こした患者

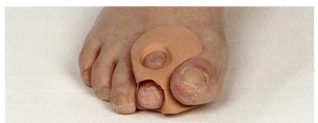

図2b 矯正と除圧を目的としたシリコン製足趾装具

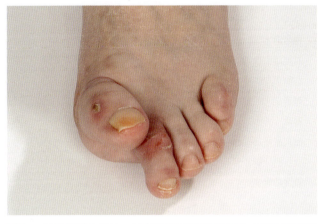

図3a 母趾背側と第1・2趾の間に褥瘡を起こした糖尿病患者の足部

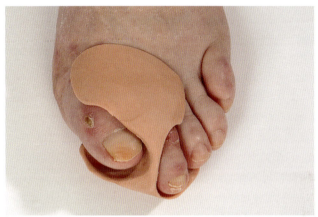

図3b シリコン製足趾装具を使用した,母趾の整復矯正と第2趾の除圧

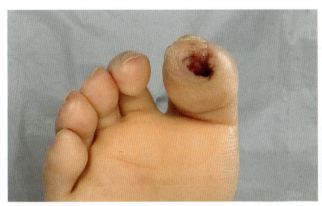

図4a 足部と母趾の筋が脆弱化している,透析患者にみられた母趾表在潰瘍

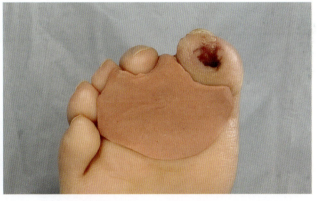

図4b 完全な可動域を保持した母趾除圧は,圧を再配分するシリコン製足趾装具によってのみ可能である

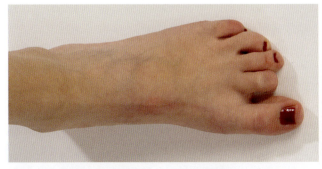
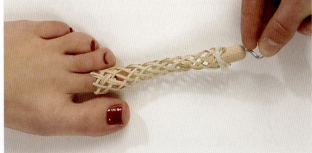

図5a, b 伸展ケースを用いた,鉤爪趾の矯正
矯正位で固定するため,後にシリコン製足趾装具を適合することができる.

第46章　糖尿病足症候群
Diabetic Foot Syndrome(DFS)

H. Stinus, M. Möller, R. Baumgartner

46.1　糖尿病

定義

　糖尿病とは，ヒトの身体が血糖値をコントロールできない慢性疾患である．もし治療せず長期間放置すると，糖尿病により心血管疾患，脳卒中，慢性腎不全，足潰瘍，網膜症といった合併症が起こる可能性がある．

　血液には，100 mL 中 80〜100 mg，専門用語では 4〜6 mmol/L のグルコース（ブドウ糖）が含まれ，その濃度は厳密に決められている．糖（炭水化物）は体細胞のエネルギーとして使用され，血糖値が低い（低血糖症）と，意識の混濁や消失，冷汗や痙攣を起こすことがあり，グルコースを消費することで，数分のうちに低血糖症から脱する．しかし，血糖値が高い状態（高血糖症）が長期間続くと，様々な合併症を引き起こす．

　膵臓のランゲルハンス島細胞から分泌されるホルモンであるインスリンにより，自動的に血糖代謝が調整される．糖尿病は通常，インスリン欠如による結果であり，体外からのインスリン注射，投薬，運動と食事制限により，血糖値の正常化を図ることができる．低血糖症は，身体活動時にグルコースが過剰に要求されることにより細胞へのグルコース供給が追いつかなくなるという間接的な結果で生じる．それとは対照的に，高血糖は運動の欠如と肥満により促進される．

　2 型糖尿病は人類の繁栄に伴い世界中で増加しており，発展途上国でさえ増加している．

　本質的に糖尿病は治癒不能であるが，患者の生活習慣を改善し，投薬による援助を受けることで血糖値を正常化することができる．そのため，治療のゴールは数ある原疾患による合併症の防止にあり，合併症を最小限にとどめることを目指す（表1）．

　網膜症や腎障害とは異なる重篤な合併症として，神経障害と血管障害に伴う糖尿病性神経性骨関節症(Sanders)がある．また，いくつもの合併症が同時に起こることが多い．そのような場合に備え，総合内科医または糖尿病専門医は多職種連携による治療計画を考慮するべきである．

　症例によっては，すべての治療を行うことを納得させることが難しいか，あるいは不可能なことさえあり，忍耐と

表1　糖尿病の合併症と危険性

合併症	危険性
（動脈および静脈の）血管障害	下肢および上肢の切断
神経障害（ニューロパチー）	転倒，骨折
神経障害性関節症	骨と関節の破壊，足の変形，切断
心臓病	心不全，心臓死
網膜症	視力障害，失明
腎症	腎不全，透析，腎臓移植
脳血管障害（脳卒中）	麻痺，言語障害，感覚器官の障害
うつ病，認知症	精神医学的なケアの必要性
社会的影響	ケア（介護）を必要とするような衰弱

共感，それに家族の援助が必要とされる．

　糖尿病には以下の 2 つのタイプがある．

　1 型糖尿病は，通常，小児期に現れる．この場合，治療の可能性を見落とすことがあり，足部の神経障害と神経性骨関節症，腎不全や失明のような重篤な合併症が 30 歳前に起こることもある．

　2 型糖尿病は，以前，**インスリン非依存型糖尿病または成人発症型糖尿病として知られていた**．足部では動脈閉塞症（動脈症），神経障害またはその両方として現れることがある．神経障害の症例では痛覚が途絶し痛みもなく歩行も可能であるため，患者にとって潰瘍の治療は必ずしも重要であるわけではない．

　糖尿病は足部にのみ影響するのではなく，若い患者でさえ重篤な合併症を起こすことがあり，それに伴って足部にも合併症を起こすことは稀ではない（⇨ 213 頁の図 1 参照）．

糖尿病足部症候群に伴う切断（⇨第 32 章も参照）

　糖尿病性足部潰瘍の発生率は 2〜10% と国により差がみられる．ドイツではすべての下肢切断のうち約 70% は糖尿病の患者に施されている．ヴェストファーリア - リッペのドイツ公共健康保険会社(AOK)による 2001 年からの統計では，毎年，29,000 例以上の大・小切断が糖尿病患者に施されている．それによると，2001 年以降大切断の割合は，糖尿病に対する足部ケアの重要性が認識されるようになったことによって半分に減っている．

糖尿病足部症候群の合併症を発症した症例では，足部変形，虚血，以前の潰瘍や切断，視覚障害や不十分な糖尿病管理，爪真菌症の存在などが重要である．

糖尿病足病変に対する治療は，足部に新たな問題が起こるまたは再発することを防ぐため，特殊な靴を用い適切な整形外科治療を適用し矯正することが重要である．整形外科治療による高い効果は，Baumgartner と Chantelau のような研究グループにより示されてきた．

しっかりと計画された予防的治療と患者教育により，重篤な症例も管理することができ，切断を回避することができる．また，切断が行われる場合でも，どの部位で切断されるかが重要である．糖尿病に対しては通常足部の部分切断で十分で，大腿切断は稀な症例に適用されるに過ぎない．理想的な代謝制限，血行を促進するための計測と足部の適切なケアと同時に，最も重要な要素は卓越した足装具治療である．

糖尿病足の特異性

糖尿病足は症状の複合体，つまり症候群であると考えられ，主に ① 感染した神経障害のある足部，② 神経障害と血行障害を起こした足部，③ 虚血性神経障害足部の 3 つのタイプに分類される．

なお，糖尿病による血行障害のある足部と神経障害のある足部の違いは，表2 にまとめた．

糖尿病足を特徴付ける要素

- 血管障害（動脈，静脈，リンパ）
- 神経障害（自律神経，末梢神経，運動神経）
- 骨関節症
- 軟部組織の萎縮
- 足穿孔症，創感染

46.2　血管障害

糖尿病足症候群は大血管障害と同時に小血管障害にも存在する．しかしながら，糖尿病足部病変に小血管障害が存在するのかには議論があり，たとえ存在したとしても，大きな役割があるのかどうかも問題となる．われわれの経験では，閉塞性疾患とは対照的に，小・微小動脈のほとんどが侵されているため，検査中に足部が温かく感じられるか，血行状態がよいか，足部の脈を感じとれるかを検査する必要がある（表3）．

しかしながら，糖尿病患者のより大きな動脈は閉塞から保護されてはおらず，よって症例によっては，血管外科手術が適用される．

動脈血行障害と同時に，下肢の静脈，リンパも侵される．足部と下肢の浮腫，血行遅滞結果として，血栓形成のリスクが高く，血栓症や血栓性静脈炎のリスクも高い．また，このために薄く，傷つきやすい皮膚を作る原因となることが多い．足趾の爪に小さな外傷を起こすと，足趾間の真菌症，短時間の靴による圧（50 mmHg で十分である）により，細菌による感染が血行の悪い組織に急速に拡大し，小血管に血栓を生じさせる．これはむしろ，基礎的な疾患により患者の免疫反応が低下していることにも原因がある．

このような場合，治療目標は経腔的血管形成術，血管内

表2　糖尿病足症候群の鑑別診断(Imhoff, Baumgartner 1986 による)

所見	血管障害	神経障害（糖尿病性神経性骨関節症）
間欠性跛行	可能性あり	なし
痛み	なしから重篤まで	なし
運動感覚野	障害なし	減少から消失
振動感覚	障害なし	減少から消失
脈拍（足部）	消失	触診可能，増加
皮膚の温度	冷	高温
皮膚所見	萎縮，青黒い	乾燥してもろい
軟部組織	萎縮	浮腫
骨	骨粗鬆症	骨粗鬆症，骨破壊，骨溶解，骨断片の硬化

表3　Fontaine と Rutherford による動脈閉塞症の分類

Fontaine		Rutherford		
ステージ	臨床徴候	グレード	カテゴリー	臨床徴候
I	なし	0	0	なし
IIa	軽度跛行		1	軽度跛行
IIb	中等～高度跛行	I	2	中等度跛行
			3	高度跛行
III	虚血性疼痛（休息中）	II	4	虚血性の痛み（休息中）
		III	5	小さい傷
IV	潰瘍または壊疽		6	潰瘍または壊疽

膜切除術，バイパス手術血行促進薬により，血行を改善することにある．また，外的な加圧，筋ポンプの活性化，リンパドレナージ，自動運動のような理学療法によっても達成できる．靴による治療では，血行を低下させる部分的な圧がかかっていないかを確認することが重要である．しかし，中程度の範囲に圧力を分散することは，それが創の上にあるのであれ，創浮腫を防止し，創治癒を促進するため好ましいものである．不適合な靴を原因とする足部と靴の摩擦は皮膚の保護膜を破り，細菌が自由に体内に侵入することを許してしまう．

46.3　神経障害

糖尿病によるその他の合併症は，神経障害と呼ばれる，神経伝導の途絶である．この場合，随意神経系と同様，自律（不随意）神経系も侵されるため，糖尿病性神経障害は多様な神経症状を呈することがある．痛覚，温覚，触覚と振動覚と同様，固有受容感覚も制限されることがあり，さらに疾患後期においては運動神経の途絶が起こることがある．そのような場合，患者には足部内在筋と背屈筋に不均衡と萎縮が起こり，その結果として足部，特に足趾部に拘縮と変形が起こる．さらに多発性神経障害により足部の踏み返し運動が侵されると，圧力分布と持続時間が劇的に増加するため患者には絨毯の上を歩いているように感じられる．患者の歩行は特に網膜症により視覚が低下している場合，より不安定である．

このような症例の足部検査を行うと，脈が触診不能で，足は温かいか過度に熱く，少し発赤しており，浮腫を起こしていることもある．さらに，足底と足趾の決まった部位に胼胝を形成していることもある．胼胝は常に細菌感染を起こしているのであるが，糖尿病性潰瘍の出発点となる．摩擦と圧により，胼胝の下に水疱が形成され，感染は健康な組織に食い込んで拡大するため，潰瘍は胼胝を除去して初めて大きさが確認できる．リスク区分を考慮して，定期的な検査と早期治療により防止することができる（⇨表8参照）．

運動機能検査に加え，感覚情報の質を検査することが重要である．感覚の制限または消失により，患者は靴内部の圧，それが適合しているかどうか，快適かどうかを判断することができない．医師と整形靴技術者は，このような状態で適合を判定しなければならず，患者が現に装着している靴を精査することが絶対に必要である．

新規の症例に対しては治療前後に行う足底圧の計測により，重要な情報がもたらされる．この場合，テスト用の靴を用いて数分間靴を装着した後にそれを脱着し，足部の高圧点，皮膚の変色などを検査する．患者には，このような検査を定期的に続けていくことを説明するか，保護者など

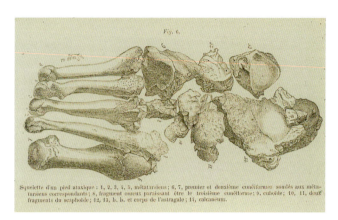

図1　CharcotとFere(1868)による，脊髄癆に由来する骨関節症に対する最初の記述

にこの検査を引き継ぐ．

糖尿病と初期の神経障害を起こした患者は，いかなる場合にもきつすぎる靴を履くべきではない．慢性的な浮腫による腫脹の様々な程度と夏季の暑い気温を考慮しなければならない．

46.4　骨関節症，Charcot足

1868年，Charcotにより梅毒性ミエロパチーを起こした骨と関節に変化が起こることが発表された（図1）．1936年にはJordan, Bailey, Rootの3人が糖尿病と合併した神経性骨関節症について記述している．

糖尿病性神経性骨関節症（diabetic neuropathic osteoarthropathy：DNOAP）の頻度は1〜10％の範囲にあり，Imhoffによるとその頻度は4％で報告されない多数の症例を含むとしている．

すべての症例で，足部の骨格の一部が侵されるが，その原因は不明である．初期には神経原性によって起こる頻度が高いが，保護機能が欠けた状態で過負荷による慢性的な外傷によるものと考えられる．しかしながら，関節も侵されるため，疲労骨折だけでは完全な説明にはならない(Chantelau)．

脊髄癆，二分脊椎，脊髄空洞症，先天性無痛覚症，脊髄形成異常，末梢神経損傷，末端骨溶解症，乾癬，関節リウマチのようなその他の神経学的疾患において，放射線医学的に似た画像が発見されている．

診断

Charcot足は誤診されていることも多く，例えば事故による外傷と誤診され，治療されるようなことが頻繁に起きる．その結果，骨折は治癒せず，より小さな骨片に砕けてしまう（図2a〜c）．

最近では骨折を起こすような外傷の頻度は著しく低く

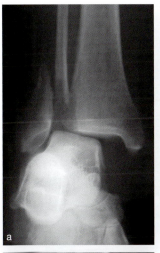
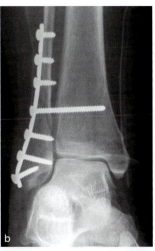
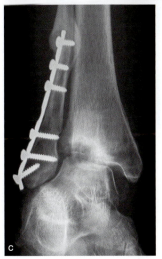

図2 67歳の糖尿病患者の腓骨骨折として治療された骨関節症
a.「事故」像.
b. 内固定：とてもきれいに整復された.
c. 6か月後：関節の部分崩壊を起こし，外側に亜脱臼した足関節における骨関節症．癒合組織が形成された．プレート上端における腓骨骨折の骨化がみられる．

表4 Eichenholtzによる糖尿病性神経性骨関節症（DNOAP）のステージ分類

ステージ0：病前
ステージ1：軟骨下骨の断片化および付着，関節軟骨，脱臼，浮腫，充血，過熱，紅斑
ステージ2：大きな断片の融合もしくは付着，隣接する骨と合体し炎症パラメータを低下
ステージ3：血行再建術，硬化の減少，骨の再構築

表5 Levinによる糖尿病性神経性骨関節症（DNOAP）のステージ分類

ステージ1：急性期：足部は赤く腫れ，熱感あり（X線は正常である場合が多い）
ステージ2：骨・関節に変化が起こり，骨折もある
ステージ3：足の変形：平らな足，骨折・関節破壊による足底ロッカーの形成など
ステージ4：加えて，足底部病変の形成

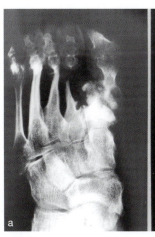
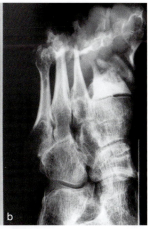

図3 Charcot足
糖尿病の前足部と足趾部に広範なダメージがみられる．

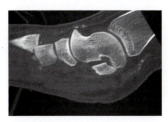

図4 Charcot足のMRI
距舟関節と第3立方中足関節における亜脱臼．舟状骨と立方骨は関節幅の半分程度，外側に変位している．背側と底側に石灰化した動脈が観察できる．（スイス・ベルン，H. Brunnerによる）

なっており，ほとんど痛みがないことからその違いは明白である．糖尿病患者の場合には，骨関節症を常に考慮に入れるべきである．

部分的な腫脹と発熱が起こっていない限り，感染はなく，血液検査の結果として明らかにならなくても細菌が足穿孔の部分から侵入できる状態にない限り，抗菌薬を処方することは無意味である．

疾患経過

1966年にEichenholtzは骨関節症の経過を3つのステージに分類した（表4）．また，Levinは同様の分類を行った（表5）．

すべてのステージに達するのに4～6か月が必要である．Eichenholtzによって記述されたステージは以下のように家屋の火災に例えられる．

■ステージ0：軟部組織浮腫「くすぶり燃焼」

最初に足部の一部に浮腫が現れ，軟部組織が腫脹し，痛みがないにも関わらず熱感がある．X線像では，変化はごくわずかか全くない．

■ステージⅠ：骨と関節の崩壊「実大火災」

非特異的なパッチ状の骨粗鬆症，骨溶解と骨壊死に続き，骨と関節包の崩壊が起こる．さらに，特発性骨折，疲労骨折が起こり，X線像でも確認でき，CTとMRIにより詳細がわかる（図3, 4）．このステージでは，シンチグラフィーは骨溶解と崩壊の範囲増大を示す．

下肢を上げる固定と非荷重が処方されるが，この時点ではまだ靴型装具は不要である．

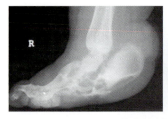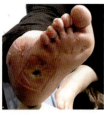

図5 重篤な糖尿病性神経性骨関節症を起こした39歳患者の舟底足
中足部と後足部が深刻に侵されている．足部外側縁に足穿孔症．

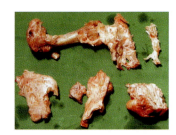

図6 Charcot足から摘出された骨片

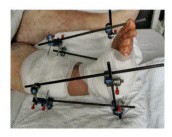

図7 急性期にCharcot足を固定するためのHoffmannによる外固定具（ドイツ・ライン，A. Koller，R. Fiedlerによる）

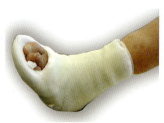

図8 全面荷重型キャスト（スイス・バーゼル，義肢装具士Patrick Winklerによる）

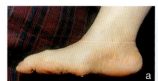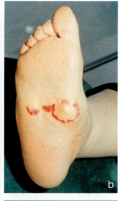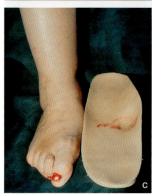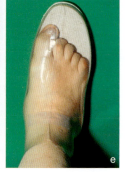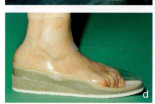

図9 糖尿病性舟底足
切断に対するおそれから，患者は受ける予定の手術を拒絶した．靴型装具による良好な治療．
a. 外観．
b, c. 赤ペンによってマークされた突出した骨と足部の踏み返し線．
d, e. フォイルテスト．
（スイス・バーゼル，整形靴技術者B. Friemelによる）

■ ステージⅡ：再構築段階「一掃」

骨はそのほとんどが再吸収の過程を経て，不調和なままに再構築される．この過程は亜脱臼，それに続く特発性骨折と脱臼により足部変形の原因となり，Charcot足のX線像の典型的な特徴となる．足穿孔症を発症する可能性が高く，壊死を起こし変形した骨片は取り除く必要がある（図5, 6）．

外固定を行うだけでも骨格の崩壊を防ぐことができ，後の再構築に必要な状態を作ることができる（図7）．このステージでは，外科的な固定による足部の再構築は成功しない．

全面荷重型キャスト（TCC）はこのステージでの治療に適しているが，既製品の場合は厳密に適合させる必要がある（図8, 9a〜e，⇨92頁参照）．

ステージⅡで早期歩行を実現するための他の選択肢として二重殻装具がある．全面荷重型キャストとは対照的に，この装具は取り外し可能である．義肢装具士Patrick Winklerによる二重殻装具は，第13章で記述されている（⇨93頁）．この装具は新たにスリム化した足部により同じ靴型を使用できるため，装具から恒久的な靴型装具への移行がスムーズである．

最後の選択肢としては，患者はステージⅢでの靴型装具まで待たなければならない．

■ ステージⅢ：骨形成段階「再構築」

ステージⅢでは骨による再構築が安定する．溶骨性の区域を除き，硬化した範囲で骨形成や靭帯の骨化が観察される．骨片の角は丸くなり，骨の強直，隣り合った骨が自発的な癒合が起こるが，残念ながら都合のよい場所で起こるとは限らない（図10）．

ステージⅢでは再構築手術を施術することができるが，正常な解剖学的構造を再構築することは不可能である．手術の目標は，足部の正しいアライメントを確保し安定させることにある（図11a〜c）．

関節接合部の硬化には通常よりも時間がかかり，神経障害が存在するため足部と下肢のアライメントが装具や靴型装具によって正しく保持されている限り，偽関節症があっ

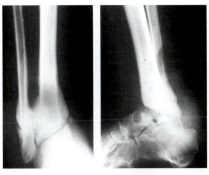

図10　後足部における骨関節症後にみられる身体の自発的回復
足関節の軸アライメント不良と硬直した偽関節症，遺残組織がみられる．

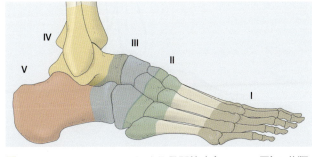

図12　Sanders-Frykbergによる骨関節症（Charcot足）の分類
Ⅰ型：趾節間関節，中足趾節関節，中足骨＝足趾と中足骨頭．
Ⅱ型：足根中足関節＝リスフラン関節線．
Ⅲ型：楔舟関節，距舟関節，踵立方関節＝舟底足．
Ⅳ型：足関節と距踵関節．
Ⅴ型：踵骨．

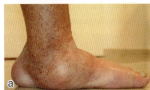
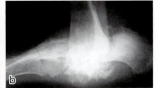
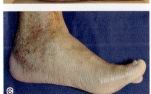

図11　舟底足の再構築
a, b. 外反した舟底足．
c. 外側アプローチを使用した足部再構築の結果
術後のX線像については，⇨204頁の図7を参照のこと．
（ブラジル・サンパウロ，M. Guedesによる）

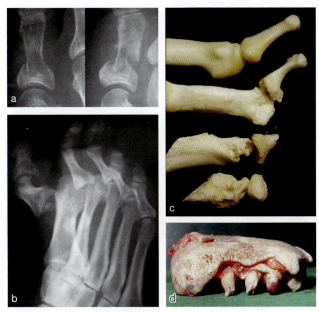

図13　DNOAP Ⅰ型の足趾
a. 唯一侵された基節骨．像は2か月間隔で撮影された．
b. 第1・2趾の脱臼：母趾は中足骨頭に対し，垂直に曲がっている．
c. 萎縮した骨．上：健常な骨（比較用）．（Baumgartner, 1984）
d. 尖形の切断，第2〜5中足骨頭の底屈した断端．

てもやむを得ないと考えるべきである．

切断へのおそれから外科的矯正を拒絶する患者もいるが，そのような患者は義肢装具士の腕の見せどころである（図9a〜e）．

Sanders-Frykbergによる分類

組織分布からみると，糖尿病性神経性骨関節症（DNOAP）は5つの型に分けられる．しかしながら，すべての症例が必ずしも1つの区分だけに当てはまるわけではない（図12）．

■ DNOAP Ⅰ型：足趾と中足骨頭（図13）

この病型は趾節間関節，中足趾節関節の壊死を含み，中足骨頭と足趾の再吸収につながる．中足骨にある断端は踏み返し時に足底に向かうため，足穿孔症を起こす（⇨図3参照）．

■ DNOAP Ⅱ型：足根中足関節＝リスフラン関節線（図14）

この場合，楔状骨と舟状骨，またはいずれかの脱臼により，重篤な扁平足が形成される．その典型的な結果として，前足部外転がある．楔状骨と舟状骨が位置する部分の荷重は高まるため，一般的に潰瘍が形成される．

■ DNOAP Ⅲ型：舟底足（図15, 18）

ショパール関節，つまり距舟関節，楔舟関節と踵立方関

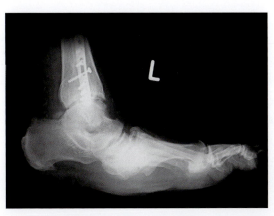

図14　DNOAP Ⅱ型：縦アーチが崩壊したリスフラン関節線

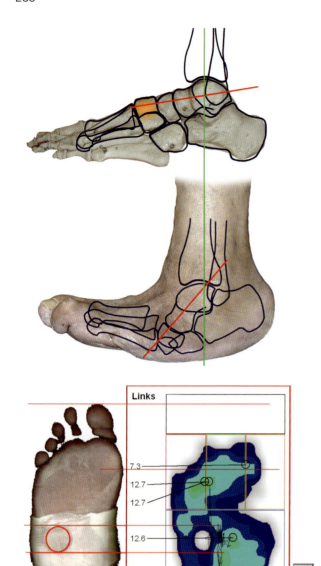

図 15a, b　DNOAP Ⅲ型：7 か月で形成された舟底足
足部外側縁にかかる過負荷による足穿孔症.（スイス・バーゼル，義肢装具士 P. Winkler による）

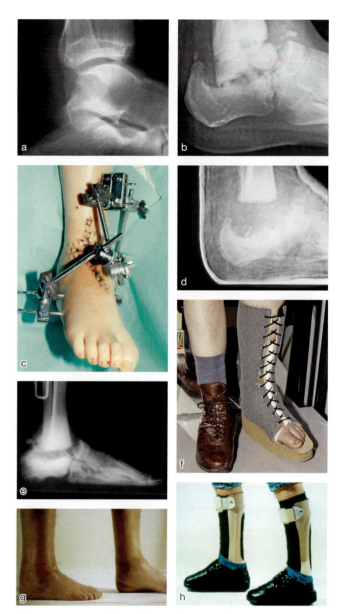

図 16　DNOAP Ⅳ型：踵骨へと続く距骨の壊死
a. 初期にはほとんど見分けがつかない.
b. 4 か月後：足関節の崩壊.
c. 壊死した骨の切除，脛骨と腓骨の横断面への再配置，脛骨と中足部間の外固定具による固定.
d. 固定 4 週間後．軸荷重を増加させる下腿歩行用キャスト.
e. 荷重を管理している間に神経障害性「偽関節」が形成される.
f. ブーツ型の脚長差調整を施した一時的靴型装具（他とは異なる患者）.（ドイツ・ハノーバー，整形靴技術者 B. Schievink, 1982 による）
g. 治療された両足部は 3 か月後には荷重可能となる.
h. 下肢装具と靴型装具による恒久的治療.（ドイツ・ミュンスター，ミュンスター大学）

節が主に侵される．これにより縦アーチは崩壊し，後足部が底屈，前足部が背屈し，加えて足部は内反することが多く，典型的な糖尿病性舟底足が形成される．足底に突出した骨片により，足底に足穿孔症を起こすことがある.

■ DNOAP Ⅳ型：足関節，DNOAP Ⅴ型：踵骨（図 16）

この 2 つの病型はほとんど区別がつかず，距骨，脛骨，足関節と距踵骨からの踵骨など足関節の壊死によって区別される．足部は脛骨と腓骨の損傷程度により，外反もしくは内反位に倒れる.

足部を適切なアライメントに復元するため，すでにステージⅠの段階で切除関節形成術が可能であり，ステージⅡでそれを完了する．患者は下肢装具またはブーツ型の靴型装具を使用することにより，すぐに歩行可能となる．脛骨頭の軸除去は不要であり有害な場合さえある．骨端の全面荷重により，脛骨と踵骨の間に「偽関節」が形成され，神経障害の場合にのみに起こる．この手技は穏当で時間の節約になるが，不利な点は下肢長が 3〜4 cm 短縮することで

ある(図16a〜f).

Eichenholtzによれば，関節接合術と骨接合術をステージⅠとⅡで施術する場合，失敗に終わるとしているようであるが，ステージⅢでは適用がある(図17).神経障害を起こした足部はほとんど強固にはならず，数か月間にわたる固定の後に，ようやく強固になる(図10，⇨204頁の図8参照).

46.5 軟部組織の萎縮

骨格や関節の破壊により，糖尿病の結果として起こる軟部組織の変化は見過ごされがちであるが，実際には軟部組織の体積が低下し萎縮を起こす.

■ 筋と腱

神経障害による神経支配の破壊もしくは途絶により，筋は弱く薄くなり，主動筋と拮抗筋との均衡状態は崩壊する．最もよく知られた影響は足趾変形である(⇨274頁参照)が，あまり知られていない影響として背屈筋群の衰弱がある．そのため，糖尿病患者の歩行は不安定で足を引きずって歩くことさえある.

腱の強度が低下することにより，長い腱と足部にある骨の接合部で腱断裂を起こすことがあり，リスクが高いのは腓骨筋腱とアキレス腱である.

バランスのとれた運動は萎縮に対抗するための自然な方法であり，糖の燃焼にも効果がある.

■ 皮膚と脂肪組織

皮膚は足底部で薄くなるだけではなく足背部や下腿部でも薄くなり，伸縮性を失い，もろく傷つきやすくなる．皮膚にできる亀裂はすべて，細菌や真菌にとっての侵入口となるため，糖尿病で免疫反応が弱まった患者にとってはとりわけ，深刻な結果をもたらす．糖尿病患者は専門的な皮膚ケアを自身で行うか，望むべきは第三者によって継続的に行われるべきである.

■ 浮腫(⇨105頁も参照)

萎縮した軟部組織であっても，浮腫やその他の原因からくる腫脹が存在する．日中の活動に伴って浮腫が起こり夜間に消退するのなら，適切に調整された靴が必要となる．

浮腫による腫脹は皮膚の解剖学的な構造により，足部に様々な影響をもたらす．足底の引き締まった皮膚はほとんど腫脹しないが，足背の皮膚では全く逆である．包帯，ストッキングや靴などによる外圧は，浮腫に対して効果があるが，注意深く状態を把握する必要があり，日中のきつすぎる包帯，ストッキングや靴は絞扼のリスクがある．

糖尿病患者は感覚が欠けているため，絞扼を感じることができず，もろい皮膚が破れてしまうことがある．この点に注意すれば投薬と併用することで，皮膚の過伸張を防ぐために非常に役立つ．幅広く，クッションを施したストラップを用いれば，体積が変化した際には調整が可能である．

46.6 足穿孔症，創感染

WagnerとArmstrongは糖尿病足病変をいくつかのステージに分類した(表6).

軟部組織は強く萎縮するため，骨はほとんど紙のように薄い皮膚の上に載っているに過ぎないといえる．剪断力が軟部組織によって緩衝されないので胼胝から細菌感染を起こし，軟部組織壊死を起こす．感染の中心が深部に達すると，足穿孔症，あるいはさらに骨髄炎を起こす．このような場合，広範な非外科的治療を除き，骨の切除のみで潰瘍は治癒する(図18，⇨89頁の図4も参照のこと).このよ

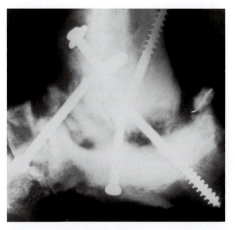

図17 DNOAP Ⅴ型：骨折として間違って治療された距骨と踵骨の壊死
スクリューは破損している.

表6 Wagner(0〜5段階)とArmstrong(A〜D)による糖尿病足症候群の分類

	グレード0	グレード1	グレード2	グレード3	グレード4	グレード5
A	病前・後の部位	表在性潰瘍	靱帯および関節包に及ぶ潰瘍	骨・関節に及ぶ潰瘍	足部の部分的な壊死	足部全体に及ぶ壊死
B	感染	感染	感染	感染	感染	感染
C	虚血	虚血	虚血	虚血	虚血	虚血
D	感染と虚血	感染と虚血	感染と虚血	感染と虚血	感染と虚血	感染と虚血

うな潰瘍の発達を防ぐためにも，予防的処置が極めて重要である．

糖尿病足国際ワーキンググループ(International Working Group on the Diabetic Foot：IWGDF)によるリスク分類システムは，予防的処置の重要な詳細をカバーしている(表7)．

予防的処置

■ フットケア(⇨101頁参照)

今日の糖尿病治療は予防的処置に目標を置いている．患者は毎日自身の足部を確認し，毎日洗うとともに栄養豊富なクリームを塗布するよう指導される．さらに，感染の起点となる足趾の爪は重ねて詳細に検査し，適切にケアされるべきである．装具や靴型装具を使うのであれ使わないのであれ，フットケアと適切な靴は予防的処置の重要部分をなす．

■ 靴(⇨77頁も参照)

インステップと足趾部に十分な空間を提供する靴でなければならない．靴の甲革は軟らかく，縫い目がないほうが望ましい．圧を高めるような原因と可能性に加え，ヒールカップやきつい甲革の外側縁を除去しなければならない．不適切な靴による問題を避けるために，これらのポイントは検査の際に常にチェックする必要がある．

■ 整形靴技術

新しい素材と製作方法により，整形靴技術はより高い治療目標を達成することができるようになった．金属，リベット，タンブルドレザーのような古い素材は糖尿病足用の足装具には用いるべきではない．

■ 電子的足底圧計測(⇨152頁参照)

靴に測定用センサーを挿入して行う足底装具の計測は，足装具治療のケアの質を管理するのに非常に好都合である．

適切な糖尿病足ケアのために必要な特徴と状況

■ 陰性モデルから製作した柔軟性のある足底装具
(⇨48頁も参照のこと)

柔軟性のある発泡性素材が使用に適している．この素材は体重に依存するものの，弾性は長持ちする．この素材を使用することにより，高い圧による悪い影響を与えることなく，潰瘍や突出した部分を連続的かつ軽い圧力で緩衝することができる．側面においては剪断力を完全に防ぐため，芯により補強されている必要がある．

糖尿病用フットベッド(diabetes-adapted footbed：DAF)の製作について，以下に記述する．

熱可塑性素材を層にして重ね成型するが，その際に押しつぶされないよう注意しなければならず，温度や接着時間を考慮する必要がある．

- 第1層：足部へのクッショニング(例：マルチフォーム

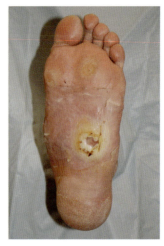

図18a　足部治療前の足底潰瘍

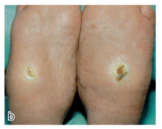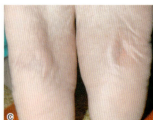

図18b, c　足穿孔症を伴う糖尿病性舟底足
b. 足底直下にある骨片によって起こった．貴重な足底の皮膚にダメージを与えないよう，外側アプローチを用いた手術による摘出．縦アーチの再構築はチャレンジングである．
c. 創治癒後の靴型装具による治療．

表7　IWGDFのリスク群と検査間隔

グレード	所見	検査	リスク度
0	感覚神経障害なし	年1回	低
1	感覚神経障害あり	半年ごと	増加傾向
2	感覚神経障害・潰瘍の徴候あり，血管病変または足部変形	3か月に1回	増加傾向
3	潰瘍初期	1～3か月に1回	高

またはルナメド 4～8 mm)
- 第2層：形を保持(例：テップⅡ, Max, プラトゥーン 0.4～2 mm)
- 第3層：方向安定性をもたせる層(例：ポロまたはコルク材 4～6 mm)
- 第4層：位置を安定させるための軽い積み上げ(軽いコルク材 2～12 mm)
- 第5層：足底装具のカバー(プラスタゾート)．足底装具の適合状態により，装具は2～4 mmのプラスタゾートでカバーできる

■ 中足骨頭除圧のためのロッカーバー

靴底は足部に影響する外力を低減するために補強する．

患者の生理学的な歩行パターンを可能とし，足部にかかる負荷を低減するため，靴にはクッションヒール，ヒールロッカー，ウェッジヒールあるいはメタタルザルバーなどの補正を施すべきである．

■ 前足部の空間

足部の前足部，特に足趾には，たとえ靴の見栄えがよくないとしても，十分な空間を必要とすべきである．議論になるのは先芯（トゥキャップ）であるが，筆者らは短い先芯は足趾に十分な空間を与えている限り，何ら問題を起こさないという印象をもっている．

足穿孔症や再発を防ぐために注目すべき点として，足底圧と特に剪断力を低下させるべきである．糖尿病患者は，足底の脂肪組織や足底筋群に萎縮があり，関節可動性が低下しており変形を合併していることも多い．したがって前足部の荷重は増加しがちであるためいっそう重要である．

足装具治療に必要とされる足部の状態を提供するためには，軽量で，手頃で，製作の早いものが基準となり，耐久性はよい適合ほど重要ではない．

■ 足装具治療とリスク分類（表8）

基本的な靴型装具の考え方を上述したが，適切なケアの適用は治療の成否に影響することがわかっただろう．ここからは糖尿病足症候群と整形靴技術の適用をリスク群に分類して解説する．この分類は神経性血管性関節症にも適用できる（表8）．

0：多発性神経障害（polyneuropathy：PNP）のない糖尿病・動脈閉塞症

この場合，以下のような機能を持つ既製靴を使用した治療で十分である．

- 通気性のある，軟らかい甲革素材
- 前足部の十分な空間と幅，高さ
- 甲革の前足部内に縫い目のないもの
- 平らなクッションヒール
- 靴の補正に適していること
- 足底装具を入れるための十分な靴内空間
- 軽く，見た目がよいこと

Ⅰ：足部変形を起こした PNP のない糖尿病，動脈閉塞症

このような症例の場合，上記に述べた既製靴を使用した治療に加え，個々の足部変形を考慮に入れなければならない．整形靴技術を用いて靴の補正を行い，必要ならば柔軟性のある発泡素材を用いたクッション性のある足底装具を用いる．

内反膝や外反膝のようなアライメント不良がみられる場合には，靴の踵にフレアを付けることとトーマスヒールを付けることの両方またはいずれかにより，アライメントを変更しなければならない．後方に伸びたレバーアームを短くすることによって後足部にかかる負担を軽減させる方法と

して，クッションヒールまたはヒールロッカーがある．中足骨頭痛，外反母趾などによる前足部の負担を軽減させるためには，前方のレバーアームを短くする関節ロールまたはメタタルザルバーが使用される．足部の内側，外側または背側に変形を起こした症例に対しては，問題がある部位に対応する靴の部分に窪みを作り，甲革にクッションを付けることによって変形した足部に適合させることができる．

Ⅱ：PNP による感覚消失を起こした糖尿病，動脈閉塞症と足部変形の合併

このステージでは，足部は整形靴技術による補正を施した既製靴または糖尿病対応の半整形靴によって適合を得ることができる．このステージで用いる靴は以下の基準を満たさなくてはならない．

様々な足幅のある足に適合するため，数種類の足幅サイズが用意されていなくてはならない．甲革（アッパー）の素材と舌革（タン）に入れるクッション，裏革（ライニング）は，前足部と足趾部に適合し柔軟性を持たなくてはならない．靴の前足部と皮下に骨がある部分では，靴の縫い目がないほうがよい．足趾と足関節の可動域が低下した患者が簡単に靴を装着できるよう，靴の履き口には十分な広さがなくてはならない．足部と靴の間の「偽関節」を防ぎ，日内の体積変動に対応するため，調節可能な締め具（ベルクロ留めなど）とヒールカップを利用した後足部が必須である．

靴底の構造はあらかじめ芯材が入っているか，義肢装具士が靴底の補強とロッカーバーによる補正を施せるものがよい．結論として，糖尿病対応の 1～1.5 cm 厚の足底装具を挿入できるよう，靴の内部に十分な空間があることが重要である．様々なショア硬度のクッション素材をサンドイッチ状に重ねた糖尿病対応の軟らかい発泡素材による足底装具は，陽性モデルを用いて製作する（上記参照）．

Ⅲ：足底潰瘍の管理

タイプⅡに即した足装具による治療を適用するが，糖尿病による潰瘍を起こした患者に対しては靴型装具が用いられることが多い．これらの靴は内・外果を覆う長靴タイプとし，靴底の補強とロッカーバーによる補正を施すべきである．一様にクッションを施し，カップ型をした糖尿病用フットベッドは，治療に不可欠である．足部全体を固定するため，最低でも 20 cm の高さを持つ固定用ブーツ（長靴）が必要である．このようなブーツ（長靴）は固定用カップ，補強とクッションが施された舌革（タン），それにメタタルザルバーとクッションヒールを備える．

Ⅳ：タイプⅢに加え足部変形，不均衡を起こした足部

このステージでは，上記の長靴タイプの整形靴，もしくは代替案として整形外科的靴内靴，装具などが使用される．支持性のある舌革（タン）によって免荷されるべき荷重が下腿部に分布しているかどうかをすべての症例で検査しなければならない．

表8 糖尿病足症候群とその他の神経性血管関節症の靴による治療とリスク群

糖尿病性足症候群および類似神経血管合併症の治療およびリスク分類			
	リスクグループ	解説	治療方針
ステージ0	多発性神経障害(PNP), 末梢動脈閉塞症(POAD)のない糖尿病	情報提供と相談	足と調和した既製の靴
ステージⅠ	ステージ0に加え足変形あり	PNP/POADが発生するとリスクが上がる	整形靴技術を用いた靴の補正
ステージⅡ	PNP/POADによる感覚の喪失を伴う糖尿病	Semmes–Weinsteinモノフィラメントの認識の欠如により明かとなった感覚喪失	幅の広いソフトクッションソールを備えた糖尿病予防靴, 必要に応じて, 整形靴技術による補正 糖尿病用フットベッド(DAF)または靴型装具による高度な治療 ・既製のラストでは治療することができない足の形 ・局所的な圧力上昇をもたらす足の変形 ・不適切な前処理 ・整形靴技術の適応
ステージⅢ	足底潰瘍後の状態	グループⅡとは対照的に, 潰瘍の再発リスクが有意に高い	整形靴技術が必要な場合は, DAFによる糖尿病予防靴 症例によりカスタムメイドの靴型装具による高いレベルの治療 ・通常の靴では対応できない足 ・不適切な前処理 ・整形靴技術の適応
ステージⅣ	ステージⅡに変形または不均衡を伴う	通常の靴では治療不可	DAFを備えた靴型装具による矯正
ステージⅤ	DNOAP(LevinによるステージⅢ)	通常, DNOAP Ⅳ～Ⅴ型(Sandersによる)の場合や強い垂直偏差の場合は靴型装具の適応	DAFを用いた足首オーバーラップ型カスタム矯正靴, 靴内装具, 義肢
ステージⅥ	ステージⅡに, 部分的な足切断を伴う	少なくとも中足骨切断術が必要	ステージⅣの治療に加え, 義足の使用
ステージⅦ	急性病変, 赤く腫れあがったDNOAP	常に一時的な治療となる	DAFおよび靴型装具による修正が必要な場合は, 免荷靴, バンデージシューズ, 一時靴, 義足, 全面荷重型キャスト(TCC)
より高度な治療が必要となる基準			

a) 反対側の大切断
b) 股・膝・上腕関節または関節インプラントの機能障害または収縮を伴う関節症
c) 母趾中足骨の大指または切除術による切断
d) 片脚または両脚の運動機能制限・麻痺

e) より高度な歩行と姿勢の不安定性
f) 極度の肥満(BMI≧35)
g) 透析を必要とする腎不全
h) 長時間の立位および歩行運動を伴う仕事
i) 重度の視力障害

〔糖尿病足に対する整形外科的治療多職種特別委員会による.(2005年7月13日)〕

Ⅴ:糖尿病性DNOAP(Sandersによる病型Ⅱ～Ⅴ, LevinによるステージⅢ)

このステージでは, 内・外果の上まで延長した靴型装具(それに必要なら固定用カップ), 靴底の補強と糖尿病対応の足底装具を使用しなければならない.

その他の代替案としては, 既製靴に補正を施し, 靴内靴や装具を用いる方法がある(図19).

Ⅵ:足部の部分切断

Ⅳで記述した治療に加え, 切断線が中足骨より近位にある場合には義足が必要である(⇨222頁参照).

Ⅶ:急性潰瘍の治療

足穿孔症を起こした糖尿病足部を取り扱う際に, 靴型装具を用いることで患者を歩行可能なままにしておくことができる. 歩行ができなくなると, インスリンの必要量を増加させる血糖値不安定化, 足部の血流低下, 血栓性静脈炎のリスク, 骨からのカルシウム喪失, ついには踵部での褥瘡形成のリスク上昇のような, 望ましくない様々な問題が起こるが, それを予防するため歩行を可能な状態に保つことはとりわけ重要である.

保存的治療には, 傷つきやすい部分にクッションを施した適合性のよい下腿キャストや治療用の靴を用いる. 筆者らは好んでこれら2つを組み合わせている.

最初に, よくクッションを施した(デルタライトなどを例とするプラスチックによる)下腿キャストを製作する. そのキャストを2つに分割し, プラスタゾートによるパッドを入れ, パッドを施したベルトを取り付ける. 次に発泡素材を用いて靴底を取り付け, その後ヒールロッカーとメタタルザルバーの補正を施す.

この方法を用いることにより，患者は歩行可能状態を保つことができ，足部にあるもろい部分に対し，足底装具を用いた部分的非荷重にすることができ，潰瘍や足穿孔症の治療に最良の状態を提供することができる．

クッションを施したキャスト，ブーツ型の靴型装具などの暫定的な治療用具は洗浄して消毒することが可能で，耐候性のあることが重要である．二重殻構造の装具はその他の可能な代替案である（⇨94頁参照）．

急性期治療を行った後に初めて，最終的な足装具の製作を開始することができる．個々の治療は，既製靴に足底装具を挿入して補正を施す場合，下肢装具を使用する場合，整形外科的な靴内靴（インナーシュー）あるいは靴型装具を使用する場合，いずれも個々の状況に応じた処方が必要となる．

今日，様々な技術を組み合わせて使用する治療は頻繁に使用されるようになっている．この場合，片側もしくは両側に外固定具は通常，8〜12週間使用される．ガイドライン（⇨表8参照）によると，保護靴はその次の期間に使用するのには実用的である．

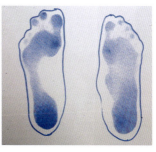
図19a　Charcot足のフットプリント

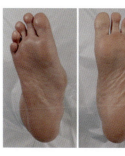
図19b, c　臨床的な右Charcot足

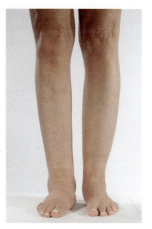
図19d　右足，Charcot足の前面像

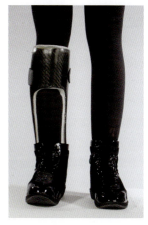
図19e　下肢装具とその上から装着する靴型装具による治療

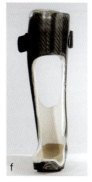
f
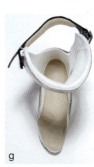
g
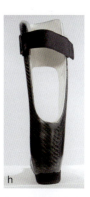
h

図19f〜h　イージープレッグ®を使用して製作された下腿フレーム装具
前面像(f)，上面像(g)，背面像(h)（⇨第4章参照）．

第47章　足部の関節リウマチと装具
Rheumatoid Arthritis of the Foot Orthotic Principles

H. Stinus, M. Möller

関節リウマチでは，発症早期から足部が侵されることが頻繁にある．

関節リウマチの形成と病態に重要なポイントは以下のとおりである．
- 関節を破壊する酵素の放出
- 機械的組織の特性変化
- 軟骨細胞の破壊
- 軟骨基質による合成と分解の不均衡
- 老廃物による反応性随伴滑膜炎
- 軟骨下骨硬化
- 骨嚢腫の形成と関節破壊

47.1　診断

以下のような所見がある．
1) 1時間以上継続する朝のこわばり（6週間以上にわたる）．
2) 3か所もしくはそれ以上にある関節域の腫脹（6週間以上にわたる）．
3) 手首，中手指節関節，近位指節関節の腫脹（6週間以上にわたる）．
4) 左右対称な関節腫脹．
5) X線像でみられる手部，足部の典型的変化．
6) 皮下結節（リウマチ結節）．
7) リウマトイド因子：関節リウマチの診断の確定にはACR基準の7つの要素うち4つを満たさなければならない（Arnett, et al, 1988; American College of Rheumatology）．

足部では，関節の炎症（関節炎）が後足部，中足部，前足部，とりわけ足趾部にみられ，最終的に侵された関節の破壊へと至る．腱鞘炎も非常に頻度が高い．炎症による分泌液が増加することにより，疼痛，腫脹，腱断裂に至るような機械的摩耗が起こる．

関節炎と腱炎の結果として，時を経るにつれ弯曲した足趾（外反母趾，図1），ハンマートゥ，鉤爪趾を伴う複合的な前足部変形が，また外反扁平足のような後足部の変形も起こる．このような変形は，特に後脛骨筋腱の機能不全と亀裂形成の結果として起こり，足部は変形し機械的な負荷に弱くなる（図2, 3）．

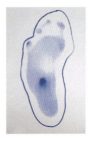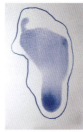

図1　フットプリント
重度の外反母趾を呈したリウマチ患者の前足部．第2趾は重度に変形し，第1趾の上に乗りあがっており，第2趾と第3趾の下に胼胝が形成されている．

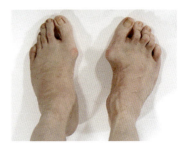

図2　よく手入れされたリウマチ足，ただし疼痛が強い

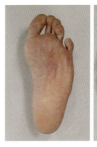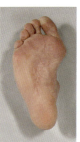

図3　高圧点のないリウマチ足の足底部

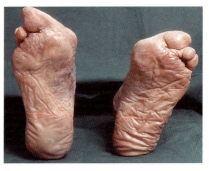

図4　リウマチ足の皮膚
萎縮し，脆弱である．足底脂肪褥と筋も萎縮している．「患者は骨の上を歩いている」ようである．
（ドイツ・バッドローテンフェルデ，B. Greitemannによる）

ステロイドによる治療の長期的な副作用として，皮膚は紙のように薄く脆弱化する（図4）．足底の脂肪褥は萎縮し，同時に足部と下腿に浮腫を起こす．

最終的にリウマチ性血管炎による動脈の血流障害に加え，皮膚からの突発的な出血，それに続く皮膚壊死につながることがある．

これらの問題複合により，身体の耐性が限られ，負のスパイラルに陥る．

患者の感染リスクは高くなり，手術適応のある際にはステロイドの投薬により術後の創傷治癒は部分的なものにとどまる（図5）．

47.2 治療

リウマチ足は継続的な治療を必要とするため，様々な方法を組み合わせて定期的に検査すべきである．

治療目標
- 病状進行の停止または遅延
- 疼痛緩和
- 生活の質を向上

外科的治療

典型的な治療法に加え，整形外科医はリウマチ足用に開発された外科的治療を用いる（⇒200頁も参照のこと）．
- 滑膜除去術：炎症を起こした滑膜の切除
- 腱再建術と置換術
- 骨切り術と関節接合術を用いた変形矯正
- 関節切除
- 人工関節置換

保存的治療
- 投薬：非ステロイド性抗炎症薬（NSAIDs）またはステロイドが使用される．重篤な症例に対しては，メトトレキサート，いわゆる生物学的製剤（TNF-α阻害薬など）のような疾患修飾抗リウマチ薬（DMARDs）のいずれかまたは両方が処方される
- 潤滑（浸潤）：関節内への薬物の注射
- 滑膜放射線治療：放射性同位元素（イットリウムなど）を注射することによる関節腔内にある滑膜除去
- 物理療法，温泉療法
- 足装具治療：それぞれのステージに適合した治療を提供することが重要である（表1）
  - 足底装具
  - 既製靴への補正
  - 靴内靴（インナーシュー）
  - 靴型装具（図6）

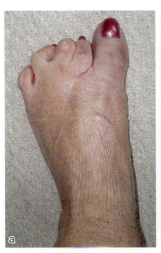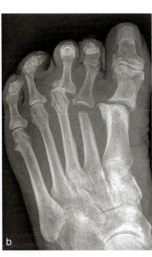

図5 典型的なリウマチの前足部
a. 外観：数回の手術歴がある．
b. X線像：感染による第2中足骨頭の切除と第1趾の関節形成術．第3中足趾節関節は脱臼し，第2〜5趾はハンマートゥ，鉤爪趾位にある．

表1 リウマチ足の装具治療に対して用いられる機能的ステージ分類システム

ステージ1	立位荷重時に能動的矯正が可能な機能不全
ステージ2	非荷重時には能動的，受動的に矯正が可能な機能不全
ステージ3	固縮した変形

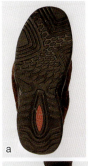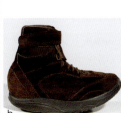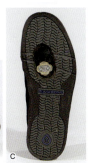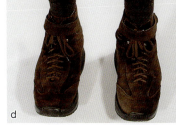

図6 前足部の変形と後脛骨筋腱の機能不全を起こした重篤なリウマチ足の治療
a〜c. 靴型装具．左はMBT型の靴底，右は自転車用の留め具付きソール．
d. 適切なアライメントの靴型装具，前面像．

新薬による治療戦略を採用することで，今日では重篤な手部と足部の変形が起こらないことが多い(図7〜11)．

足底装具(⇨ 44頁も参照のこと)

足底装具療法を成功させるためには，機能的な靴を使用することが大切である．靴は十分な足長と足囲を備え，足部による自然な生体機能を発揮できるよう正しい形状をしている必要がある．最終的に靴と足底装具が機能的に一体化していなくてはならない(図12)．

ステージ1および2における治療：柔軟なリウマチ足

このステージでは，変形を防止する支持性のある足底装具を使用する．踵部の固定は足底装具と靴が機能的に一体化している場合にのみ可能で，解剖学的形態に配慮した固定を通じた後足部の安定誘導を必要とする．そのため，載距突起部といわゆる外側の窪み(踵立方関節部)を支持する必要があり，クッショニングはクッションヒールで行う．

開張足や中足骨頭痛症候群を起こしている症例では，中足骨頭後方の支持に使用するパッド，骨頭後方挙上や特殊なごく軟らかい足底装具などを使用することで，疼痛部位にかかる圧を取り除くことができる．

ステージ3における治療：硬いリウマチ足変形

柔軟性を欠いたリウマチ足の変形は，クッション性のある足底装具によって治療する．この場合，過負荷がかかる部分の除圧のために，様々な柔軟性のある発泡素材を使用して圧力分散を行う．足底装具療法の原理は上記と同様であるが，硬いリウマチ足は，機能不全があるため矯正するべきではなく，むしろ柔軟性のないものに対し適切にクッション性をもたせる改造をしなくてはならない．好ましくは，反発性の低い軟らかい素材を使用すべきで，低反発の形状に沿う素材が理想的である．

リウマチ足においては，足底装具と既製靴に対する補正を組み合わせて用いることが最良で成功することの多い保存療法である．重篤な変形に対しては靴型装具が適応となる．

既製靴に対する補正(⇨ 34頁も参照のこと)

ロッカーバーは，特に足底装具と組み合わせた場合，足部の踏み返しを容易にし，剪断力を弱める．外反母趾(弯曲足趾)，強剛母趾，足趾関節の炎症，中足骨頭痛症候群やモートン神経腫のような前足部変形を起こした症例では，足底装具とロッカーバーを組み合わせることで効果を高めることができる．しかしながら，立位の安定性を確保するため，ロッカーバーの頂点はあまり踵寄りに下げるべきではない．

剪断力を最小にとどめる他の方法として，靴底の補強が

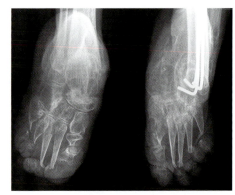

図7 リウマチ足のX線像

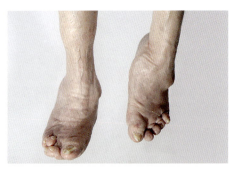

図8 下腿が8 cm短縮されたリウマチ足

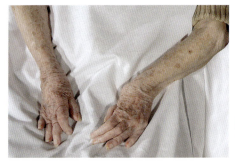

図9 リウマチ手
靴紐を結ぶのが難しい．

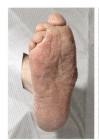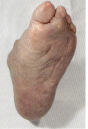

図10 リウマチ足の足底画像

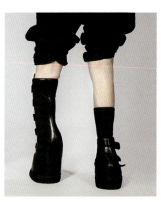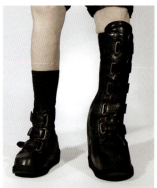

図11 長靴型の靴型装具を用いた重篤なリウマチ足変形の治療
手部と手指の変形があるため，ベルクロ留めを用いた．

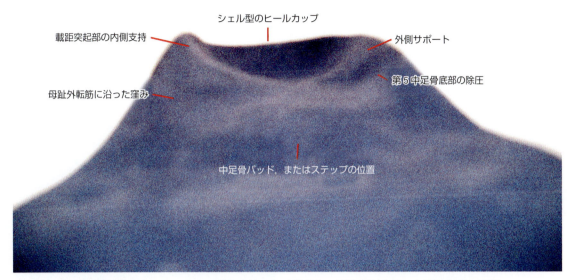

図12　リウマチ足に対するクッショニングと支持のため軟らかい発泡素材を用いた足底装具の形状

ある．ロッカーバーの特殊な形態である蝶型踏み返しは**硬いリウマチ足のみに用いられ**，第2・3中足骨頭に顕著な除圧が得られる．

靴内靴と靴型装具
（⇨ 56，70頁も参照のこと）

　靴内靴と靴型装具は，足底装具と既製靴への補正の組み合わせのような簡易な方法では患者の満足が得られない場合に処方される．どのような場合に，靴型装具や靴内靴が関節リウマチに対し処方されるかを以下に述べる．
1) 完全に縦アーチが欠けた外反扁平足で，足部が揺り木馬のように反っているため矯正が不可能な場合．もしくは固縮した外反扁平足が既製靴に適合しない場合．
2) 機能障害により足関節に固縮を起こした場合．
3) 重篤な骨関節炎または機能不全と足根部の固縮．
4) 荷重移動が著しく低下したことによる足趾関節の疼痛と固縮．

　靴型装具を選択する際には，手部の変形のようなリウマチの他の病変も考慮することが重要である．紐留めではなくベルクロ留めを使用することが重要で，靴は軽量でなくてはならない．また，使用する素材は足部の状態変化（汗，寒さなど）に対応できるものでなければならない．重篤な足部変形を呈している場合には，前足部に十分な空間のある中程度の高さの靴が好ましい．重篤な外反扁平足を呈した症例に対しては，両果部を覆う月型芯を持つ長靴が必要である．それらの靴型装具は，サンドイッチ法を使用した軟らかい発泡素材を用いてクッションを施す．その他の付加要素として，ロッカーバー，必要なら靴底の補強，ヒールの補正やアッパーに付加するクッションなどがある．靴型装具は，義肢装具士，患者との相談の上で医師により処方される．

リウマチ足の治療アルゴリズム

　整形靴技術を用いた治療アルゴリズムは以下のとおりに要約される．
- 足部変形が防止できる限りは，矯正用足底装具を用いる．
- すでに足部変形が存在する場合には，軟らかい発泡素材を用いたクッション性のある足底装具とクッションヒール，メタタルザルバー，必要なら靴内部のクッショニングなどの補正を施した既製靴を組み合わせて用いる．
- さらに複合的な変形に対しては，靴型装具が必要となる．ロッカーバーと靴底の補強，サンドイッチ法を用いたクッショニングと矯正エレメントの組み合わせ，必要ならヒールカップ，ウィングカップまたは高い月型芯などを，個々の重症度や変形のある場所に合わせて用いる．

　リウマチ患者は足装具治療による多大な恩恵を受け，移動能力を維持することができる．

第 48 章　脚長差
Leg Length Discrepancies

H. Stinus, M. Möller

定義
以下の2つに区別される.
1) 解剖学的脚長差：一方の下肢（例：骨）が構造的に他方の下肢より長い，または短い．
2) 機能的脚長差：下肢の短縮は機能不全によって起こり，復元可能である．

本章では，重篤な脚長差に対しての装具療法の基本原理について述べる．実際のところ，中程度もしくは重篤な脚長差に対しては外科的な延長や短縮が第1選択となるが，義肢装具士が脚長差に対する治療の方法や原理に馴染んでおくことは重要である．

機能的脚長差に対する治療は通常の症例に対しては適応禁忌であるが，不快感を伴う解剖学的脚長差が5 mm以上ある場合には治療すべきである．

人口の70～75％には脚長差があるとの報告もあり，mm単位の非常に詳細な測定を行えばさらに多くの人に脚長差があると考えられる．

小さな差は発見されることもなく不快を伴わないのに対し，大きな差は脊椎の立位に影響し外観上の問題として明らかになる．

徒手的な検査による診断方法が向上したことから，この20年で認知度も向上し，患者が不快感を訴えるのであれば0.5 cmの脚長差でも治療されるようになった．

脚長差は病因により構造的なものと機能的なものとが区別される．

48.1 解剖学的脚長差

小児期では，脚長差は先天的（⇨第51章参照）か，後天的かで異なる．後天的な成長障害は，ポリオによる麻痺，骨端での外傷，Perthes（ペルテス）病や骨形成不全症のような骨端部や骨格の疾患などにより起こる（⇨190頁参照）．その他の原因として，関節破壊疾患や骨端成長板での外科手術がある．

また，脚長差は小児期の骨折後に，① 整復が不完全なまま治癒した骨折後の下肢の短縮（図1），② 治癒の過程で骨折部位の血行が増大したことで成長が刺激されたことによる延長，という2つの原因により形成されることがある．

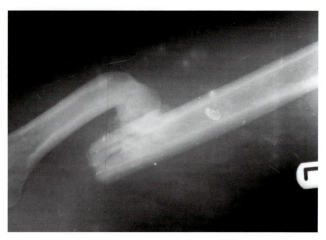

図1　アフリカの小児にみられた未治療の大腿骨横断骨折後の下肢短縮
架橋仮骨の自然形成．身体にとっては，どの程度の脚長差よりも骨折部位の安定が重要である．（タンザニア・ダルエスサラーム，CCBRT病院）

思春期以降では，脚長差は骨折や手術（例：粉砕骨折後，銃創，骨髄炎など）によって起こる．小児期の下肢短縮とは対照的に，脚長差は一定のままである．

股・膝・足関節の全置換術により，不随意にまたは稀には意図的に下肢長の短縮や延長が起こる（起こす）ことがある．高齢では，身体は不安定で自発的に脚長差を代償することはできないため，保存的治療（装具療法）の対象である．

48.2 機能的脚長差

機能的脚長差は構造的脚長差とは区別される．患者自身も脚長差があるように振る舞い，本当の脚長差として感じる．

機能的脚長差の原因は股関節屈曲，外転・内転拘縮後の骨盤ブロック，膝関節の伸展制限，脊柱の側弯によるものが多い．加えて，小さな機能的脚長差は腰仙部障害（いわゆる閉塞）によっても起こりうる．このような場合，小さな脚長差に対する徒手的検査が必要とされる．

48.3 臨床的重要性

脚長差の臨床的な重要性は，骨格筋系の形態や機能を変

える点にある．例として，脊柱のアライメントを変え，歩行を阻害し，長期的には合併症に至る．

立位における変化

靭帯や関節包の緊張，筋の伸縮性を利用した骨格筋系の安定により，正常立位は最小限の筋活動によって維持されている．しかし，脚長差を生じている症例では，立位アライメント不良の代償として，骨盤の傾斜，尖足位や膝関節屈曲などが起こる．

骨盤の傾斜は通常，側弯のアライメント不良，いわゆるコントラポスト肢位であり，腰椎弯曲へと至る．脚長差が尖足位で代償された場合，短縮したほうの下肢は機能的に延長したこととなる．異なる代償は膝屈曲によっても起こり，この場合は長いほうの下肢が膝関節の屈曲により短縮する．

歩容における変化

立脚期では，骨盤の傾斜により下肢の沈み込みが小さくなる．長いほうの下肢が立脚期にある場合，短縮したほうの下肢は持ち上げられ，跛行の原因となる．その結果，尖足歩行と長い方の下肢の屈曲に加え，上体は代償のために短いほうの下肢に移動する．

長期的合併症

脚長差は最終的に腰椎と股関節に影響を与え，脊柱の過負荷と退行性変性により，椎間板症，脊椎関節症，脊椎症や側弯などが形成される．成人では，小さな脚長差すら背部痛や脊椎の閉塞の原因となる．

極端な過負荷の結果，股関節にも問題が起こる．Pauwelsによれば，股関節は下肢が長いほうの負担が大きいため，Boppにより報告されたような慢性的滑液包炎が起こる．Pauwelsによれば，下肢が短いほうの股関節は骨盤が傾斜していることにより，大腿骨頭がより大きく寛骨臼に覆われていることで負担が軽くなる．

48.4 脚長差の測定

基本的に，臨床での測定方法と X 線像上での測定方法に分かれる．

臨床的測定方法

脚長差は臨床的にはテープメジャーによって測定できる（⇨ 166 頁の図 20 参照）が，差高板を用いたほうが検査しやすい（図 2）．あらかじめ高さが決まっている板（0.5・1・2・3・5 cm）を短縮肢の下の置き，完全に脚長差が埋まり骨盤が水平になるまで厚さを積み増す．

しかしながら，すべての脚長差が骨盤の傾斜を起こすの

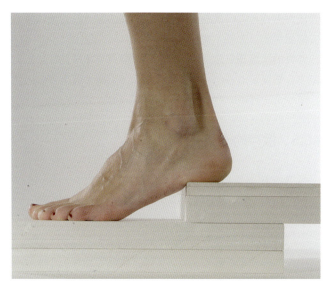

図 2　足部を固定した肢位に置き，差高板を使用した脚長差の計測

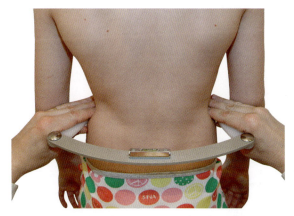

図 3　骨盤水平器を腸骨稜に置いた脚長差の計測

かということや，すべての骨盤の傾斜が脚長差によるものではないということは考慮しておく必要がある（図 3）．徒手的な検査の過程で腸骨稜と後上腸骨棘を触診するが，経験を積んだ検者であれば，骨盤水平器を使用するよりも多くの情報が得られる．また，L.A.S.A.R ポスチャー機器を使用すれば，脚長差をより詳細に把握することができる（⇨ 166 頁参照）．

保存的治療を行うため，より詳細な測定が必要な場合，Gutmann による X 線像を用いた腰椎，骨盤，股関節の測定を用いる．前 – 後像で，大腿骨頭の高さ，仙骨の基部，骨盤と高さと脊椎の形態を検査し，特に仙骨の基部は脊椎がその上に載るため指標となり，画像の下端と平行にあるべきである．Greenman は仙骨基部に接する線を描き入れ，その後，両大腿骨頭の頂部から画像の下端に垂直な線を 2 本引く．2 つの線の長さを計測し，その差から靴によって代償すべき高さを割り出す（図 4）．

X 線を使用しない検査法として，リアルタイム超音波検

査法がある．この検査では股・膝・足関節を超音波によって確認することで，脚長差が測定される．

外科的に脚長を延長する場合には脚長差をより詳細に測定する必要があるが，このような症例では下肢全体の画像（orthoradiography）が使用される．

48.5 保存的治療

装具や靴を使用した保存的治療の適用にあたり，RablとNygaは，脚長差を表1のグループに分類している．

小さい短縮肢は，通常既製靴に対する補正で行う（図5，⇨38頁の図11も参照）．

中程度の補正が必要な症例では，靴型装具もしくは靴内靴を用いる．この方法は大きい短縮肢の補正にも用いられる．外観上必要な場合には，靴内靴（インナーシュー）または装具が用いられる．

脚長差が非常に大きい例では，装具または稀ではあるが2層型の靴が製作される（図6a, b）．

靴型装具の採寸方法と装具

足装具治療は慎重に計画が立案され，生体力学的あるいは外観上の必要性を満たすように実施されなければ成功しない．

装具を製作する前に，必要な採寸をし，記録に残す．

中程度から非常に大きい短縮肢の補正では，足部を最良の肢位においた状態で前額面と矢状面上で下肢のトレースをとり，このトレース画は採型で使用するアライメントの基本となる（図7）．

中足骨頭部や足部，踵部での肢位と補正の高さを決めるためには，両足に必要な踵の高さと足底の厚みを考慮し，矢状面上のトレース画を描く際は最終製品のアライメントを決めておく必要がある．尖足位で踵が上がっている場合は，踵の下から計測した下肢長が足関節の中間位と比較して減少するので重要である．

尖足位の結果，母趾中足骨頭は下腿の軸により近づくため，機械的な足部長が短縮し，歩行中の姿勢と運動は大きく変化する（⇨250頁の図3参照）．これらの要素は装具を製作する際に考慮し，機能的に補正されなければならない．垂線はヒール前面を決める線として役に立ち，この線を利用して踵の前面から後ろまでの距離と踵の前面からつま先までの距離を計測し，健側の形と比較してそれに合わせることができる．

そのほか足部と下肢の採寸値を記録したポドグラムと製作プランに沿った陰性モデルが重要である．

脚長差のある患者の治療に適用可能な方法を以下に示す．
1) 既製靴の補正．
2) 靴型装具．

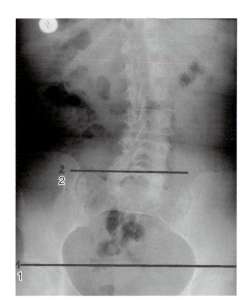

図4 臨床的骨盤傾斜の計測
大腿骨頭（1）と仙骨基部（2）に水平な線を置き，脚長を計測．大腿骨頭，仙骨基部から水平線までの距離が短縮した下肢の長さと一致する．

表1 脚長差の分類

脚長差	短縮肢の代償
<2.5 cm	小さい
2.5〜5.0 cm	中程度
5.1〜13.0 cm	大きい
>13.0 cm	とても大きい

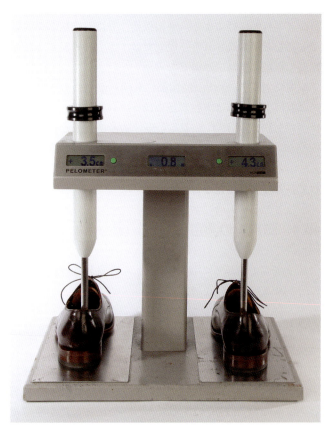

図5 靴に施す脚長差調整は常に踵の中心から計測する．この場合，右の脚長差補正は8 mm

3) 靴内靴（インナーシュー）と装具．

既製靴の補正

■ ヒールとソールの補正

この場合，適用範囲となるのは小さな短縮肢の補正のみである．例外的に臨時的措置や患者が望む場合，中程度の短縮肢の補正に使用されることもある．必要な補正は，靴の高さやモデルにより靴底の踵部に施すか，足底装具の踵部を上げることを組み合わせる．ロッカーバーやメタタルザルバーによる補正を組み合わせることで，通常の歩容が得られる．

踵を上げると，正常な歩容を得るために靴に必要とされるトゥピッチが減少する．靴のタイプにもよるが，0.5～1 cm の差高補正は可能である．しかし，1 cm 以上の差高補正が必要な場合には，ロッカーソールが必要であり，通常はロッカーバーを付けることで対応できる．足根部の骨関節炎や足関節部の可動域制限がある症例で，大腿四頭筋の筋力低下があると，膝を安定させるためにメタタルザルバーやトゥロッカーが必要となる．

踵部と前足部に異なった程度の補正を施した場合，踵部の形は長方形とせず，台形とするべきである．靴底は床面に平らに接する必要がある（⇨ 38 頁の図 11a 参照）．

バーの強さは踵の補正量と靴のタイプによる．メタタルザルバーの強さは個々の状況に合わせて選択し，トゥピッチの高さに特に注意を払う必要がある（例：差高補正 1.5 cm，メタタルザルバー ～1 cm）．

これを考慮に入れないと，靴が不均衡になり，足部は前に滑り，ヒールは後ろにずれる．

極端に差高を付けなければならない場合には，ヒールは踵骨の直下になるよう，新たに設計し直す必要がある．

■ 差高短縮（低下）

差高は 0.5 cm までしか低下させることができない靴が多い．極端に低下させた場合，トゥピッチを上昇させ，ヒールの位置を変えることになる．またこの場合，短縮した部分は靴底が床面に平らに接するよう台形にならなければならない（⇨ 40 頁の図 14 参照）．

■ 靴内部での補正

ヒールウェッジを使用する場合には，踵骨が傾斜した面の上に載る必要があるので，短すぎないことが重要である．載距突起部を支持することにより傾斜を中和することができるため，足底装具を使用して補正ができるほうがよい．足底装具で補正することができる高さは，靴のタイプと特に靴そのものの差高による．スリッポンやパンプスは靴内部の補正は不可能であるが，中程度の差高の付いた，高い位置に留め紐がある踵が十分に大きい靴は 0.8～1 cm の補正が可能となる．チャッカブーツやブーツではさらに 1.5 cm までの補正が可能である．補正の高さの上限は，留

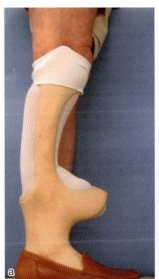
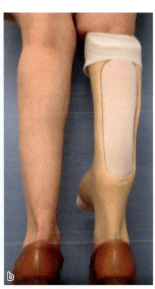

図 6 大きな脚長差調整のための脚長差調整義足
a. 外側面, b. 背面.
（スイス・ビエル，義肢装具士 Pierre Botta による）

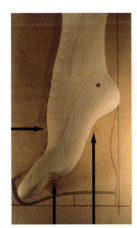
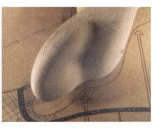

図 7 靴型と構造図の外側像による比較
矢印の部分に強い負荷がかかる．

め紐とアッパーの高さによって決まる．靴の内部で補正を付ければ付けるほど，羽根の開きが大きくなり，ブーツではアッパーの位置が下腿の軸と一致しなくなる危険性が高まる（⇨ 38 頁の図 11b 参照）．

スポーツシューズ

スポーツシューズでは，脚長差の調整と（必要なら）ロッカーバーは，靴底で補正しなければならず，靴底のデザインは左右対称でなければならない．

ヒールウェッジや足底装具を利用して靴内部で補正を施すためには，靴内部に十分な空間がなくてはならず，差高は十分に高くなければならない．そのため，足底装具が取り外せる，ヒールカップの高いスポーツシューズが理想的である．このタイプの靴は靴内部に十分な空間があり，靴底の補正が容易なため，脚長差を補正する装具を入れるのにも非常によい．

既製靴に施す補正の制限は，2.5～3 cmである．

靴型装具

靴型装具による脚長差の調整は古くからある方法である．今日でも，一般的であり，特に中程度のまたは部分的に重篤な脚長差に用いられる．適切な整形外科のガイドラインに沿って製作され，目的を見極め，現代的な形とよい材料が使用されていればゴールドスタンダードであると考えられる．整形外科的な必要性があれば，さらなる変形に合わせて製作することもできる．

■ 靴の成型と足底装具の構造

靴型装具の基準となるのは，採寸，採型をもとに木材，合成樹脂で作られた靴型である．完成品では尖足位はできる限り最良の状態で，かつ立位と歩行の要求を満たされなければならない．また，形状は健側と合わせる必要がある．靴型とつま先の形を作る際には，特別の注意を払う必要がある．捨て寸を延長する必要がある場合には，脚長差調整のために必要な空間を確保するため平らにする必要がある．

靴型は，足部が傾斜した面に載り前方に滑ってしまうことがないように，底面の形を作らなければならない．足部が前方に滑ると，褥瘡を形成してしまう．後足部では，足部は載距突起部で内側を固定され，立方骨部で外側を固定される．底面では，中足骨頭部と足趾部は生理学的な形をしている必要がある．踏み返し時に不必要な外側への移動を中和するため，靴製作の段階で前足部の足底装具は外側を高くし，回内方向へ誘導すべきである．また，母趾の中足骨頭部は正確に形作られるべきである．

足底装具は踵を包み込み，補強しなければならず，第5中足骨頭まで達する必要がある．重篤な脚長差調整の例では，第1中足骨頭まで達する．後足部を支持する足底のパッドは，恒久的に柔軟性を保つ素材である必要があり，常にクッションを必要とする中足骨頭部のパッドとしても理想的である．中足骨頭近位部を支持する除圧は，軽度の尖足にのみ有効である．尖足が重篤な場合にはパッドは除圧にはならず，足部の前方移動を促進してしまう．この場合の足部が前方に移動してしまわないよう軟らかいトゥグリップを取り付けるとよい．

矢状面のアライメントを矯正することは非常に重要であり，生理的なアライメントが存在する場合には1 cmの脚長差調整ごとに足部を1 mm外側に移動させる．O脚や踵骨内反のようなアライメント不良がある症例では，短縮肢の外側に負担がかかる．垂直に対する軸アライメントの評価を行う．

適合の際に，軸アライメントとロッカーバーの頂点を確認し健側のロッカーバーの位置によって歩幅を調整することができる．中程度から大きな脚長差を持つ症例では，

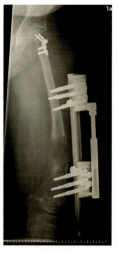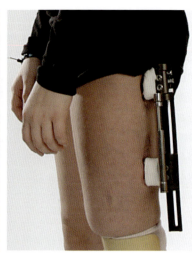

図8　延長骨切り術は外固定を使用して外科的に施される

クッションヒールを付けることで靴型装具による治療を完成させることができる．

脚長差調整義足，2層型の靴

基本的に患者が正しい歩容をするため，安定性とクッション性の理想的なバランスを見つけ出すことが重要である．

脚長差調整義足は，短縮肢の脚長差補正と義足足部を入れる空間がある場合に用いられ，義肢装具士の担当分野である（⇨ 318 頁の図 16 も参照のこと）．

2層型の靴は，足部が底屈位にならなくてもよいという利点があるにも関わらず，現在ではあまり使われない整形靴技術である（図 6a, b）．

柔軟性のあるつま先の延長部が付いている点で，脚長差補正と最大尖足位は異なる．脚長差調整義足では，義足の足部が組み込まれている．

患者に脚長差調整義足を適用するには，満たされるべき状況がいくつかある．なかでも，足部が強い底屈位になるため，その状態に長い時間おかれても痛みが生じないことが大切である．軸アライメント不良がある患者に対しては，靴型装具のほうが有意義である．

脚長差調整義足を既製靴に入れて使用する際には，脚長差が5～6 cm以上必要で，そうでないと脚長差調整義足のヒールとヒールカップが干渉してしまう．装具の差高は，既製靴に適合するよう合わせる．

48.6　外科的治療

脚長差は手術によっても補正できる．短縮骨切り術や骨延長術，あるいはその併用により調整できる（図 8，⇨ 202 頁参照）．

第49章　変形性足関節症
Ankle Joint Osteoarthritis

R. Baumgartner

定義

　変形性関節症は骨の形状が変化する変形性関節疾患である．この疾患は関節炎，関節の炎症と混同すべきではない．この区別は多くの言語やラテン語の"arthrosis deformans"が骨の形状変化を示していることからわかる．しかしながら，英語ではarthrosis deformansは通常，"骨関節炎"とされ，誤解のもととなっている．一般的に，変形性関節症は関節の運動と荷重の間の不均衡が原因とされるが，重労働，スポーツ，肥満だけで変形性関節症を引き起こすわけではない．機械的機能不全や関節面の適合状態による関節の過負荷は，変形性関節症の原因とはいえない．

　油をさされていないドアの蝶番はうまく機能せず，キーキーと音をたてうまく適合しなくなるが，このことは足関節にも当てはまり，蝶番と多くの類似点がある．また，距踵関節は軸の方向が異なり，足関節軸とはほぼ直角に交わるため，フック継手(カルダン継手)のように機能する(⇨ 120 頁の図 13 も参照)．

49.1　原因

　変形性関節症の原因は数多くあり，発症，進行，分類，予後はそれぞれ原因と密接につながっている．

1) **先天性内反尖足**：内反尖足に対する治療のよく知られた副作用として距骨滑車の扁平化がある．踵骨内反や前足部内転を矯正できない場合，または舟底足が形成された場合，足関節と距踵関節の変形性関節症が成人期初期に形成される(⇨ 261 頁参照)．

2) **先天性扁平足**：この足部変形は矯正されない場合，変形性足関節症の原因となることがある(⇨ 244 頁参照)．

3) **関節炎**：炎症性またはリウマチ性疾患は，関節包を骨同士が摩擦するまで破壊することがあり，X線像でも関節隙は見えなくなる．関節リウマチでは，滑膜炎により滑液の分泌が増え，それにより関節包の破壊が起こる(⇨ 294 頁参照)．

4) **距骨滑車の剥離性軟骨症**：距骨と脛骨の間にある関節面不適合を起こすが，通常，最大の負荷がかかる部分で起こる(⇨ 205 頁参照)．

5) **事故による外傷**：変形性足関節症の最も一般的な原因である．骨，関節や靱帯が解剖学的に正しく整復され

なかった場合に，事故後早期に起こる(⇨ 208 頁参照)．

6) **距骨壊死**：足関節と距踵関節での関節面不適合を伴う距骨崩壊へと導くことがある．血行が阻害された場合，距骨骨折が正しく整復された後にさえ起こることがある．距骨壊死は喘息やリウマチの長期にわたるステロイド治療の結果としても起こることがある．

7) **血友病**：関節内に繰り返し起こる出血により足関節を破壊することがある．しかし，近年の凝固因子補充療法と外科的治療を用いれば破壊を防ぐことができる．血友病をできるだけ速やかに解消することが重要である．退行性変性があまりに進行している場合には体内プロテーゼを用いることもできる．捻転のような外傷を防ぐためには，装具や靴型装具の技術を用いた装具やバンデージ，既製靴の補正またはキネシオテープのような治療を提供することもできる(⇨第 28 章参照)．

8) **痛風または神経原性骨関節症などの代謝性疾患**：変形性関節症とは逆の過程ではあるものの，足関節の破壊に至ることがある(⇨ 198，282 頁参照)．

49.2　臨床像

　足関節の柔軟性は制限され，最終段階で疼痛を生じる．患者の多くは，最初は弱いが後で増強する「継続する痛み」を訴える．足関節では，最初に背屈が制限されるが，距踵関節では回内が制限される．関節隙が狭小化した結果，足首は 5 mm 低下する．

49.3　臨床所見

　関節の輪郭は不明瞭で，腫脹し発熱している．足部は長く踏み返すことができないか全く踏み返せない．患者は痛みを回避するため，跛行となる．靱帯，距骨の前縁と足関節の関節包前面は特に圧力に敏感である．

49.4　X線像

　足関節では関節適合は破壊されており，関節隙は特に過負荷がかかっている部位では狭小化しているか完全に消失している（図1）．腹側と背側では骨の縁に棘が突出している（骨棘）．狭小化の結果，関節窩は沈み込み，果部の関節面は外側で距骨滑車と不適合を起こす．距踵関節は通常前面がより広範に侵され，ショパール関節もそれに含まれる．足部背側の距踵舟関節に関節の投影がみられる．

49.5　保存的治療

　一本杖，松葉杖，バンデージ，装具がある．
　整形靴技術については，⇨第7・9・10の各章を参照のこと．補高した靴，靴内靴（インナーシュー）または下肢装具，クッションヒールと靴型装具が治療の選択肢となる．
　果部がずり落ちる場合には踵部へのパットを付けるべきである．クッションヒールと丸くしたロッカーボトム，健側に対する踵部または靴底を上げる部分的脚長差補正が適用される．

49.6　外科的治療

関節接合術

　古くからある手術法は侵された関節を接合するものである（⇨202頁も参照のこと）．「不安定で痛むよりも，硬くても痛みがなく安定しているほうがよい」という考え方が背景にある．

■足関節接合術

　足部は中間位もしくは5°まで，女性では10°までの軽度底屈位にする．足部をいかなる場合にも背屈位で固定するべきではない．軸アライメント不良は，取り外し可能な楔で矯正することができる．足部は平らに置き（底面を平らに，内がえし，外がえしをしない），外旋方向は左右対称にする．足部の踏み返しは，脛骨骨幹部の幅半分程度，軸を腹側に移動させたほうが容易となる（図2）．スクリューで内固定を行い（図3），プレートや外固定を併用する（⇨202頁も参照のこと）．下肢の短縮は1〜2cmである．関節包は，関節融合を得るため関節鏡下で除去してもよいが，その場合位置の矯正はできない．

■距踵関節接合術

　ショパール関節との適合性を得るために関節面を切除した際の間隙は，もとの高さを維持するために腸骨稜から切離した骨片により置換する必要がある（図4）．

■二関節固定術

　命名法に対するコメントしておく．矛盾したように聞こ

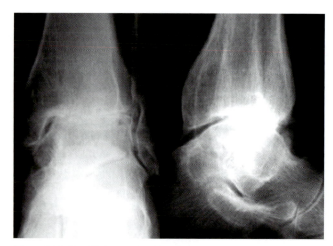

図1　外傷後に発症した変形性足関節症
関節隙は過負荷がかかる部位で消失している．両果部では，関節面はもはや互いに平行ではない．

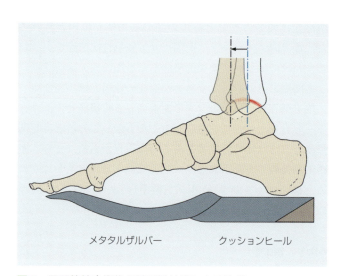

メタタルザルバー　　　クッションヒール

図2　足関節接合術後の整形靴技術による治療
足関節は中間位（0°）から軽度底屈位（5°）にある．脛骨は腹側に骨幹部の幅の半分程度移動している．挙上靴，クッションヒールとメタタルザルバー．
注意：足首は消失しているか低下している．足の踵部で調整する！

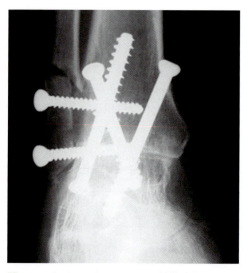

図3　スクリューを用いた足関節接合術
（スイス・チューリッヒ，H.Zollingerによる）

えるかもしれないが，二関節固定術と三関節固定術は同じものである．距踵関節，距舟関節，踵立方関節の二関節からなるショパール関節線の接合として言及され，それらの三関節が接合(固定)された場合，それらは三関節固定術と呼ばれる．フランスでは他の意見があり，ショパール関節線を構成する2つの関節を一体と見なし，よってこれを二関節接合術と呼ぶ．

足関節を第3の関節とした場合，フランスではそれを三関節固定術と呼ぶ．しかしながら，一般的にはそれは汎関節接合術と呼ばれる．これにより誤解が生じるかもしれない(⇨202頁参照)．

■ 三関節接合術

距踵骨関節とショパール関節は機能的に密接に関連しており，よって同時に関節炎を起こすことが多いので，多くの症例では三関節すべてを接合する．取り外し可能な楔を用いてアライメント不良を矯正できる．最もよく知られた術式は，Lambrinudiによる尖足に対するものである(⇨202頁の図4参照)．

■ 汎関節接合術

後足部にある関節すべてを固定する．足関節接合術と同様，足部は中間位に置く．骨癒合にはプレート，スクリューまたは外固定を使用する(⇨204頁の図8，249頁の図1参照)．4～5 cmにもなる下肢の短縮を減少させるため，腸骨稜から切離した骨片を脛骨と距骨(または踵骨)の間に挿入する．

関節接合術後の治療

足関節固定の約6～10週間後，25 cm高以上の靴内靴を適合し，その靴を6～12か月履き続ける．既製靴にメタタルザルバーを組み合わせることは必須である．

人工関節置換術

足関節の人工関節置換術は，関節接合術よりも患者のニーズに合う(図5)．リスクを伴うが安定性と疼痛減少に加え，人工関節により可動性が得られる．人工関節に関して慎重な適用は，リウマチに侵された隣接する関節の保護である．20°以上の関節の重篤なアライメント不良，後足部の重篤な変形，人工関節が安定して固定できないようなもろい骨は人工関節の適応禁忌である(Tillmann, 2004)．固定がゆるんだ場合，人工関節を再置換するか関節固定術に換えることも可能である．困難な合併症としては感染が挙げられ，特に抗菌薬に耐性のある細菌の場合は治療が難しく，症例によっては，下腿で切断となる場合もある(⇨197頁の図16参照)．

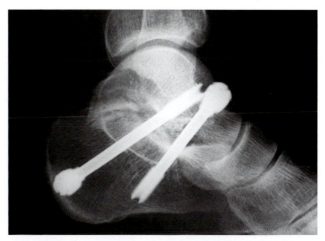

図4　腸骨稜から骨を移植した距踵関節接合術
(スイス・チューリッヒ，H.P. Kundertによる)

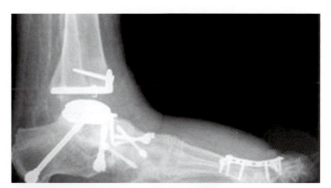

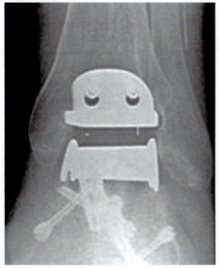

図5　距踵人工関節
(スイス・チューリッヒ，H.P. Kundertによる)

第50章 スポーツとストレス外傷 —スポーツ用足底装具による原因治療

Sports and Stress Injuries-Causal Therapy with Sports Foot Orthoses

H. Stinus, M. Möller

われわれは，余暇をスポーツ活動で過ごすことも多いが，活動が増えるに従い，足部と下肢のストレス外傷も起こるようになる．高度なレベルのスポーツだけでなく，趣味レベルのスポーツによる外傷，肉体へのダメージ，ストレス外傷は日常的に発生している．神経根ブロック，温熱療法，理学療法，マッサージや体外衝撃波を使用した保存的治療に加え，ストレス外傷は整形靴技術を使用しても治療可能である．

50.1 スポーツ用足底装具を用いた治療の原理

基本的に足底装具療法と同様であるが，クッション性，支持，誘導の原理を用いてスポーツシューズに足底装具を入れた治療を行う．

単純化すると，歩行，走行には3つの期がある（⇨146頁参照）．3つの時期は踵接地（ヒールストライク）相，それに続いて立脚中期（ミッドスタンス）とつま先離地（トゥオフ）期で，合わせて立脚期を構成する．

遊脚期は，つま先離地後の加速期と踵接地に続く減速期に分けることができる．踵接地では足底脂肪褥の物理的クッションと筋により力は踵のわずかに外側にかかるため，踵部を緩衝する衝撃吸収性のあるクッション素材が好まれる．踵部の生理的な形状に沿っていることも重要であり，かつての見解とは対照的に，現在では踵部の形状を後足部を正しく保持するために丸すぎてはいけないとされている．

踵部の安定は足底装具がスポーツシューズと一体化していないと得ることができない．われわれは，踵部を安定させるために硬い後足部の外殻を使用するべきであると考える．解剖学的形状も考慮しておく必要があり，例として載距突起部と同様，いわゆる外側の窪み（踵立方関節部）でもサポートをする．さらに，クッションヒールを付けることで緩衝できる．

立脚期（特にミッドスタンス）では適切な足部の誘導が必要で，アスリートは特にこの期でのいわゆる過回内を生じることが多い．この理由は踵骨角の9〜10°を超える増大に伴う内側縦アーチの低下とされている．過回内の結果，

アキレス腱痛が起こる頻度を高めるだけではなく，シンスプリントや膝蓋骨周囲症候群の原因にもなる．この場合の対策として，内側と外側縦軸を適合させた安定した踵部シェルを用いることが重要で，後足部の広範な回内を減少させることができる．

立脚後期（ターミナルスタンス）においては，母趾中足骨頭を含む足底全体が平らに地面に接するが，その際，足部が第5列の方向に流れる，いわゆる外側シフトが起こることが多い．これに続くつま先離地（トゥオフ）期では，足部は第1列方向に踏み返すことにより，加速する．母趾の踏み返しによる力は直接伝達されることが望ましいため，強いクッション材によって緩衝されるべきではない．

50.2 足部変形とストレス外傷

スポーツ外傷とストレス外傷は通常，踵骨外反扁平足や凹足のような足部変形と関連がある．

踵骨外反扁平足（図1）は内側縦アーチの扁平化（後足部の内側-底面への移動）と前足部の外転を伴った踵骨の外反位となる（⇨244頁参照）．この病状により足趾変形も起こることが多い．踵骨外反扁平足により，足部アーチ，踵骨とアキレス腱停止部の問題，アキレス腱痛，シンスプリント，膝蓋骨周囲症候群が起こる．外脛骨がある場合には，広範な圧痛も起こることに加え，足関節の外側靱帯断裂を併発しやすい（図2, 3）．

凹足（⇨253頁参照）はとても高い，急に傾斜した縦アーチとしばしば踵骨の内反位を起こすことによって特徴付けられる．病因として，Friedrich失調症や脊髄形成異常などのような神経学的な問題が常にある．原疾患については適切に管理されるべきであるが，足部の問題に伏在する原因は，高いインステップ，増大したストレスと足関節の可動域低下による不安定性，足趾の変形，中足骨頭部と踵部の高い圧である．

50.3 種子骨炎と中足痛症（⇨272頁も参照のこと）

種子骨炎は母趾中足骨頭部の問題に起因する複合的な症

状を示す．

　種子骨炎，中足痛症は急性（踏み外しによる）または慢性ストレス（反復性微小外傷による）に起因する可能性が高い．鑑別診断のためには，骨髄炎，骨壊死，疲労骨折やその他の外傷による結果を検査しておく必要がある．また，外反母趾，強剛母趾，凹足や下腿三頭筋の短縮を合併することもある．

　整形靴技術では，種子骨部と中足骨頭部は窪みを作って緩衝し，骨頭近位部に段を付けるべきである．

50.4　足底腱膜炎と踵骨棘症候群（⇨ 269 頁も参照のこと）

　足底腱膜炎は足底腱膜とその踵骨停止部の炎症反応を伴ったストレス症候群であり，踵骨外反扁平足だけでなく凹足と合併することが多い．

　原因は硬い地面の上でのスポーツ，過度の練習の結果のいずれか，または両方による過負荷である．

　踵骨棘症候群は踵骨の足底腱膜，足部内在筋の停止部腱障害，足底外側神経の衝突症候群のいずれか，または両方である．踵骨棘症候群の足底腱膜と母趾外転筋停止部は，楕円型の足底装具を付加することで除圧可能であるが，足部を誘導する後足部シェルの安定性を損なうべきではない．後足部の誘導と足部変形の「矯正」は緩衝と同様，重要である．

50.5　Haglund ヒールとアキレス腱痛

　Haglund ヒール（踵骨骨端炎または骨端症）の原因は，踵骨隆起前面にある突出部の解剖学的な形状と固い月型芯の機械的影響の組み合わせにある．さらにハイヒールの装着も原因となる（⇨ 191 頁参照）．

　アキレス腱痛（⇨ 210 頁も参照のこと）は，反復性微小外傷からくるアキレス腱と腱鞘の荷重誘発性の損耗を原因とする．

　足関節外側靱帯不全，踵骨外反扁平足，凹足，強剛母趾，距腿関節や足関節の関節包損傷と合併することが多い．「不適切な」スポーツシューズを使用したトレーニングだけでなく，硬い地面の上でのトレーニングや高すぎる強度，休憩時間の短さ，無酸素域での頻繁なトレーニングにより，アキレス腱痛は発達しやすくなる．痛みの原因はアキレス腱と伏在する滑液嚢との衝突（インピンジメント）にもある．

　足装具では，ヒールにクッションを入れたシェル型の足底装具，アキレス腱痛と最も頻繁に合併する足部変形に対する一時的な差高の上昇，必要なら外側靱帯不全のための外側ウェッジを用いる．

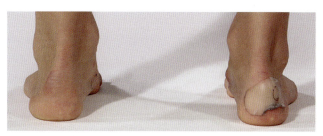

図 1　踵骨外反アライメント不良
右足では Haglund ヒールによる水疱のため，絆創膏が貼ってある．

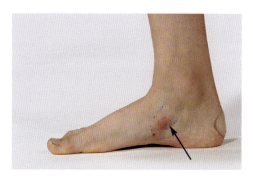

図 2a　舟状骨部に高い圧を生じた踵骨外反扁平足

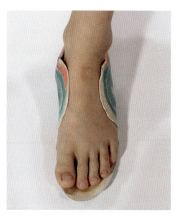

図 2b　サッカーシューズに挿入する除圧を施した靴内靴

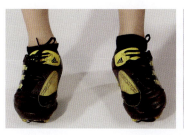 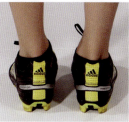

図 3　サッカーシューズに挿入する靴内靴

50.6　足根洞症候群と足根管症候群

　足根洞症候群は足関節外側に起こる疼痛が拡散して発症するパターンが多い．通常，回外外傷または足首の捻挫とそれに伴う二分靱帯の損傷を原因とする．不安定性の結果，脂肪組織のような軟部組織の構造と足根洞の滑膜が炎

症を起こす．

足根管症候群は屈筋支帯下の後脛骨神経とその末端，内側，外側足底神経の衝突（インピンジメント）症候群である．これにより足部内側縁の感覚異常を伴う，足底部，踵部，下腿部に放散する疼痛を起こす．

慢性足関節（外側）不安定症は前（と後）距腓靱帯，踵腓靱帯いずれかまたは両方の靱帯損傷後にみられる．弱～中程度の慢性足関節（外側）不安定症には，足底装具の外側を2mm程度上げることで対応できることがある．

50.7 脛骨と膝のストレス症候群

過回内による問題は膝蓋骨周囲症候群に至ることがある．足部の過回内の結果として，いわゆるQ角（四頭筋角）はかなり大きくなり，それに伴って膝蓋骨は外側に押される．また，後足部の過回内の結果，前脛骨筋，後脛骨筋の過度に使用されることで，シンスプリントも起こる．アキレス腱炎は踵骨角が増大したために，物理的な負荷が増大し，それに身体が反応することによって起こる．

過回内による問題を解決するためには，回外ウェッジを使用して後足部シェルを保護する必要がある．

これらの問題はクッションと回内を防止する後足部の誘導のついた適切な足底装具を使用することで治療することができる．

この複合症状の治療には，深部摩擦マッサージ（必要なら氷を用いる）その他の物理温熱療法も考慮される．

50.8 下肢の軸アライメント不良

下肢の軸アライメント不良の症例，内反膝関節症，内反変形による慢性ストレスの合併症としての腸脛靱帯症候群，外反膝についても言及しておく．

軸アライメント不良の結果，膝関節コンパートメント内における圧力分布の不均衡や非生理的摩擦力からくる関節包の摩耗増大が起こる．内反足の症例では，荷重線の位置によって関節内側部に極端な負荷がかかり，内側での関節症，内反膝関節症に至る．

整形靴技術により骨関節症に対しては，軽度の内反膝であれば足底装具の外側縁を約2mm上げることで治療が可能である（図4）．より重篤な骨関節症に対しては，既製靴の外側縁を最大4mmまで上げることができる．靴内に入っている内側縦アーチの付いた足底装具は，回内傾向が出るため修正する必要がある（⇨39頁参照）．

腸脛靱帯症候群（図5）の症例では，O脚または重篤な足関節の内倒れ（過回内）が，また大腿骨外顆部の骨膜に炎症がみられる．この症候群では膝関節部外側の骨膜痛と腸脛靱帯下の滑液嚢の機械的炎症が特徴である．整形靴技術で

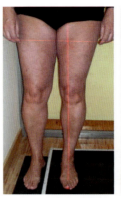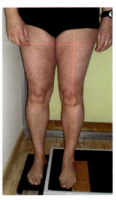

図4 ボードによる模擬実験
外側縁を3mm上昇させたことにより，関節内部の圧力が劇的に低下する．レーザー光線により，力線の変化がわかる．

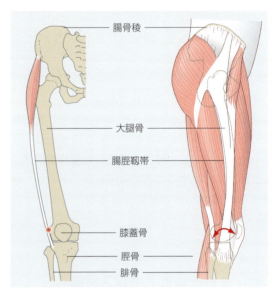

図5 腸脛靱帯の矢状面の解剖学的描写

は，足底装具の外側縁を2mmまで挙上する，または既製靴の外側縁を4mmまで挙上する静的除圧により，下肢の弱い外反位を得ることができるだろう．

腸脛靱帯症候群と対照的なものとして，反張膝による膝蓋骨と内側側副靱帯の過負荷がある．特に靱帯が弛緩している状態では，物理的な負荷がかかるときに膝関節内側に疼痛が発生する．回外ウェッジと後足部の誘導が付いた十分な内側縦アーチサポートが処方される．

50.9 疲労骨折（⇨208頁も参照のこと）

疲労骨折は，栄養状態，トレーニング，骨の質や表面の状態だけでなく，靴，床面の状態，微小骨折の修復過程を阻害するホルモン障害（骨粗鬆症，糖尿病）などのリスク要素の組み合わせという慢性的な過負荷によって起こる．微小外傷の蓄積により，疲労またはストレス骨折は機械的強度が減少する結果として起こる．

第51章 先天性肢欠損
Congenital Limb Deficiencies

R. Baumgartner, M. Möller

定義

先天性肢欠損は，出生前から存在する肢の部分的もしくは完全な欠損である．欠損は原因が不明なものだけでなく，遺伝的，環境的な要素，もしくは妊娠中の疾患として特定されているものもある．整形外科では，縦方向もしくは横方向の欠損，過剰もしくは拡大（巨人症）した肢を明確に分けている．

先天性肢欠損は非常に稀なものであり，整形外科医，義肢装具士は実践臨床において，生涯でも数例しか経験することはないと思われる．しかしながら，特に障害を負った児の両親は，両者からの的確な治療，ケアを期待している．

初期段階では，障害のある児ではなく，両親と家族こそが患者であり，わが子が誕生した喜びは肢欠損という事実の衝撃で覆い隠されてしまう．

51.1 原因

家族からは，「どうしてこんなことが起こったのでしょう？」「誰のせいでしょうか？」という質問が頻繁になされる．

考慮すべき対象は，配偶者，祖先だけでなく環境，投薬，そして変形を超音波によって発見できなかった放射線科医，産科医にも及び，妊娠早期に発見されれば中絶の選択肢があったかもしれないと考える．

原因として，遺伝的要因，妊娠中の酸素欠乏，X線やラジウムのような放射線，ウイルスまたは代謝性疾患，血液型不適合や羊膜索症候群などが明らかになっている．

しかしながら，原因は明らかになるのはむしろ例外的である．ドイツでは，サリドマイド禍として知られる1958～1968年までのサリドマイド胎芽症が1例として挙げられる．サリドマイドは，妊婦のつわりの治療に鎮痛薬として使用され，胎児に単肢以上の変形を起こし，頭蓋骨，耳，脊柱と泌尿生殖系や消化器系の障害も合併することも多かった．

変形はあるものの，欠損のある四肢身体感覚は正常に発達する．

表1 下肢の肢異常に対する古い欧州の用語

肢異常－先天性変形（奇形）

Amelia（無肢症）	四肢の完全欠損
Adactylia〔無指（趾）症〕	1本もしくはそれ以上の足趾の欠損
Hypoplasia（低形成症）	不完全な発達
Hypophalangia〔指（趾）節減少症〕	指（趾）の不完全な発達
Hyperplasia（過形成）	巨大，過成長，肥厚
Peromelia（奇肢症）	横方向の欠損，「先天性切断」とも呼ばれる
Ectromelia（欠肢症）	中間部分の欠損（皮質骨）
Phocomelia（あざらし肢症）	足部や手部が骨盤や胸部に柔軟に接続している
Polydactyly〔多指（趾）症〕	足趾や手指の数が多い
Hexadactyly（六趾症）	足趾が6本ある
Cleft foot（裂足症）	1本または複数本の中間列の欠損
Syndactyly〔合指（趾）症〕	2本またはそれ以上の手指（足趾）癒合
Brachydactyly〔短指（趾）症〕	手指（足趾）の短縮．断端になることもある
Brachymetatarsia（中足骨短縮症）	1本または複数本の中足骨の短縮
Giantism（巨人症）	過成長
Digitus quintus varus superductus（第5趾内反上置）	小趾が内反し，第4趾の上に乗り上がっている
Hallux valgus congenitus（先天性外反母趾）	先天性の外反母趾

51.2 用語と分類

「欠損」という用語は不的確であり，すべての症例で欠損があるわけではなく，「何かが加わる」変形（plus deformity）もある．「肢異常」という用語は「変形」「欠損」「奇形」などの用語に比べ，中立的で受け入れやすい．

国際的な命名法では縦方向と横方向の欠損を区別しているが，加えて，以前から使用されている用語もいまだ併用されている（表1）．

51.3 治療

一般的に，治療の目標は，外科的治療であっても保存的治療であっても，肢異常の形態と機能をできる限り正常に発達した肢に近づけることにある．

足装具は保存的治療において重要な役割を果たし，肢のカムフラージュや存在するように見せることは機能改善と同様価値があり，さらに周りに気付かれないようであればなおさらである．

治療方針は変形のタイプや範囲，関わる医師により異なるが，議論はあるものの膝関節離断が最良となる症例も存在する．先天性脛骨欠損の例などがそれにあたるが，断端を義足に適合させ，離断によって変形に伴う障害をなくすことが可能である．それとは対照的な考え方として，肢を温存しいくつかの手順を経て脛骨を腓骨によって置き換えるというものである．装具を使用する必要があり，この方法は切断よりもずっと難易度が高い．特に両下肢が障害されている場合には，長期的に考えるとよりよい解決策といえる．

足部の大きな変形であっても驚くほど機能が高い場合もあり，慎重に手術適応を考えるべきである．豆粒大の痕跡趾は積極的な機能を持たないが，感覚受容のための「アンテナ」として働いている．

51.4　異常増殖，過形成

「何かが加わる変形」は通常，一部分に限られ，以下の部位に起こる．
1) 骨格：巨人症，多指（趾）症．
2) 軟部組織腫瘍：脂肪腫，リンパ腫．
3) 脈管：Klippel-Trénaunay-Weber(クリッペル-トレノニー-ウェーバー)症候群．

これらの欠陥があると，四肢全体の成長を促進し，足部と下肢の場合は長さ，幅ともより早く成長する．

先天性肢欠損のある児が歩行を開始する際，「何かが加わる変形」は機能的な問題だけでなく，心理社会的な問題ともなる．さらに足装具による治療もより難しくなるため，児が歩行を開始する前に，切断ではなく外科的整復を施す必要がある．

しかしながら，患者は切断へのおそれから，通常より遅い時期に治療に現れる傾向がある．

■ 骨格

足部を通常の大きさに整復するために，拡大もしくは余分な部分を除去しなければならない．多指（趾）症の症例では，残存した部分に腱を移植することで筋機能を保つことができる（図1～3）．

■ 軟部組織腫瘍

脂肪とリンパ系の腫瘍は良性で，皮下脂肪と接続しており，明確な境界はない．成人期にも再発が予想される．転移に対しては，加圧ストッキングによる治療が非常に有効である（⇨ 105頁参照）．

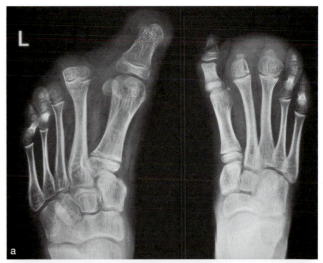

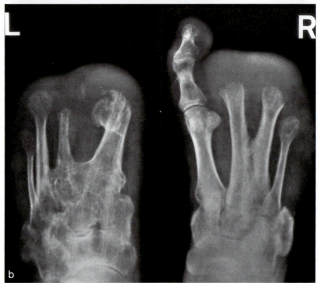

図1　過形成
a. 右足第2・3中足骨，左足第1～3中足骨の骨構造の過形成．巨大化した足趾はすでに切断されている．
b. 不完全な通常サイズへの縮減のため，後に中足骨基部までの再切断を必要とした．既製靴に挿入する足底装具とメタタルザルバーによる治療が必要である．

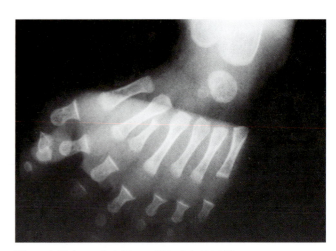

図2　多趾症：1歳女児の7列からなる足部

第 51 章　先天性肢欠損　311

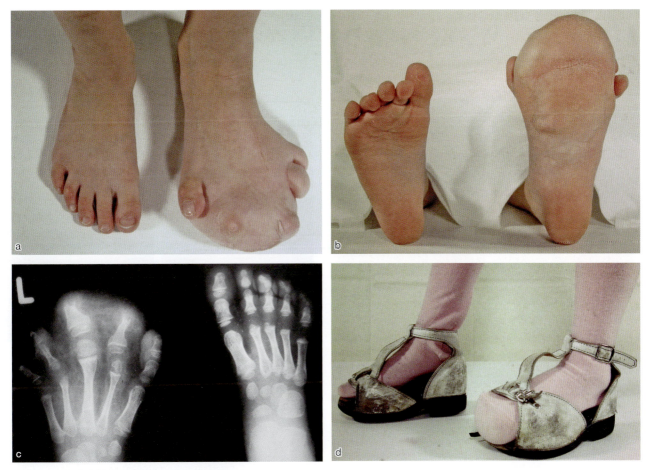

図 3a〜d　6 歳女児の左前足部リンパ脂肪腫
第 3・4 列の過形成．足趾はすでに部分的に切断されている．3 cm の脚長差がある．靴型装具による治療．下腿切断が推奨される．

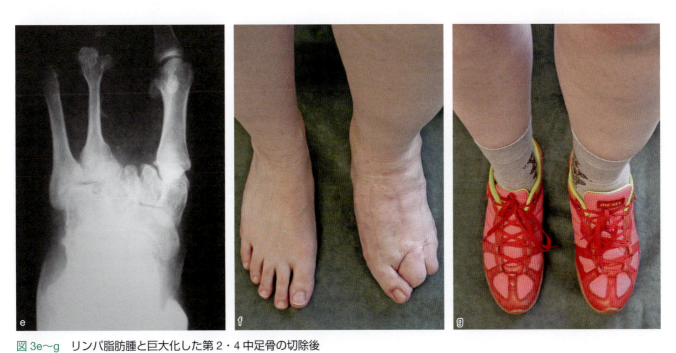

図 3e〜g　リンパ脂肪腫と巨大化した第 2・4 中足骨の切除後
足部は健側と同様の通常の大きさとなった．良性腫瘍そのものは小児期以降も成長を続けている．創矯正のための数多くの外科手術と再発が繰り返される．
f, g. 20 歳での結果．下肢の長さは左右同じ，足底装具を挿入した既製靴を使用している．（スイス・チューリッヒ，整形靴技術者 B. Friemel による）

■ Klippel-Trénaunay-Weber 症候群

静脈叢が大きく拡大，拡散しており，皮膚は青紫色をしている．非常に小さな傷から出血が起こる．動静脈シャントにより毛細血管の循環系が確保されているため心臓の負担は少ない．この疾患は成人期に達しても治癒することはない．増大化した血流は骨と軟部組織の成長を刺激し続けるため，足部と手部は大きく変形する（図 4a, b）．

この疾患によって起こる問題は部分的にしか解決できない．正常組織に切断術を施すのは稀な場合のみである．下肢の変形は骨盤の高さまで，また上肢にも影響がある．

手術の際には，皮膚や身体の深部にまで達した静脈叢により，数時間にも及び難易度の高いものとなる．止血を注意深く行わないと，二次出血，皮膚壊死，創感染が起こる．侵された組織を完全に切除することはほとんど不可能である．小児期以降，疾患は拡大を続け，重く拡大した下肢を部分切断しなければならない．足装具による治療にはカスタムメイドの加圧ストッキング，義肢と靴型装具が含まれる（図 4c～g）．

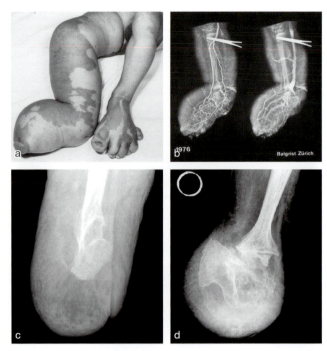

図 4a～d　Klippel-Trénaunay-Weber 症候群
脈管の先天奇形：大きく拡大した静脈，動静脈瘻，巨人症がある．
a. 両下肢の外観．
b. 右下肢：1.5 歳時の動脈（左）と静脈（右）の造影 X 線像．
c, d. 右 Pirogoff 切断と左ショパール切断．著しく腫脹した軟部組織，骨粗鬆症．

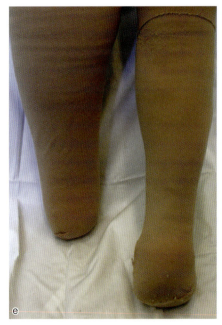 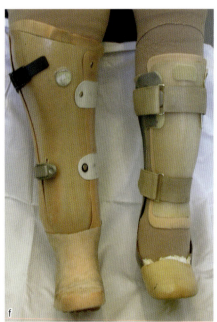 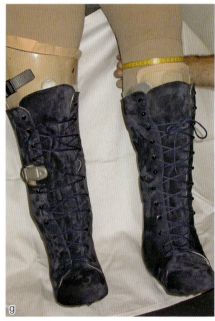

図 4e～g　30 歳時の所見
e～g. 整形外科的治療：加圧ストッキング，2 足を着用．加圧クラス 2～3，二重殻型義足と靴型装具（長靴）による治療を行った．
（スイス・チューリッヒ，整形靴技術者 U. Feldmann と義肢装具士 D. Bellman による）

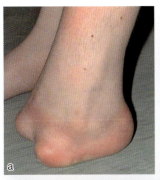
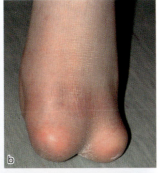
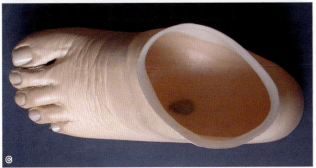

図5 中足部の先天性横欠損
足部は完全荷重可能．歩行補助具を使用せずに裸足歩行が可能．足関節遊動 Bellmann 装具（c）による治療．（スイス・チューリッヒ，義肢装具士 D. Bellmann による）

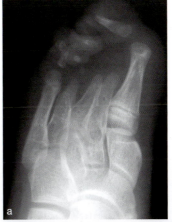
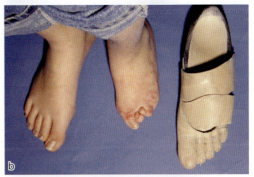
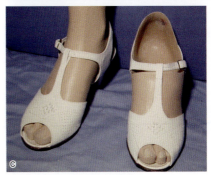

図7 羊膜索症候群の治療
a．痕跡趾の上にできた絞扼痕．足部と下腿の成長遅延．
b, c．既製靴に義足を挿入して使用．
（スイス・ビエル，義肢装具士 P. Botta による）

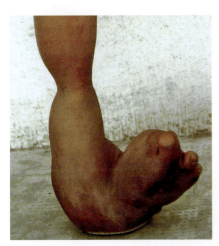

図6 羊膜索による下腿の絞扼痕
重篤な内反足であり患者は足部背側で立つ．逆側では絞扼により先天性下肢切断が起こった．

51.5　横方向の欠損

欠損を伴う変形は，"何かが加わる変形"とは区別される．

横方向の欠損（または奇肢症と呼ばれる）を「先天性切断」と呼ぶのは切断が行われていないため不正確であり，瘢痕症状や幻肢痛も起こらない．

つまり，**失われたものは存在していたことにはならない**が，欠損部位が多いほど下肢では骨盤より下半分の成長への負担が増加する．このような場合，残存肢に完全荷重をかけることによってのみ，成長を刺激することができる．

前足部に変形を生じた症例では，後足部にも変形を起こすことがあり，距骨と踵骨が癒合してしまうと後足部の回内・回外は不可能となる．

横方向の欠損は義肢技術を用い，通常の切断のように治療することができる（図5）．

羊膜索症候群の症例では，羊膜（胚膜）の内層からなる丸い狭窄物（バンド）が胎児の四肢を絞扼するため，出生時にはすでに損傷を受けている．絞扼はとても強いので足趾の切断や下肢の切断さえ起こることがあるが，一般的には絞扼痕により変形が起こり血行に影響を及ぼす．それらは外科的に取り除くことができる（図6, 7a〜c）．

51.6 縦方向の欠損(図8〜11)

低形成症は単趾の発育阻害を意味し，中足骨も含まれることが多い(図8).

合趾症は2本もしくはそれ以上の趾が癒合しており，変形は左右対称に起こり遺伝的なことが多い．通常機能的には影響がなく，治療を必要としない．

内側3列の中足骨に現れる変形は踵骨・脛骨から大腿骨までの変形を合併することが多い．第4・5列の変形は距骨と腓骨の変形を伴うことが多い．変形が大腿にまで達する場合には，形や足部の柔軟性を考慮して，調整を施した下腿義足，足装具では2層式の靴型装具を使用した治療を行う(⇨図16参照，301頁の図6a, bも参照のこと).

裂足
■ 定義

足部にある中間列が欠損した場合に裂足が形成される．足部の成長をそれ以上阻害しないよう，外科的な矯正は成長が完了した後に行われる．できるだけ早く，変形を靴の中に隠すべきである．

■ 症例：2歳女児(図8)
- 左：踵骨外反扁平足
- 右：裂足

この児は生後18か月で靴内靴(インナーシュー)を用いた治療を開始した．この装具は関節接合術に対する靴型装具のように製作され，2.8 cmの脚長差補正が付いている．児はこの靴内靴を装着して歩行を学習した．

4か月後，最終的な靴型装具を製作した．陰性モデルを採型する際には，足部が適切なアライメントにあるよう確認して採型された．その時点での脚長差は3.5 cmあり，靴型装具は両果部の支持が組み込まれている．

この児は通常の発達過程を経ており，正常な関節可動域を持つ．

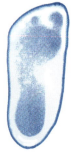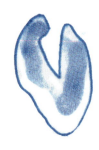

図 8a　踵骨外反扁平足(左)と裂足(右)のフットプリント

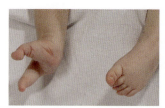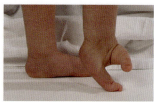

図 8b　前面からみた裂足　　図 8c　矢状面からみた尖足位での裂足

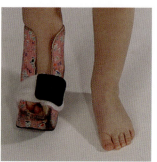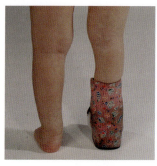

図 8d　靴内靴(インナーシュー)を装着した裂足の前面像　　図 8e　靴内靴(インナーシュー)を装着した裂足の背面像

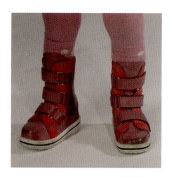

図 8f　4.5 cmの脚長差調整と足関節支持を付けた右足の靴型装具

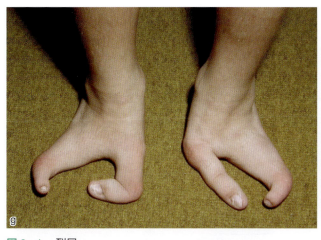
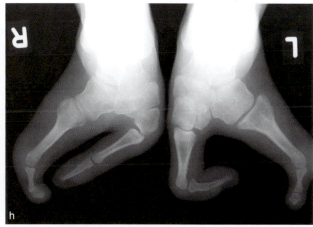

図 8g, h　裂足
最外側列が小児期に互いに離れた．類似の変形に裂手がある．

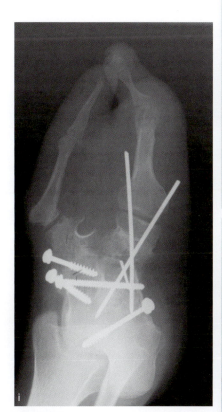
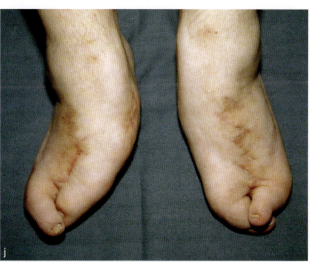
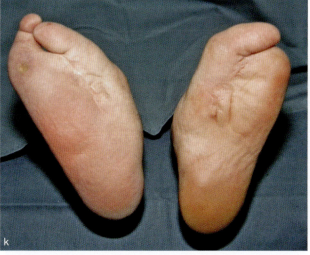

図 8i〜k　裂足の治療
成長板の破壊を防ぐため，骨構造の矯正は成長が完了するまで延期しなければならない．足底装具と既製靴に施す補正による治療が唯一の選択肢である．

316

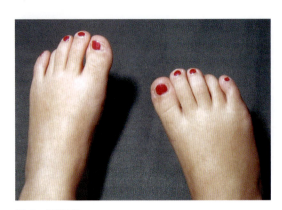

図9　減形成
両側第4趾の左右対称な減形成.

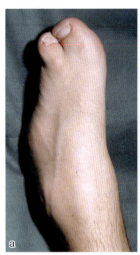 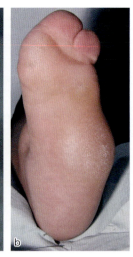

図10　形成不全
腓側列第3〜5列の形成不全．舟底足．距骨と踵骨は尖足位にあり，癒合して単体のブロックを形成している．既製靴に挿入する足底装具を使用し治療．解剖学的に正しくなるよう，残存した2列を靴の中心に配置し，内側縁においてはならない（⇨119頁の図10と比較のこと）．

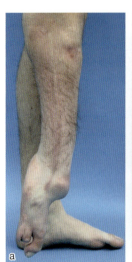 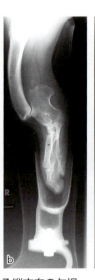 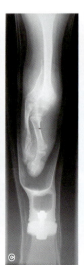 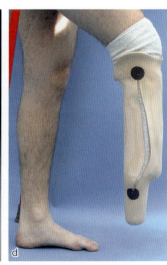 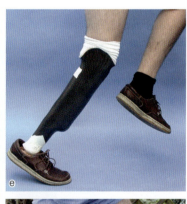 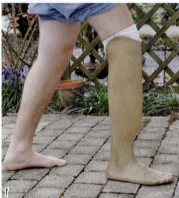

図11　足部と下腿における縦方向の欠損
a. 足部は内側の3列を残すのみであり，それぞれが異なる長さをしている．踵骨と距骨は単体のブロックを形成し，形成不全を起こした脛骨と関節している．足部は銃剣状の形をしており，脛骨軸上にある．また，自由に遊動する膝と大腿骨も形成不全を起こしている．以前は，大腿高の義足を使用して治療を行っていた．現在は下腿義足を使用している．
b, c. 完全荷重と軸アライメントを描き出すために立位で義足を装着したX線像．
d. 側面にスリットを入れた軟性ソケット．
e. 窓のないカーボン樹脂ソケット．装着時に紐で留める．
f. 外装カバー付きである．
（スイス・ビエル，義肢装具士 P. Botta による）

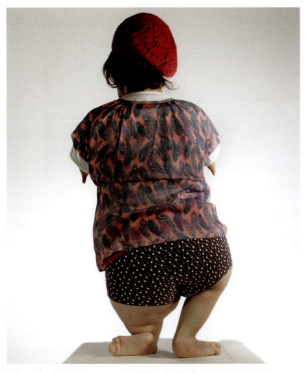

図12a 全四肢にFFU症候群と肢異常のある若い女性

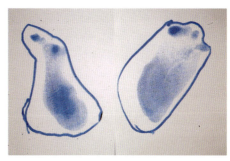

図12d フットプリント
左：崩壊した踵骨外反扁平足．右：亜脱臼を起こした踵骨外反扁平足．

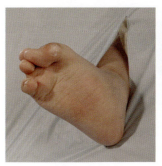 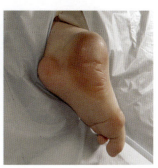

図12e 足部底面像

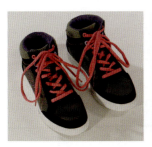 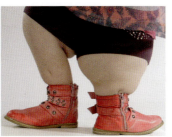

図12b 開きが大きいカジュアル靴　　図12c 幅出しを施し，甲革を拡張した既製靴

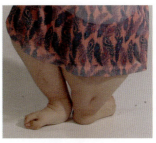 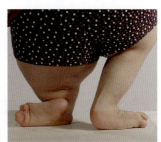

図12f 足部前面像　　図12g 足部背面像

■ 大腿骨・腓骨・尺骨症候群(femur-fibula-ulna：FFU症候群)

　四肢の肢異常がみられるFFU症候群の症例では，腕はほぼ欠損しており，両下肢は未発達の芽体があるのみである(図12)．

　症例の女児は若いときに上腕義手と義足による治療を受けたが，十分な理学療法や作業療法を受けることができず，義肢を完全に受け入れることができなかった．後に，成長した彼女は上腕義足をやめ，下肢の靴型から製作された足底装具の入った既製靴を履き，介助を受けずに靴の着脱ができる．

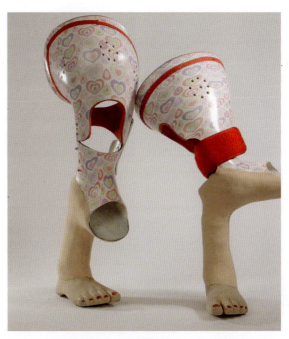

図12h 使われたことのない義足

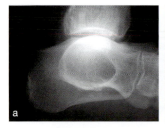
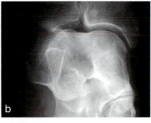

図13　足根骨癒合症
a. 外側面像，b. 前面像．
（スイス・チューリッヒ，H. P. Kundert による）

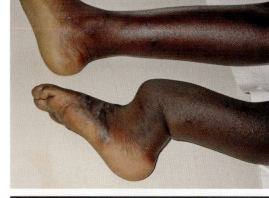

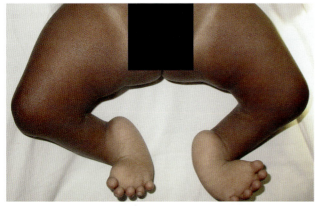

図14　両側脛骨形成不全症
正常に発達した足部と腓骨のみが下腿に存在する．不安定に結合しており，足部は内反位に折れ曲がっている．

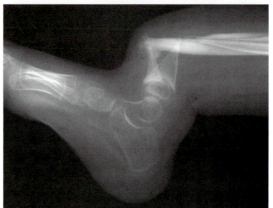

図15　下腿下1/3にみられる先天性脛骨偽関節症
腓骨も同様に侵されている．足部は銃剣状の位置にある．外科的矯正が数段階に分けて施されるが，非常に難易度が高い．そのため，このような症例においては，しばしば下腿切断が推奨される．

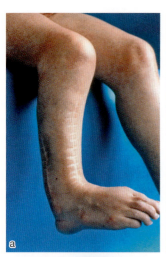
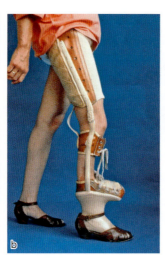
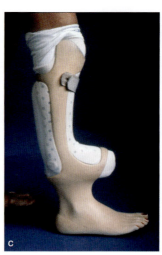
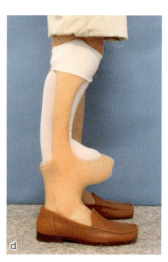
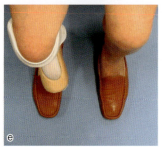

図16　大腿と下腿の先天性短縮（⇨ 301頁の図6も参照のこと）
a. 大腿と下腿の先天性短縮．下腿に施された外科的延長．4つの列からなる足部は固縮している．：矢状面上，中間位から内返し30°，内旋30°．
b. 最初に使用した大腿まで覆い，坐骨支持を持つ義足は下肢とその筋が成長し発達する空間を残さない．
c〜e. 継手のないSACH足部を取り付けた下腿義足．大腿と膝は開放されている．その少女が萎縮した筋を鍛えるのに約1年を要した．初期の治療（c）ではつま先は開放されている．二本目の義足（d, e）では，足部全体がシェル型の足底装具で保護されている．内旋の矯正に注意する．
（スイス・ビエル，義肢装具士 P. Botta による）

■ 足根骨癒合症

　このタイプの変形では，距骨滑車は半球型をしており，関節窩もそれに沿って丸くなっている．距骨と踵骨は癒合し，硬いブロック状になっている．足装具による治療では，足底装具を用いるが矯正の必要はない．脚長差の調整が必要なら，踵の回内・回外補正，クッションヒールとロッカーバーを用いる（図 13a, b）．

■ 脛骨無形成症

　脛骨の完全欠損もしくは部分欠損の症例では，正常な腓骨が唯一の下腿にある骨構造である．腓骨外果部は距骨と関節しているが，脛骨による逆側の支持がない．足部は完全に残っているが，内反方向に直角に曲がっている（図 14）．

　この場合，治療の選択肢は分かれる．1 つには腓骨を利用して脛骨の機能に置き換えることは可能であるが，足根骨癒合という代償を払う必要がある．さらに膝関節は内側顆のみで構成されることになるため，安定した膝関節を形成することはできない．特に小児期は安定のため長下肢装具（KAFO）が必要となり，総合的にこの治療法はチャレンジングであり，時間もかかる．

　そのため，もう 1 つの方針としてある膝関節離断が選択されることは驚くべきことではない．片側のみに変形がある場合には特に適応される．しかし両側が変形している場合，切断による損失は大きすぎる．

■ 先天性脛骨偽関節症（骨癒合不全症）

　この疾患は正確には変形のカテゴリーに一致しない．骨格は完全であり，外傷や事故によらず，脛骨や時には腓骨の偽関節が形成される．この場合，手術は非常に難しい（図 15）．骨再生にかかる時間は，骨折後に必要な時間よりも非常に長い．二重殻構造を利用した短下肢装具（AFO）により，軸方向の完全荷重が可能である．

■ 先天性短縮（大腿，下腿）

　治療例を図 16 に示す．

第52章　医療器具リストとサイズシステム
Tables and Indexes

M. Möller

52.1　ドイツ法定健康保険組合の医療器具リスト

　法定の健康保険を提供する会社が実際にどのようなサービスを供給するかという規定は非常に幅広い．本章ではドイツの健康保険のシステムがどのようにして機能しているのかについて記述する．具体的には，どうやって費用が精算されているのか，個々の装具についてどのようなカテゴリーが適用されるのかという仕組みについて例を挙げながら説明する．

　ドイツには公的と私的の2種類の健康保険がある．歴史的にみると，労働者や事務労働者は公的健康保険に加入し，個人事業主や起業家，公務員は私的健康保険でまかなわれていた．長年にわたる健康保険制度の様々な見直しにより，以前は2つのシステムを隔てていた境界をあいまいにし，より親和性の高いシステムを作り上げた．それでもほぼ90%の人々が公的な健康保険を使用している．

　私的な健康保険会社は以下の仕組みにより医療と医療機器を精算している．患者は医師または義肢装具士の請求に従い，いったん請求金額を全額支払う．そしてその請求書を健康保険会社に提出し，企業はあらかじめ定められた割合に従い精算を行う．

　公的健康保険は以下のような現物支給の仕組みとなる．医療機器や義肢装具が医師により処方されたものである場合，患者はその製品を支払いせずに受けとることができる．義肢装具士の場合は，義肢装具の製作に関わる請求書を直接患者の公的健康保険組合に提出する．多くの場合，患者は公的健康保険に定められた自己負担率に従い，料金の一部を負担する．義肢装具の公定料金は公的健康保険組合と義肢装具事業所を代表する協会との間の交渉により決まる．

　公的健康保険組合がどの医療器具に保険を適用するかうかは，その器具がドイツ法定健康保険組合の医療器具リストに掲載されているかどうかによって決まる．国立法定健康保険協会基金は，国会議員とともにこのリストを編集する．このリストには機能的長所や医療的利点を持つ処方可能なすべての医療器具や補助器具が掲載されている．またこの医療器具リストには品質基準やそれぞれの器具の適用なども記述されており，さらに製品適合時の検査項目なども定められている．

　しかしながら，このリストは完全には網羅しておらず，このリストに掲載されていない医療器具のいくつかが実際には公的健康保険組合でまかなわれていることがある．個々の健康保険組合や州，または国立法定健康保険協会基金がリストに掲載されていない医療器具のうち保険でまかなわれるべきものを決めている．

　新しい製品は調査の手続きを経た後にこのリストに掲載される．申請者は個々の製品の機能性，安全性，品質，医療的なメリットについて示す必要がある．リストに掲載すべきかどうかという決定は国立法定健康保険協会基金によりなされる．

　市場で購入可能な製品はその適用に従い，いくつかの製品群に分類される．リストは個々の治療目的に従い，33の製品群に分けられている．

　そのなかに，補聴器，眼鏡，義肢，装具，発話補助器，定位補助器が含まれている．義肢装具士は，以下の製品群（PG）に含まれる補装具であれば請求を出すことができる．

　軟性装具（PG05），足底装具（PG08），加圧治療補助具（PG17），装具・スプリント（PG23），靴（PG31）．

　これらの製品群には既製品とカスタムメイドの製品がともに含まれる．

　より詳細な処方の違いや適用領域を記述するために，それらの製品群はより細かいサブグループに分かれている．
　製品群の構成は以下のとおりである．

- 概要
- 定義と適用
- 製品のサブグループ
- 製品タイプの記述
- 製品の概要

リストへの掲載を許可された製品には，製造者側からの特定機能についての説明書が添付されている．それらには以下のような情報を含む10桁の番号が付与される．

- 製品群（PG）
- 適用部位
- サブグループ
- 適用のタイプと
- 製品

このシステムにより，リストに掲載されているすべての補助器具には単一の識別番号が付与される．このシステムは，個々の医療器具の定義や適用の違い，製造の基準や適合時の検査項目について示すものではない．このリストは義肢装具事業所を代表する国立法定健康保険協会基金と公的健康保険組合との間の価格交渉の基礎資料としても使用される．

52.2　世界の靴サイズ（⇨第 1 章参照）

靴や靴の箱に記載されている靴のサイズの名称や計算方法には規定がない．異なる様々なサイズシステムがあり，いくつかは歴史的な経緯から発達しており，多かれ少なかれ地域による違いがある．

欧州大陸の靴サイズは通常フレンチサイズで統一されているが，米国，英国，日本は異なるサイズシステムを使用している．それら個々のサイズシステムの中であっても，靴のサイズは異なる採寸値を基準としていることが多い．

靴サイズの決定に違いがある主な理由は，異なる計測単位を使用していることにある．それはまた，それぞれのシステム間で 1 つのサイズから次のサイズまでの間隔にも違いがあるということとなる．そのため，1 つのサイズシステムのある靴サイズが，他のサイズシステムのあるサイズに完全に対応するわけではない．

以下，最も重要なサイズシステムについて解説する．

■ フレンチサイズ

1 フレンチサイズは 2/3 cm＝6.666……mm である．そのため，サイズ間隔も 6.66 mm である．このサイズは欧州大陸で用いられている．

■ 英国サイズ

英国の単位「大麦」(Barleycorn) は 1/3 インチで，8.46 mm にあたる．通常はこのハーフサイズが適用されることから，サイズの間隔は 4.23 mm となる．この単位は英国サイズ，米国サイズの基本となるが，この 2 つのサイズシステムは同一のものではない．サイズの間の間隔は同じであるにも関わらず，それぞれのサイズの位置はお互いに少しずつずれている．

■ モンドポイント

モンドポイントシステムは靴のサイズに cm または mm を適用する．あるサイズから次のサイズの間隔は通常 5 mm である．

例：

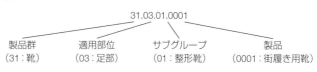

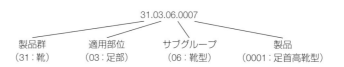

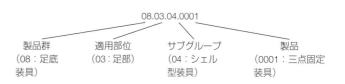

それぞれのサイズシステムは，どこに原点(zero point)を置くかによっても異なる．あるシステムでは，原点は足長が 0 となる点を意味している(モンドポイント)が，木型長がその基準となる場合(フレンチサイズ)もある．英米のシステムでは実際の最小の木型長を原点としているため，原点が小児用，婦人用，紳士用のそれぞれの靴により異なる．

異なるサイズシステム間の換算は，個々の製造者が自身のサイズ間の換算方法を発展させてきたという経緯から，より複雑化している．また，その時々により異なった計算や方法で換算が行われる場合がある．サイズの特定は足長と木型長の両方によって行うことができる．イタリアサイズ(スティッチ)は足長サイズを基準としているので，イタリアサイズは同じサイズでもフレンチサイズより常に小さい数字になる．

異なるサイズシステムをあるサイズシステムで正確にカテゴライズすることは不可能である．次頁の換算表(情報源：DSI)はそれぞれのシステム間でどのようにサイズが決まるかを概観したものに過ぎない．

靴サイズ表（グラフィック表示）

cm	フランス	英国	米国（紳士）	米国（婦人）

cm: 35, 34, 33, 32, 31, 30, 29, 28, 27, 26, 25, 24, 23, 22, 21, 20, 19, 18, 17, 16, 15, 14, 13, 12, 11, 10, 9, 8, 7, 6, 5, 4, 3, 2, 1

フランス: 50, 49, 48, 47, 46, 45, 44, 43, 42, 41, 40, 39, 38, 37, 36, 35, 34, 33, 32, 31, 30, 29, 28, 27, 26, 25, 24, 23, 22, 21, 20, 19, 18, 17, 16, 15, 14, 13, 12, 11, 10, 9, 8, 7, 6, 5, 4, 3, 2, 1

英国: 14, 13, 12, 11, 10, 9, 8, 7, 6, 5, 4, 3, 2, 1, 13, 12, 11, 10, 9, 8, 7, 6, 5, 4, 3, 2, 1

米国（紳士）: 15, 14, 13, 12, 11, 10, 9, 8, 7, 6, 5, 4, 3, 2, 1

米国（婦人）: 14, 13, 12, 11, 10, 9, 8, 7, 6, 5, 4, 3, 2, 1

成人

小児

13 サイズ（小児）

25 英国サイズ

4 inch = 4 x 25.4 mm = 101,6 mm

12 サイズ

参考文献

書籍

Baehler A.-R., St. Bieringer: Orthopädietechnische Indikationen.2nd Edition, Verlag Hans Huber Bern 2007

Baumgartner R. und Ochsner P.: Checkliste Orthopädie, 3rd Edition, Thieme Stuttgart 1992.

Baumgartner, R., H. Stinus: Die orthopädietechnische Versorgung des Fußes, 3rd Edition, Thieme, Stuttgart 2001

Baumgartner R. und B. Greitemann: Grundkurs Technische Orthopädie, 2nd Edition, Thieme Stuttgart 2007

Baumgartner R. und P. Botta: Amputation und Prothesenversorgung. 3rd Edition, Thieme Stuttgart 241−297, 2008

Bischof, F., Meyerhoff, C., Eltze, J., Türk, K.: Der diabetische Fuß. 3rd revised and amended Edition. C. Maurer Druck und Verlag Geislingen 2007

Bischof, F., Meyerhoff, C., Harriehausen, S., Schwenk, S.: Qualitätssicherung am Beispiel des diabetischen Fußes, Handbuch für Orthopädieschuhmacher. C. Maurer Druck und Verlag Geislingen 2008

Bowker J.H., M.A. Pfeifer: The Diabetic Foot, Mosby Elsevier, 2008

Breymann, Albrecht: Chronik der Orthopädieschuhtechnik. C. Maurer Druck und Verlag Geislingen 2004.

Brinkmann P., Frobin W., Leivseth G, Drerup B.: Orthopädische Biomechanik, Wissenschaftliche Schriften der WWU Münster, Münster 2012

Caillet Rene: Foot and Ankle Pain. 6th Edition, F.A. Davis, Philadelphia, 1975

Camper Petrus: Abhandlung über die beste Form der Schuhe, neu herausgegeben von Wilhelm Thomsen, Verlag Johann Ambrosius Barth, Leipzig 1939

Debrunner H.-U. und H.A.C. Jacob: Biomechanik des Fußes, 2nd Edition, Enke Stuttgart 1998

Eltze J.: Die Verordnung orthopädischer Zurichtungen am Konfektionsschuh. Berufsverband der Fachärzte für Orthopädie und Unfallchirurgie, 6th Edition 2009

Exner G.H., F. Anderhub, V. Haldi-Brändle, H.A.C. Jacob, G. Windisch: Klumpfuß-Pathoanatomie. Manuell-funktionelle und operative Behandlung. Steinkopff Verlag Darmstadt

2005

Földi M., Kubik S.: "Lehrbuch der Lymphologie" Verlag Urban und Fischer Munich 2002

Gerhardt J.J. und J.R. Rippstein: Gelenk und Bewegung. Hans Huber Verlag Bern 1992

Grifka J.: Einlagen, Schuhzurichtungen, orthopädische Schuhe. 4th Edition Thieme Verlag Stuttgart 2009

Henkel, Karl-Georg: Biografie des Fußes, C. Maurer Druck und Verlag Geislingen 2006

Imhoff A.B., R.-D. Linke, R. Baumgartner: Checkliste Orthopädie, 5th Edition Thieme Stuttgart 2010.

Koch W.: Erfindergeist auf Abwegen. Econ-Verlag Düsseldorf-Wien, p. 76, 1964

Köck F.X., B. Köster: Diabetisches Fußsyndrom, Thieme Stuttgart 2007

Kraus K.: Fachkunde für Lehrlinge im Orthopädieschuhmacherhandwerk. 2nd Edition, Maurer Geislingen 1969.

Kraus, E.: Fachkunde Orthopädieschuhtechnik, 4. Aufl.; Maurer, Geislingen 1986

Kumbrink, Birgit: K-Taping. Ein Praxishandbuch: Grundlagen, Anlagetechniken, Indikationen. Springer Verlag Heidelberg 1st Edition 2009

Maier Erne, Killmann Maren: Kinderfuß und Kinderschuh. Entwicklung der kindlichen Beine und Füße und ihre Anforderungen an fußgerechte Schuhe. 1st Edition, Verlag Neuer Merkur Munich 2003

Mauch Marlene: Kindliche Fußmorphologie. Diss. TU Chemnitz 2007

Perry J.: Gait analysis − Normal and Pathological Function, Slack Inc. Thorofare NJ 1992

Regenspurger G.: Spezielle Pathologie für Orthopädieschuhmacher. VEB Verlag Volk und Gesundheit, Berlin, 1984

Reinhardt Kurt: Einlagen − entscheidend ist die Form. Eigenverlag Kurt Reinhardt, Hindenburgstr. 1, D-73230 Kirchheim/Teck, 2010

Reike, H.: Diabetisches Fuß-Syndrom De Gruyter, Berlin 1999

Reißhauer A., Jahr S., Bieringer S., Auler S.: "Kompendium der lymphologischen Kompressionsversorgung" Verlag: Bundesfachschule für Orthopädietechnik Dortmund 2009

Specht J., M. Schmitt, J. Pfeil: Technische Orthopädie, pp. 189–199, Verlag Springer Heidelberg 2008

Specht J., M. Schmitt, J. Pfeil: Technische Orthopädie, pp. 189–199, Verlag Springer Heidelberg 2008

Thomsen W.: Kampf der Fußschwäche! J.F. Lehmanns Verlag Munich/Berlin 1939

Thomsen W.: Die Geschichte der Schuhreform Hermann von Meyer's und ihre Beziehungen zur Gegenwart. Verlag Ferdinand Enke Stuttgart 1940

v. Lanz T. und W. Wachsmuth: Praktische Anatomie, Bein und Statik. 2nd Edition, Springer Heidelberg 1972

雑誌

Orthopädie-Schuhtechnik, C. Maurer Fachmedien

Der Fuss, C. Maurer Fachmedien

Fuß und Schuh, Fachschrift des SSOMV, Schweiz

Medizinisch-Orthopädische Technik, Verlagsgesellschaft Tischler, Berlin

Orthopädie-Technik, Verlag Orthopädietechnik, Dortmund

Fuß & Sprunggelenk, Elsevier, Munich

Der Orthopäde, Springer Verlag, Heidelberg

Orthopädische und unfallchirurgische Praxis, Deutscher Ärzte-Verlag

Zeitschrift für Orthopädie und Unfallchirurgie, Thieme-Verlag, Stuttgart

Orthopädie + Rheuma, Urban&Vogel, München

Operative Orthopädie und Traumatologie, Urban&Vogel, München

雑誌論文，書籍項目

Arnett FC, Edworthy SM, Bloch DA, McShane DJ, Fries JF, Cooper NS, et al. The American Rheumatism Association 1987 revised criteria for the classification of rheumatoid arthritis. Arthritis Rheum 31:315–24, 1988

AWMF: Leitlinien der Deutschen Gesellschaft für Phlebologie No. 037/004 vom 04.10.2006 "Medizinischer Kompressionsstrumpf" Baumgartner R.: Die orthopädietechnische Versorgung des Diabetesfußes. Med Orth Tech 110(4): 176–187, 1990

Baumgartner R., Wetz H.H.: Amputationen am Vorfuß. Operative Orthopädie und Traumatologie 3(3): 203–212, 1991

Baumgartner, R.: Schuhe, Einlagen und orthopädische Schuhe.In: Praxis der Orthopädie, Eds. C.J. Wirth, H.-P.

Bischoff, 3rd Edition, Thieme, Stuttgart, pp. 274–284, 2001

Baumgartner, R.: Entlastungsorthese zur Behandlung des plantaren Ulcus beim Diabetiker? – Nein danke! Orthopädie-Technik 2: 103–110, 2003

Baumgartner R.: Die Resektions-Arthroplastik des oberen Sprunggelenkes bei der diabetischen Neuro-Osteo-Arthropathie. Med Orth Tech 11: 59–68, 2004

Bernecker, A.: Der Fuss, Sonderheft Hygiene. C. Maurer Verlag 2003, S. 9 ff.

Bertsch C., Unger H., Winkelmann W., Rosenbaum D.: Evaluation of early walking patterns from plantar pressure distribution measurements. First year results of 42 children. Gait Posture 19 (3): 235–42, 2004

Bodenschatz W.: Desinfektion, Sterilisation, Reinigung, Schädlingsbekämpfung, Rechtsvorschriften und Materialien. Behrs, Loseblattsammlung 05/2001

Bosch K. und D. Rosenbaum: Die münstersche Kinderfußstudie steht vor dem Abschluss. Orthopädie-Schuhtechnik 3: 20–23, 2010

Bosch K., Gerß J., Rosenbaum D.: Development of healthy children's feet: Nine-year results of a longitudinal investigation of plantar loading patterns. Gait Posture 2010 Sep 8

Bosch K., Gerss J., Rosenbaum D.: Preliminary normative values for foot loading parameters of the developing child. Gait Posture 26(2): 238–47, 2007

Botta P. und Hauser D.: Rahmenprothese für Chopart-Stümpfe, In: Baumgartner R., Botta P.: Amputation und Prothesenversorgung, 3rd Edition, pp. 297–299, Verlag Thieme, Stuttgart, 2008

Bundesanzeiger 11/2006: "Festsetzung von Festbeträgen für Hilfsmittel zur Kompressionstherapie"

Bundesgesundheitsblatt – Gesundheitsforschung – Gesundheitsschutz 11/2001

Bundesgesundheitsblatt – Gesundheitsforschung – Gesundheitsschutz 10/2007

Charcot J.-M., C. Féré: Affections osseuses et articulaires du pied chez les tabétiques. Archives de Neurologie VI: 305–318, 1883

Clement et al.: A survey of overuse running injuries. Physician and Sportsmedicine. v9 i5. 47–58

Debrunner H.-U.: Wachstum und Entwicklung des Fußes. Beilagenheft Bd. 99, Z. Orthop. 1965

Debrunner H.-U., H.A.C. Jacob: Biomechanik des Fußes, 2nd Edition, Enke Stuttgart 1998

Drerup, B., Hafkemeyer U., Möller, M., Wetz H.H.: Der Einfluss der Geschwindigkeit beim Gehen auf die Druckverteilung bei der orthopädietechnischen Versorgung. Orthopäde 30: 169–175, 2001

Drerup, B., Hafkemeyer, U., Möller, M.: Einlagen und Körperstatik. Orthopädieschuhtechnik 6/2020 S. 33–34

Drerup, B., Wetz, H.H., Möller, M.: Der Einfluss der Fußbettung und Schuhzurichtung auf die plantare Druckverteilung. Orthopädieschuhtechnik 7/8 2000 pp. 14 – 22

Eichenholtz S.N.: Charcot Joints (1966). Thomas Springfield Eurocom e.V. "Venenerkrankungen und ihre Therapie" Düren, 2008

Greitemann B.: Knieorthesen, In: Baumgartner R. und B. Greitemann: Grundkurs Technische Orthopädie, 2. Aufl., Thieme, Stuttgart, pp 47–54, 2007

Hafkemeyer, U., Poppenborg, D., Müller-Gliemann, C.,Drerup, B., Möller, M., Wetz, H.H.: Afferenzverstärkende (propriozeptive) Einlagen zur Behandlung des funktionellen Spitzfußes bei Kindern mit infantiler Cerebralparese (ICP). Med Orth Tech 123(4): 18–23, 2003

Hayafune, N., Y. Hayafune, H.A.C. Jacob. Pressure and force distribution characteristics under the normal foot during the push off in gait. The Foot 9: 88–92, 1999

Illgner, U., Wühr H., Hoyer M., Rümmler M., Horter M., Drerup B., Büsch H., Wetz H. H.: Haben Interdigitalorthesen einen Effekt auf den plantaren Spitzendruck und das Gangbild? –eine Pilotstudie (unpublished manuscript)

Illgner U., Wühr J., Rümmler M., Drerup B., Wetz H. H.: Orthopädische Maßschuhversorgung bei Diabetikern – 5-Jahres- Outcome, Orthopäde 2009, DOI 10.1007/s00132-009-1507-6

Illgner U., Podella M., Rümmler M., Wühr J., Büsch H.G., Wetz H. H.: Rekonstruktive Chirurgie beim Charcot-Fuß – 5-Jahres-Langzeitoutcome. Orthopäde 2009, DOI 10.1007/s00132-009-1504-9

Imhoff A.B., Baumgartner R.: Die diabetische Osteoarthropathie und das malum perforans. Med Orth Tech 106(3): 69–76, 1986

Jacob H.A.C.: Zur Belastung des Fußes beim Gehen und Stehen-Hat die Dreipunkttheorie noch Bestand? Med Orth Tech 120: 100–105, 2000

Jacob H.A.C.: Biomechanik des Fußes, in: Baumgartner R. und Stinus H.: Die orthopädietechnische Versorgung des Fußes. 3rd Edition, Thieme, Stuttgart, pp. 14–32, 2001

Koch W.: Erfindergeist auf Abwegen. Econ-Verlag Düsseldorf-Wien, p. 76, 1964

Koller, A., R. Fiedler, H.H. Wetz: Passgenauigkeit und Größenbezeichnungen bei Kinderschuhen. Medizinisch

Orthopädische Technik 120: 91–95, 2000

Koller A., R. Fiedler: Operative Versorgungsmöglichkeiten des Diabetischen Fuß-Syndroms mit komplexer Problematik. Med Orth Tech 130(1): 49–56, 2010

Küster, H.H.; H. Kuhn (1999). Diagnose und Therapie der Metatarsalgie. In: Praktische Orthopädie, Bd.: Fuß – Erkrankungen und Verletzungen – (Ed. A. Braun), Steinkopff, Darmstadt, pp. 30–35

Landesinnung Bayern für Orthopädie-Schuhtechnik: Qualitätsund Umweltmanagement der DIN ISO 9001, 2008

Levin M.E.: Preventing amputation in the patient with diabetes. Diabetes Care 18(10): 1383 94, 1995

Levin M.E.: Pathogenesis and general management of foot lesions in the diabetic patient. Levin and O'Neal's The Diabetic Foot. Bowker JH, Pfeifer MA (eds). St. Louis, CV Mosby, 6th Ed, pp. 219–260, 2001

Ludwig O.: Haltung regulieren - internes und externes Gleichgewicht müssen beachtet werden. Orthopädieschuhtechnik 10/2008 pp. 26–28

Ludwig, O., Schmitt, E.: Neurokybernetik der Körperhaltung. Orthopädieschuhtechnik 2/2007 p. 20–28

MacIntyre, Taunton J.E., Clement D.B.: Running injuries: A clinical study of 4173 cases. Clin J Sports Med 1: 83, 1991

Maestro, Michel, Besse Jean-Luc, Ragusa Mathieu, Berthonnaud Eric: Forefoot morphotype study and planning method for forefoot osteotomy, Foot Ankle Clin N Am 8: 695–710, 2003

Maier, E.: Längsschnittuntersuchung über die Reifung des Kinderfußes. Monatsschrift Kinderheilkunde 109: 222–225, 1961

Maier E.: Die Reifung des Kinderfußes, in: Baumgartner R. und Stinus H.: Die orthopädietechnische Versorgung des Fußes. 3rd Edition, Thieme, Stuttgart, pp. 33–41, 2001

Maier E.: Kinderschuhe. In: Baumgartner R., und H. Stinus: Die orthopädietechnische Versorgung des Fußes. 3rd Edition. Thieme, Stuttgart, pp. 210–216, 2001

Mann, R.A., M.J. Coughlin Surgery of the foot and ankle. 6th ed. vol.1, Mosby, St.Louis, 1995

Mayer, F.; Grau, S.; Baur, H.; Hirschmüller, A.; Horstmann, T.; Gollhofer, A. & Dickhuth, H.-H.: Verletzungen und Beschwerden im Laufsport. Prävention und Therapie. Deutsches Ärzteblatt 98(19): A 1254–1259, 2001

Müller R. Lymphologische Kompressions-Strumpfbehandlung. Therapieerfolg und Komplikationen. Med Orth Tech 129(2): 41–59, 2009

Mündermann, A., Stefanyshyn, D.J., Nigg B.M.: Relationship between footwear comfort of shoe inserts and anthropometric and sensory factors. Medicine and Science in Sports and Exercise 33: 1939, 2001

Nationale Versorgungs-Leitlinie Typ-2-Diabetes: Präventionsund Behandlungsstrategien für Fußkomplikationen. Bundesärztekammer, Kassenärztliche Bundesvereinigung, Arbeitsgemeinschaft der Wissenschaftlichen Medizinischen Fachgesellschaften, Version 2.8, February 2010, based an version of November 2006

Neumann C.: Bundesministerium für Gesundheit: Podologengesetz. Der Fuß, Verlag Maurer Geislingen, Sonderheft 2002

Niezold, D., R.M. Ferdini: Klinische Untersuchungstechniken am Fuß. In A. Braun (Ed.), Praktische Orthopädie: Fuß – Erkrankungen und Verletzungen (pp 1 – 9). Steinkopff-Verlag, Darmstadt, 1999

Poll L.W., E. Chantelau: Charcot-Fuß: auf die frühe Diagnose kommt es an. Dtsch Arztebl 107: 7, 2010

Rabe E., Deutsche Gesellschaft für Phlebologie: "Merkblatt zur Verordnung von medizinischen Kompressionsstrümpfen" vasomed 2, 2006

Rosenbaum, D.: Grundlagen der Pedobarographie. Orthopädieschuhtechnik 12: 26–30, 2002

Sanders I.J., Frykberg R.G.: Diabetic Neuropathic Osteoarthropathy: The Charcot Foot, in: Frykberg R.G.: The high risk foot in diabetic mellitus. Livingstone, New York,pp. 297–336, 1993

Schäfer M.: Herstellung individueller orthopädie-technischer Komponenten aus Silikon. Orthopädie-Technik 6: 443–449, 1998

Schäfer M.: Gestaltungskriterien und Klassifizierung von Fußprothesen aus Silikon, Orthopädie-Technik 8: 2000

Schäfer M.: Individuelle kosmetische Gestaltungsvarianten in der Beinprothetik, Med. Orth Tech 126: 71–78, 2006

Schäfer M., J.Stahl, K. Pohlig: Funktionale und ästhetische Aspekte in der individuellen silikonprothetischen Versorgung nach Amputationen im Fußbereich, Fuß & Sprunggelenk, pp.200–211, 2007

Schibli, M., Schäfer, D., Hintermann, B.: Total Contact Casting. Prospective follow-up evaluation, Orthopädisch-Traumatologische Universitätsklinik, Poster, Basel, 1999

Scholder P.: Funktionelle Anatomie und Biomechanik des Fußes, In: Baumgartner R. (Ed.): Die orthopädietechnische Versorgung des Fußes, Thieme, Stuttgart, 1972

Stief T: Peikenkamp, K. : A new insole measurement system to detect bending and torsional moments at the human foot during footwear condition: a technical report. Journal of Foot and Ankle Research 8: 49, 2015. DOI 10.1186/ s13047-015-0105-6

Stinus H.: Orthopädische Schuheinlagen. In.: Baumgartner R. und H. Stinus: Die orthopädietechnische Versorgung des Fußes. 3rd Edition, Thieme, Stuttgart, pp. 206–209, 2001

Stinus, H., R. Baumgartner: Orthopädieschuhtechnik. In: Orthopädie und Orthopädische Chirurgie, Bd. Fuß (Eds. C. J. Wirth und L. Zichner), Thieme, Stuttgart, pp. 69–103, 2002

Stinus, H.: Kausale Therapie von Sport- und Überlastungsschäden. Orthopädieschuhtechnik 6: 31–33, 2003

Stinus, H.: Weichschaumeinlagen nach dem Challenger Design. Orthopädieschuhtechnik 6: 34–35, 2003

Stumpf, J.: Kategorisierung von orthopädietechnischen Maßnahmen nach Druckreduktionswirkung, Med Orth Tech 114: 38–42, 1994

Taunton J.E., Ryan M.B., Clement D.B., McKenzie D.C., Lloyd-Smith D.R., Zumbo B.D.: A retrospective case-control analysis of 2002 running injuries. Br J Sports Med 36: 95–101, 2002

Tschanz H.P., R. Huber, Th. Böni, G.U. Exner: Die dynamische Klumpfußorthese zur funktionellen Behandlung – Herstellung und Wirkungsprinzip. Orthopädie-Technik 9: 631–636, 2005

van Mechelen W.: Running injuries. A review of the epidemiological literature. Sports Med 14: 320–335, 1992

Wetz, Hans Henning: Diabetisch-neuropathische Osteoarthropathie: Behandlungsergebnisse und orthopädisch-chirurgische Aspekte. Dtsch. Ärztebl 95: 43, 1998

Wetz H.H., H.U. Debrunner: Wachstum des Fußes, In: Baumgartner R. und Stinus H.: Die orthopädietechnische Versorgung des Fußes. 3rd Edition, Thieme, Stuttgart, pp. 42–46, 2001

Wetz, H.H., Drerup, B.: Qualitätssicherung in der Technischen Orthopädie – Historische Entwicklung und Aufgabenspektrum von Prüfstellen für orthopädische Hilfsmittel. Med Orth Tech123(2): 15–23, 2003

Winkler, P.: Die kniekondylenfreie Zweischalenorthese beim akuten Charcotfuss. Med Orth Tech124: 79–86, 2004

Wülker, N.: Hallux valgus – Hallux rigidus – Konservative und operative Therapie. In: A. Braun (Ed.): Praktische Orthopädie, Bd.: Fuß-Erkrankungen und Verletzungen. Steinkopff, Darmstadt, pp. 131–145, 1999

Wülker, N.: Zehendeformitäten. In: Orthopädie und Orthopädische Chirurgie, Bd. Fuß (Eds. C.J. Wirth und L. Zichner), Thieme, Stuttgart, pp. 173–209, 2002

用語集

用語	欧語	本書関連頁	解説
欧文			
Akin 骨切り術	Akin osteotomy	278	外反母趾を治療するための第 1 中足骨頭内側突出部の切離, 母指基節骨の楔状骨切りを組み合わせた骨切り術. Akin の術式.
Allgoewer 免荷装具	Allgoewer orthosis	90	脛骨粗面と膝蓋腱の荷重支持部で地面の荷重を受ける免荷装具. スイスの外傷外科医 Allgoewer によって開発された.
Armstrong による糖尿病足症候群の分類	Armstrong classification of DFS(diabetic foot syndrome)	289, 290	Armstrong による糖尿病足部症候群の分類. 0:潰瘍前または潰瘍後の部分 1:潰瘍は表皮のみまたは表紙と真皮を貫く表在創であり, 腱, 軟骨または骨には達していない 2:創は腱または軟骨に達しているが, 骨や関節には達していない 3:創は骨や関節にまで達している
Babinski 反射	Babinski reflex	168	足底を刺激された際に, 母趾の背屈が起こる.
Bechterew 踵骨棘	Bechterew heel spur	270	Bechterew 病(強直性脊椎炎)に随伴して発症する踵骨棘.
Becker 型筋ジストロフィー	Becker's muscular dystrophy	198	Duchenne 型と似た進行性の性染色体に関連する遺伝型の筋ジストロフィー. 下腿・骨盤のゆっくりと進行する筋の萎縮を伴う.
Bobath 療法	Bobath therapy	185, 240	痙性を抑制するようデザインされた治療システム. ボバース療法.
Braune 歩行分析	Braune, gait analysis	1	Wilhelm Braune による歩行研究法. 1891 年 Otto Fischer とともに初めて三次元的な歩行の数理解析を行った.
Buerger 病	Buerger–Winiwarter disease	214	血管の閉塞性・炎症性疾患. 下肢に始まり組織の虚血から壊疽に至る.
Charcot 関節	Charcot joint	285	感覚障害のためほとんど痛みを感じずに起こる関節や軟部組織の破壊. 足部と足関節に最もよくみられる(Charcot 足).
Charcot 足	Charcot foot	284	神経障害性関節症にみられる足部変形.
Charnley 股関節置換術	Charnley hip prosthesis	201	John Charnley によって開発された股関節全置換術.
CRPS 症候群	Complex regional pain syndrome(CRPS)	194	複合局在疼痛症候群.
Duchenne 型筋ジストロフィー	Duchenne's muscular dystrophy	198	重篤な進行性の筋の劣化を起こす疾患.
Duchenne 徴候	Duchenne's sign	165	立脚期中に体幹が立脚側に側屈する徴候.
Dupuytren 拘縮	Dupuytren's contracture	270	手指の屈曲拘縮を起こす手掌腱膜の肥厚と線維化.
Ewing 肉腫	Ewing's sarcoma	193	強度に悪性の転位性の骨原性の腫瘍. 原始神経外肺葉性腫瘍と関連.
Fontaine 分類	Fontaine classification	169, 283	Fontaine により開発された閉塞性動脈疾患の疾病ステージ.
Frank Schievink による仮義足	Frank Schievink, temporary prosthesis	231	術後の断端容量の変化に対し簡単に対応できる一時的な義肢.
Freiberg 病	Freiberg's infraction	191	第 2 中足骨の骨幹部と骨頭の変性に関連する疾患. 立位, 歩行に疼痛.
Girdlestone による股関節切除術	Girdlestone procedure	100	重篤な股関節の感染の際に施術される大腿骨頭と頸部の切除術.
Grice による距骨下関節固定術	Grice's subtalar arthrodesis	247	距骨下関節の運動を抑制する関節固定術. Grice 固定術.
Haglund 外骨腫	Haglund's exostosis	191	踵骨後部の骨棘.

Haglund ヒール	Haglund's deformity	307	アキレス腱前方の滑液包の炎症と肥厚. アキレス腱滑液包炎.
ISPO カテゴリー	ISPO Categories of full professional prosthetists/ orthotists		ISPO の専門職訓練の基準を満たす訓練コースを創設, 再構成したい組織や国のためのガイダンス. WHO との協力で起草された.
Keller–Brandes による関節形成術	Keller–Brandes surgical technique	203, 278	母趾基節骨基部の切除と前足部の狭小化を伴う, 外科的な外反母趾矯正の術式の 1 つ.
Kirschner 鋼線	Kirschner wire	203	ハイデルベルクの外科医 Martin Kirschner によって開発された骨折した骨を固定し, 牽引をかけるための鋼線.
Klippel–Trénaunay–Weber 症候群	Kippel–Trenaunay syndrome	312	通常は単肢が罹患する稀な疾患. 骨と軟部組織の肥大を伴う.
Krukenberg 手	Krukenberg hand	200	手部を失った後の尺骨と橈骨の間での把持機能の形成.
Küntscher 髄内釘	Küntscher nail	200	「髄内釘」項を参照.
Lambrinudi 関節固定術	Lambrinudi arthrodesis	202	下垂足変形を矯正するために使用される三関節固定術.
Lapidus 骨切り術	Lapidus osteotomy	279	外反母趾を矯正する外科手術の 1 つ.
MABAL キャスト靴	MABAL cast shoe		最低限のパッドを施した取り外し可能な二重殻型のキャストシューズ. 足底全体を全面荷重する靴底が付き, 足関節の可動性を維持するため足背は足首の下までを覆う. 歩行を促進するためその上からプラスチック製のロッカーサンダルを履く.
MBT(靴)	Masai Barefoot Technology shoe	80	不整で軟らかい地面を裸足で歩く際の利点を模倣するよう設計された生理的な靴.
Morton 神経腫	Morton's neuralgia	273	足底の神経腫が中足骨頭に圧迫されて起こる足部疼痛, 中足痛症.
Nancy Hilton の装具	Nancy Hilton orthosis	74	シアトルの理学療法士 Nancy Hilton が開発したダイナミック短下肢装具.
O 脚(内反膝)	Bowlegs	127, 132, 162	正常な大腿–脛骨角が前額面において内反する変形.
Paget 病	Paget's disease(of bone)	193	骨吸収と増殖がともに活発になることを特徴とする骨疾患. パジェット病.
Perthes 病	Perthes disease	191, 298	大腿骨頭の無腐性壊死.
Pirogoff–Spitzy 切断	Pirogoff–Spitzy amputation	220	後足部での切断法. 踵骨の遠位端を削り脛骨の下に接合する. これによって荷重可能な面を作る.
PO(prosthetist and orthotist)	O&P		義肢装具(士)の略称.
PTB 式義足	Patellar tibial bearing prosthesis	90	膝蓋腱で荷重を受けるよう設計された義足. PTB と略する.
PTB 免荷装具	Patellar tendon orthosis	90	膝下のカフと支柱の付いた足底のあぶみで荷重を受け, 踵部と足関節を免荷するよう設計された短下肢装具.
Rutherford 分類	Rutherford stages	169	動脈循環障害を分類するステージ. 血管外科医 Rutherford によって推奨される下肢の虚血を分析し, 報告するための基準.
Rydel–Seiffer による音叉テスト	Rydel–Seiffer test	167	糖尿病性多発神経障害の診断のためのテストである.
SACH(solid ankle cushion heel)足部	SACH foot	318	足首が硬く, ヒールにクッションの入った関節のない義足の足部.
Sanders–Frykberg による分類	Sanders–Frykberg stages	287	糖尿病 Charcot 足の診断に使用される神経障害性関節症の分類.
Scarf 骨切り術	Scarf osteotomy hallux valgus	277	第 1 中足骨の Z 字状の長軸切離. 3 平面すべての矯正に使用できる.
Settner による踵部免荷装具	Settner–Münch heel	90	荷重を前足部と中足骨頭部で負荷し, 踵を完全に免荷する装具.
SFTR 角度計測システム	SFTR angle measuring system	159	中間位を中心に関節可動域を計測するシステム. 確認した関節角度が運動の度合いを示す. S=矢状面, F=前額面, T=水平面, R=回旋.
Sudeck 骨萎縮	Sudeck's atrophy	194	外傷後の骨量の低下. 外傷性骨粗鬆症.
Syme 切断	Syme's amputation	221	スコットランドの外科医 Syme によって開発された, 距腿関節で足部を離断する切断術.
Trendelenburg 徴候	Trendelenburg's sign	165	股関節外転筋が弱い患者にみられる徴候. 中殿筋の筋力低下を示す.
Valens 装具	Valens sprint	91	脳卒中後に患者に処方される下肢装具.

Vojta 法	Vojta method	240	筋や骨格を刺激することにより特定の複合的な運動を起こし，先天的な複合運動を役立たせる神経運動学的治療法．ボイタ療法．
Volkmann 骨折	Volkmann's triangle	211	脛骨後端の剥離．
Wagner による糖尿病足症候群の分類	Wagner classification of DFS（diabetic foot syndrome）	289	Wagner による糖尿病足症候群の分類で，以下のように分けられる： 0：完全な皮膚 1：皮膚または皮下組織の表在潰瘍 2：腱，骨，軟骨にまで至る潰瘍 3：骨髄炎または膿瘍を伴う深部潰瘍 4：足趾または前足部の壊疽 5：中足部または後足部の壊疽
Z 字状形成術	Z-plasty	206	長い創をジグザグの形に変え，創の長軸方向に伸びやすくする形成術．

あ行

アーチサポート底	Arch supporting sole	59	足部のアーチを支持するよう設計された靴底．
アキレス腱	Achilles tendon	211	踵骨に付着する下腿三頭筋の停止部にあたる強力な腱．踵骨腱．
アキレス腱痛症	Achillodynia	307	アキレス腱部の疼痛．
悪性	Malignant	193	悪化し，死に至る傾向の状態．
あざらし肢症	Phocomeria	309	短肢症の 1 つで四肢の近位の部分が欠損し，単一の小さく不整な形の骨によって手部や足部が体幹に直接ついている特徴がある．フォコメリー．
足首用バンデージ	Ankle bandage	88	足関節の不安定性を治療するための装具．レザーレーサー．
足の運動	Foot gymnastics	179	足部，姿勢，骨格筋系の退化に対抗するよう訓練するための体操．
亜脱臼	Subluxation	97, 122, 257	関節の部分的な脱臼．多くの場合，単に脱臼という．
アテトーゼ	Athetosis	232	運動障害のタイプ．四肢の継続的な不随意運動を起こす．
アテローム性動脈硬化症	Atherosclerosis		動脈壁の硬化．
鞍関節	Saddle joint	114	片方の骨の関節面は一方向に凹型をしており，それに直交する方向には凸型をしている滑膜性の関節．もう一方の骨の関節面はそれと逆に凸型，凹型をしている．それぞれに直交する二軸上の運動が可能である．
アンクルサポート	Ankle support	88	可動性を損なうことなく足関節を固定するのに用いられる軟性装具．
安全靴	Safety footwear	78	「保護靴」項を参照．
イージープレッグ	Easypreg	22	足底装具や短下肢装具の製造に使用される熱可塑性樹脂複合素材．
萎縮	Atrophy	194	消耗，筋などのサイズが小さくなること．
一体型靴型	Last, Solid last	5	一体型として作られた靴型．
一般靴	Normal shoe	xii	「標準靴」項を参照．
遺伝性多発性外骨腫	Multiple hereditary exostosis	192	多数の良性の外骨腫が発生する先天性，遺伝性の疾患．
疣	Warts, verrucae	103	ヒトパピローマウイルスにより引き起こされる皮膚または粘膜の過形成．
医療靴	Medical footwear	xii	整形外科的な治療機能を持つ，あるいは足底装具を挿入したり，靴の補正を施すことのできるあらゆるタイプの既製もしくはカスタムメイドの靴を指すのに使用される用語．治療靴，リハビリテーション靴などとも呼ばれる．
医療用加圧ストッキング	Medical compression stockings	105	静脈障害の治療などの医療による処方に使用される加圧ストッキング．
インサート	Shoe insert		足底装具，アーチサポートなどを表すのに大まかに使用される米国英語．
印象材	Compression foam	31	圧力により恒久的に変形する発泡素材．足型の採型に使用される．
陰性モデル	Negative cast / Cast（negative concave）/ Mold / Plaster negative	32, 95, 224	足部からとった石膏ギプスの陰性モールド型．陽性モデルを作るために使用される凹型のモデルである．石膏モデルとも呼ばれる．
インソール	insole	2	「中底（インソール）」項を参照のこと．
ヴェサリウス骨	Vesalianum	190	いくつかの種子骨に付けられた名称．
ウエスト中央の支持	Waist support, central	35	靴の中央部，腰の部分を保持するためのヒールの補正．
ウェッジカット（二分割）	Wedge cut（two-part last）	5	概ね短靴の製作のみに使用される分割法．
ウェッジソール	Wedge sole	68	靴底全体が接地するよう設計された靴の適合．

ウェッジヒール	Wedge heel	36	ひとつながりの面を持ち，靴底全体を支持する構造の靴底．靴が中央で折れるのを防ぎ，体重を支持する面を拡大する．
ウェルト製法	Welting	6	靴の製法の1つ．幅の狭い革または他の素材の帯を甲革の周囲に巻き付け，甲革，中底，表底を縫い付ける製法．
ウォーカー	Walker	241	杖よりも大きな支持が必要な場合に使用する，軽金属のフレームで作られた歩行補助器具．
ウォームギア駆動	Worm drive	99	動的装具に組み込まれている．ギアと螺旋状に歯の付いた円筒ウォームからなる．
後ろ寄りのロッカーバー	Back-shifted rocker bar	41	頂点を近位に寄せたロッカーバー．
内がえし	Inversion	161	中心から内側へ向かう前後軸上の足部回旋．
裏革	Lining / Inner lining / Leather lining	2	通常は先裏または腰裏を指す言葉．軽い皮革または布地など様々な素材で製造される靴の内面．
運動学	Kinematics	134	力学の1つ．動力学の下位分野．力の働きによる物体の加速に関する研究．物体の運動に関する記述．通常は線上のまたは角度の用語を使用する．
運動形成切断法	Suerbruch's tunnel cineplasty	200	筋が義手の操作をできるよう断端を形成する上肢の切断法．
運動失調	Ataxia	233	筋の協調運動と筋活動の障害．
エアキャスト	Aircast	89	下肢の靭帯損傷やその他の外傷を治療するための加圧と機能管理を概念とする製品群．
会陰	Perineum		骨盤の底部とそれに関連する構造．
壊疽	Gangrene	169	血行の喪失による組織の壊死．
エチレンビニールアセテート	Ethylene vinyl acetate（EVA）	16	様々な装具に使用される合成素材．EVA 発泡素材はコポリマーからなる閉鎖型の気泡を有する．
絵表示ラベル（ピクトグラム）	Footwear labelling	8	EU においては市場で販売される靴の主な部品はその素材をラベル表示するという規定がある．
遠位	Distal	113	中心から遠い．近位の対義語．
炎症	Inflammation	274	感染や外傷に対する身体部位の防御反応．疼痛，発赤，腫脹，発熱，機能障害により特徴付けられる．
凹足	Pes cavus / Talipes cavus	253	足部の縦アーチが明確に高まり，踵部と前足部のみが接地する足部変形．先天的や二次的に構築されたもの，筋のバランス異常によるものがある．
横大腿	Transfemoral（TF）	213	横大腿を意味する略号．股関節から膝関節の間の大腿骨を横切る．
横中足切断	Transmetatarsal amputation	217	中足骨を横切る切断．
屋外歩行者	Outdoor walker	223	ある患者の移動能力を記述するのに使用される用語．
屋外用整形靴	Outdoor foot-wear,othotic	56	屋外での使用のために設計された整形靴．
屋内歩行者	Indoor walker	223	ある患者の移動能力を記述するのに使用される用語．
表底（本底）	Outer sole	2	靴の底部にあり，直接地面に接する部分．
音叉テスト	Tuning fork test	167	「Ryder-Seiffer による音叉テスト」項を参照．

か行

加圧治療	Compression therapy	105	伸縮性の素材を身体部位に巻き付け，浮腫を消退または防止し，静脈やリンパの還流を促す包帯法．静脈血の滞留や静脈壁の劣化を防ぐ．
外果	Lateral malleolus	123	腓骨遠位端の骨突出部．
回外	Supination	160, 161	内旋，底屈，内転に関わる足部の3つの面にまたがる動き．
外殻	Shell	44	義肢の外観を整える部品．装具のインターフェイス．シェル．
外骨腫	Exostosis	191	骨表面から突出した良性の骨増殖．
外固定	External fixation	196, 202, 204	ピンやネジを皮膚を通して骨に留め，金属製のバーに接続する骨折の固定法．
外傷	Trauma	208	死や永続的な障害に至ることもある外力による物理的な損傷．
外旋	Rotation, external	162	身体に対して外に向かう回旋．
回旋筋	Rotator（anatomical）		関節の回旋運動を起こす筋
外側	Lateral	113	中心から遠ざかる方向．
外側支帯解離術	Lateral release, hallux valgus	277	外側支帯における外科的解離術の1つ．
外側の継手	Lateral hinges		身体の中心から側面に位置する継手．
開張足	Pes planotransver-sus / Splay foot	257	足部変形の1つ．前足部の横アーチが扁平化したもの．横扁平足．

外転	Abduction	160	中心線，四肢の軸線から遠ざかるような身体部分の運動.
回転皮弁	Rotation flap	206	曲線の基部に作られた対切開を用いた足の部分的な皮弁.
回転モーメント	Rotation moment		てこの腕に沿って働く回転力による効果.
回内	Inversion（foot）/ Pronation	134, 160, 161	外旋，背屈，外転に関わる足部の3つの面にまたがる動きで，中心方向へ向かう前後軸上の足部回旋.
外反	Valgus	161	鉛直な垂線から外側に外れる傾斜・角度変異.
外反膝	Knock knee	127	膝関節が異常に近づく膝の変形.
外反踵足	Talipes calcaneovalgus		身体の中心に対し踵骨が外に倒れる足部の変形. 足部の前方は上がる.
外反尖足	Epuinovalgus foot deformity		足部外反と底屈が合併した先天性，後天性の足部変形.
外反足	Pes valgus / Talipes valgus	244	身体の中心に対し踵骨が外に倒れる足部変形.「扁平足」「舟底足」項を参照.
外反扁平足	Pes planovalgus / Talipes planovalgus	244	身体の中心に対し踵骨が外に倒れる足部変形. 足部の外側縁が上がり，内側縁が低下する. その結果として縦アーチは低下する. 状態は先天性で永続的な場合もあり，また足部を制御する筋の痙性によることもある.
外反母趾	Hallux valgus	274	中心線から外に向かう，他の足趾に向かう母趾の外反.
海綿骨	Cancellous bone	113	海綿状の骨. 薄い網目状の層からなる骨の構造.
潰瘍	Ulcer	282	皮膚表面の壊死性欠損. 皮下の組織に貫通することがある.
潰瘍形成	Ulceration	154	潰瘍が形成される過程.
カイレクトミー（唇切除術）	Cheilectomy	278	関節腔の不整な骨縁に対する外科的なのみ切り.
踵接地	Heel strike / Initial contact	146, 147	踵が地面に接地する歩行周期中の特徴時点. 足部が床面に接地した瞬間.
踵離地	Heel off	147	歩行周期中の特徴時点. 立脚期の終わりに踵が地面から離れた瞬間.
角質化した皮膚	Hyperkeratosis	102	皮膚の角質層の異常発達.
角度計	Plurimeter	159	面と面の間の角度を計測するのに適した器具.
過形成	Hyperplasia	309	通常の組織にある通常の細胞の異常な増殖.
下肢	Lower extremity	127	身体の一部分で大腿，下腿，足部より構成される.
下肢装具	Leg orthosis / Lower extremity orthosis	88	下肢全体またはその一部に装着する装具.
顆状関節	Condyloid joint	114	関節面が球形ではなく楕円形をしている臼状関節の一変形. 垂直軸上の回旋を除くすべての運動が可能.
カスタム整形靴	Custom orthotic footwear	xii	機能障害，変形のある足部に対応でき，障害を補償できるよう，特定の処方に基づいて製作された靴型を用いて製作した整形外科的機能を有した靴. 矯正，支持，バランス，運動機能の改善などの要素を付ける.
カスタムメイド	Custom-made, fabricate	xii	陰性モデル，採寸値，画像などの情報をもとに個々の機能的必要性に合うよう設計された器具. ビスポーク，個別生産.
カスタムメイド靴	Custom-made shoe	xii	完全な適合を得るために顧客の陽性モデルから製作された通常はハンドメイドの靴. 通常は多少の整形外科的機能が含まれる.
カスタムメイド整形靴（靴型装具）	Custom orthotic footwear / Orthopedic custom-made footwear	xii, 56	短期間で製作される通常はハンドメイドの靴. 潰瘍のある足部の治療のために一時的に用いられる. 靴は足部の変形や足底の潰瘍の除圧のため，患者の足部から採型した陽性モデルをもとに製作される.
加速期	Acceleration phase	306	歩行中の遊脚期における下位の時期.
加速度	Acceleration	134	単位時間内での速度の増加.
下腿	Lower leg	125	下肢のうち，大腿より遠位，足部より近位の部分.
下腿義足	Trans tibial prosthesis		下腿切断用の義足.
下腿三頭筋	Calf / Triceps surae muscle	115, 211	下腿の後部の筋. 腓腹筋内側頭，腓腹筋外側頭，ヒラメ筋の3つの筋から構成される腓腹部の筋群でアキレス腱で一体化する.
下腿切断	Trans tibial amputation	213	膝関節と足関節の間の下腿での切断.
滑膜切除術	Synovectomy	203	滑膜の切除.
滑膜放射線治療	Radiosynoviorthesis	295	放射線同位元素を関節腔に注入することで行う慢性炎症性関節疾患の治療法.
カバー	Covers / Sleeves	8	ある構造や部品を覆い，外観をよくしたり下部の構造を保護するもの.
顆部	Condyle	127	骨にある軟骨に覆われた丸い部分. 通常，他の骨と関節する. 大腿骨顆部.

過用損傷	Overuse injuries		特定の職業やスポーツで起こる繰り返し運動により引き起こされる筋や神経，骨の損傷．ストレス外傷．
カリガ(ローマ式サンダル)	Caliga, military footwear	1	ローマの歩兵が使用したサンダルの名．ローマ皇帝カリギュラのあだ名．
カリフォルニア式	California	7	靴の製法の1つ．靴底を接着するのではなく，注型する．
感覚神経	Sensory nerve	116	レセプターからの刺激を中枢に運ぶための神経．
冠状面	Coronal plane		身体を腹側と背側に分ける面．矢状面，水平面に垂直に交わる．前額面ともいう．
乾性壊疽	Dry gangrene	214	乾燥して黒くなった失活組織．
関節	Joint(anatomical)	114	2つもしくはそれ以上の隣接する骨の間の接合．
関節炎	Arthritis	294, 303	関節の変性疾患．骨関節症の別称．
関節顆切離術	Condylectomy	279	顆部の外科的な切除．
関節可動域	Range of motion (ROM)	159	ある関節の可動角度範囲．最大屈曲と最大伸展の間．
関節鏡検査	Arthroscopy	205	関節鏡を使用した関節内部の検査．
関節形成術	Arthroplasty	278	関節の外科的再形成．
関節固定術	Arthrodesis	202, 305	関節の外科的固定．
関節固定用靴内靴	Inner shoe for arthrodesis	18	靴内の装具による関節の固定．
関節切除術	Joint resection	203	罹患した関節面に施される外科手術．
関節リウマチ	Rheumatoid arthritis	294	関節の慢性炎症性疾患．
関節離断	Disarticulation	215	関節部位での切断または離断．
乾癬性関節炎	Psoriatic arthritis	198	乾癬に関連する関節炎．
ガンターアクティブ(靴)	Ganter Aktiv shoe	81	歩行ラインに影響するよう設計された靴のブランド名．
機械的ストレス	Stress, biomechanical	113	外的な荷重による身体の内部の力の大きさの計測．
偽関節	Pseudarthrosis	193	負荷のかかる長管骨の骨石灰質脱失に特徴付けられる疾患．
奇形	Malformation	215	発生における欠陥から生じる変形．
義肢	Prosthesis	222	欠損した四肢を完全または部分的に補綴するのに使用される器具．
義肢学	Prosthetics	213	義肢を使用し患者を治療することに関する科学や技術．
義肢士	Prosthetist		義肢の設計，採寸採型や適合に必要な専門教育を受け，国家機関の認証を受けた者．米国PO認証委員会の試験に合格し，義務化された継続教育を受け，倫理規定を守って認証を維持している義肢士を米国ではCP(Certified prosthesist)と称する．
奇肢症	Peromelia	309	重篤な肢異常．
義肢装具士	Prosthetist/orthotist (PO)	213	義肢と装具の設計，採寸採型や適合に必要な専門教育を受け，国家機関による免許を取得した者．米国義肢装具士認証委員会の試験に合格し，認証を受けた義肢装具士をCPO(Certified Prosthesist−Orthosist)と呼ぶ．
既製インサート	Prefabricated insole		患者自身の形態を参照しない既製の平面的なインサート．
既製靴	Ready-made shoe	xii	「標準靴」項を参照．
既製整形靴	Prefabricated orthotic footwear		特定の機能的要請に合うよう工業生産された矯正靴．適合の幅がある．
既製装具	Prefabricated orthosis		特定の機能的要請に合うよう設計された装具．通常適合の幅がある．
既製の	Prefabricated	xii	工業的に生産された．半完成の．カスタムメイドの対義語．
拮抗筋	Antagonist	115	拮抗筋．他の筋と拮抗する動作をとる筋．
キネシオテーピング	Kinesio taping	188	キネシオテープにより筋と関節をその可動域を制限しないように支持，安定させ，身体の自然治癒過程を促進するリハビリテーションの技術．
キネシオテープ	Kinesio tape	188	綿で作られた耐水性，通気性のある伸縮性のテープ．底面は波打つアクリルでコートしてある．キネシオテーピングに使用される．
機能障害	Impairment	241, 297	力，質，可用性などが低下した状態．精神的，物理的な不調．
機能的切断レベル	Functional amputation level	215	患者が日常生活活動を行うのに最も適した切断レベル．
機能的なソール	Functional soles	79	何らかの機能を有するよう設計されたソール．
機能的軟性装具	Functional soft orthosis	96	軟性装具．

脚長差調整	Leg length compensation	38, 301	脚長差に対する整形外科的な補正.
キャストシューズ	Cast shoe		足部周囲と足底を包み，足関節またはその下まで延長された石膏もしくはグラスファイバー製の取り外し可能な靴.
球関節	Ball joint	114	他の骨の窩状，窪み状の面で運動する骨の球状の関節面.
強化	Strengthen	179	動作，訓練により心身を肉体的・精神的に強めること.
胸郭	Thorax	112	身体の中央部分．頸部と横隔膜の間にある体幹の一部.
強剛母趾	Hallux rigidus	274	疼痛を伴う母趾の屈曲制限．MP 関節の初期は関節症による運動制限.
矯正靴	Corrective footwear	77	矯正，固定，アライメントの調整または運動機能に影響を与えるよう設計された靴.
脚長差	Leg length discrepancy	298	下肢の長さの差.
虚血	Ischemia	169, 283	組織への血流の欠如.
虚血性疼痛	Ischemic pain	169	組織への血流の欠如による疼痛(跛行).
距骨	Talus	124	脛骨，腓骨と関節し，距腿関節を構成する骨.
距骨リング装具	Baise, talus repositioning ring orthosis	238	Baise により開発された痙性扁平足治療用の装具.
巨細胞腫	Giant cell tumor	193	紡錘体，細胞間質から構成される骨腫瘍
巨人症	Giantism	309, 310	異常な増殖.
距腿関節	Talo-crural joint	119, 135	「足関節」項を参照.
ギリー型	Ghillie style	8	靴の留め方の1つ．伸縮性のバンドをはと目ではなくループに通す.
筋萎縮性側索硬化症	Amyotrophic lateral sclerosis	250, 262	脳の上位運動ニューロンと脳幹，脊髄の下位運動ニューロンの退行性変性．Charcot 症候群とも呼ばれる.
近位	Proximal	113	中心に近い．遠位の対義語.
筋緊張低下	Hypotonia	240	骨格筋のトーヌス低下．受動的な伸展に対する抵抗も低下し弛緩する.
均衡	Equilibrium	121, 139	身体にかかる力とモーメントの合計が0になっている状態.
筋ジストロフィー	Muscular dystrophy	198	進行性の筋力低下を起こす遺伝性疾患の一群.
筋疾患	Myopathy	198	筋における疾患．ミオパチー.
筋電図	Electromyography	134	筋の電気的な活動の記録．EMG と略される.
筋トーヌス	Tone	52, 73, 234	力を抜いた筋の基本的な張力.
筋トーヌスの亢進	Hypertonia	240	骨格筋のトーヌスの亢進．受動的な伸展に対する抵抗も増す．しばしば反射も亢進している.
靴	Footwear	xii	足を保護し，覆うよう設計され靴底を付けられたもの．別々に販売されている部品を含む.
靴型	Last	5	通常は木材，プラスチックまたは石膏で作られたモデル．足部の大まかな大きさや形を反映しており，靴の製作に使用される.
屈曲	Flexion	156, 160	関節を曲げること．伸展の対義語.
屈曲−捻転−インソールシステム	vebito	156	ドイツ・ミュンスターの応用科学大学で開発された携帯型計測システム.
屈筋	Flexor	121〜123	屈曲を起こす筋.
クッション	Cushioning	17, 34, 41	靴のパーツ．クッション材またはパッドによってもたらされる効果.
クッションヒール	Buffer heel	37	踵接地時に衝撃を和らげる，靴のヒールにクッションを入れたもの.
靴内装具	In-shoe orthosis	70	靴の中に入れ足部の機能を調整するのに用いる装具のこと.
靴の製作	Manufacturing techniques, footwear	56	処方された基準に合う，原材料からパーツを作り，靴を組み立てる工程.
靴の補正	Shoe modification	34	特定の治療効果(除圧など)のために既存の靴に施される補正.
靴紐	Lacing, shoe	8	靴のはと目を通し，靴の履き口を留めたり，適合を調整する紐.
グリックシュー	Glick shoe	82	装着者が立ったり坐ったりした状態で手を使わずに簡単に着脱を行えるグリックシステムを組み込んだ靴.
グリット	Grit	64	紙ヤスリの1 mm² あたりの粒子の数で定義される単位．研磨の質を表す.
クリップ	Blount's clips	204	Blount により開発された，骨切り術や関節固定術．成長線を閉鎖した後に関節面同士を固定するための器具.
くる病	Rachitis	193	骨の成長板の発達と石灰化の中断．「骨軟化症」項も参照.
鶏眼	Corn(s)	103	「胼胝」項を参照.
脛骨	Tibia	125	脛の骨.
脛骨顆	Tibial condyle		脛骨の近位端.

脛骨シェル	Tibial shell	94	装具の部品で通常は硬い素材で作られる．脛骨を収める部分．
脛骨稜	Tibial crest	125	脛骨の中前方内側にある縁．内側と外側の面を分ける稜．
形質細胞腫	Plasmacytoma	193	悪性腫瘍の一種．
痙性麻痺	Spastic palsy	232	「脳性麻痺」項を参照．
頸椎	Cervical spine	243	脊椎のうち，最も近位に位置する部分．
外科	Surgery	200	医学の一分野で手術的（侵襲的）な手続きにより疾患を治療するもの．
血管外科	Vascular surgery	201, 206	血管の疾患，閉塞症，バイパス形成　血管移植など血管を管理するための外科の領域．
血管造影	Angiography	174	血管内に投与された造影剤を使用した撮像法．
結合組織	Connective tissue	116, 186	特定の組織や器官を支持，締結または分離する組織．
欠肢症	Ectromelia	309	長管骨の形成不全または無形成．
結節	Tuberosity		「隆起」項を参照．
腱	Tendon	113	筋と骨をつなぐ線維組織の帯．力や運動を伝達する．
腱炎	Tentinitis	211	腱の炎症．
腱切り術	Tenotomy	205	腱の外科的切断．
健康靴	Comfort shoes	xii	足部に十分な空間がある靴型で作られた靴．足部の生理的機能を発揮できるように設計されている．
減速	Deceleration	135	単位時間内での速度を減少すること．
減速期	Deceleration phase	306	歩行中の遊脚期における下位の時期．
甲革	Shoe upper	2	足部の上を踵からつま先まで覆う靴のパーツ．
後脛骨動脈	Posterior tibial artery	169, 206	下腿の後面，外側面に血行．膝窩動脈の延長．主な枝に腓骨回旋動脈，腓骨動脈がある．
交差結び	Criss cross lacing	8	靴の一般的な紐の通し方．
合指（趾）症	Syndactyly	309	手部，足部の先天性奇形．手指，足趾の間が水かき状につながる．
硬性短下肢装具	Solid ankle foot orthosis	88	足関節継手のない短下肢装具．
後足部	Hind foot	119, 220	足部の後部，足根部．
高尿酸血症	Hyperuricemia	198	血中に過剰な尿酸または尿酸塩が存在すること．痛風の原因となる．
後方てこ効果	Back-levering effect	35	膝を不安定化させる効果．
後方皮弁式切断	Transversal (transtibial) amputation		Burgress による切断手技．後方に長い皮弁を作る下腿切断法．
国際義肢装具協会（ISPO）	International Society for Prosthetics and Orthitucs (ISPO)	vii	デンマーク・コペンハーゲンで設立された非政府組織．そのミッションは義肢，装具，支援器具から利益を受ける人々の生活の質を向上させることにある．http://www.ispoint.org
骨炎	Osteitis	197	骨の炎症．
骨延長術	Lengthening osteotomy	202	骨または四肢を延長するためになされる骨切り術．
骨格筋系	Musculoskeletal system	112	骨格と筋に関連するシステム．
骨格	Skeleton	112	動物の身体を形成する強固なフレーム構造．特に脊椎動物のもの．
骨間	Interosseous	124	骨の間（にある膜や靱帯）．
骨関節炎	Osteoarthritis / Osteoarthrosis	278, 303	炎症，腫脹，疼痛と可動域制限を起こす関節の退行性病変．
骨関節症	Osteoarthropathy	284	骨と関節に関わるすべての疾患．
骨幹部	Diaphysis	113	長管骨の幹部．
骨切り術	Osteotomy	202	骨の外科的な切断．
骨形成不全症	Osteogenesis imperfecta	192	骨が極端にもろくなる遺伝性疾患．
骨結核	Skeletal tuberculosis	197	骨や関節に侵入した結核．
骨シンチグラフィ	Bone Scintigraphy	171, 174	放射性核種を投与後，特殊なカメラで骨格内の放射性物質の分布を計測，画像に起こしたもの．骨スキャン．
骨髄炎	Osteomyelitis	197	骨と骨髄の感染症．
骨粗鬆症	Osteoporosis	113, 193, 199	骨密度の低下を起こす疾患．易骨折性を起こす．
骨端（骨頭）	Epiphysis	125	小児期には成長線によって骨幹部と分離している骨の遠位，近位端．
骨軟化症	Osteomalacia	193	成人の皮質骨，海綿骨にみられる骨硬化の遅れや不適切な骨化．

骨軟骨ジストロフィー	Silfverskiöld exostosis		Silfverskiöld 症候群.
骨軟骨腫	Osteochondroma	193	軟骨性の骨の側面から軟骨に覆われて突出する良性の腫瘍.
骨肉腫	Osteosarcoma	193	悪性の結合組織基質から構成された骨の悪性, 原発性新生物. 腫瘍骨または軟骨の形成能力を持つ.
骨盤	Pelvis	129	体幹の下部に位置し, 左右両側の寛骨からなる.
(骨)癒合症	Coalition	190, 319	通常分離している骨の解剖学的な癒合.
固定	Immobilization	88	関節部の運動を止めること.
固定装具(不安定用装具)	instability orthosis	98	膝の機能障害を矯正または治療するための装具.
ゴニオメーター	Goniometer	159	関節角度の計測に用いられる器具.
ゴニオメトリー	Goniometry	160	角度の計測値. 特に関節可動域に対するもの.
コルク	Cork	16	コルク樫の樹皮を形成する天然, 多孔性の軽い素材. 粉砕され, 他の素材と混合されたコルク複合素材は靴の製作に使用される.
コンピュータ断層撮影	Computed tomography	171, 173	一連のX線により断面の描画を可能とする放射線撮影技術. デジタルの記録をPCで処理し, 画像を再構築する. CTスキャン, CATスキャンとも呼ばれる.

さ行

最終切断レベル	Final level amputation		治癒が起こった最終的な切断レベル.
採寸と採型	Casting and measurement taking	32	義肢装具を製作するために必要とされるすべての情報の収集. トレース, 採寸, 身体部分の採型など.
再成型用靴型	Re-forming last	5	靴を必要な形に伸ばすための靴型.
再切断	Reamputation	310	以前に大切断をした四肢をもう一度切断すること.
サイドライニング	Side linings	65	靴の側面内部に取り付けられるパーツ.
坐位保持装置	Seat shell	243	異常な坐位のアライメントを支持する器具.
在来型靴	Conventional shoe	xii	「一般靴」項を参照.
先革	Vamp	2	甲革の中心, 先端に位置する部分.
先芯	Toe puff	2	甲革と裏革の間に挿入される靴のつま先を補強する部品.
差高	Heel height / Heel pitch	4	ヒールの前面または中心での底面からトップまでの垂直の計測値. ヒールピッチ.
坐骨	Ischium	127	骨盤の下部分.
坐骨結節	Ischial tuberosity	128	坐骨体の後下部に位置する骨の突出部.
サリドマイド禍	Thalidomide disaster	309	1960年代, 鎮静, 催眠作用のある薬剤サリドマイドが保険適用外でつわりのある妊婦に使用された. サリドマイドは胎児の通常の発達を阻害し数千もの新生児があざらし肢症(先天性の四肢短縮)で生まれた.
サリドマイド胎芽症	Thalidomide embryopathy	309	サリドマイドに子宮内で曝露したことによる肉体的変異.
三関節固定術	Triple arthrodesis	202	距骨下関節, 踵立方関節, 距舟関節の固定. 麻痺足を外側方向に安定させる.
三分割型靴型	Three-part last	5	短靴やブーツの製作に使用される分割方法.
肢	Limb		上肢または下肢のこと.
仕上げ	Smoothing, finishing	16, 17, 69	素材の表面を滑らかにする最終的な工程.
仕上げ用品	Finishing piece	69	最終的な靴に取り付ける部品. 靴の補正に使用される.
肢異常	Dysmelia	309	胚発生の異常を原因とする四肢の変形.
シーネ	Splint	92, 264	「スプリント」項を参照.
シェブロン骨切り術	Chevron osteotomy	277	外反母趾矯正のための第1中足骨遠位に対するV字状の骨切り術.
弛緩性麻痺	Flaccid paralysis	91, 232	痙性はなく, 筋の随意活動を失った麻痺.
磁気共鳴	Magnetic resonance	171, 173	磁場の中での無線周波数を利用した画像診断技術. MRI.
軸アライメント不良	Axial misalignment	308	軸に関連する逸脱.
四肢不全麻痺	Tetraparesis	232	四肢すべての不全麻痺.
四肢麻痺	Quadriplegia / Tertraplegia	166, 242	四肢すべての麻痺.
矢状皮弁切断	Sagittal (transtibial) amputation		Persson によって記述された内側と外側に皮弁を作る下腿切断の術式.

矢状面	Sagittal plane	112	解剖学的な面．側面から見た状態．前額面，水平面に垂直に交わる面．
姿勢	Posture	139	身体の平衡状態（静止立位でのバランス）．
姿勢制御	Posture control	139	重力ベクトルと関連する身体の位置の神経筋システムによる維持．バイオメカニクス的な垂直からの角度の計測．
指（趾）節間の	Interphalangeal		手指または足趾の指節の間にある．
指（趾）節減少症	Hypophalanga	309	手指または足趾の不完全な発達により指（趾）節が少なくなる奇形．
趾節骨	Phalanx（phalanges）	118	足趾の小さな管状の骨．
舌革	Tongue	2	靴のパーツ．靴紐の下にある革片．
膝蓋弓	Patellar arc	149	膝蓋骨の弓型の内面
膝蓋腱障害	patellar tendinopathy	97	膝蓋腱の炎症
膝蓋骨	Patella	122	膝蓋．膝関節の前面にある三角形の骨．
膝蓋骨周囲症候群	Peripatellar syndrome	308	過用，膝関節の屈曲活動増加や荷重によって悪化する．膝関節前面もしくはその周囲，膝蓋骨の裏面に位置する疼痛．膝蓋大腿痛症候群．
ジッパー	Zipper	8, 43	2列の金属またはプラスチック製の歯がスライドパーツを引き上げることでかみ合う留め具．
脂肪	Adipose	105, 225, 289	脂肪細胞に含まれる油脂．
車軸関節	Rotary joint	114	一平面上の回旋のみを起こす関節．
射出成形	Injection molding	7, 67	加熱し軟化させた樹脂を金型に流し込み，加圧して型に沿わせ，冷却して固める靴底やヒールの製作方法．
舟状骨	Navicular bone	118	距骨と3つの楔状骨の間にある卵型の足根骨の骨．
種子骨炎	Sesamoiditis	306	種子骨とそれを取り巻く構造の炎症．
術後靴	Postoperative shoe		足部の手術の後に使用される内部が広く甲革の軟らかい靴．
主動筋	Agonist	115	拮抗筋と逆の動作をする筋．
循環器系	Vascular system	115	身体の血管，リンパ管とその側枝のすべてを含む系．
ショア硬度	Shore hardness	17	素材の硬さを計測するのに使用される一般的な試験法．
除圧パッド	Riser relief	42	インソールの中足骨頭近位に付ける除圧．
除圧用装具	Pressure relief orthosis	280	シリコン樹脂による除圧装具．
踵凹足	Pes calcaneocavus / Talipes calcaneocavus	253	足部の前部が上がり，縦アーチが異常に高くなる足部の変形．
障害	Disability	241	機能障害，活動制限や社会参加制限の総称（WHO）．
衝撃吸収材	Shock absorption inlay	81	足部の衝撃を吸収するために靴や足底装具に挿入される素材．
踵骨	Calcaneus / Heel	120	足部の最も後部に突出している部分の骨．
踵骨棘	Heel spur	269	踵骨底面の異常な骨の突出．
踵骨切除術	Calcanectomy	221	踵骨の切除．切断を防ぐために使用される術式．
小趾	Digitus minimis pedis	274	足部の第5趾．最小の足趾．小趾．
上肢	Extremity, upper		手部，前腕，上腕，肩帯とその間の関節からなる身体部位．
踵舟状骨癒合症	Calcaneonavicular coalition	190	足根骨癒合症の1つで最も多い．踵骨と舟状骨の癒合症．
踵足	Pes calcaneus / Talipes calcaneus	267	足部が背屈する足部の変形．
小転子	Lesser trochanter	129	大腿骨の内側近位にある骨の突出部．腸腰筋の停止部．
小児脳性麻痺	Cerebral palsy, infantile	232	持続性，非進行性の運動障害．小児性のものは出生時，周産期の永続的な脳障害による．
小児麻痺	Infantile paralysis		「ポリオ」項を参照．
踵部除圧靴	Heel relief shoe	76	踵部を除圧するよう設計された靴．ヒールを欠いた形状であり，歩行中に踵部に荷重がかからない．
踵部免荷装具	Heel relief orthosis	91	踵部を除圧するよう設計された装具．
静脈弁	Venous valves	115	多くの静脈の内膜に付いている小さな弁．血液の逆流を防ぐ．
静脈瘤	Varicosis	105	下肢に多い静脈の疾患．
触診	Palpation	159	術者の手で触れることによる検査．

用語集			
ショパール関節	Chopart joint	119, 202, 216, 220	François Chopart にちなんで名付けられた舟状骨，立方骨と距骨，踵骨の間に位置する横足根関節線.
ショパール関節脱臼骨折	Chopart, dislocation fracture	209	ショパール関節での骨折，脱臼．距舟関節，踵立方関節で後足部と中足部が分離する．通常，足部は内側，上方に脱臼する.
ショパール切断	Chopart amputation	220	横足根（ショパール）関節での足部部分切断.
自律神経系	Autonomic nervous system	116	神経系の一部．随意的に制御することはできない.
自律神経失調症	Neurovegetative dystonia		自律神経の失調．CRPS 症候群を参照.
心筋	Myocardium	199	心臓の筋組織.
真空成型	Vacuum method	18	真空状態を作り出すことにより素材を成型する方法.
真空成型機	Vacuum forming device	22	真空状態を作り出すことによりシートをモールド型に押し付け，熱可塑性樹脂素材を成型する器具.
神経障害性関節症	Neuropathic arthropathy	214, 282	知覚神経の障害による関節や軟部組織のほとんど疼痛のない崩壊．足部で最も一般的である．Charcol 足.
神経障害	Neuropathy	282	末梢神経系の病的障害．糖尿病や Hansen 病の特徴をなす.
芯材（補強材）	Reinforcement material	16	より強度や安定を増すための機械的特性の補正を行うことができる補強用繊維やマトリクスを含んだ素材.
伸縮型靴型	Telescopic last	5	靴型の後部が上方，前方にスライドし短くなるため抜き出しやすい.
シンスプリント	Shin splints	306	アスリートに多く，脛に沿って疼痛が発生する長趾屈筋の損傷を特徴とする過用損傷.
唇切除術（カイレクトミー）	Cheilectomy	278	関節腔の不整な骨縁に対する外科的なのみ切り.
靱帯	Ligament	121	骨同士を結び付ける線維組織の帯.
靱帯断裂	Ligament ruptures	89, 212	靱帯の外力による断裂または途絶.
髄腔	Medullary cavity	113	骨髄のある長管骨の骨幹部内部の空間.
スイスロック	Swiss lock	100	膝伸展ロック機構の付いた膝継手.
髄内釘	Intermedullary nail	204	髄腔を利用した骨の固定.
水平面	Horizontal plane	112	上方から見た解剖学的な面．矢状面，前額面に垂直．横断面とも呼ばれる.
スクエア	Square	5	靴型のつま先の形の１つ．（ポインテッド，ラウンドに対する）四角い形の靴型.
スコッチキャストブーツ	Scotch-cast boot		足首で切り取られたパッド入りの取り外し可能なキャスト靴．必要ならば潰瘍の場所に窓を開けることもできる．踵骨底面に大きな潰瘍が形成されている場合にはガラス繊維製のヒールカップを付ける．使用者が歩けるようにキャスト靴の上にブーツを履く.
捨て寸	Toe allowance (extension)	2, 4, 59	靴内部の全長と足長の差.
ステップカット	Step cut	5	短靴の靴型によく使用される分割方法.
ストラップ	Strap	8, 89	装具の一般的な留め具．身体，関節にほぼ垂直に特定部位を圧迫する.
ストレートバー結び	Straight bar lacing	8	靴紐がはと目の間で平行に走るタイプの靴紐の通し方の１つ．斜めに走る靴紐がほぼなく，しっかりと結べるが足背への圧迫が少ない.
ストレートヨーロッパ結び	Straight European lacing	8	欧州では一般的な紐がはと目の間で平行に走る伝統的な靴紐の通し方．表側は紐が平行に走るが，下側では斜めに走る.
スナップ留め	Snap fastening	8	２つのプラスチックまたは金属製のボタンを押し付けて留め，引き剥がして外す留め方.
スパイク	Multi-cleats	85	牽引力高めるために靴底に取り付けられる歯，スパイク
スプリント	Splint	92, 264	四肢を固定する器具のかつての呼び方．固定用装具．副子，シーネ.
スライドカット	Slide cut	5	スライドする継手付きの靴型．大量生産の靴に使用される.
整形靴	Orthotic footwear	xii	機能を向上させるためにアライメントを支持，矯正し，変形を矯正する靴型の装具.
整形靴技術者	Orthopedic shoe maker	xii	整形靴技術者(本書では義肢装具士)は使用者の要求に合うよう特殊靴を製造したり，既製の靴に補正を施したりする．それらは医師の処方に基づいて行われる．また靴内靴や足底装具，装具，義肢などの整形外科基部も製作する．ドイツ，スイス，オーストリア，オランダ，ベルギー，フランスでは，整形靴技術者は１つの職種として確立されている．その訓練には３年～３年半を要する．職業訓練の一部は学校で行われ，その他は整形靴マイスターの下で実践訓練として行われる.
整形靴スリッポン	Orthopedic slippers	57	足部を保護するモカシンタイプの靴の特徴を持つ．糖尿病のリスク群の患者は屋内であれ，屋外であれ裸足や薄い靴下，靴底の薄い通常のスリッパで歩くべきではない.

整形靴マイスター	Master orthopedic shoemaker	xi, 198	専門の職業訓練を受け，整形靴技術の認証を受けたマイスター技術者に対する称号．整形靴マイスターになるためのカリキュラムは通常，6か月にわたり，足部の障害を治療するための整形外科器具の計画と実施について学ぶ．マイスターは医師の処方による装具に必要な機能に基づき独自にそれを実行する．多職種連携においては，整形靴マイスターは整形靴もしくは足底装具について自身の提案をすることができる．よってマイスターは単なる職人ではなく，臨床家でもある．整形靴マイスターの認証を持つ者は，自身の店舗を運営することができ，健康保険の取り扱いをすることができ，また見習いの訓練をすることができる．
整形外科手術	Orthopedic surgery	200	外科手術の一分野であり，特に骨格系，その関節，関連する組織の保存と再構成に関わる．
成長しろ	Growth allowance	10	靴のつま先にある空間．
脊髄空洞症	Syringomyelia	262	脊髄の中心に空洞ができる進行性の症候群．
脊髄髄膜瘤	Myelomeningocele	242	二分脊椎の一形態．出生前に脊椎と脊柱管が閉じない先天異常．脊髄や脊髄神経が露出する．
脊柱	Vertebral column	129	頭蓋から尾骨まで脊椎が柱状に連なったもの．
脊柱管狭窄症	Spinal stenosis, lumbar, pes equinus	250	骨の間の空間の侵食による脊柱管，椎間孔の狭窄化．症状は馬尾の圧迫により起こり，疼痛，感覚異常，跛行などを含む．先天性の他に脊椎の退行変性の場合もある．
脊柱前弯（生理的）	Lordosis (physiological)	129, 143	頸椎，腰椎の前方に突出するカーブ．
石灰化	Calcification, calcified	193	身体組織への石灰性物質の沈着．
切削機	Mill / Milling machine	46	削り / 切り作用により材料の形を作る機器．
切除関節形成術	Resection arthroplasty	278	外反母趾の術式．
切断術	Amputation	213	四肢または身体の一部の外科的な切除．
切断部位	Amputation level	215	下腿，中足骨，前腕など切断を施術する身体の部位．
セメント式	Cemented (glued) welt	6, 7	靴の製法の1つ．靴底を接着剤で接着する．セメンテッド式．
前額面	Frontal plane	112	解剖学的な面．矢状面と水平面に垂直な面．
仙骨	Sacrum	129	脊椎の硬い基部．骨盤と関節する．
尖足	Talipes equinus	249	足部が底屈した状態の変形．つま先で接地，踵を接地しない歩行となる．
前足部免荷靴	Forefoot offloading (relief) shoe	76	足部の前方を免荷するよう設計された既製靴．
剪断力	Shear force	92, 152, 289	面と平行な方向または身体の平面に沿って働くストレス．
仙腸関節	Sacroiliac joint	129	仙骨と骨盤の間の関節．
先天性	Congenital	309	出生時より存在している状態，疾患など．
（先天性）垂直距骨	Talus verticalis	120, 247	踵骨に対し距骨がほぼ垂直である変形．矯正は手術でのみ可能．
先天性多発性関節拘縮症	Arthrogryposis multiplex congenita (AMC)	198	ほとんどの関節の先天的な不動性によって特徴付けられる症候群．
前捻	Antetorsion	128, 132	大腿骨頭，頸部の大腿顆部に対する前捻角．大腿の内捻を作る．
全面荷重型キャスト	Total contact cast (TCC)	92	よく成型され，最低限のパッドを施した取り外し不可能な膝丈のグラスファイバーもしくはプラスター性のキャスト．足底と下肢全体に全面荷重がかかる．しばしば歩行できるよう靴底を付けて装着される．
装具	Orthosis	xii	神経筋，骨格系を構造的，機能的に補正するために身体の外部に取り付ける器具．
装具学	Orthotics	xii	装具を使用し患者を治療するための科学や技術．
装具型義肢	Orthoprosthesis	302	関節の安定性を補い，同時に身体の欠損部位を補綴するよう設計された装具と義肢を兼ね備えたもの．
装具士	Orthotist		装具の設計，採寸採型や適合に必要な専門教育を受け，国家機関の認証を受けた者．米国PO認証委員会の試験に合格し，義務化された継続教育を受け，倫理規定を守って認証を維持している装具士をCO (Certified orthosist) と呼ぶ．
創の部分に窓を開けたキャスト	Window cast	93	全面荷重型キャスト同様だが，潰瘍を形成している部分に開口部があり，そこからキャストを交換する間の期間に創の状態を観察できるようにしてあるもの．
双不全麻痺	Diparesis	232	両側の不全麻痺．
足関節	Ankle joint	113, 114, 119	距腿関節．足部の距骨と下腿の脛骨，腓骨が関節する滑膜性の関節．内側，外側靱帯により補強される．
足関節全置換術	Total ankle joint replacement	298	足関節の外傷や疾患の術式と使用する医療器具．

足趾伸展装具	Toe straightening	280	通常はシリコンで製作される足趾を矯正し，伸ばす装具．
足趾装具	Toe orthosis	280	足趾の機能を助けるために設計された靴内に入れる装具．
足蹠線維腫症	Plantar fibromatosis		足底腱膜に関連する線維腫症．1 つのまたは複数のこぶ状の腫脹を生じる．疼痛を生じることもあるが，通常拘縮は生じない．
足穿孔症	Malum perforans（pedis）	290	足部の貫通性の潰瘍．
足装具学	Pedorthics	xi	疾患，先天性疾患，過用や外傷で起こった足部の障害を緩和するための整形靴，足底装具，短下肢装具の設計，製作，適合や補正．
足装具士，整形靴技術者	Pedorthist	xi	足部の問題を軽減する目的の足装具と靴型装具を製作，適合，補正する職業訓練を受けた医療専門職．
足底圧分布	Plantar pressure distribution	154	足底面にどのように圧力が分布しているかについて計測したもの．床反力系や足底圧計測機を使用して計測する．
足底腱膜	Plantar aponeurosis	121	踵骨隆起の内側から足趾に放射状に延びる線維性組織の帯．
足底腱膜炎	Plantar fasciitis	269	足底腱膜の炎症．伸長の繰り返しや踵骨隆起に付着する筋の断裂などによる．踵部痛の最も一般的な原因となる．
足底装具	Foot orthosis	44	足底装具は足部を矯正しその生理的な運動をその機能との関連において支援するために処方される．日常用語では様々な名称が使用される．インソール，インサート，足板，足底挿板，装具など．本書においては足部を支持し，足部変形を矯正または防止し，その機能を改善する装具を足底装具と呼ぶ．
足底の形状	Foot sole mold	48	靴型または足底装具に転写される足底の形状．
速度	Velocity	134	単位時間あたりの身体の移動の速さ．
足背動脈	Dorsal artery of foot	169	足部と足趾に血行．前脛骨動脈の延長．枝に内側・外側足根動脈，弓状動脈，深足底動脈がある．
足病医	Podiatrist	xi	足部のケアに特化した医師（特に米国，カナダ，オーストラリア）．
足病学	Podiatry	xi	足部のケアに関する医学（特に米国，カナダ，オーストラリア）．
側副靱帯	Collateral ligament	114, 126, 127	関節の側面をつなぐ靱帯．
足部痛風	Podagra	198	母趾の痛風による疼痛．
底面ゲージ	Border, perpendicular border to the welt	6	片足の垂直なエッジにより特徴付けられる中底
側弯症	Scoliosis	165	脊柱の側方への変形と長軸に対する回旋．
ソケット	Socket	229～231	義肢の断端を収納するインターフェイス．
組織	Tissue（biological）	115, 205	機能の同じ細胞が集まったもの．
組織ニッパー	Tissue nipper	102	組織や骨を切るのに使用される医療器具．
足根骨	Tarsus	118	足部の後部を構成する 7 つの骨．
足根骨癒合症	Tarsal coalition	319	2 つもしくはそれ以上の足根骨の線維性，軟骨性または骨性の癒合．しばしば足根骨外反扁平足に至る．
足根洞	Tarsal sinus	245, 307	踵骨と距骨の間の空間．骨間距踵靱帯を含む．
足根洞症候群	Tarsal tunnel syndrome	307	足根洞内の後脛骨神経または足底神経の圧迫による足底の疼痛，しびれやひりひりとした知覚異常．
外がえし	Eversion	161	中心から外側へ向かう前後軸上の足部回旋．

た行

第 1 Köhler 病	Köehler's（bone）disease	191	足根部舟状骨の成長期の無腐性壊死．
体幹	Trunk	126	頭部，頸部，四肢を除く身体の部分．
多軸継手	Polycentric orthotic joints	96	関節の屈曲角度により回転の中心軸が変化する継手．
大腿義足	Above-knee（trans-femoral）prosthesis		膝上（大腿）切断用の義足．
大腿骨	Femur	127	下肢に位置し，骨盤と膝の間にある身体で最も長く大きい骨．
大腿切断	Above-knee（trans-femoral）amputation	213	股関節−膝関節間の大腿骨を横断する切断．
大転子	Greater trochanter	128	大腿骨の外側近位にある骨の突出部．外転筋の停止部．
ダイナミックスプリント装具	Dynamic splinting orthosis	99	3 点固定を使用し膝の継続した屈曲拘縮の矯正を可能とする装具．

ダイナミック短下肢装具	Dynamic ankle-foot orthosis	88	使用者の運動パターンの観察に基づいて最適化されたアライメントを持つ足関節-足部用の装具. 足部の3つ(内側, 外側縦アーチ, 横アーチ)のアーチを補強し, 足底の中足骨頭, 踵骨下脂肪唇を除圧するよう設計されている.
多指(趾)症	Polydactyly	309	通常の数よりも多い手指(足趾)を持つ先天性の奇形.
脱臼	Dislocation	114, 199, 209	ある関節面の対となる関節面からの完全な転位.
縦アーチサポート	Longitudinal arch support	246, 308	後足, 中足部, 踵骨中部から第1中足骨頭までかかるアーチサポート.
縦方向	Longitudinal	119	長軸方向の. 体の長軸方向に平行な方向.
縦方向の欠損	Longitudinal deficiency	309	四肢の長軸上の身体部位の形成異常. それよりも遠位に位置する部位が存在するにも関わらず, 近位の骨の一部または全部が欠けている.
多発関節炎	Polyarthritis	37, 43	複数関節の軟骨と滑膜の炎症性疾患.
多発性硬化症	Multiple sclerosis	250	筋の制御が損なわれる中枢神経疾患.
多発性神経障害	Polyneuropathy (PNP)	291	感覚異常や運動障害を起こす末梢神経疾患で, 糖尿病性や血管炎性などの原因がある.
ダブルソーイング	Double stitch welting	6	2列の縫い目を使用して甲革を縫う靴の製法の1つ. 最初の縫い目は甲革と中底に付けたリブを縫い付け, 2つ目の縫い目は甲革とミッドソールを縫い付ける. ノルウェー式とも呼ばれる.
短下肢装具	Ankle-foot orthosis (AFO)	88	足関節と足部全体または部分を取り囲む装具
短靴	Half shoe	60	靴の甲が内・外果を覆わない浅い靴.
単軸継手	Monocentric orthotic joints / Single axis joint	96	軸が1つだけの装具または義肢の継手. 回転の軸が関節(継手)のすべての可動域で一定である継手.
単軸の	Uniaxial	96, 114	単軸の継手を形成する.
短指(趾)症	Brachydactyly	309	手指(足趾)の短縮異常.
短縮骨切り術	Shortening osteotomy	202	「骨切り術」項を参照.
弾性包帯(サポーター)	Elastic bandage	89	関節を支持するよう設計された伸縮性のある軟性装具.
断端	Stump	213	切断後に残った部位.
単不全麻痺	Monoparesis	232	一肢のみの不全麻痺.
チェックシュー	Trial shoe	61	最終製品を作る前に効果や機能を確認するために履く仮の靴.
知覚連動足底装具	Sensorimotor foot orthosis	52	足底装具に配置された特殊なエレメントを使用して筋と筋連鎖を刺激または抑制するよう設計された足底装具.
着脱	Donning and doffing	109	靴, 衣服などを装着したり脱着したりすること. 障害者にとっては重要な過程である.
着脱補助器具	Donning aid	109	装着者が義肢を装着するのを助ける器具.
チャンシー(靴)	Chung Shi shoes	81	特別に設計されたロッカーソールを備えた既製靴.
中足骨	Metatarsals	119	足根骨と足趾の間にある長管骨.
中足骨短縮症	Brachymetatarsia	309	中足骨の短縮異常.
中足骨パッド	Metatarsal pad	42	中足骨頭近位に付け, 中足骨頭を除圧, 近位で荷重を負荷するパッド.
中足痛症	Metatarsalgia	272	中足骨頭に疼痛があり, 敏感になること.
長下肢装具	Knee-ankle-foot orthosis	88, 99	膝関節, 足関節, 足部をつなぐ装具.
蝶型踏み返し	Butterfly rocker sole	40	中足骨ロッカーの変形型. 特定の中足骨頭に対し窪みとクッショニング.
腸脛靱帯症候群	Iliotibial band syndrome	308	股関節を繰り返し屈曲, 伸展したことによる腸脛靱帯の大腿骨外側上顆に対する摩擦からくる競技者に起こる過用損傷.
腸骨	Ilium	127	骨盤の上部分.
腸骨稜	Iliac crest	127	腸骨近位の骨突出部.
蝶番関節	Hinge joint	114	単軸関節.
頂点	Apex	40	解剖学では身体, 器官, 部分の頂部. 足装具学ではロッカーバー, メタタルザルバー, 踵, 靴底の幅などの頂点.
超深靴	Extra-depth shoe	xii	変形に対応するためや厚い足底装具を挿入できるようあらかじめ深く, 広く作られている靴. 米国では「Depth inlay shoe」「Depth shoe」と呼ばれる.
治療靴	Therapeutic footwear	xii, 75	既製靴では提供できない足部に対する治療効果のある靴の一般名.
治療靴(サンダル)	Healing shoe(sandal)	76	除圧できる足底装具を備えたサンダル.

椎間板	Intervertebral disc	166	2つの隣り合う椎骨の間にある線維軟骨性の構造.
椎間板ヘルニア	Herniated disc	116	
槌趾	Mallet toe	276	遠位趾節間関節の屈曲拘縮. 母趾以外の足趾のものも指す.
対麻痺	Palaplegia	242	両下肢を含む下半身の麻痺.
痛風	Gout / Uric arthritis	198	プリン体代謝の障害. 四肢の関節内部, 周囲に結晶を生じ, 関節の大規模な損傷を起こす.
月型芯	Counter	2	靴の部品. 踵部, 甲革と裏革の間に配置され靴を補強する硬い部分.
継手	Joint (prosthesis)	90, 98, 303	人工の関節.
つま先離地	Push off / Toe off	146, 147	歩行周期のうち, つま先が地面を離れる瞬間の特徴時点 (立脚期の最後の瞬間). 足部が立脚期から遊脚期へと移行する瞬間.
つまみどり移植片	Reverdin flap	206	円錐状にするために皮膚を針で持ち上げ, 得た小皮膚片.
つり込み	Lasting	65	靴の甲革を靴型に沿わせて形作る工程.
つり込みしろ	Lasting allowance	66	靴の型紙, 靴型の底面になる部分に付ける余分な材料.
底屈	Plantar flexion	122	足関節の足部底面方向の運動.
低形成症	Hypoplasia	309	ある器官や組織の成長不全または発育不良.
締結術	Cerclage	204	骨折の内固定のためのワイヤー締結法.
底側	Plantar	113	足部の底面の方向.
ティップサームスティック	Tip-Therm stick	168	温度覚を検査するのに使用するスティック状の器具.
底部踵骨棘	Plantar heel spur	269	足底部を侵す踵骨の骨棘.
定摩擦	Constant friction		継続してかかる減速力.
テーピング	Taping	89, 188	自家接着性のラップを使用した包帯法.
手痛風	Chiragra	198	手部の痛風.
トゥキャップ	Dragging toe caps	41	靴のつま先に付ける補正. 床面との摩擦を減らし, 使用者が自身で足部を上げられるようにしたもの.
凍傷	Frostbite	1, 214	低温に曝露したことによる四肢の組織損傷.
島状皮弁	Insular flap	206	足底の血行を確保するために皮膚と皮下組織または皮下組織のみから形成された伸展皮弁.
トゥスプリング	Toe spring	4	靴を構成する要素. 靴のつま先の表底のから地面までの垂直距離. 靴にロッカー機能を付加するために必要. トゥピッチ.
頭側	Cranial	113	頭部に向かう方向.
糖尿病	Diabetes mellitus	213, 282～293	インスリンの分泌不足またはインスリンに対する耐性を原因とする炭水化物, タンパク質, 脂肪の代謝障害を起こす慢性症候群.
糖尿病性神経障害性骨関節症	Diabetic neuropathic osteoarthropathy	285	糖尿病の結果生じる足部, 足関節の変形や不安定性などの複合障害. 切断に至ることもある. Charcot 関節とも呼ばれる.
糖尿病足症候群	Diabetic foot syndrome (DFS)	282	感染, 潰瘍, 神経原性骨関節症などの複数の糖尿病性足部疾患が現れているもの. このような足部潰瘍の原因として最も重要な要素は末梢神経障害, 運動神経障害に関連する足部変形, 足部の微小な傷害, 末梢血管症である.
糖尿病用フットベッド	Diabetes-adapted footbed (DAF)	44, 48	糖尿病性の足部障害を保護するのに適したパッドなどの複数の層からなる足底装具. 潰瘍を起こしているなど重症な例に処方される.
糖尿病用保護靴	Diabetes-adapted footwear / Diabetic footwear	78	糖尿病足を保護するのに適した構造を持つよう調整された靴型装具. 除圧, 負荷軽減戦略を用い, 足底潰瘍の治療, 再発を防止する設計を組み込んでいる. 潰瘍を起こしているなど重症な例に処方される.
トゥバー	Toe bar	53	足部の中央部分がつま先を圧迫することを防ぐための靴のパーツ. 足部が前後に伸びた状態を維持する.
トゥボックス	Toe box	4	靴のつま先内部の空間.
動脈閉塞症	Arterial occlusive disease (AOD) / Occulusive arterial disease	105, 213, 282	動脈の閉塞を起こす疾患. アテローム性動脈硬化症など.
動力学	Kinetics	137	身体の運動を起こす, または変化させる力についての研究.
トゥロッカー	Toe-only rocker	40	伝統的なロッカーバーの変異型. ウェッジヒールやウェッジソールと組み合わせることが多い. 中足骨頭部より近位の荷重を増やし, 立脚中期を安定させる. また足趾の背屈の必要性を減少させる. 強剛母趾, 槌趾, 中足骨頭部潰瘍などの際に処方される.
トーマスヒール	Thomas heel	34	内側を前方に延長したヒール. 翼のような形状をしている.
特殊既製靴	Specialized footwear	75	糖尿病, スポーツなど特定の用途のため設計された靴の大まかに定義された用語.
特殊靴	Orthopedic shoe	xii	カスタムメイドの整形靴を表す言葉.

特殊靴型	Original last	5	足部の採型から作られ，その上に特殊靴を作り込むための靴型.
凸	Convex, convexity	40	外向きのカーブまたは膨隆. 凹の逆.
取り外し可能なキャストブーツ・ウォーカー	Removable (cast) boot/walker	89	既製の取り外し可能な膝丈のブーツ. ロッカーバー，内面のパッド，調整可能な足底装具（または製作した足底装具への取り換え）が可能で，全面荷重を得ることができる.
取り外し不可能な全面荷重型キャスト	Non-removable (cast) walker	89	取り外し可能なものと同様だが，グラスファイバー製のキャストが全体に巻き付けられており，取り外しができない. 簡易型全面荷重型キャスト.
トルク	Torque	85, 134	てこの腕に働く回転力の効果.「モーメント」項を参照.
トルクヒール	Torque heel	36	踵が接地した際に足部が内転もしくは外転する効果を持つヒール.
トレッドミル分析	Treadmill analysis	149	トレッドミルを使用する患者の運動の分析. 多方向の動画の分析も可.
ドローストリング	Drawstring	8	引き穴を通して紐を引き，末端で結ぶもの.

な行

内旋	Rotation, internal	162	身体に対して内に向かう回旋.
内側	Medial	113	身体の中心に向かう方向.
内側楔	Medial rim elevation		ヒールまたは靴底の内側縁を上げる靴の補正.
内側方向ロール	Medial triangular rocker sole	40	内側のストレスを軽減するよう設計されたロッカーソールの類型.
内転	Adduction	160	中心線，四肢の軸線に向かうような身体部分の運動.
内転筋	Adductor	122, 129	身体の中心に向かうような運動を起こす筋.
内転足	Pes adductus	265	前足部の内転. 病的足部変形.
内軟骨腫	Enchondroma	193	骨幹端部での軟骨の良性増殖.
内反	Varus	161	地面に鉛直な垂線から内に外れる傾斜，角度変異.
内反矯正靴	Anti-varus shoe	77	内反変形を矯正する目的で製作された靴. スタビリティシュー.
内反膝（O脚）	Bowlegs	127, 132, 162	正常な大腿-脛骨角が前額面において内反する変形.
内反尖足	Pes equinovarus / Talipes equinovarus	261	身体の中心に対し踵骨が内に倒れ，足部が底屈した変形. 足部の内側が上がり（回外），下腿の軸に対して内旋（内転）する. またこのタイプの変形では縦アーチは上がり（凹足），足部は尖足位（底屈）にある.「舟底足」も参照.
内反足	Clubfoot, Pes adductus, Talipes varus	253, 261	踵部が下腿の中心から内に倒れる足部変形. 先天性と後天性のものがある.
内反足矯正装具	Tschanz clubfoot orthosis	263	内反足の機能的治療のためのダイナミック装具.
内部固定研究協会	Arbeitsgemeinschaft für Osteosynthese-fragen (AO)	160	
内部切断	Inner amputation	219	内部での切断.
中折れ型靴型	Fold cut	5	大量生産型の靴型. 抜き出しやすいように内部機構がある.
中折れ式靴型	Hinged last	5	継手により折れるように設計された靴型.
中底（インソール）	Inner sole / Insole	xi, 2	足部の下に直接位置する靴内の底. 靴の製造においては，中底は直接靴型の下に取り付けられ，甲革はこの中底の底面につり込まれる. 手縫いの靴では中底は細革に縫い付けられる. 一般用語では中底を示すインソールは足底装具の同義語として使用される.
生靴型	Raw last	33	最終的な外形を作る前の靴型の状態.
鞣し	Tanning	14	動物の生皮を皮革にする工程.
軟骨異栄養症	Chondrodystrophy	192	軟骨の異常な成長によって特徴付けられる先天性疾患.
軟骨肉腫	Chondrosarcoma	193	軟骨細胞やその原細胞からの悪性腫瘍. 類骨の形成は欠く.
軟骨無形成症	Achondroplasia	192	軟骨の骨化が障害される常染色体優性異常. 体幹は正常だが，四肢が短縮した小人症を起こす.
軟性装具	Soft orthosis	97	線維や柔軟性のある素材で作られた装具. ブレースと呼ばれることもある.
軟性足底装具	Soft cushioning orthosis	44	軟らかいパッドの入った足底装具.
ニーブレース	Knee brace (soft)		膝装具のかつての呼び名.「膝装具」項を参照.
二重殻構造の装具	Double shell orthosis	94	Charcot足に対応し，支持するよう設計された安定性のあるブーツ. 前面の殻が短い背面の殻にしっかりとストラップで結び付いている.

用語集　343

二層型の靴	Double level shoe	302	靴の上にある靴．靴の上に靴を配置し，脚長差調整に用いる．
二分脊椎	Spina bifida	242, 261, 268	脊柱の先天性奇形を原因とする麻痺．
二分割型靴型	Two-part last	5	短靴の靴型によく使用される．インステップ部が楔型に外れる．
ニューロパチー	Neuropathy	282	「神経障害」項を参照．
ネジ切り	Theading	204	ボルトやナットにネジ山を切ること．
ネジ固定	Screw bone fixation	201〜203	ネジによる骨の外科的な固定．
熱硬化性樹脂	Thermosetting resin	19	加熱により硬化する樹脂で接着に使用される．
捻挫	Sprain, distorsion	190	突発的で激しい関節の捻転．
脳卒中	Stroke	213, 282	脳血管障害．閉塞した血管による虚血や脳内の出血．

は行

バイオメカニクス	Biomechanics	96, 112, 134	機械的な法則を生物学的な構造に適用すること．
背屈	Dorsal flexion	122	足関節，矢状面上で足部を上向きに上げる運動．
背側	Dorsal	113	背側に属する．後部に位置する．
ハイデルベルク装具	Heidelberg spring		軟性短下肢装具の同義語．
履き口	Throat	76〜78	靴の部分の名称．パンプスの履き口前方から踵に伸びる開口部．
履き口のクッション	Padding on edge	77	靴の甲革の履き口の周囲に付けるクッション．
跛行，血管性	Claudication, vascular	169	血行が障害されたことによる下肢の痛み．活動に伴い起こる．
バックル留め	Backle closure	8	ストラップの穴に留まるプラスチックまたは金属製のバックルピンを使って靴を留める方法．
発生率	Incidence	83	一定の期間内に起こる新しい症例の数．
パッド	Pad	42, 46	身体部位や関節に対し体表に垂直な力を加える装具のパーツ．
バランス，立位の	Balance, posture	139	立位，歩行，走行，座位，立ち上がりなど静止状態または動作状態で身体，四肢のアライメントを調整し，重心を支持基底面内に維持する能力．
半踵骨切除術	Hemi-calcanectomy	221	踵骨の半分の切除．
半整形靴	Semi-orthopedic shoe	xii	患者の要求に合わせて調整が可能な整形外科的機能を持った既製靴．または既製の部品を組み合わせて患者のために特に作られた靴．
反張膝	Genurecurvatum	99	反張した膝関節．ポリオによくみられる．
バンデージ靴	Bandage shoes	76	早期の運動や歩行を可能にするためにデザインされた治療靴．通常，包帯を巻いた状態や装具を付けた状態で装着できるよう，内部が広い．
ハンマートゥ	Hammer toe	276	足趾の基節骨が伸展し，それより遠位の足趾が屈曲した状態にある変形．鉤爪のような形状となる．
ヒール	Heel	68	靴の底部に別々に，または一体として組み込まれたパーツ．
ヒールガース	Heel girth	4	靴型の周囲を計測する周径の1つ．
ヒール拡幅	Heel widening		ヒールの周囲を拡張する靴の補正．
ヒールの積み上げ	Heel lift	38	ヒールの積み上げを構成する一層の皮革またはその他の層．脚長差の調整に用いる．
ヒールの延長	Heel extension	34	靴の機能的補正の1つ．
ヒールの後方延長	Dragging heel	35	靴のヒールを後方に延長し，踵接地を早期に起こさせると同時に靴の支持基底面を広くするよう設計された靴の部品．
ヒールブロック	Heel block / Block	34, 68	靴底のヒール部．
ヒールローリング	Rocker heel	35	明確に決められた頂線を持つ丸く整えられたヒールを持つ補正．
皮下組織	Subcutaneous tissue	117	真皮のすぐ下にある結合組織層．
皮下の	Subcutaneous	117	最も外層の皮膚の下の組織層を表す形容詞．
ピクトグラム（絵表示ラベル）	Footwear labelling	8	EUにおいては市場で販売される靴の主な部品はその素材をラベル表示するという規定がある．
腓骨	Fibula	127	膝と足首の間にある2つの骨のうち，より小さく外側にあるもの．
尾骨	Coccyx	129	脊椎の末端部で尾椎が癒合したもの．一体の小さな三角形の骨である．
膝関節	Knee joint	125	大腿骨と脛骨の間の関節．大腿骨と膝蓋骨の関節も含む．

膝関節瞬間回転中心	Instantaneous center of rotation of knee / Knee pivot point Nietert	149	ある身体の固体部分がある身体の固体部分の周囲を回転する際には，それぞれの瞬間においてその回転の中心軸を決めることができる．バイオメカニクスの教授である Manfred Nietert はそれを ICR（instantaneous center of rotation）と呼んでいる．
膝関節離断術	Knee disarticulation	310	膝関節での下肢の切断．
膝固定用装具	Knee-stabilizing braces	96	「膝不安定用装具」項を参照．
膝下切断	Below-knee amputation		膝関節と足関節の間での下肢切断．下腿切断．
膝装具	Knee orthosis	96	膝関節周囲を取り囲む装具．
膝不安定用装具	Knee instability orthosis	98	膝の機能不全に対して治療を行うための装具．
皮質骨	Cortical bone	113	中身の詰まった硬い骨の表層をなす骨．緻密質．
ビスポーク靴	Bespoke shoe	xii	カスタムメイド整形靴にあたる英国での同義語．
肥大	Hypertrophy	166	その器官を構成する細胞のサイズが大きくなったことによる器官やその一部の拡大または過成長．
皮膚	Skin（anatomy）	117	表皮と真皮で構成され，皮下組織の上にある身体の外皮．
皮膚移植片	Split skin graft	117, 206	表皮といくらかの真皮からなる移植片．
皮膚分節	Dermatome	116	単一の脊髄後根の求心性神経線維に支配される皮膚の区域．デルマトーム．
皮片	Skin flap	206	皮膚の欠損を補う移植片として使用する表皮，真皮，皮下組織を含む組織片．
標準靴	Regular shoe	xii	特定の治療効果のない大量生産の靴．整形外科的機能のない工業生産された靴．在来型の靴．
標準治療靴	Standard therapeutec shoe	xii	使用者の足部にあらかじめ適合させていないプレハブ式の治療靴．
表皮	Epidermis	117	皮膚の最も外側で血管のない層．
疲労骨折	Fatigue fracture	83, 208, 308	異常なまたは繰り返しのストレスによる骨折．
ピンオール	Pin awl	12	靴の製作に使用される先の尖った工具．
不安定性	Instability	34〜36, 94	損傷した関節においては筋力や外力がかかった場合にそれに適合することができない．姿勢の不安定性は身体のバランスや重心を維持することができないことから生じる．
フィンナミック（靴）	Finnamic shoe	81	軟らかく，衝撃を吸収した踵接地を作り，滑らかで自然な踏み返し運動を起こすよう設計されたポリウレタン製のロッカーソールを持つ靴．
フォイルテスト	Foil test	196	選択した差心，後足部が矯正された内反位にあるかをみるテスト．
フォーム材	Foam	16	多孔性の樹脂（軟性，硬性のポリウレタン発泡樹脂）．
複合素材	Composite material	22, 49	個々の素材の機能を超えるよう基材と補強材を組み合わせたもの．通常，基材の強度と硬さを高める補強材には繊維が使用される．
副骨	Accessory bones	190	患者によってみられ，X線写真で観察可能な手根骨，足根骨に隣接する小骨．
副子	Splint	92, 264	「スプリント」項を参照．
浮腫	Edema	125	腫脹．軟部組織での体液の滞留．
浮腫，断端の	Window edema	7, 89	接触をしていない部分に浮腫が生じること．
不全片麻痺	Hemiparesis / Paraparesis	166, 232	半身の筋の虚弱または部分麻痺．
2つの機能を持つソール	Two-part- function sole	82	管理された足部の三次元的な動きを許すよう設計された靴底．TPF．
普通靴	Ordinary shoe	xii	「標準靴」項を参照．
フットケア	Professional foot care	101	足部の健康と機能維持に関連する分野．
フットプリント	Blueprint / Footprint / Foot impression	30, 45, 52, 54	足の接地面，圧の増加部を計測し，足部の採寸に使用される計測法．通常，石膏またはキャストを巻いて型取りした足の陰性モデルで，立位で採型した静的なモデルは足装具学ではいまだに最も重要な技術である．
フットベッド（足底装具）	Footbed, foot bedding	48, 196	通常は取り外し可能な靴内に挿入する装具．靴がその上で安定し，快適で隔離された状態にする．
舟底足	Rocker bottom foot	249	距舟関節が脱臼したことによる，底部に突出した外反足．個々の原発性の変形または常染色体の三染色体性に関連しても起こる．内反尖足が横方向に崩壊したことによっても舟底状の変形に至ることもある．これも舟底状変形と呼ばれる．
船底ロッカー	Rocker bottom	40	歩行周期を補助し足部，足関節の特定の部位を除圧するために設計された様々な位置に頂点を持つ補正．

部分除圧靴	Partial pressure relief shoe	76	部分的な圧力を除圧するよう設計された靴.
踏まず芯	Shank	2	ヒールの前面から中層骨頭近位までのしっかりとして硬く，動かない靴の部位. 足底腱膜を支持する.
プラスタゾート	Plastazote	17, 198	微小発泡性のポリエチレンフォーム素材. 義肢装具ではパッドに使用.
フラット型	Flat	5	靴型の形状について言及する場合，平らな形状. 外観はエレガントだが，母趾の爪甲が甲革に当たらないよう十分な空間を必要とする.
プラトー（台地）	Plateau	5	フォーマル，エレガントな靴に適した靴型の形.
フランソワ・ショパール	Chopart François	119	フランス・パリの医師(1743〜1795)
プリプレグ	Pre-preg	91	加熱成形した後に硬化するよう設計された繊維入りの熱硬化性樹脂.
フル型	Full	5	靴型の形状について言及する場合，特にスポーツ靴に適するもの.
ブルドッグ型	Bulldog	5	職業靴やハイキング靴に適した靴のつま先の形.
プレート骨接合術	Plate osteosynthesis	211	プレートを用いた骨折の外科的固定.
フレーム義足	Frame prosthesis	230	ショパール断端に適合する義足.
フレンチサイズ	Paris point	321	靴のサイズシステムの1つ.
プロプリオセプション	Proprioception	140	身体部位の空間内での位置や運動に関する感覚. 固有感覚.
分割型の靴型	Last division	5	靴型を抜き出しやすいよういくつかの部分に分けたもの.
閉塞性血栓血管炎	Thromboangiitis obliterans	214	下肢に初発する血管の炎症性，閉塞性疾患.
ベルクロ	Velcro	8	靴紐などを使用しない靴の留め方の1つ. ベルトに組み込んだフックとループを利用して押し付けると留めることができる.
変形	Deformity	309	身体の部位もしくは構造の機能に影響する形態の変形または歪み. 骨格または関節の矯正可能または不可能なアライメントの異常.
片側の	Unilateral	232	片側のみの. 両側の対義語.
胼胝	Clavus	103, 276	鶏眼. 靴内の皮膚にかかる圧力からくる皮膚ケラチンの硬化と肥厚.
扁平足	Flat foot / Pes planus	153, 244	縦アーチの高さが低下する足部変形.
片麻痺	Hemiplegia	166	半身の麻痺.
ポインテッドトゥ	Pointed toe	3, 5	つま先が尖っている靴型の形.
棒義足	Peg leg	231	足部のない義足.
方向ロール	Triangular rocker bar/sole	40	足部の運動を外側または内側に変えるために設計されたロッカー底.
ボールライン	Ball line	2	中足骨頭部での靴底の幅.
補強材（芯材）	Reinforcement material	16	より強度や安定を増すための機械的特性の補正を行うことができる補強用繊維やマトリクスを含んだ素材.
歩行	Gait	134, 146	人の四肢を利用して達成される運動(歩行，走行など)
歩行周期	Gait cycle	134, 146	初期接地からつま先離地を経て次の同側の初期接地までの一連の下肢と足部の運動.
歩行能力	Waling ability	158, 223	人の足部を前進させる能力. ISPOにより生活の質の要素として定義されている.
歩行分析	Gait analysis	146	歩行パターンの計測と解釈.
歩行連鎖	Gait sequence		歩行周期を構成する一連の運動の流れ. 「歩容」項も参照.
保護靴	Protective footwear	78	足部に装着する個人用保護器具
母趾	Hallux, halluces	112	足の親指.
ポストポリオ症候群	Post-polio syndrome	199	ポリオの治癒後にみられる原因不明の症状群.
細革	Welt	2, 6, 67	甲革と靴底をつなぐ靴のパーツ.
ボトムアップ式の制御回路	Bottom-up feed back system	143	低い階層レベルからの刺激を受け，静止立位やバランスの改善に使用される神経回路.
ボナーイエガー関節線	Bona–Jaeger joint line	120, 216	前足部切断に使用される関節線. 舟状骨と内側楔状骨の間を通る.
歩幅	Stride length	146	歩行の距離要素. 一側の足底接地から同側の次の足底接地間の距離.
歩容	Gait pattern	158	歩行の特徴
ポリウレタン	Polyurethane	7	甲革，靴底，化粧革その他の靴の部品，また装具にも使用される素材.
ポリエステル	Polyester	109	熱硬化性の化学樹脂で，化学繊維や樹脂注型に用いられる.
ポリオ	Poliomyelitis	199	ポリオウイルスが脊髄の前角細胞に感染したことによる麻痺.

本底（表底）	Outer sole	2	靴の底部にあり，直接地面に接する部分．

ま行

マッケイ式	Blake-stitched / Inside-stitched	7	甲革を機械で中底，アウトソールに取り付け，縫い付ける靴の製法．
末梢神経系	Peripheral nervous system	115	神経系の一部であり，脳と脊髄の外の神経と神経節からなる．
末梢神経麻痺	Peroneal palsy		一般的な末梢神経による筋の運動機能の喪失．下垂足．
末梢動脈閉塞症	peripheral arterial occlusive disease （PAOD）	105	末梢動脈閉塞症
麻痺	Palsy / Paralysis	166, 232, 242	筋や筋群の麻痺．神経筋部位を原因とする運動機能の喪失または障害．
麻痺用ブーツ	Paralysis boot	77	麻痺による障害を補うために製作された靴．
慢性動脈閉塞症	Chronic occlusive arterial disease	213	血流の低下に至る動脈の閉塞または狭小化．
ミクリッツ線	Mikulicz line	127	2つの面により形成される角度．その1つは大腿骨頭の長軸を通り，もう1つは骨幹部の長軸を通る．通常角度で表される．ミクリッツ角．
ミッドソール	Midsole	2	靴の部品．細革と表底の間に位置する．
無指（趾）症	Adactyly	309	手指，足趾が欠損する発達期の障害．
無肢症	Amelia	309	先天的な単肢もしくは複数肢の欠損．
メタタルザルバー	Metatarsal bar	40	中足骨頭部近位で前足部全体を横切るバー．中足骨頭部を除圧し，それより近位で荷重を負荷することを目的とする．
メタタルザルロッカー	Metatarsal rocker	255	中足骨頭部を除圧し，中足骨頭，前足部に支点を作って歩行を補助する靴の補正．
網膜症	Retinopathy	282	視野の中に光視症を伴う盲点が生じるという特徴を持つ症候群．検視鏡で見てもわずかな変化しか見えない．
モカシン	Moccasin	6	軟らかくしなやかな一体型の甲革によって特徴付けられる靴もしくはスリッポン．一枚革の手袋のように甲革は足底を包んでいる．
モノフィラメントテスト	Monofilament touch test / Semmes–Weinstein Test	167	患者の表在感覚をテストするため，柔軟性のあるモノフィラメントを皮膚に垂直に約1.5秒押し付けるテスト．
モビライザー	Mobilizer	1	工業的に製作された前足部義肢．
モンドポイント	Mondpoint, shoe size	321	cmまたはmmを単位とする靴のサイズシステム．

や行

夜間装具	Night splint	275	夜間に使用する装具．
遊脚期	Swing phase	147	下肢が地面に接していない状態にある歩行周期中の相．
遊脚終期	Terminal swing	147	歩行周期中の遊脚期の終わりの部分．
遊脚初期	Initial swing	147	足部が床面を離れた時点に始まり，下肢の膝関節が最大屈曲に達した時点で終わる歩行周期中の下位相．
遊脚中期	Mid swing	147	歩行周期中の遊脚期の下位相．膝関節が伸展を開始した時点に始まり，股関節が最大屈曲に達した時点で終わる．
有痛性骨萎縮症	Algodystrophy	197	複合性局所疼痛症候群の以前の呼び方．通常，四肢に発症する慢性通痛症候群．強い灼熱痛，皮膚の色や質感の変化，皮膚温の上昇，過敏，発汗や浮腫などの特徴がある．
床反力	Ground reaction force	135	立脚期の一時点に足部により地面にかかる力の反力．
床反力装具	Floor reaction orthosis		床反力を利用し，膝関節伸展の安定性を補助する装具．
ユニバーサル継手	Universal joint	120	長軸に沿った回旋を可能とする機械式リンク．互いに直交する2つの面での屈曲が可能．
ユフテ革	Juchten leather	15	防水性があり，柔軟で強い匂いのある牝牛の革．柳の樹皮で鞣され，バーチ油を含浸させてある．甲革に用いる．
陽性モデル	Positive foot model / Plaster positive	31, 48	足装具を成型するのに使用される足部のモデル．石膏包帯で製作された身体部位の三次元的な複製．
羊膜索症候群	Amniotic constriction band	313	子宮内の胎児を取り巻く羊膜でできた紐状の索．先天性の変形や切断の原因となることがある．
翼状ヒール	Wing heel	251	「トーマスヒール」項を参照のこと．

横アーチ	Transverse arch	186	第1〜5中足骨による形成されるアーチ.
横止め髄内釘	Interlocking nail	204	安定性を向上させるため釘の穴を通して横に止める骨折の内固定.

ら行

らい病	Leprosy	198	らい菌によって引き起こされる慢性感染症の過去の名称. 現在はHansen(ハンセン)病と呼ばれる.
ラミネーション	Laminate / laminating	18	一般的な基材に強度を与えることのできる靴または靴型の製作方法.
卵関節	Eggjoint		「楕円関節」を参照.
ランニング用装具	Running orthosis	84	ランニング, ジョギングのための装具. 衝撃を吸収し, 安定させる.
リウマチ足	Rheumatic foot	294	関節リウマチとそれに随伴する症状が足部に現れる複合徴候.
リウマチ性血管炎	Rheumatoid vasculitis/Vasculitis rheumatoid	214, 295	リウマチに関連する血管炎. 小・中サイズの血管を侵し, 長期にわたって罹患している患者では一般的に起こる. リウマトイド結節,
リウマチ対応足底装具	Anti-rheumatic footbed	16	リウマチの治療に使用される足底装具.
リスフラン関節線	Lisfranc line	119	足根中足関節での関節離断が施術される境界線.
リスフラン切断	Lisfranc amputation	216	足部の部分切断. 足根中足関節での離断.
立脚期	Ground contact phase/Stance phase	120, 146	下肢が地面に接した状態にある歩行周期中の相. 初期接地から立脚中期で足部をアンロックし衝撃を吸収するとともに地面の不整に適応する.
立脚中期	Mid stance	147	歩行周期中の立脚期の下位相. 逆側の足が遊脚期に入った時点に始まり, 踵が離床した時点で終わる.
リブ	Rib	6	中底に切れ込みを入れることによって作る縫いしろ.
隆起	Tuberosity	120	骨の突出部. 筋の起始または停止部. 踵骨隆起, 坐骨結節など.
リング式固定具	Pohling, ring orthosis	204	小児の痙性を持つ外片扁平足を合併した尖足を矯正する装具.
類骨骨腫	Osteoid osteoma	193	小さく, 良性の, しかし疼痛を発生する海綿骨の球状の腫瘍. 四肢や脊椎に多く発生し, 若年者に多い.
列	Ray	119	中足骨または中手骨とそれに関連する足趾, 手指.
裂足	Cleft foot	314	第3・4趾の間が中足骨部まで分かれている先天性足部奇形.
レバーアーム	Lever arm	121	てこの原理を働かせるための調整.
六指(趾)症	Hexadactyly	309	手指または足趾の6つ目の指(趾)の発生.
ロシア革	Russia leather	15	「ユフテ革」項を参照.
ロッカー	Rocker	34	歩行の特徴を変化させる靴底に施す補正.
ロッカーソール	Rocker sole	39	足部の荷重を調整し, 踏み返しを助けるよう施した馬蹄形の靴底.
ロッカーソール (フル)	Rocker sole (full)	39	中足骨頭, 前足部に支点を作って歩行を補助し, その部分に除圧を施すことを目的とした靴の補正. 踵からつま先への滑らかな移行を作る補正も組み合わされており, 足部の自然な踏み返し運動を助ける. 靴底にロッカーバーの施されているものか, 靴底に補正を加えて丸みを付ける(丸みの頂点は中足骨頭近位に付ける). 踵からつま先までのロッカー.
ロッカーバー	Rocker bar	40	中足骨頭近位に頂点を持つバー. 屈曲を起こす代わりにローリングを起こす. 足部の荷重分布を調整する.
ロッカー靴	Rocker shoe		足部の荷重を調整し, 踏み返しを助けるよう靴底やヒールの調整を施した靴. 立脚後期で靴そのものが転がり, MP関節を伸展しなくとも踏み返しが起こる.
ロフストランド杖	Lofstrand crutch	184	身体を支持し安定させる歩行補助器具.

欧和対照一覧

用語集の欧語をアルファベット順に並べるとともに，対応する和語を示した．

A

Abduction	外転
Above-knee amputation	大腿切断
Above-knee prosthesis	大腿義足
Acceleration	加速度
Acceleration phase	加速期
Accessory bones	副骨
Achilles tendon	アキレス腱
Achillodynia	アキレス腱痛症
Achondroplasia	軟骨無形成症
Adactyly	無指(趾)症，欠指(趾)症
Adduction	内転
Adductor	内転筋
Adipose	脂肪
AFO	短下肢装具
Agonist	主動筋
Aircast	エアキャスト
Akin osteotomy	Akin 骨切り術
Algodystrophy	有痛性骨萎縮症
Allgoewer orthosis	Allgoewer 免荷装具
Amelia	無肢症
Amniotic constriction band	羊膜索症候群
Amputation	切断術
Amputation level	切断部位
Amyotrophic lateral sclerosis	筋萎縮性側索硬化症
Angiography	血管造影
Ankle bandage	足首用バンデージ
Ankle joint	足関節
Ankle support	アンクルサポート
Ankle-foot orthosis(AFO)	短下肢装具
Antagonist	拮抗筋
Antetorsion	前捻
Anti-rheumatic footbed	リウマチ対応足底装具
Anti-varus shoe	内反矯正靴
Apex	頂点
Arbeitsgemeinschaft für Osteosynthesefragen(AO)	内部固定研究協会
Arch supporting sole	アーチサポート底
Armstrong classification of DFS	Armstrong による糖尿病足症候群の分類
Arterial occlusive disease (AOD)	動脈閉塞症
Arthritis	関節炎
Arthrodesis	関節固定術
Arthrogryposis multiplex congenita(AMC)	先天性多発性関節拘縮症
Arthroplasty	関節形成術
Arthroscopy	関節鏡検査
Ataxia	運動失調
Atherosclerosis	アテローム性動脈硬化症
Athetosis	アテトーゼ
Atrophy	萎縮
Autonomic nervous system	自律神経系
Axial misalignment	軸アライメント不良

B

Babinski reflex	Babinski(バビンスキー)反射
Backle closure	バックル留め
Back-levering effect	後方てこ効果
Back-shifted rocker bar	後ろ寄りのロッカーバー
Baise, talus repositioning ring orthosis	距骨リング装具

Balance, posture	バランス，立位の
Ball joint	球関節
Ball line	ボールライン
Bandage shoes	バンデージ靴
Bechterew heel spur	Bechterew 踵骨棘
Becker's muscular dystrophy	Becker 型筋ジストロフィー
Below-knee amputation	膝下切断
Bespoke shoe	ビスポーク靴
Biomechanics	バイオメカニクス
Blake-stitched	マッケイ式
Block	ヒールブロック
Blount's clips	クリップ
Blueprint	フットプリント
Bobath therapy	ボバース療法
Bona-Jaeger joint line	ボナ-イエガー関節線
Bone Scintigraphy	骨シンチグラフィ
Border, perpendicular border to the welt	底面ゲージ
Bottom-up feed back system	ボトムアップ式の制御回路
Bowlegs	O 脚(内反膝)
Brachydactyly	短指(趾)症
Brachymetatarsia	中足骨短縮症
Braune, gait analysis	Braune 歩行分析
Buerger-Winiwarter disease	Buerger 病
Buffer heel	クッションヒール
Bulldog	ブルドッグ型
Butterfly rocker sole	蝶型踏み返し

C

Calcanectomy	踵骨切除術
Calcaneonavicular coalition	踵舟状骨癒合症
Calcaneus	踵骨
Calcification, calcified	石灰化
Calf	下腿三頭筋
California	カリフォルニア式
Caliga, military footwear	カリガ(ローマ式サンダル)
Cancellous bone	海綿骨
Cast shoe	キャストシューズ
Cast(negative concave)	陰性モデル
Casting and measurement taking	採寸と採型
Cemented (glued) welt	セメント式
Cerclage	締結術
Cerebral palsy, infantile	小児脳性麻痺
Cervical spine	頸椎
Charcot foot	Charcot 足
Charcot joint	Charcot 関節
Charnley hip prosthesis	Charnley 股関節置換術
Cheilectomy	カイレクトミー(唇切除術)
Chevron osteotomy	シェブロン骨切り術
Chiragra	手痛風
Chondrodystrophy	軟骨異栄養症
Chondrosarcoma	軟骨肉腫
Chopart	
——, dislocation fracture	ショパール関節脱臼骨折
——, François	フランソワ・ショパール
Chopart amputation	ショパール切断
Chopart joint	ショパール関節
Chronic occlusive arterial disease	慢性動脈閉塞症
Chung Shi shoes	チャンシー(靴)
Claudication, vascular	跛行(血管性)
Clavus, clavi	胼胝

Cleft foot	裂足
Clubfoot	内反足
CO（Certified orthosist）	装具士
Coalition	（骨）癒合症
Coccyx	尾骨
Collateral ligament	側副靱帯
Comfort shoes	健康靴
Complex regional pain syndrome（CRPS）	CRPS 症候群
Composite material	複合素材
Compression foam	印象材
Compression therapy	加圧治療
Computed tomography	コンピュータ断層撮影
Condyle	顆部
Condylectomy	関節顆切離術
Condyloid joint	顆状関節
Congenital	先天性
Connective tissue	結合組織
Constant friction	定摩擦
Conventional shoe	在来型靴
Convex, convexity	凸
Cork	コルク
Corn(s)	鶏眼
Coronal plane	冠状面
Corrective footwear	矯正靴
Cortical bone	皮質骨
Counter	月型芯
Covers	カバー
CP（Certified prosthesist）	義肢士
CPO（Certified Prosthesist-Orthosist）	義肢装具士
Cranial	頭側
Criss cross lacing	交差結び
Cushioning	クッション
Custom orthotic footwear	カスタムメイド整形靴（靴型装具）
Custom orthotic footwear	カスタム整形靴
Custom-made, fabricate	カスタムメイド
Custom-made shoe	カスタムメイド靴

D

Deceleration	減速
Deceleration phase	減速期
Deformity	変形
Depth inlay shoe, Depth shoe	超深靴
Dermatome	皮膚分節（デルマトーム）
Diabetes mellitus	糖尿病
Diabetes-adapted footbed（DAF）	糖尿病用フットベッド
Diabetes-adapted footwear	糖尿病用保護靴
Diabetic foot syndrome（DFS）	糖尿病足症候群
Diabetic neuropathic osteoarthropathy	糖尿病性神経障害性骨関節症
Diaphysis	骨幹部
Digitus minimis pedis	小趾
Diparesis	双不全麻痺
Disability	障害
Disarticulation	関節離断
Dislocation	脱臼
Distal	遠位
Donning aid	着脱補助器具
Donning and doffing	着脱
Dorsal	背側
Dorsal artery of foot	足背動脈
Dorsal flexion	背屈
Double level shoe	二層型の靴
Double shell orthosis	二重殻構造の装具
Double stitch welting	ダブルソーイング

Dragging heel	ヒールの後方延長
Dragging toe caps	トゥキャップ
Drawstring	ドローストリング
Dry gangrene	乾性壊疽
Duchenne's muscular dystrophy	Duchenne 型筋ジストロフィー
Duchenne's sign	Duchenne 徴候
Dupuytren's contracture	Dupuytren 拘縮
Dynamic ankle-foot orthosis	ダイナミック短下肢装具
Dynamic splinting orthosis	ダイナミックスプリント装具
Dysmelia	肢異常

E

Easypreg	イージープレッグ
Ectromelia	欠肢症
Edema	浮腫
Eggjoint	卵関節
Elastic bandage	弾性包帯（サポーター）
Electromyography	筋電図
Enchondroma	内軟骨腫
Epidermis	表皮
Epiphysis	骨端（骨頭）
Epuinovalgus foot deformity	外反尖足
Equilibrium	均衡
Ethylene vinyl acetate（EVA）	エチレンビニールアセテート
Eversion	外がえし
Ewing's sarcoma	Ewing 肉腫
Exostosis	外骨腫
External fixation	外固定
Extra-depth shoe	超深靴
Extremity, upper	上肢

F

Fatigue fracture	疲労骨折
Femur	大腿骨
Fibula	腓骨
Final level amputation	最終切断レベル
Finishing piece	仕上げ用品
Finnamic shoe	フィンナミック（靴）
Flaccid paralysis	弛緩性麻痺
Flat	フラット型
Flat foot	扁平足
Flexion	屈曲
Flexor	屈筋
Floor reaction orthosis	床反力装具
Foam	フォーム材
Foil test	フォイルテスト
Fontaine classification	フォンテーヌ分類
Foot gymnastics	足の運動
Foot impression	フットプリント
Foot orthosis	足底装具
Foot sole mold	足底の形状
Footbed, foot bedding	フットベッド（足底装具）
Footprint	フットプリント
Footwear	靴
Footwear labelling	ピクトグラム（絵表示ラベル）
Forefoot offloading（relief） shoe	前足部免荷靴
Frame prosthesis	フレーム義足
Frank Schievink, temporary prosthesis	Frank Schievink による仮義足
Freiberg's infraction	Freiberg 病
Frontal plane	前額面
Frostbite	凍傷
Full	フル型
Functional amputation level	機能的切断レベル
Functional soft orthosis	機能的軟性装具

Functional soles	機能的なソール

G

Gait	歩行
Gait analysis	歩行分析
Gait cycle	歩行周期
Gait pattern	歩容
Gait sequence	歩行連鎖
Gangrene	壊疽
Ganter Aktiv shoe	ガンターアクティブ（靴）
Genurecurvatum	反張膝
Ghillie style	ギリー型
Giant cell tumor	巨細胞腫
Giantism	巨人症
Girdlestone procedure	Girdlestone による股関節切除術
Glick shoe	グリックシュー
Glued	セメント式
Goniometer	ゴニオメーター
Goniometry	ゴニオメトリー
Gout	痛風
Greater trochanter	大転子
Grice's subtalar arthrodesis	Grice による距骨下関節固定術
Grit	グリット
Ground contact phase	立脚期
Ground reaction force	床反力
Growth allowance	成長しろ

H

Haglund's deformity	Haglund ヒール
Haglund's exostosis	Haglund 外骨腫
Half shoe	短靴
Hallux	母趾
Hallux rigidus	強剛母趾
Hallux valgus	外反母趾
Hammer toe	ハンマートゥ
Healing shoe/sandal	治療靴
Heel	踵骨，ヒール
Heel block	ヒールブロック
Heel extension	ヒールの延長
Heel girth	ヒールガース
Heel height	差高
Heel lift	ヒールの積み上げ
Heel off	踵離地
Heel pitch	差高
Heel relief orthosis	踵部免荷装具
Heel relief shoe	踵部除圧靴
Heel spur	踵骨棘
Heel strike	踵接地
Heel widening	ヒール拡幅
Heidelberg spring	ハイデルベルク装具
Hemi-calcanectomy	半踵骨切除術
Hemiparesis	不全片麻痺
Hemiplegia	片麻痺
Herniated disc	椎間板ヘルニア
Hexadactyly	六指（趾）症
Hind foot	後足部
Hinge joint	蝶番関節
Hinged last	中折れ式靴型
Horizontal plane	水平面
Hyperkeratosis	角質化した皮膚
Hyperplasia	過形成
Hypertonia	筋トーヌスの亢進
Hypertrophy	肥大
Hyperuricemia	高尿酸血症
Hypophalanga	指（趾）節減少症
Hypoplasia	低形成症
Hypotonia	筋緊張低下

I

Iliac crest	腸骨稜
Iliotibial band syndrome	腸脛靱帯症候群
Ilium	腸骨
Immobilization	固定
Impairment	機能障害
Incidence	発生率
Indoor walker	屋内歩行者
Infantile paralysis	小児麻痺
Inflammation	炎症
Initial contact	踵接地
Initial swing	遊脚初期
Injection molding	射出成形
Inner amputation	内部切断
Inner lining	裏革
Inner shoe for arthrodesis	関節固定用靴内靴
Inner sole	中底（インソール）
In-shoe orthosis	靴内装具
Inside-stitched	マッケイ式
Insole	中底（インソール）
Instability	不安定性
instability orthosis	固定装具（不安定用装具）
Instantaneous center of rotation of knee	膝関節瞬間回転中心
Insular flap	島状皮弁
Interlocking nail	横止め髄内釘
Intermedullary nail	髄内釘
International Society for Prosthetics and Orthitucs (ISPO)	国際義肢装具協会（ISPO）
Interosseous	骨間
Interphalangeal	指（趾）節間の
Intervertebral disc	椎間板
Inversion	内がえし，回内
Ischemia	虚血
Ischemic pain	虚血性疼痛
Ischial tuberosity	坐骨結節
Ischium	坐骨
ISPO Categories of full professional prosthetists/ orthotists	ISPO カテゴリー

J

Joint（anatomical）	関節
Joint（prosthesis）	継手
Joint resection	関節切除術
Juchten leather	ユフテ革

K

Keller–Brandes surgical technique	Keller–Brandes による関節形成術
Kinematics	運動学
Kinesio tape	キネシオテープ
Kinesio taping	キネシオテーピング
Kinetics	動力学
Kippel–Trénaunay syndrome	Klippel–Trénaunay–Weber 症候群
Kirschner wire	Kirschner 鋼線
Knee brace（soft）	ニーブレース
Knee disarticulation	膝関節離断術
Knee joint	膝関節
Knee orthosis	膝装具
Knee pivot point Nietert	膝関節瞬間回転中心
Knee-ankle-foot orthosis	長下肢装具
Knee-stabilizing braces	膝固定用装具
Knock knee	外反膝
Köehler's（bone）disease	第 1 Köhler 病

Krukenberg hand	Krukenberg 手
Kuentsche nail	Kuentscher 髄内釘

L

Lacing, shoe	靴紐
Lambrinudi arthrodesis	Lambrinudi 関節固定術
Laminate, laminating	ラミネーション
Lapidus osteotomy	Lapidus 骨切り術
Last	靴型
——, Solid last	一体型靴型
——, Square	スクエア
Last division	分割型の靴型
——, Fold cut	中折れ型靴型
——, Slide cut	スライドカット
——, Step cut	ステップカット
——, Telescopic last	伸縮型靴型
——, Three-part last	三分割型靴型
——, Two-part last	二分割型靴型
——, Wedge cut(two-part last)	ウェッジカット（二分割）
Lasting	つり込み
Lasting allowance	つり込みしろ
Lateral	外側
Lateral hinges	外側の継手
Lateral malleolus	外果
Lateral release, hallux valgus	外側支帯解離術
Leather lining	裏革
Leg length compensation	脚長差調整
Leg length discrepancy	脚長差
Leg orthosis	下肢装具
Lengthening osteotomy	骨延長術
Leprosy	らい病，Hansen 病
Lesser trochanter	小転子
Lever arm	レバーアーム（てこの腕）
Ligament	靱帯
Ligament ruptures	靱帯断裂
Limb	肢
Lining, shoe	裏革
Lisfranc amputation	リスフラン切断
Lisfranc line	リスフラン関節線
Lofstrand crutch	ロフストランド杖
Longitudinal	縦方向
Longitudinal arch support	縦アーチサポート
Longitudinal deficiency	縦方向の欠損
Lordosis(physiological)	脊柱前弯(生理的)
Lower extremity	下肢
Lower extremity orthosis	下肢装具
Lower leg	下腿

M

MABAL cast shoe	MABAL キャスト靴
Magnetic resonance	磁気共鳴
Malformation	奇形
Malignant	悪性
Mallet toe	槌趾
Malum perforans(pedis)	足穿孔症
Manufacturing techniques, footwear	靴の製作
Masai Barefoot Technology shoe	MBT（靴）
Master orthopedic shoemaker	整形靴マイスター
Medial	内側
Medial rim elevation	内側楔
Medial triangular rocker sole	内側方向ロール
Medical compression stockings	医療用加圧ストッキング
Medical footwear	医療靴

Medullary cavity	髄腔
Metatarsal bar	メタタルザルバー
Metatarsal pad	中足骨パッド
Metatarsalgia	中足痛症
Metatarsals	中足骨
Mid stance	立脚中期
Mid swing	遊脚中期
Midsole	ミッドソール
Mikulicz line	ミクリッツ線
Mill / Milling machine	切削機
Mobilizer	モビライザー
Moccasin	モカシン
Mold	陰性モデル
Mondpoint, shoe size	モンドポイント
Monocentric orthotic joints	単軸継手
Monofilament touch test	モノフィラメントテスト
Monoparesis	単不全麻痺
Morton's neuralgia	Morton 神経腫
Multi-cleats	スパイク
Multiple hereditary exostosis	遺伝性多発性外骨腫
Multiple sclerosis	多発性硬化症
Muscular dystrophy	筋ジストロフィー
Musculoskeletal system	骨格筋系
Myelomeningocele	脊髄髄膜瘤
Myocardium	心筋
Myopathy	筋疾患，ミオパチー

N

Nancy Hilton orthosis	Nancy Hilton の装具
Navicular bone	舟状骨
Negative cast	陰性モデル
Neuropathic arthropathy	神経障害性関節症
Neuropathy	神経障害，ニューロパチー
Neurovegetative dystonia	自律神経失調症
Night splint	夜間装具
Non-removable(cast)walker	取り外し不可能な全面荷重型キャスト
Normal shoe	一般靴

O

O&P	PO(prosthetist and orthotist)
Occlusive arterial disease	動脈閉塞症
Ordinary shoe	普通靴
Original last	特殊靴型
Orthopedic custom-made footwear	カスタムメイド整形靴
Orthopedic shoe	特殊靴
Orthopedic shoe maker	整形靴技術者
Orthopedic slippers	整形靴スリッポン
Orthopedic surgery	整形外科手術
Orthoprosthesis	装具型義肢
Orthosis	装具
Orthotic footwear	整形靴
Orthotics	装具学
Orthotist	装具士
Osteitis	骨炎
Osteoarthritis / Osteoarthrosis	骨関節炎
Osteoarthropathy	骨関節症
Osteochondroma	骨軟骨腫
Osteogenesis imperfecta	骨形成不全症
Osteoid osteoma	類骨骨腫
Osteomalacia	骨軟化症
Osteomyelitis	骨髄炎
Osteoporosis	骨粗鬆症
Osteosarcoma	骨肉腫
Osteotomy	骨切り術
Outdoor footwear, orthotic	屋外用整形靴

Outdoor walker	屋外歩行者
Outer sole	本底(表底)
Overuse injuries	過用損傷

P

Pad	パッド
Padding on edge	履き口のクッション
Paget's disease(of bone)	Paget 病
Palaplegia	対麻痺
Palpation	触診
Palsy / Paralysis	麻痺
Paralysis boot	麻痺用ブーツ
Paraparesis	不全対麻痺
Paris point	フレンチサイズ
Partial pressure relief shoe	部分除圧靴
Patella	膝蓋骨
Patellar arc	膝蓋弓
Patellar tendinopathy	膝蓋腱障害
Patellar tendon orthosis	PTB 免荷装具
Patellar tibial bearing prosthesis	PTB 式義足
Pedorthics	足装具学
Pedorthist	足装具士，整形靴技術者
Peg leg	棒義足
Pelvis	骨盤
Perineum	会陰
Peripatellar syndrome	膝蓋骨周囲症候群
Peripheral arterial occlusive disease (PAOD)	末梢動脈閉塞症
Peripheral nervous system	末梢神経系
Peromelia	奇肢症
Peroneal palsy	末梢神経麻痺
Perthes disease	Perthes 病
Pes adductus	内転足
Pes adductus(talipes varus)	内反足
Pes calcaneocavus	踵凹足
Pes calcaneus	踵足
Pes cavus	凹足
Pes equinovarus	内反尖足
Pes planotransversus	開張足
Pes planovalgus	外反扁平足
Pes planus	扁平足
Pes valgus	外反足
Phalanx(phalanges)	趾節骨
Phocomeria	あざらし肢症，フォコメリー
Pin awl	ピンオール
Pirogoff-Spitzy amputation	Pirogoff-Spitzy 切断
Plantar	底側
Plantar aponeurosis	足底腱膜
Plantar fasciitis	足底腱膜炎
Plantar fibromatosis	足蹠線維腫症
Plantar flexion	底屈
Plantar heel spur	底部踵骨棘
Plantar pressure distribution	足底圧分布
Plasmacytoma	形質細胞腫
Plastazote	プラスタゾート
Plaster negative	陰性モデル
Plaster positive	陽性モデル
Plate osteosynthesis	プレート骨接合術
Plateau	プラトー(台地)
Plurimeter	角度計
Podagra	足部痛風
Podiatrist	足病医
Podiatry	足病学
Pohling, ring orthosis	リング式固定具
Pointed toe	ポインテッドトゥ
Poliomyelitis	ポリオ

Polyarthritis	多発関節炎
Polycentric orthotic joints	多軸継手
Polydactyly	多指(趾)症
Polyester	ポリエステル
Polyneuropathy(PNP)	多発性神経障害
Polyurethane	ポリウレタン
Positive foot model	陽性モデル
Posterior tibial artery	後脛骨動脈
Postoperative shoe	術後靴
Post-polio syndrome	ポストポリオ症候群
Posture	姿勢
Posture control	姿勢制御
Prefabricated	既製の
Prefabricated insole	既製インサート
Prefabricated orthosis	既製装具
Prefabricated orthotic footwear	既製整形靴
Pre-preg	プリプレグ
Pressure relief orthosis	除圧用装具
Professional foot care	フットケア
Pronation	回内
Proprioception	プロプリオセプション
Prosthesis	義肢
Prosthetics	義肢学
Prosthetist	義肢士
Prosthetist/orthotist(PO)	義肢装具士
Protective footwear	保護靴
Proximal	近位
Pseudarthrosis	偽関節
Psoriatic arthritis	乾癬性関節炎
Push off	つま先離地

Q・R

Quadriplegia	四肢麻痺
Rachitis	くる病
Radiosynoviorthesis	滑膜放射線治療
Range of motion(ROM)	関節可動域
Raw last	生靴型
Ray	列
Ready-made shoe	既製靴
Reamputation	再切断
Re-forming last	再成型用靴型
Regular shoe	標準靴
Reinforcement material	補強材(芯材)
Removable(cast)boot/walker	取り外し可能なキャストブーツ・ウォーカー
Resection arthroplasty	切除関節形成術
Retinopathy	網膜症
Reverdin flap	つまみどり移植片
Rheumatic foot	リウマチ足
Rheumatoid arthritis	関節リウマチ
Rheumatoid vasculitis	リウマチ性血管炎
Rib	リブ
Riser relief	除圧パッド
Rocker	ロッカー
——, Metatarsal rocker	メタタルザルロッカー
——, Rocker bar	ロッカーバー
——, Rocker bottom	船底ロッカー
——, Rocker heel	ヒールローリング
——, Rocker shoe	ロッカー靴
——, Rocker sole	ロッカーソール
——, Rocker sole(full)	ロッカーソール(フル)
——, Triangular rocker sole	方向ロール
Rocker bottom foot	舟底足
Rotary joint	車軸関節
Rotation	
——, external	外旋

——, internal	内旋	Straight European lacing	ストレートヨーロッパ結び
Rotation flap	回転皮弁	Strap	ストラップ
Rotation moment	回転モーメント	Strengthen	強化
Rotator(anatomical)	回旋筋	Stress, biomechanical	機械的ストレス
Running orthosis	ランニング用装具	Stride length	歩幅
Russia leather	ロシア革	Stroke	脳卒中
Rutherford stages	Rutherford 分類	Stump	断端
Rydel–Seiffer test	Rydel–Seiffer による音叉テスト	Subcutaneous	皮下の
		Subcutaneous tissue	皮下組織
S		Subluxation	亜脱臼
		Sudeck's atrophy	Sudeck 骨萎縮
SACH foot	SACH(solid ankle cushion heel)足部	Suerbruch's tunnel cineplasty	運動形成切断法
Sacroiliac joint	仙腸関節	Supination	回外
Sacrum	仙骨	Surgery	外科
Saddle joint	鞍関節	Swing phase	遊脚期
Safety footwear	安全靴	Swiss lock	スイスロック
Sagittal plane	矢状面	Syme's amputation	Syme 切断
Sagittal(transtibial) amputation	矢状皮弁切断	Syndactyly	合指(趾)症
Sanders–Frykberg stages	Sanders–Frykberg による分類	Synovectomy	滑膜切除術
Scarf osteotomy hallux valgus	Scarf 骨切り術	Syringomyelia	脊髄空洞症
Scoliosis	側弯症		
Scotch-cast boot	スコッチキャストブーツ	**T**	
Screw bone fixation	ネジ固定		
Seat shell	坐位保持装置	Talipes calcaneocavus	踵凹足
Semi-orthopedic shoe	半整形靴	Talipes calcaneovalgus	外反踵足
Semmes–Weinstein Test	モノフィラメントテスト	Talipes calcaneus	踵足
Sensorimotor foot orthosis	知覚連動足底装具	Talipes cavus	凹足
Sensory nerve	感覚神経	Talipes equinovarus	内反尖足
Sesamoiditis	種子骨炎	Talipes equinus	尖足
Settner–Münch heel	Settner による踵部免荷装具	Talipes planovalgus	外反扁平足
SFTR angle measuring system	SFTR 角度計測システム	Talipes valgus	外反足
Shank	踏まず芯	Talipes varus	内反足
Shear force	剪断力	Talo-crural joint	距腿関節
Shell	外殻(シェル)	Talus	距骨
Shin splints	シンスプリント	Talus verticalis	(先天性)垂直距骨
Shock absorption inlay	衝撃吸収材	Tanning	鞣し
Shoe insert	インサート	Taping	テーピング
Shoe modification	靴の補正	Tarsal coalition	足根骨癒合症
Shoe upper	甲革	Tarsal sinus	足根洞
Shore hardness	ショア硬さ	Tarsal tunnel syndrome	足根洞症候群
Shortening osteotomy	短縮骨切り術	Tarsus	足根骨
Side linings	サイドライニング	Tendon	腱
Silfverskiöld exostosis	骨軟骨ジストロフィー	Tenotomy	腱切り術
Single axis joint	単軸継手	Tentinitis	腱炎
Skeletal tuberculosis	骨結核	Terminal swing	遊脚終期
Skeleton	骨格	Tertraplegia	四肢麻痺
Skin(anatomy)	皮膚	Tetraparesis	四肢不全麻痺
Skin flap	皮片	Thalidomide disaster	サリドマイド禍
Sleeves	カバー	Thalidomide embryopathy	サリドマイド胎芽症
Smoothing, finishing	仕上げ	Theading	ネジ切り
Snap fastening	スナップ留め	Therapeutic footwear	治療靴
Socket	ソケット	Thermosetting resin	熱硬化性樹脂
Soft cushioning orthosis	軟性足底装具	Thomas heel	トーマスヒール
Soft orthosis	軟性装具	Thorax	胸郭
Solid ankle foot orthosis	硬性短下肢装具	Throat	履き口
Spastic palsy	痙性麻痺	Thromboangiitis obliterans	閉塞性血栓血管炎
Specialized footwear	特殊既製靴	Tibia	脛骨
Spina bifida	二分脊椎	Tibial condyle	脛骨顆
Spinal stenosis, lumbar, pes equinus	脊柱管狭窄症	Tibial crest	脛骨稜
		Tibial shell	脛骨シェル
Splay foot	開張足	Tip–Therm stick	ティップサームスティック
Splint	スプリント，副子，シーネ	Tissue(biological)	組織
Split skin graft	皮膚移植片	Tissue nipper	組織ニッパー
Sprain, distorsion	捻挫	Toe allowance	捨て寸
Stance phase	立脚期	Toe bar	トゥバー
Standard therapeutec shoe	標準治療靴	Toe box	トゥボックス
Straight bar lacing	ストレートバー結び	Toe extension	捨て寸
		Toe orthosis	足趾装具

Toe puff	先芯	Uric arthritis	痛風
Toe spring	トゥスプリング	**V**	
Toe straightening	足趾伸展装具	Vacuum forming device	真空成型機
Toe-off	つま先離地	Vacuum method	真空成型
Toe-only rocker	トゥロッカー	Valens sprint	Valens 装具
Tone	筋トーヌス	Valgus	外反
Tongue	舌革	Vamp	先革
Torque	トルク	Varicosis	静脈瘤
Torque heel	トルクヒール	Varus	内反
Total ankle joint replacement	足関節全置換術	Vascular surgery	血管外科
Total contact cast (TCC)	全面荷重型キャスト	Vascular system	循環器系
Trans tibial amputation	下腿切断	Vasculitis rheumatoid	リウマチ性血管炎
Trans tibial prosthesis	下腿義足	Vebito	屈曲−捻転−インソールシステム
Transfemoral (TF)	横大腿	Velcro	ベルクロ
Transfemoral amputation	大腿切断	Velocity	速度
Transfemoral prosthesis	大腿義足	Venous valves	静脈弁
Transmetatarsal amputation	横中足切断	Vertebral column	脊柱
Transversal (transtibial) amputation	後方皮弁式切断	Vesalianum	ヴェサリウス骨
Transverse arch	横アーチ	Vojta method	Vojta 法
Trauma	外傷	Volkmann's triangle	Volkmann 骨折
Treadmill analysis	トレッドミル分析	**W**	
Trendelenburg's sign	Trendelenburg 徴候	Wagner classification of DFS	Wagner による糖尿病足症候群の分類
Trial shoe	チェックシュー	Waist support, central	ウエスト中央の支持
Triangular rocker bar, rocker sole	方向ロール	Waling ability	歩行能力
Triceps surae muscle	下腿三頭筋	Walker	ウォーカー
Triple arthrodesis	三関節固定術	Warts, verrucae	疣
Trunk	体幹	Wedge heel	ウェッジヒール
Tschanz clubfoot orthosis	内反足矯正装具	Wedge sole	ウェッジソール
Tuberosity	隆起，結節	Welt	細革
Tuning fork test	音叉テスト	Welting	ウェルト製法
Two-part-function sole	2つの機能を持つソール	Window cast	創の部分に窓を開けたキャスト
U		Window edema	浮腫
Ulcer	潰瘍	Wing heel	翼状ヒール
Ulceration	潰瘍形成	Worm drive	ウォームギア駆動
Uniaxial	単軸の	**Z**	
Unilateral	片側の	Zipper	ジッパー
Universal joint	ユニバーサル継手	Z-plasty	Z 字状形成術